༄༅། གངས་ལྗོངས་ནས་བྱོན་པའི་ལྷ་ཚོགས།

Die Götter des Himalaya

Deichtorhallen, Hamburg

19. April bis 2. Juni 1991

Josef-Haubrich-Kunsthalle, Köln

veranstaltet vom Museum für Ostasiatische Kunst

4. November 1989 bis 4. Februar 1990

Haus des Künstlerverbandes Mánes, Prag

12. April bis 4. Juni 1990

Staatliche Museen Preußischer Kulturbesitz

Sonderausstellungshalle, Berlin-Dahlem

4. August bis 14. Oktober 1990

Haus der Kunst, München

15. Dezember 1990 bis 15. März 1991

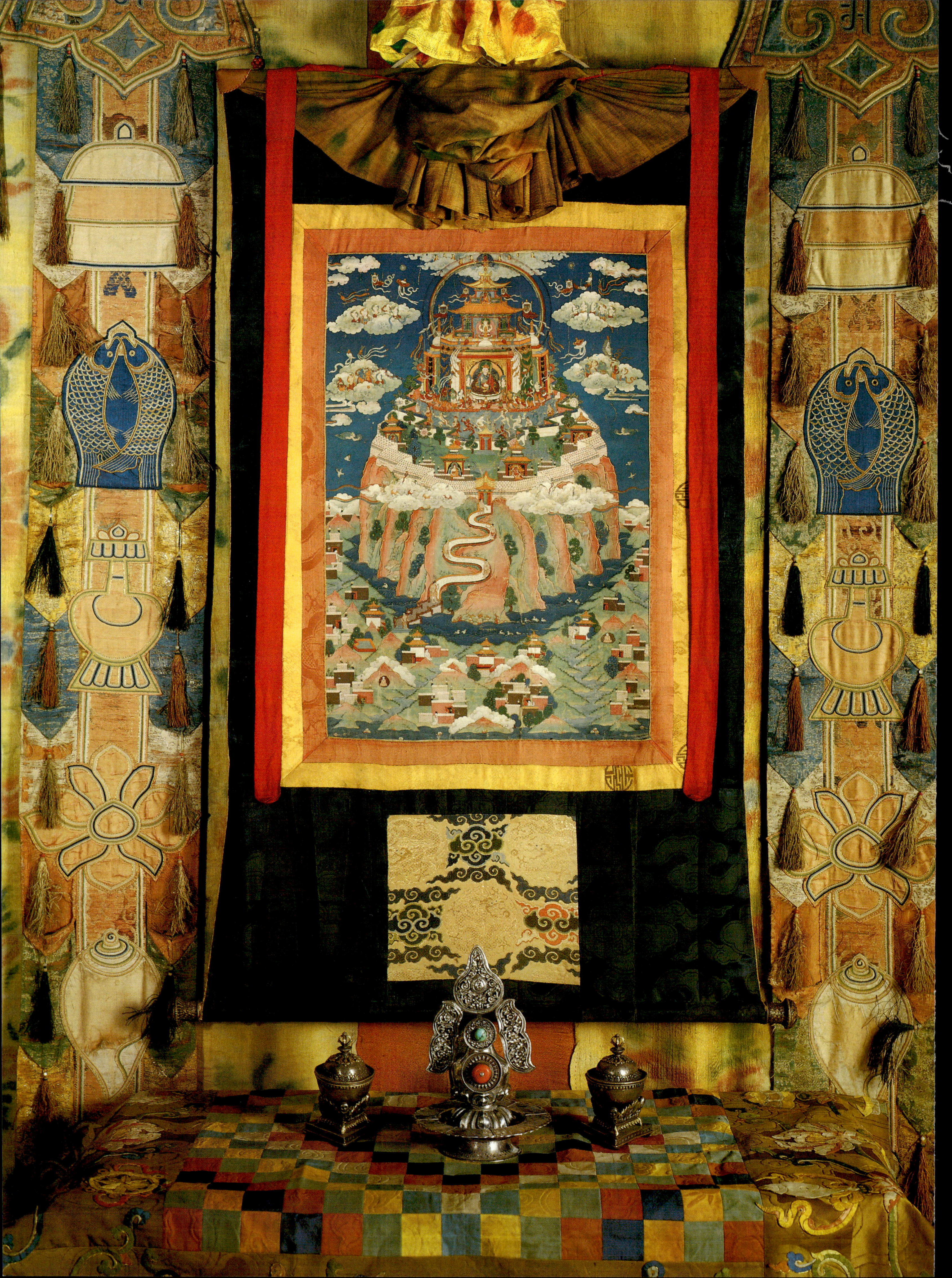

Gerd-Wolfgang Essen
Tsering Tashi Thingo

Die Götter des Himalaya

Buddhistische Kunst Tibets

Die Sammlung Gerd-Wolfgang Essen

Tafelband

Mit einem Geleitwort von
S.H. dem Dalai Lama
und einer Einführung von
Roger Goepper

Photographie von Hans Meyer-Veden

Prestel-Verlag

Dieses Buch erschien anläßlich der Ausstellung ›Die Götter des Himalaya‹ in der Josef-Haubrich-Kunsthalle,
Köln (4. 11. 1989–4. 2. 1990),
im Haus des Künstlerverbandes Mánes,
Prag (12. 4.–4. 6. 1990), in der Sonderausstellungshalle
der Staatlichen Museen Preußischer Kulturbesitz,
Berlin-Dahlem (4. 8.–14. 10. 1990),
und im Haus der Kunst, München (15. 12. 1990–15. 3. 1991)

Auf dem Umschlag:
Buddha Śākyamuni, 16. Jahrhundert (vgl. Kat. 1–1)

Auf dem Frontispiz:
Das südwestliche Paradies des Padmasambhava (vgl. Kat. 1–123)

CIP-Kurztitelaufnahme der Deutschen Bibliothek

Die Götter des Himalaya: Buddhistische Kunst Tibets; die Sammlung Gerd-Wolfgang Essen; [dieses Buch erschien anläßlich der Ausstellung »Die Götter des Himalaya« in der Josef-Haubrich-Kunsthalle, Köln (4.11.1989–4.2.1990) ...] / Gerd-Wolfgang Essen; Tsering Tashi Thingo. Mit e. Geleitw. von S. H. d. Dalai Lama u.e. Einf. von Roger Goepper. – München: Prestel.
NE: Essen, Gerd-Wolfgang [Bearb.]; Thingo, Tsering Tashi [Bearb.]; Ausstellung Die Götter des Himalaya <1989–1990, Köln u.a.>; Josef-Haubrich-Kunsthalle <Köln>

Dieses Buch wurde aus der Bembo der Firma Linotype GmbH, Frankfurt/Main (System: Linotron 202) gesetzt
Satz: Fertigsatz GmbH, München
Reproduktionen: Repro Karl Dörfel GmbH, München
Druck: Karl Wenschow-Franzis-Druck GmbH, München
Bindung: Conzella GmbH, Pfarrkirchen

Printed in the Federal Republic of Germany

ISBN 3-7913-0994-3 (Tafelband)
ISBN 3-7913-0995-1 (Systematischer Bestandskatalog)
ISBN 3-7913-0996-x (Band I und II im Schuber)

ISBN 3-7913-1970-1

Inhalt

LAMA – YIDAM – ḌĀKINĪ:
Die drei Juwelen des Vajrayāna

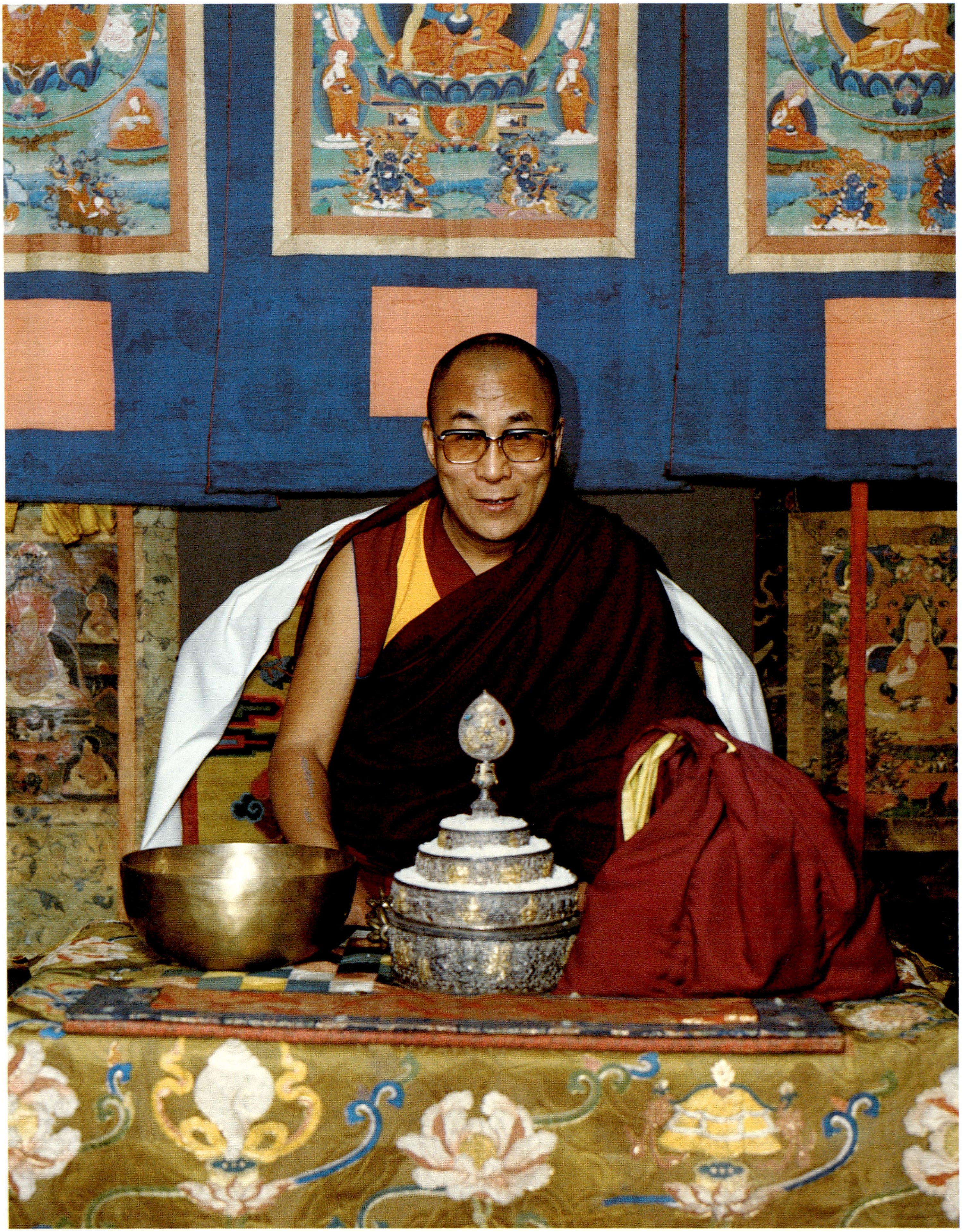

THE DALAI LAMA

MESSAGE

When so much of the Tibetan cultural heritage has been destroyed in its own land, I am very happy to know that so many fine works of Tibetan art have been preserved in the Gerd-Wolfgang Essen Tibetica Collection in Hamburg. I am grateful to the owner not only for preserving these artifacts, but also for sharing them with the general public by offering them on loan for exhibition. It is very good that people can gain access to these things so that they may enjoy them for their own sake, but in addition that they may be able to form a deeper appreciation of the richness and refinement of Tibetan culture, which has its roots in an ancient civilization.

The organizers have further enhanced the value of the exhibition by compiling an exhaustive catalogue, which explains the meaning of the many symbols on display and attempts to clarify misunderstandings about them.

I hope that as a result of these efforts people visiting the exhibition will find the experience worthwhile and, understanding the unique nature of Tibetan culture, may join us in our efforts to save it from disappearing forever.

May 20, 1989

Botschaft des Dalai Lama

Angesichts der Zerstörungen, die einen Großteil des kulturellen Erbes Tibets im eigenen Land heimgesucht haben, bin ich froh, so viele erlesene Werke tibetischer Kunst in der Tibetica-Sammlung von Gerd-Wolfgang Essen in Hamburg erhalten zu wissen. Ich bin dem Sammler aber nicht nur für die Bewahrung dieser Gegenstände dankbar, sondern auch für seine Bereitschaft, sie einer Ausstellung als Leihgabe zur Verfügung zu stellen und sie damit mit der Allgemeinheit zu teilen. Es ist gutzuheißen, daß Menschen diese Dinge zugänglich gemacht werden, – zu ihrer persönlichen Freude, aber auch, um dadurch ein tieferes Verständnis für den Reichtum und die Feinsinnigkeit der tibetischen Kultur zu erlangen, deren Wurzeln in eine alte Zivilisation zurückreichen.

Die Veranstalter haben der Ausstellung durch einen umfangreichen Katalog noch zusätzliches Gewicht verliehen. Dieser erklärt die Bedeutung der zahlreichen Symbole, die zu sehen sind, und sucht Mißverständnisse in ihrer Auslegung auszuräumen.

Ich hege die Hoffnung, daß als Ergebnis dieser Bemühungen dem Ausstellungsbesucher eine bereichernde Erfahrung zuteil wird und er – mit einem neuen Verständnis für die Einzigartigkeit der tibetischen Kultur – sich uns in dem Bemühen anschließt, diese vor ihrem endgültigen Untergang zu bewahren.

Vorwort und Dank

Im Jahre 1982 hatte ich die Freude, S. H. den XIV. Dalai Lama in den Räumen meiner Tibet-Sammlung zu begrüßen. Er gab der Sammlung den Namen ›Kostbares, Güte und Segen spendendes Schatzhaus‹, und er äußerte den Wunsch, diese Sammlung einer größeren Öffentlichkeit zugänglich zu machen. Ich freue mich, daß diese Möglichkeit nun gegeben ist durch die Bereitschaft der Veranstalter – Museum für Ostasiatische Kunst, Köln, Museum für Indische Kunst und Museum für Völkerkunde, Abteilung Ostasien, Berlin, sowie dem Staatlichen Museum für Völkerkunde, München –, die Sammlung zu zeigen. Den leitenden Persönlichkeiten, Herrn Professor Dr. Roger Goepper, Frau Professor Dr. Marianne Yaldiz, Herrn Dr. Claudius Müller sowie Herrn Dr. Walter Raunig, gilt daher mein herzlicher Dank. Ich freue mich, daß dadurch auch die seit vielen Jahren zusammen mit Herrn Tsering Tashi Thingo vorbereitete Publikation der Sammlung erfolgen konnte.

Der Fritz-Thyssen-Stiftung, Köln, sei Dank für die Bereitstellung der Mittel für einen einjährigen Werkvertrag mit der Stadt Köln für Herrn Thingo, ohne dessen umfangreiches Quellenstudium dieses Buch nicht zustande gekommen wäre.

Ferner möchte ich danken: Herrn Professor Hans Meyer-Veden, Hamburg, für die mit viel Einfühlungsvermögen erstellte photographische Dokumentation der Sammlung; Herrn Professor Dr. Josef Riederer, Rathgen-Forschungslabor, Staatliche Museen Preußischer Kulturbesitz, Berlin, für die von ihm durchgeführte Metallanalyse der Bronzefiguren, die zur Bestimmung der Herkunft vieler Stücke beigetragen hat; Herrn Privatdozent Dr. Horst Brinkhaus, Universität Hamburg, für die Übersetzung mehrerer Newari-Inschriften auf nepalesischen Objekten; Herrn Professor Dr. Mebus A. Geyh, Niedersächsisches Landesmuseum für Bodenforschung, Hannover, für die von ihm erstellte 14 C-Analyse zur Altersbestimmung eines frühtibetischen Manuskripts aus einer Bronzefigur.

Mein besonderer Dank gilt meiner Frau Renate, die mich bei der Arbeit nicht nur unterstützt, sondern durch ihren unermüdlichen Einsatz diese überhaupt erst ermöglicht hat. Das betrifft die kritische Durchsicht der Manuskripte, die Umschrift der tibetischen Originaltexte und das Schreiben und Übertragen der schwierigen Manuskripte und Zeichnungen.

Dank sei auch allen hier ungenannten Freunden, die uns immer wieder zu dieser Veröffentlichung ermutigt haben. Mit einigen von ihnen haben wir manche gemeinsame Reise zu den Stätten tibetischer Kultur unternommen, die zu anregendem und weiterweisendem Gedankenaustausch führte.

Mögen diese gemeinsamen Bemühungen nicht nur zu einem tieferen Verständnis tibetischer Kunst beitragen, sondern auch eine Brücke schlagen zwischen östlichem und westlichem Denken.

Gerd-Wolfgang Essen

Die Wurzeln der religiösen Kunst Tibets

In diesem Buch wie in den meisten Publikationen über die religiöse Kunst Tibets wird diese nach ikonographischen Kategorien aufgegliedert behandelt. Eine solche Einteilung liegt nahe, weil sich dadurch die schier unübersehbare Fülle der Gestalten des spätbuddhistischen Pantheons am leichtesten in ein überschaubares System bringen läßt und weil, andererseits, die vielschichtige und auf unterschiedlichen Überlieferungssträngen verlaufende historische Entwicklung über weitere Strekken noch nicht genau nachgezeichnet werden kann. Dies ist zum Teil darin begründet, daß die in Tibet ja weithin als kulturtragende Kraft wirkende buddhistische Religion archäologische Feldforschung so gut wie verhindert hat und die Anonymität des Kunstschaffens und das strikte Befolgen einmal geprägter künstlerischer Traditionen eine Datierung der Kunstwerke schwierig macht. Hinzu kommt noch eine seit Anfang der Entwicklung für viele Bereiche gültige Mobilität der Künstler und Handwerker, die für größere Aufträge von den Klöstern oft von weither und sogar aus benachbarten Ländern gerufen wurden. Bücher und Ausstellungskataloge, in denen die religiöse Kunst unter kunsthistorischen Gesichtspunkten abgehandelt wird, sind aus diesen Gründen bisher selten. Allerdings versuchen verschiedene Wissenschaftler in Europa und Amerika gerade während der letzten Jahre, diese Lücke in der tibetischen Kunstgeschichte durch präzise Stilanalysen und Untersuchungen über Herkunft und Überlieferung der Kunstwerke zu füllen.

Die Wurzeln, aus denen zwischen dem 8. und 14. Jahrhundert n. Chr. das komplexe Phänomen der tibetischen Kunst gewachsen ist, sind relativ deutlich zu fassen, wenngleich hier die legendendurchsetzte einheimische Überlieferung von den historischen Fakten getrennt werden muß. So führen z. B. tibetische Texte eine angeblich von China angeregte Maltradition, die sog. Gadri-Schule (sGa-bris), auf Künstler zurück, die eine der beiden Gemahlinnen des Königs Songtsen Gampo, eine chinesische Prinzessin, in der Mitte des 7. Jahrhunderts aus China mitgebracht habe. Die südliche oder nepalische Maltradition Menri (sMan-bris) sei in der 2. Hälfte des 9. Jahrhunderts aus dem südlich an Tibet angrenzenden Nepal eingeführt worden; aus ihr habe sich dann im 17. Jahrhundert die ›neue‹ Menri-Schule (Mensar, sMan-gsar) entwickelt. Schließlich vereinige die um 1500 entstandene Karma-Gadri-Schule (Karma-sgar-bris), die bis heute weiterexistiert, Stilelemente von drei Ländern in sich: indische Formen mit chinesischen Farben und Texturen sowie tibetischer Kompositionsweise. Auch viele der in literarischen Werken Tibets genannten Künstlerpersönlichkeiten müssen als legendär gelten.

Bei Werken, die der Frühphase der Entwicklung angehören, ist es übrigens oft nicht leicht zu entscheiden, ob sie tatsächlich in Tibet selbst hergestellt oder nicht doch aus anderen Ländern importiert worden sind. Dies gilt natürlich vor allem für kleinformatige und somit leicht transportable Gegenstände wie Bronzeplastiken und illustrierte Bücher. Außerdem sind die wenigen aus früher Zeit relativ unverändert erhaltenen Bauwerke mit gemalter oder skulptierter Ausschmückung, wie z. B. in Tabo (Spiti) und Alchi (Ladakh), interessante Belege für eine frappierende Dichotomie zwischen der technisch wie ästhetisch einfachen, ja fast primitiven Architektur in tibetischer Tradition und der geradezu raffinierten künstlerischen Innenausstattung mit Malerei und Plastik. Lediglich die baulichen ›Accessoires‹, wie Türrahmen und hölzerne Vorblendelemente, sind ebenfalls aufwendig und in einem z. T. ›ausländischen‹ Stil geschnitzt und bemalt und dem simplen Mauerwerk aus Bruchsteinen und Lehmverputz gleichsam appliziert. Auch bei späten Tempelbauten lassen sich solche ›exotischen‹, nunmehr aber meist chinesischen Struktur- und Dekorelemente innerhalb der tibetischen Bautradition erkennen.

Die Hauptwurzel der religiösen Kunst Tibets liegt natürlich in Indien, von woher ja auch der Buddhismus in das Himalaya-Land eingeführt wurde. Allerdings muß man innerhalb dieser indischen Tradition (rgya-lugs) drei Entwicklungsstränge voneinander unterscheiden:

– Der älteste und zunächst wichtigste reicht in das Gebiet des altindischen Reiches Magadha in den heutigen nordostindischen Landschaften von Bengalen und Bihar zurück, wo zwischen etwa 770 und 1056 n. Chr. zunächst die mächtige Pâla-Dynastie und anschließend für ein halbes Jahrhundert die der Sena (1150-1199) regierte. Auf dem Pâla-Territorium lagen die beiden bedeutenden Universitäten und buddhistischen Missionszentren von Nâlandâ und Vikramaśîla, von denen aus die tantristische Spätform des Buddhismus nicht nur nach Norden, nach Nepal und Tibet, sondern auch in den südostasiatischen Bereich nach Birma und bis nach Java getragen wurde. Die Glätte und Schmuckfreudigkeit der Pâla-Skulptur ist lange Zeit in der tibetischen Bildhauerei als Nachhall spürbar, und auch die Buchillustration hat sich auf die tibetische Malerei ausgewirkt. Die gelegentlich als Vorbilder genannten Künstlernamen wie etwa Dhîman und Bhitpalo müssen allerdings als legendär gelten.

– Die zweite und kaum minder folgenreiche Wurzel ist die Tradition von Nepal (bal-po'i-lugs), die allerdings letzten Endes wiederum von Bengalen und Bihar abzuleiten ist. Unter der Licchavi-Dynastie (ca. 300-800 n. Chr.) entstandene Steinskulpturen haben sicherlich schon ihren Weg nach Tibet gefunden und die Bildhauerei von Süd- und Zentraltibet angeregt. Viele Künstler aus dem nepalischen Volk der Newar sind später in Tibet tätig gewesen und haben die religiöse Kunst Tibets entscheidend beeinflußt. Auch noch die seit dem 15. Jahrhundert nachweisbare Malschule von Ṅor geht auf nepalische Stilformen zurück.

– Die dritte indische Wurzel tibetischer Kunst schließlich ist in Nordwestindien zu suchen, genauer gesagt in Kashmir, wo von ca. 630-850 die Karkoṭa-Dynastie, anschließend bis zum 11. Jahrhundert die der Utpala und zuletzt bis zum 14. Jahrhundert die der Lohara regierte. Natürlich wirkte sich der kashmirische Einfluß vor allem auf das westliche Tibet aus, wo sich in Guge, Ladakh und Spiti eine von Zentraltibet klar abgegrenzte westtibetische Schule buddhistischer Kunst herausbildete, die in sich allerdings unübersehbare lokale Sonderstile entwickelte. Entscheidend wirkte sich hier die sog. ›zweite Missionierung‹ (phyi-dar) unter dem tibetischen Priester Rinchen Zangpo (Rin-chen bzaṅ-po) und dem Inder Atîśa in der ersten Hälfte des 11. Jahrhunderts aus. Der kashmirische Einfluß ist noch heute in den erfreulicherweise relativ gut erhaltenen Tempeln Westtibets (Tabo, Alchi) anhand von Architekturdetails, Stuckplastik und Wandmalerei gut erkennbar.

Neben den entscheidenden Anregungen aus dem indischen Bereich hat natürlich auch die zentralasiatische Kunst auf Tibet eingewirkt. Rollbilder, die man in der Oasenstadt Dunhuang an der Westgrenze Chinas gefunden hat und die heute im Nationalmuseum von New-Delhi aufbewahrt werden, entsprechen einem Malstil des 9. Jahrhunderts, der auch nach Tibet ausgestrahlt hat. Ähnliches gilt für den Stil von Khotan (li-lugs), denjenigen von Khara Khoto aus dem 10.-13. Jahrhundert und schließlich denjenigen der Tanguten, die unter dem dynastischen Namen Xixia große Teile von West-China regierten.

Seitdem die Mongolen im Jahr 1260 den Lamaismus als Staatsreligion angenommen und unter der Yuan-Dynastie (1279-1368) auch Tibet ihrem Riesenreich einverleibt hatten, ist auch chinesischer Einfluß in der tibetischen Kunst spürbar. Allerdings besitzt die frühe lamaistische Bildhauerei und Malerei auch ein starkes nepalisches Substrat, da die Mongolenkaiser auf dem chinesischen Thron Künstler aus Nepal an ihren Hof zogen. Zu hohen Ehren stieg der berühmte Arniko (1243-1306) auf. Die oben genannten chinesischen Meister des 7. Jahrhunderts lassen sich nicht anhand erhaltener Werke nachweisen und müssen somit als legendär gelten. Unter der nationalchinesischen Ming-Dynastie (1368-1644) verstärkt sich der chinesische Einfluß, besonders unter Kaiser Yungle (1403-1424). Er wirkt sich in dekorativer Farbigkeit der Malerei und in Zierformen aus. Noch mehr verstärkt sich die Sinisierung tibetischer Kunst im 18. Jahrhundert, insbesondere während der Regierungszeit des Kaisers Qianlong (1736-1796). In den Palastwerkstätten werden ganze Serien buddhistischer Plastiken in Bronze gegossen und vergoldet, und die Landschaftselemente in den tibetischen Hängerollen (thangka) wirken wie direkt aus dekorativen chinesischen Bildern im sog. ›Blau-Grün-Stil‹ übernommen. Natürlich sind die chinesischen Einflüsse in Ost-Tibet besonders augenfällig. Aus einem Amalgam aller dieser Kunsttraditionen von z. T. ganz unterschiedlichem Charakter speist sich die spätbuddhistische Malerei (bris) und Plastik ('bur), die wir zusammenfassend als tibetisch-lamaistisch bezeichnen. Im Zuge der politischen und religiösen Konsolidierung seit dem 15. Jahrhundert haben sich auch die ursprünglichen Stilunterschiede immer mehr aneinander angeglichen, so daß man von einer charakteristischen tibetischen Kunst sprechen kann. Als grundlegendes Merkmal ist vielleicht der Hang zu strenger hierarchischer Ordnung innerhalb der oft komplexen Kompositionen zu nennen, wobei die Einzelteile eher additiv zusammengesetzt werden. Dreidimensionaler Raum wird meistens in die zweidimensionale Fläche zurückgenommen. Hiermit hängt eine zur Schematisierung neigende Wiedergabe von Figur und Gegenstand zusammen, die sich kräftiger Farben und deren dekorativer Anordnung bedient, wobei allerdings der symbolische Aussagewert nicht außer acht gelassen werden darf.

Die letzten Jahrzehnte haben zu einem geradezu katastrophalen Substanzverlust der tibetischen Kunst geführt. Hierzu haben nicht nur die chinesische Kulturrevolution und die z. T. bewußte Vernachlässigung der sich in der Kunst äußernden Eigenart des tibetischen Volkes, sondern auch die Flucht der intellektuellen Führungsschicht aus dem Lande und die daraus folgende Ausdünnung künstlerischer Kreativität, schließlich der zunehmende Tourismus und die damit in Zusammenhang stehende Massenproduktion von pseudoreligiöser Kunst als Andenkenkitsch beigetragen. Aus diesen Gründen haben Sammlungen tibetischer Kunst wie die hier publizierte und erstmals in einer Ausstellung gezeigte heute einen kaum zu überschätzenden dokumentarischen Wert. Daß ihre Werke in diesem Buch nicht nur ikonographisch-formal analysiert, sondern auch in beispielhafter Weise als Bedeutungsträger in ihren religiösen Kontext gestellt werden, wird dem Leser und Betrachter den Sinn und den geistigen Hintergrund einer komplexen und zunächst fremdartig anmutenden Kunstform nahezubringen helfen. Ob die religiöse Kunst Tibets eine Chance zum Weiterleben oder gar zur Weiterentwicklung haben wird, muß erst die Zukunft erweisen.

Roger Goepper

Annäherung an eine fremde Welt

Tibet und seine Kultur waren noch vor einigen Jahrzehnten nur wenigen Menschen ein klarer Begriff. Nur spärliche Nachrichten waren im Laufe der Jahrhunderte nach Europa gelangt. Umso mehr rankten sich Legenden und Spekulationen um dieses ferne, allen Fremden verschlossene Land, das unberührt von der Geschichte der Neuzeit von seinen Göttern und den Bergen des Himalaya behütet schien. Das änderte sich schlagartig, als die Volksrepublik China, ›alte Rechte‹ geltend machend, sich diesen theokratisch regierten Staat einverleibte und der XIV. Dalai Lama 1959 nach einem blutig niedergeschlagenen Aufstand der Tibeter außer Landes fliehen mußte und mit ihm Hunterttausende seines Volkes. Dieses von tibetischen Sehern vorausgesagte tragische Ereignis, das über Tibet hereinbrach, hat nun ein überraschendes Ergebnis gezeitigt. Erstmalig wurde man im Westen allgemein auf dieses vergessene Land und seine durch die Jahrhunderte gehütete Tradition aufmerksam. Nicht nur ein neues wissenschaftliches Interesse wurde wach, sondern ein Stück menschlicher Kultur trat in unser Gesichtsfeld, deren hohen Rang man gewahr wurde.

Diese Entdeckung Tibets kam einerseits zu spät, denn seine Kultur ist im Zuge der Kulturrevolution von den Chinesen weitgehend vernichtet worden. – Einer neueren Veröffentlichung nach schätzt man, daß über 6000 Klöster, Tempel und historische Bauten dieser planmäßigen Zerstörung zum Opfer gefallen sind (Tibet – ein vergewaltigtes Land, hrsg. von Petra Kelly und Gert Bastian). Andererseits war der Zeitpunkt für eine Begegnung mit dieser Kultur günstig, denn in Europa hatte ein Lernprozeß stattgefunden, der immer noch nicht abgeschlossen ist. Fremde Kulturen in ihrem Wesen zu verstehen und nicht nach den eigenen Maßstäben zu messen, war für den Europäer sehr lange nicht möglich gewesen. Man lese nur die Reiseberichte so mancher berühmter Tibetforscher, und man ist peinlich berührt von so viel Hochmut und Ignoranz. Das eurozentrische Denken steckte noch zu tief in diesen Forschern, als daß sie ein gerechtes Urteil über Land und Leute, deren Sitten und Glaubensvorstellungen hätten haben können, die so ganz anders waren als die unseren. Erst der Verlust des eigenen kulturellen Hochgefühls in Europa, der sich unter den sensiblen Geistern bei uns um die Jahrhundertwende anbahnte, schuf die Voraussetzung zu einer unvoreingenommenen, selbstkritischen Erforschung fremder Kulturen. Parallel zu diesem grundlegenden Wandel in der kulturellen Selbsteinschätzung kam es in verschiedenen Bereichen der Wissenschaft, u.a. in der Tiefenpsychologie, der Symbolforschung und der Völkerkunde, zur Ausbildung eigenständiger Methoden, die einen neuen Zugang ermöglichten. Vor allem die moderne Kunst, besonders der Surrealismus, hat dem Europäer die Augen geöffnet für die Vielschichtigkeit einer Kunst wie der Tibets. Die besondere Schwierigkeit des Verständnisses dieser Kunst liegt freilich nicht nur in ihrer Formensprache begründet, sondern darin, daß sie eine religiöse Kunst ist, deren Hintergrund, das religiöse Phänomen überhaupt, uns im Laufe unserer Geschichte fremd geworden ist.

Man mag sich fragen, wie es zu einer so tiefen Entfremdung hat kommen können. Es ist nicht nur ein absolut gesetzter klassischer Kunstbegriff gewesen, wie er etwa in Goethes Verdikt der indischen Bildkunst zum Ausdruck kam, der den Zugang zu einer solchen Bildwelt unmöglich machte. Die historischen Wurzeln dafür liegen tiefer. Die Begegnung zwischen Christentum und Buddhismus, die in den ersten nachchristlichen Jahrhunderten teilweise sehr rege war, ist durch das Vordringen des Islam, der sich wie ein Riegel zwischen Ost und West schob, vollkommen abgeschnitten worden. Noch verhängnisvoller war es, daß das Bild des Buddhismus, den man nicht mehr kannte, in Europa neu geprägt und überlagert wurde von einem auf den Islam bezogenen Feindbild. Erst die Übersetzung des Pālikanons und besonders Schopenhauers philosophische Anschauungen brachten im 19. Jh. eine Neuorientierung mit sich. Freilich war Schopenhauers Auffassung des Buddhismus ausschließlich vom frühen Hīnayāna-Buddhismus und seiner weltabgewandten, asketischen Frömmigkeit beeinflußt. – Die weltgeschichtliche Bedeutung des Mahāyāna-Buddhismus ist erst von der neueren Religionswissenschaft erkannt worden. Als besonderer Zweig dieser Form des Buddhismus ist es der Vajrayāna-Buddhismus, der sich vor allem in der religiösen Kunst Tibets spiegelt. Diese Kunst will nicht als Vergegenwärtigung heilsgeschichtlicher Ereignisse oder Geschichte von Heiligen verstanden werden. Ihr Anspruch ist es, selbst ein Initiationsweg zu sein, der dem Meditierenden letztlich ›Befreiung‹ verheißt. Nicht ein ästhetisches oder kritisch hinterfragendes Verhältnis zum Bild, wie wir es gewohnt sind, ist hier gefordert, sondern, vor allem in der Maṇḍala-Meditation, eine Identifikation mit der im Zentrum des Bildes dargestellten Gottheit. Diese ist im Grunde nur eine Chiffre, ein verschlüsseltes Bild für die im Menschen verborgene, von ihm freizusetzende Buddha-Natur. Der meditative

Umgang mit einem Bild, der für das Kunstverständnis der Tibeter charakteristisch ist, muß freilich erlernt werden. Es ist ein Weg zur Verwirklichung der Buddhaschaft, wie die verschiedenen Tantras ihn lehren. Mit Recht werden sie geheimgehalten, weil sie höchste Ansprüche an Geisteskraft und Phantasie des Praktizierenden stellen und keineswegs für jedermann geeignet sind. Insbesondere die buddhistische Kunst Tibets ist zutiefst von der ursprünglich aus Indien stammenden Tantra-Literatur geprägt. Das macht die Erschließung dieser auch in Tibet nur dem Eingeweihten voll verständlichen esoterischen Bildwelt so schwierig. Sie ist nur mit Hilfe der ihr zugrunde liegenden liturgischen Texte möglich. Das Meditationsbild ist in inhaltlicher und formaler Hinsicht jeweils ein bestimmter liturgischer Text, der bildliche Gestalt angenommen hat, bzw. seinen literarischen Kontext präsent macht. Man könnte geradezu von ›sprechenden‹ Bildnissen reden. Das gilt übrigens auch für die Kultfiguren, deren festgelegte Gesten (mudrā) in ihrer Symbolik auch dem einfachen Gläubigen verständlich sind. So erklärt sich vielleicht auch die eine oder andere Legende, die davon berichtet, daß eine besonders verehrte Kultfigur eines Tempels zu den Gläubigen gesprochen habe.

Es gehört zweifellos zu den faszinierendsten Aspekten tibetischer Kunst, daß sie trotz der Fremdartigkeit ihrer Bildwelt und trotz ihrer hochentwickelten Symbolsprache noch heute durch ihre numinose Ausstrahlung auf uns wirkt, weil sie die Welt des sinnlich Erfahrbaren keineswegs außer acht läßt, noch sich in ihr verliert, sondern sie auf ihren verborgenen Grund hin durchsichtig werden läßt. Wer die charakteristischen schwarzgrundigen Bilder meditativ betrachtet, soll darin die Leerheit aller Erscheinungen entdecken. Für die Lamas und Yogis, die mit dieser Bildwelt zutiefst vertraut sind, ist diese Schau manchmal mit einem spontanen ›visionären‹ Erlebnis verbunden. Auf diese Weise fließen auch in die Malerei immer wieder solche visionären Elemente ein.

Da die lebendige Begegnung mit dieser Glaubenswelt in Tibet selbst nicht mehr möglich ist, wird die Beschäftigung mit den noch vorhandenen Zeugnissen tibetischer Kunst zu einem wichtigen Ausgangspunkt zur Erschließung dieser vom Untergang bedrohten Kultur. Was zunächst als verstreutes Flüchtlingsgut über die Grenze gelangte, hat sich auf Grund seiner künstlerischen Qualität in relativ kurzer Zeit weltweit sowohl einen Platz in Sammlungen und Museen erobert als auch auf Grund seines religiösen Charakters die Herzen vieler Menschen des Westens gewonnen. So kann die unter tragischen Umständen erfolgte Entdeckung der Kunst und Kultur Tibets nach einer langen Phase der Unkenntnis und Fremdheit zwischen Ost und West einen Beitrag zur Wiederannäherung und friedlichen Verständigung der Völker leisten. Darüber hinaus kann sie zu einem Zeitpunkt, da unsere eigene Kultur ihren religiösen Horizont weitgehend eingebüßt hat, die eminente Bedeutung künstlerischen Schaffens als Instrument der Selbstfindung und Selbstheilung sowie als Hilfe zu sozialer Integration sichtbar machen.

Jede Annäherung an eine fremde Kultur bleibt irgendwo dem Subjektiven und der eigenen Zeit verhaftet. Das betrifft nicht nur die Art und Weise der Interpretation, sondern bereits die Auswahl der Sammlungsstücke, die nicht aus musealen oder spekulativen Gründen zusammengetragen wurden, sondern in der Absicht, Zwiesprache mit ihnen zu halten. Mag meine erste Begegnung mit dieser fremden Kunst Tibets vor etwa zwanzig Jahren auch ein mehr ahnungsvolles Begreifen gewesen sein, so wuchs mit der Sammlung auch bald die ikonographische Kenntnis und das Bedürfnis nach einem systematischen Ausbau. Zwangsläufig stößt angesichts der Vielfalt der materiellen Kultur Tibets einerseits und des immer geringer werdenden Angebots andererseits dieser Ausbau der Sammlung auf Grenzen. Dennoch konnte im Laufe der Zeit manche Lücke geschlossen werden, so daß nunmehr ein Gesamtüberblick möglich ist.

Einen Schwerpunkt der Sammlung bilden die Thangkas und Kultbronzen, bei denen ikonographische Vielfalt und ästhetische Ausstrahlung meist Hand in Hand gehen. Eine wissenschaftliche Bearbeitung einer größeren Sammlung kann daher innerhalb eines begrenzten Zeitraumes nur Schwerpunkte setzen. Unsere Hauptaufgabe sollte die ikonographische Beschreibung und Erklärung der Objekte sein. Es war dabei unsere Absicht, nicht nur ihren formalen Aufbau und die Stileigenheiten, sondern auch ihren religiösen Zweck deutlich zu machen. Durch die Heranziehung der den künstlerischen Werken zugrunde liegenden liturgischen und literarischen Texte und die Erschließung der zahlreichen Inschriften sollte eine Dokumentation geschaffen werden, die zugleich weitere wissenschaftliche Bearbeitung ermöglicht. Eine besondere Schwierigkeit bietet die Interpretation der Meditationsbilder. Hier geht es nicht nur darum, ihre vielschichtige Symbolik aufzuzeigen, sondern ihren prozessualen Charakter deutlich werden zu lassen, d.h. den Weg des Meditierenden bei der Visualisierung des Bildes schrittweise nachzuvollziehen. Nur durch eine solche Führung des Betrachters ist es diesem möglich, den meditativen Gehalt des Bildes zu erfassen und sich nicht durch die Vielfalt der Bezüge verwirren zu lassen.

Die tibetologische Forschung steht heute vor der großen und schwierigen Aufgabe, die noch vorhandenen materiellen Bestände der Kultur zu sichten; eine Arbeit, die zwar begonnen hat, aber keineswegs abgeschlossen ist. So wird auch eine Kunstgeschichte Tibets noch lange ein Fernziel bleiben. Die dringlichste Aufgabe ist es freilich, den geistigen und religiösen Horizont dieser Kultur nicht nur aus westlicher Sicht, sondern im Dialog mit den noch lebenden Zeugen und Repräsentanten dieser Tradition zu erhellen. Es ist daher ein glücklicher Umstand, daß ich meinen langjährigen Freund Tsering Tashi Thingo, Derge Zongsar Ngari Tulku, als Mitautor gewinnen konnte. Er gehört zu den wenigen, die noch vor der Zerstörung der tibetischen Kultur ihre geistliche Ausbildung erhalten haben und zugleich seit vielen Jahren mit westlicher Kultur vertraut sind. Ohne seine Übersetzungsarbeit, sein unermüdliches Quellenstudium und seine kritische Prüfung der Manuskripte wäre dieses Buch nicht zustande gekommen. Eine besondere Schwierigkeit bei der Erschließung der tibetischen Quellen, soweit sie noch vorhanden sind, liegt darin, daß eine Übersicht über die Bestände fehlt und daß es sich bei den Büchern nicht um Nachschlagewerke in unserem Sinne handelt, sondern meist um liturgische Texte, die in ihrer Gesamtheit gelesen werden müssen und autoritativen Charakter haben.

Der Titel des Werkes, *Die Götter des Himalaya*, mag im strengen buddhistischen Sinne wie ein Widerspruch klingen, denn ›Götter‹ gibt es eigentlich nicht. Sie sind im Buddhismus gleichsam entthront worden durch Buddhas Erkenntnis von der universellen Wahrheit des Leidens. Auch die Götter (deva) sind, mögen sie noch so hoch stehen, dem Gesetz des Karma unterworfen und leben nicht ewig. Man hat daher den frühen Buddhismus auch eine ›atheistische Religion‹ genannt (H. v. Glasenapp) oder eine ›Philosophie‹ (P. Wilhelm Schmidt). Besser wäre es, ihn als eine ›götterunabhängige‹ Religion zu bezeichnen, weil die Götter keine Heilsbedeutung für den Menschen haben, sondern ebenfalls erlösungsbedürftig sind.

Für einen Tibeter sind Götter ebenso selbstverständlich wie die Berge und Seen seines Landes. Sie haben für ihn eine dienende, den Dharma beschützende Funktion. Man kann das Verhältnis des Tibeters zu seinen Gottheiten auch als eine noch ungebrochene Beziehung des Menschen zur Natur und ihren Kräften verstehen. Für den Tibeter ist die ihn umgebende Natur nicht eine tote Materie oder gar ein beliebig verwertbares Rohmaterial. Sie ist eine beseelte, von Göttern und Geistern bewachte Welt, die man vor Verunreinigung und Zerstörung bewahren muß. So muß man sie mit wachen Sinnen betrachten, um sich in ihr zu behaupten. Sie ist auch ein Feld der Ahnung, die weiter reicht als alle Erfahrung. Göttern und Geistern bringt man Opfergaben dar, um sie zu beschwichtigen und um den Gefahren, die überall lauern können, zu entgehen. Einst war schon eine Reise in unbekannte Gebiete eine Herausforderung, ein Eindringen in einen fremden Herrschaftsbereich, wie die Berichte über die Reisen Padmasambhavas, des ersten großen buddhistischen Lehrers, der nach Tibet kam, deutlich machen. So holt man auch von altersher bei allen wichtigen Entscheidungen den Rat eines orakelkundigen Lamas ein.

Man muß sich diese im Volksglauben tiefverwurzelten Vorstellungen immer vor Augen halten, denn sie bilden den mentalen und psychologischen Hintergrund, der auch in der Bildwelt zu spüren ist. Erst so wird das Spannungsfeld innerhalb der religiösen Malerei offenbar. Das bezieht sich vor allem auf die Bilder, welche die Landschaft Tibets miteinbeziehen. Oft ist sie freilich nur kulissenhaft angedeutet. Eine wichtige Rolle jedoch spielt die Landschaft in der Malkunst Osttibets. Dort wird sie zum realen Schauplatz eines visionären Geschehens. Für den Tibeter bedeutet dies, daß das heilsame Wirken der Buddhas, Bodhisattvas und der anderen Gottheiten nicht in einem jenseitigen Bereich, sondern im eigenen Land stattfindet. So tritt ihm in einem Bild mit visionärem Charakter zugleich ein Stück gedeuteter und geordneter Welt entgegen.

Kunst und Künstler in Tibet

Was bezeichnen wir heute als ›Tibetische Kunst‹?

Zunächst bedarf es einer geographischen Abgrenzung. Mit dem Begriff ›Tibetische Kunst‹ ist nicht nur die Kunst Tibets im engeren Sinne gemeint, sondern ganz allgemein auch die buddhistische Kunst der angrenzenden Himalaya-Länder, ungeachtet etwaiger lokaler Besonderheiten. Hierzu gehören Ladakh, Nepal, Bhutan und die lamaistischen Klöster in China. Auch einige künstlerische Beispiele aus Kaschmir und Nordindien, die aus tibetischen Klöstern stammen, sind miteinbezogen worden; beide Bereiche haben stilistisch einen wichtigen Einfluß auf die Kunst Tibets ausgeübt. (Beispiele aus dem von Tibet stark beeinflußten mongolischen Kulturbereich befinden sich nicht in der Sammlung.) Mitunter findet man in der Literatur auch den Begriff ›Himalayische Kunst‹. Diese buddhistische Kunst der Himalaya-Länder kann man auch als ›Lamaistische Kunst‹ bezeichnen, weil sie ihre ikonographische Fixierung in den bedeutenden Klöstern der verschiedenen lamaistischen Schulen und den ihnen angeschlossenen Malschulen und Werkstätten gefunden hat, deren Künstler oft von weither kamen. Sie brachten neben ihren handwerklichen Erfahrungen auch stilistische Eigenheiten mit. Als eine dritte Bezeichnung läßt sich auf die tibetische Kunst auch ›Tantrische Kunst‹ anwenden, womit ihre spezielle Formensprache und meditative Zweckbestimmung gemeint ist. Diese tantrische Prägung gehört zu ihrem geistigen Erbe aus Indien.

Die Voraussetzungen künstlerischen Schaffens

Die Stellung des Malers oder Kunsthandwerkers in Tibet läßt sich am besten mit der eines mittelalterlichen Künstlers vergleichen, etwa eines Freskomalers, eines Miniaturisten oder Ikonenmalers. Die bildende Kunst Tibets steht ganz im Dienste der Religion, auch wenn die Auftraggeber oft Privatpersonen sind. Die Herstellung eines Thangkas oder einer Kultbronze ist niemals Selbstzweck, sondern ein verdienstvolles Werk für Künstler und Stifter gleicherweise. Voraussetzungen für die Herstellung eines Werkes sind nicht nur formale Geschicklichkeit und genaue Kenntnis des Themas, sondern vor allem auch die innere Motivation, die durch meditative Einübung gewonnen wird. So erklärt es sich, daß wir den Namen des Künstlers meist nicht kennen. Nur gelegentlich werden in alten Klosterchroniken (dkar-chag) die Namen der Künstler erwähnt oder Angaben über die Entstehungszeit eines Bauwerkes oder einer Wandmalerei gemacht. Häufiger dagegen ist der Stifter eines Werkes genannt, der manchmal auch auf einer Malerei abgebildet ist.

Die meist Widmungen und Wunschgebete enthaltenden Inschriften auf Thangkas oder Bronzen geben einen interessanten Einblick in die allgemeine Frömmigkeit. So könnte man die tibetische Kunst auch eine ›Stiftungskunst‹ nennen, weil sie immer verehrungsvolle Gabe für die dargestellte Gottheit ist. Nicht die Relation Künstler und Werk steht im Vordergrund, sondern die Beziehung zwischen Stifter und Gottheit. Größere Tempelfiguren sind meist Schenkungen hochgestellter Persönlichkeiten an ein Kloster. Sie bewahren zugleich die Erinnerung an den Stifter. Aber nicht nur der oft persönliche Anlaß zur Herstellung eines Werkes rechtfertigt die Bezeichnung ›Stiftungskunst‹. Wenn man bedenkt, daß der Buddhismus für Tibet eine geistige Neuorientierung bedeutete, so ist jedes Kunstwerk ursprünglich als ein Stiftungszeichen des neuen Glaubens errichtet und verstanden worden.

Die Herstellung eines Kunstwerks

Ein Thangka oder eine Kultbronze sind zwar meist Werke eines einzelnen Meisters, aber im Grunde sind sie das Ergebnis einer langen Kette geistiger und künstlerischer Erfahrungen. Ein einzelner Künstler kann die Fülle und den Formenreichtum dieser Bildwelt gar nicht ›erfinden‹. Er kann sie nur nachschaffen, indem er sich der Tradition anschließt und ihr aus eigener spiritueller Erfahrung Lebendigkeit verleiht. Ein solches Kunstschaffen setzt einen Kommunikationsprozeß voraus, in dem die eigene religiöse Erfahrung sich an den künstlerischen Vorbildern kontrolliert, die in einem bestimmten Kanon festgelegt sind. So bedeutet das Malen eines Bildes oder die Ausformung einer Kultfigur nicht nur eine formale Auseinandersetzung mit dem vorgegebenen Thema, sondern zugleich eine sorgfältig vollzogene kultische Handlung, die es einer Gottheit erlauben soll, bei der Weihe des fertigen Bildwerks und zu besonderen Anlässen in diesem Platz zu nehmen. Die Herstellung selbst ist an feste Riten geknüpft und an bestimmte Orte und Zeiten gebunden. So sind die Werke tibetischer Kunst – wie phantastisch sie oft anmuten – nicht das Ergebnis freier

Erfindung eines einzelnen. Sie werden vielmehr nach Grundmustern geschaffen, die auf die großen tibetischen Meditationsmeister und Mystiker zurückgehen. Diese in alten Texten und Zeichenvorlagen bewahrten Grundmuster werden streng eingehalten. Die Aufgabe des Künstlers besteht darin, innerhalb eines genau bemessenen Spielraums größtmögliche Intensität und Ausgewogenheit zu erzielen. Der in hohem Ansehen stehende Künstler konnte also, orientiert an einer reichen künstlerischen Tradition und je nach Grad seiner eigenen Erkenntnis, die traditionellen Schemata immer wieder mit Lebendigkeit erfüllen. Daß die tibetische Kunst eine so große Ausdruckskraft besitzt und sich durch Jahrhunderte bewahrt hat, ohne schematisch zu erstarren, liegt einerseits daran, daß sie Ausdruck subjektiver Frömmigkeit ist; andererseits aber daran, daß sie an Urbilder aus der Welt des Numinosen anknüpft, die, wie die neuere Religionswissenschaft zeigt, immer einen Doppelaspekt hat: den des Schrecklichen und des Sanften, den des Bewegten und des Ruhenden, eine Nacht- und eine Tagseite. Daraus erklärt sich auch die Spannweite des Ausdrucks, die für viele tibetische Bildwerke charakterisch ist.

Die Quellen der künstlerischen Inspiration

In den alten Texten und Inschriften wird häufig von Visionen berichtet, in der die Gottheiten dem Meditierenden erscheinen (z.B. I-138). Das visionäre Element spielt im Leben der indischen Siddhas und der tibetischen ›Schatzentdecker‹ (Tertön) und Lamas eine wichtige Rolle, wobei Vision, Audition und Initiation oft eng miteinander verbunden sind. Um diesem religionsgeschichtlichen, auch aus dem christlichen Bereich bekannten Phänomen gerecht zu werden, muß man den psychologischen und zeitgeschichtlichen, in Tibet auch den geographischen Hintergrund miteinbeziehen. Nicht zu Unrecht hat Alexandra David-Neel auf Grund eigener Erfahrungen bemerkt, daß offenbar die große Stille und Unberührtheit der Landschaft, wie sie in Tibet anzutreffen ist, der Ausbildung visionärer und parapsychischer Fähigkeiten besonders dienlich seien. Geht man davon aus, daß in Tibet visionäre Erlebnisse und Begegnungen durchaus eine Quelle religiöser Erfahrung sind, so kann man ganz generell sagen, daß auch das künstlerische Schaffen daraus schöpft. Hier ergibt sich freilich die grundsätzliche Schwierigkeit, das Einzigartige und Überwältigende der visionären Schau so festzuhalten, daß sie weder den Rahmen bildmäßiger Erfassung sprengt noch an Prägnanz und Intensität einbüßt. Dieser Umsetzungsprozeß ist den tibetischen Künstlern durchaus gelungen. Da einerseits nur formale Anweisungen hinsichtlich der Darstellung bestimmter Gottheiten vorliegen und wir andererseits auch keine Angaben über den Maler eines Bildes haben, ist es im Einzelfall oft schwer, auf eine visionäre Herkunft der Bildelemente zu schließen. Das ist nur ganz allgemein auf Grund typologischer Merkmale dieser Bildwelt möglich, z. B. den auf Wolken schwebenden Gottheiten, deren wirklicher Anblick sich nur dem Eingeweihten enthüllt, oder den stürmisch in Feuer und Rauch daherkommenden zornvollen Gottheiten, die als machtvolle Beschützer gelten. Oft ist der visionäre Charakter im Bilde selbst angedeutet durch Linien oder Lichtbahnen, die von einem in Meditation versunkenen Lama zu einer Gottheit führen. Häufiger finden wir den umgekehrten Vorgang dargestellt, daß eine Gottheit Strahlen aussendet, sei es als zarte, allgemein sichtbare Aura, sei es als Strahlenbündel, das von dem Zentrum einer Gottheit zu einer anderen Gottheit hinführt, ein Kräftefeld eigener Art herstellend. Dabei sind die Grenzen zwischen visionärer, traumhafter und symbolischer Deutungsmöglichkeit meist fließend. Man darf dem visionären Element in der tibetischen Kunst, das noch viel zu wenig untersucht ist, nicht mit einem rationalistischen Vorurteil begegnen, sondern man muß es auf Grund der Selbstzeugnisse und der vielfältigen Hinweise im Bild selbst als eine Quelle, aus der der Künstler schöpft, akzeptieren. Der tibetische Künstler bedient sich dabei einer symbolischen Formensprache, die es dem Betrachter ermöglichen soll, die sinnliche Ebene des Bildes auf eine geistige Ebene zu transponieren und sich meditierend auf einen Dialog mit dieser Bildwelt einzulassen. Dieser sowohl meditative wie visionäre Charakter des Bildes hat einerseits zu einer größtmöglichen Verdichtung der Bildaussage geführt, andererseits auch zu einer oft expressiven Steigerung der Formensprache.

Die seelische Grundhaltung, die sich in der tibetischen Kunst spiegelt, ist eine ganz andere als in unserer Kunst. Man kann diese östliche Grundhaltung vielleicht am besten als ein Gefühl des Eingebettet-Seins des Menschen im Universum beschreiben, im Gegensatz zu der westlichen Grundhaltung der Überlegenheit und des Herrschaftsstrebens über den Kosmos. Es spricht zugleich auch die Grundeinsicht des Buddhisten daraus, daß es nichts Bleibendes gibt, sondern daß alles der Verwandlung unterliegt. Diese Grundeinsicht kommt vor allem in der Maṇḍala-Meditation zum Ausdruck, welche die höchste Form der Bildmeditation darstellt.

Historisch betrachtet ist die tibetische Kunst eine späte Erscheinung innerhalb der buddhistischen Kunst Asiens. Sie greift vor allem auf Vorbilder zurück, die in der Tradition Indiens bereits vorgeformt waren und zusammen mit dem Buddhismus erst seit dem 7. Jh. nach Tibet gelangt sind. Dennoch ist es ihr im Laufe ihrer Geschichte gelungen, wachsend Abstand zu gewinnen und eine eigene künstlerische Formensprache und Bildkonzeption zu entwickeln, die sich meist am Maṇḍala orientiert. Zugleich sind über die alte Bön-Religion vielfältige Elemente aus dem Schamanismus Zentralasiens und aus dem Volksglauben in sie eingedrungen. So ist diese Kunst zugleich Ausdruck der Integrationsfähigkeit und religiösen Toleranz, die den Buddhismus auszeichnen. Daß sich die Kunst in Tibet, anders als etwa in Indien, ungestört und kontinuierlich entfalten und noch einmal eine späte Blüte buddhistischer Kunst hervorbringen konnte, hat sowohl geographische wie historische Gründe. Ein Grund ist die naturbedingte Isoliertheit des Landes, die sie vor fremden Einflüssen weitgehend abschirmte, der andere der glückliche Umstand, daß sie unter der Obhut der Klöster und der geistlichen Führung der Lamas ihren religiösen Charakter bis in die jüngste Zeit bewahren konnte.

Das Triratna-Symbol als Wegweiser durch das Pantheon

Allen buddhistischen Gläubigen, gleich welcher Schulrichtung, ist die dreifache Zufluchtsformel gemeinsam, die mindestens dreimal am Tage gesprochen wird. Sie lautet:

Ich nehme meine Zuflucht zu BUDDHA
(saṅs-rgyas-la-skyabs-su-mchi-'o)
Ich nehme meine Zuflucht zum DHARMA
(chos-la-skyabs-su-mchi-'o)
Ich nehme meine Zuflucht zum SAṄGHA
(dge-'dun-la-skyabs-su-mchi-'o)

In Tibet wurde dieser dreifachen Formel später noch eine vierte vorangestellt:

[Ich nehme meine Zuflucht zum LAMA*
(bla-ma-la-skyabs-su-mchi-'o)

Diese Zufluchtsformel, die wahrscheinlich bald nach Buddhas Eingang ins Parinirvāṇa formuliert wurde, ist in ihrem ersten Artikel bereits ein Ausdruck persönlicher Verehrung des Meisters durch die Mönchsgemeinde (saṅgha), dessen Autorität sie damit für sich in Anspruch nahm, obwohl Buddha selbst eine kultische Verehrung seiner Person ausdrücklich abgelehnt hatte und seine Jünger kurz vor seinem Tode noch einmal auf die von ihm verkündete Lehre (dharma) als einzige Richtschnur für ihr Handeln hingewiesen hatte. Dieser Rückbezug auf die Person des Erleuchteten war gewissermaßen das einigende Band und der Wahlspruch der von Buddha begründeten Gemeinschaft, womit sie sich gegenüber anderen religiösen Gruppen abgrenzte, die schon damals in Indien recht zahlreich waren.

Dieses dreifache Bekenntnis ist ein zentrales, zeitüberdauerndes Bekenntnis der Gemeinde geblieben, welches bildlich dargestellt wird als Triratna (dkon-mchog-gsum), als drei flammende Perlen, man könnte auch sagen als drei heilige Schätze, die der Gläubige in seinem Herzen bewahrt. Dieses Triratna-Symbol soll uns bei der Gliederung des buddhistischen Pantheons Tibets als Ordnungsschema dienen: A BUDDHA, B DHARMA, C SAṄGHA. Auch die im Laufe der Weiterentwicklung des Buddhismus zum Mahāyāna immer zahlreicher werdenden Gestalten des Pantheons, zu denen der Gläubige Zuflucht nimmt, lassen sich in dieses Dreierschema einfügen, das zu einer liturgischen und dogmatischen Grundaussage des Buddhismus geworden ist.

Im Vajrayāna-Buddhismus schließlich, der für Tibet maßgeblich wurde, ist dieses Dreierschema erweitert worden um die Dreiheit von LAMA, YIDAM, ḌĀKINĪ. Diese Dreiheit ist der ursprünglichen Dreiheit nachgebildet und zugleich eine Neuformulierung, die aus der Meditationspraxis stammt. Man kann diese drei Perlen des Vajrayāna auch als Spiegelung der ursprünglichen Dreiheit auf meditativer Ebene verstehen, da sie sich entsprechen und sich gleicherweise durchgesetzt haben. Auch in ihrer symbolischen Darstellung als Cintāmaṇi (yid-bshin-nor-bu) kommt das Verhältnis dieser beiden Grundaussagen als Spiegelung zum Ausdruck, indem sie, hintereinander gefächert, jeweils eine Gruppe von drei flammenden Juwelen bilden und gemeinsam leuchten (s. I-12). Entsprechend dieser systematischen Ordnung sind unter der Kategorie LAMA sowohl die Lehrmeister der indischen Tradition, die Mahāsiddhas und Paṇḍitas, und die Stifter der tibetischen Tradition als auch die Lehrer der vier großen Hauptschulen Nyingmapa, Sakyapa, Kagyüpa und Gelugpa zusammengefaßt. Unter den Kategorien YIDAM (E) und ḌĀKINĪ (F) werden jene Gottheiten des Pantheons behandelt, die Buddha-Rang erlangt haben. Die Gestalten und Gottheiten niederen Ranges, zu denen der Gläubige keine Zuflucht nehmen kann, da sie den Kreislauf der Wiedergeburten noch nicht verlassen haben, werden in einem anderen Zusammenhang vorgestellt (s. u.).

Im Anschluß an die Darstellung des Pantheons entsprechend den sechs Juwelen folgen im nächsten Abschnitt KOSMOLOGISCHE MODELLE UND JENSEITSVORSTELLUNGEN (G), die Beschreibungen der Meditationsbilder, vor allem des Maṇḍalas, die eine eigene Bildkategorie bilden, ebenso wie die Gottheiten des Bardo und die Herrscher der verschiedenen Paradiese.

Im engen Zusammenhang mit diesen speziellen Initiations- und Meditationsbildern stehen die SCHUTZGOTTHEITEN (H). Zunächst werden die Bilder und Figuren der Mahākālas, der Beschützer der Lehre und ihrer Verwirklichung, beschrieben. Diese religionsgeschichtlich oft ältere Gruppe von Gottheiten erscheint nicht nur häufig auf den Maṇḍalas, sondern auch als Einzeldarstellungen. Als rangniedere, innerweltliche Schutzgottheiten folgen die Dharmapālas, die Lokapālas und die Norlhas.

Die Darstellung des tibetischen Pantheons wird abgeschlossen mit den Versammlungsplätzen, Tzogshing und Kyabyül,

* Aus diesem Grunde ist es durchaus berechtigt, den tibetischen Buddhismus als Lamaismus zu bezeichnen

aller Gottheiten und Heiligen. Diese ZUSAMMENSCHAU DES PANTHEONS (I), die eigentlich am Anfang stehen sollte, weil sie innerhalb der bildlichen Darstellungen einen hohen Rang einnimmt, wird freilich verständlicher, wenn die einzelnen Gestalten und ihre Bedeutung bereits bekannt sind.

Da sich die wenigen Darstellungen nicht-buddhistischer Gottheiten nicht in das spezifisch buddhistische Ordnungsschema einfügen lassen, werden diese Objekte aus dem Bereich der tibetischen Bön-Religion im Anschluß an Kapitel XIX in Band II behandelt.

Es wäre reizvoll gewesen, an Hand des vorliegenden Bildmaterials das Thema der buddhistischen Architektur ausführlicher zu behandeln und die wichtigsten Klosteranlagen der verschiedenen Schulen, von denen des öfteren die Rede ist, in Bildausschnitten vorzustellen. In dem gegebenen Rahmen mußten wir uns auf eine alte Pilgerkarte der heiligen Stadt Lhasa und ihrer Bauwerke beschränken: KLOSTERANSICHTEN (J).

Einen nicht unwesentlichen Teil der Sammlung bilden die Objekte aus dem Bereich des Kultus als BESÄNFTIGENDE UND BESCHÜTZENDE MITTEL (K) und der GEGENSTÄNDE DES KLÖSTERLICHEN GEBRAUCHS (L). Sie ergänzen nicht nur die Objekte aus dem bildnerischen Bereich, sondern sind von ihrer Formensprache und ihrer künstlerischen Gestaltung her ebenfalls bedeutende Zeugnisse tibetischen Kunstschaffens. Insbesondere die tantrischen Ritualgeräte, die der meditativen Praxis dienen, werden ausführlicher beschrieben. Alle diese Objekte stammen aus tibetischen Klöstern und waren oft jahrhundertelang in kultischem Gebrauch. Ihre genaue Altersbestimmung ist meist sehr schwierig, da die Kultgeräte oft abgegriffen sind oder nur geringe spezifische Stilmerkmale aufweisen. Auf eine ungefähre Altersangabe ist daher allgemein verzichtet worden, mit Ausnahme der Stücke, die datiert sind oder deren Alter eindeutig zu bestimmen war. Das gilt auch für die zum Abschluß vorgestellten BEISPIELE DES KUNSTHANDWERKS IM ALLTAG (M), die Gebrauchsgegenstände aus dem häuslichen und persönlichen Bereich. Auch sie zeigen in ihrer ornamentalen Gestaltung, wie stark das Leben der Tibeter von ihrer religiösen Vorstellungswelt geprägt ist. Insbesondere bei den tibetischen Teppichen sind daher auch verschiedene Beispiele aus jüngerer Zeit in die Sammlung einbezogen worden.

Der Umfang der Sammlung machte eine Aufteilung der Bearbeitung in zwei Bänden erforderlich. In Band I werden 200 ausgewählte Thangkas, Kultbronzen, Kultgeräte und andere Gegenstände in Farbtafeln vorgestellt. Größeren Sachgebieten wurde ein Einleitungstext vorangestellt, der sich jeweils auf beide Bände bezieht. Band II ist als Bestandskatalog konzipiert. Die bereits in Band I beschriebenen Stücke wurden nur dann noch einmal in Schwarzweiß abgebildet, wenn dies aus ikonographischen Gründen erforderlich war. Die zahlreichen Inschriften wurden meist nur in Band II wiedergegeben. Um allzu häufige Wiederholungen zu vermeiden, wurden im Fortgang der Beschreibung bereits erläuterte Begriffe und Termini nicht noch einmal erklärt. Dem Leser sei daher empfohlen, dem Gang der Beschreibungen zu folgen, in deren systematischer Gliederung sich zugleich ein Stück Entwicklungsgeschichte des Buddhismus spiegelt. Register und Literaturverzeichnis im Anhang von Band II beziehen sich auf beide Bände.

Auf vielen Thangkas erscheint als Inschrift, meist auf der Rückseite, das Buddhistische Bekenntnis. Oft ist es mehrfach in Sanskrit und in Tibetisch geschrieben. Da bei den jeweiligen Beschreibungen nur darauf hingewiesen werden kann, sei es hier vorweg wiedergegeben:

chos-rnams-thams-ċad-rgyu-las-byuṅ
de-rgyu-de-bshin-gśegs-pas-bstan
rgyu-la-'gog-pa-gaṅ-yin-pa
dge-sbyoṅ-chen-pos-'di-skad-gsuṅs

bzod-pa-bka'-thub-dam-pa-bzod-pa-ni
mya-ṅan-'da'-ba-mchog-ċes-saṅs-rgyas-gsuṅ
rab-tu-byuṅ-ba-gshan-la-gnod-pa-daṅ
gshan-la-'tze-ba-dge-sbyoṅ-ma-yin-no

Die sinngemäße Übersetzung lautet:

›Alle Dinge haben eine Ursache, und diese Ursache wurde vom Tathāgata [dem, der ans andere Ufer gegangen ist] gezeigt. Das Anhalten dieser Ursache ist es [worauf es ankommt], so sagt der große Śrāmaṇa [Wandermönch].

Höchste Askese ist Geduld, der beste Weg zum vollkommenen, großen Nirvāṇa ist Geduld, sprach Buddha. Ein Mönch, der anderen Leiden zufügt und ihnen schadet, ist kein buddhistischer Śrāmaṇa [Wandermönch].‹

KAPITEL I–VII

Buddha – Dharma – Saṅgha

Die drei Juwelen

KAPITEL VIII–XII

Lama – Yidam – Ḍākinī

Die drei Juwelen des Vajrayāna

KAPITEL XIII–XXXI

Kosmologische Modelle und Jenseitsvorstellungen
Die Schutzgottheiten
Zusammenschau des Pantheons
Klosteransichten
Besänftigende und beschützende Mittel
Gegenstände des klösterlichen Gebrauchs
Beispiele des Kunsthandwerks im Alltag

KAPITEL I

Die Buddha-Gestalt

Zum Buddha-Bildnis

Es stellt sich zunächst die Frage, ob es ein authentisches Buddha-Bildnis gibt. Dieses spezielle historische und ikonographische Problem kann hier freilich nur gestreift werden. Alten indischen und tibetischen Quellen zufolge hat Buddha ein Bild von sich anfertigen lassen, das der Maler nach einem Spiegelbild im Wasser gemalt hat. Dieses Bild wurde Chulonma, d.h. ›aus dem Wasser genommen‹ genannt. Nach einer anderen Tradition ließ er Strahlen von seinem Körper auf ein Tuch fallen, wodurch der Künstler imstande war, ein Bild von ihm zu malen. Dieses Bild wurde Odzerma, ›von den Strahlen genommen‹, genannt und soll bald weite Verbreitung gefunden haben. Auch eine lebensgroße Sandelholzstatue soll zu Lebzeiten Buddhas hergestellt worden sein, die später, gemäß einer Prophezeiung Buddhas, nach China gebracht wurde. All diese Berichte haben stark legendären Charakter, dennoch ist die Möglichkeit, daß sie einen historischen Kern haben, nicht auszuschließen, obwohl Buddha der bildenden Kunst keinen hohen Stellenwert zuerkannte, wie das Jātaka Nr. 17 (s. II-36) zeigt. Eine direkte Linie von diesen angeblichen Bildnissen zu den frühesten bekannten künstlerischen Zeugnissen gibt es nicht, da sich diese auf eine rein symbolische Vergegenwärtigung des Erleuchteten als Lotosvase, Thron, Baum, Rad und vor allem als Stūpa beschränken, um damit bestimmte Abschnitte seines Lebensweges zu kennzeichnen. Diese für den frühen Buddhismus konsequente dogmatische Ablehnung einer bildlichen Verehrung des ins Parinirvāṇa Eingegangenen wird freilich im Laufe der Zeit aus inneren wie aus äußeren Gründen immer unhaltbarer. Einerseits mußte sich der Saṅgha im bilderfreundlichen Indien gegen eine große Zahl anderer religiöser Gemeinschaften behaupten, andererseits hatten die zum Buddhismus übergetretenen Landesfürsten und auch die wachsende Zahl der Laienanhänger ein Interesse an einem Kultbild, das den Buddha in vergöttlichter Gestalt zeigte. So sind in den ersten beiden Jahrhunderten unserer Zeitrechnung unabhängig voneinander an drei verschiedenen Orten Indiens figürliche Buddha-Bildnisse, vor allem Steinskulpturen, entstanden, die stilistisch als die Schulen von Gandhāra, Mathurā und Amarāvatī bekannt geworden sind und die buddhistische Kunst der späteren Jahrhunderte entscheidend prägten. Gemeinsam ist ihnen ein idealisiertes, mit unverwechselbaren Kennzeichen versehenes Buddha-Bild, das den Lehrer des Dharma als einen überirdischen Weltenherrscher erscheinen läßt. So hat z. B. die hellenistische Gandhāra-Kunst einen apollinischen Typ des Buddha entstehen lassen, dessen Einfluß sich bis nach Kaschmir, Zentralasien und nach Westchina verfolgen läßt. Darüber hinaus mag das hellenistische Herrscherbildnis, das nicht nur auf öffentlichen Plätzen stand, sondern auch auf Münzen in Umlauf war, indirekt zur Entwicklung eines figürlichen Buddha-Bildnissen beigetragen haben. – Eine ähnliche künstlerische Entwicklung, die vor allem Ausdruck eines gewandelten Selbstverständnisses und eines Strukturwandels der Religionsgemeinschaft ist, begegnen wir auch im Bereich der christlichen Kunst, als hier das Bild des Christus als Pantokrator entsteht. – Mag ein wichtiger Anstoß zur Entstehung des Buddha-Bildnisses auch von außen gekommen sein, seine klassische Prägung hat es zweifellos im 4. und 5. Jahrhundert in Nordindien unter den Gupta-Herrschern erfahren. Dieses Buddha-Bildnis ist anders als die Gandhāra-Bildnisse ganz nach innen gewandt und strahlt vollkommene Ruhe und Gelassenheit aus. Hier ist, wie H. Uhlig es treffend formuliert, »das indische Ideal des kontemplativen Lebens in adäquater Form Stein geworden«.

Im Pantheon des tibetischen Buddhismus hat die Buddha-Gestalt vielfältige Formen angenommen, unter denen der historische Buddha Śākyamuni nur eine von vielen ist. Diese Vervielfältigung der Buddha-Gestalt bis hin zur Zahl 1000 als Symbol des Unendlichen finden wir bereits im Mahāyāna-Buddhismus, z.B. in den Jātakas. Sie hat sich vorbereitet in der Deifizierung Buddhas und ikonographisch in dessen Typisierung des Buddha-Bildes. So sind die Buddhas auf den Thangkas oft nur durch die wechselnden Farben der Aureolen und durch ihre Gestik (mudrā) voneinander zu unterscheiden. In Größe, Sitzhaltung (āsana) und Gesichtsausdruck gleichen sie sich meist. Eine Tendenz zur Systematisierung wird hier erkennbar, ein Denken in Zahlensymbolen, in Quantitäten, das über das ursprünglich einzelne Buddha-Bildnis weit hinausgeht. Zwar noch formal an dieses gebunden, sind die vielfältigen Buddha-Gestalten inhaltlich jetzt mit Ideen und Vorstellungen verknüpft, die sich aus dem meditativen Zweck des jeweiligen Bildes herleiten.

Gemäß der buddhistischen Trikāya-Dreikörper-Lehre, die ungefähr im 3. Jahrhundert unserer Zeitrechnung aufkam, ist jede Buddha-Gestalt in ein hierarchisches System eingegliedert, das ihr eine bestimmte Seinsebene und eine bestimmte Stelle im System zuweist. Dieses Stufensystem gleicht einer Pyramide. Die Spitze symbolisiert gleichsam das Eine und Absolute, das mit der Leerheit gleichgesetzt wird. Ein für den Mahāyāna charakteristisches monistisches Denken bildet hierfür die geistige Grundlage. Diesem transzendenten Bereich des Dharmakāya, des ›Körpers der großen Ordnung‹, sind später im Vajrayāna die beiden Ādibuddhas, Samantabhadra und Vajradhara, zugeordnet worden, die je nach Schule nur unterschiedliche Namen tragen.

Die monistische Idee eines Urbuddhas (Ādibuddhas), die etwa im 10. Jahrhundert an der buddhistischen Klosteruniversität Nālandā aufkam, soll, wie einige Autoren vermuten, unter dem Einfluß des Islam entstanden sein, was wenig wahrscheinlich ist, da gerade der Islam zu den erbittertsten Gegnern des Buddhismus zählte. Wenn überhaupt ein Einfluß von außen anzunehmen ist, so mag die Vermutung von G. Tucci zutreffen, daß der Ādibuddha und seine fünf Emanationen buddhistische Entsprechungen des manichäistischen ›Vaters der Größe‹ und der fünf ›Lichtelemente‹ sind.

Gemäß dem Stufenaufbau der Trikāya-Lehre folgt als zweite Ebene der Sambhogakāya, der ›Körper des Entzückens‹. Diesem sind die fünf Tathāgatas oder Jinas zugeordnet, die als die geistigen Söhne des Ādibuddha gelten. Sie werden als die Pañcakula-Familie zusammengefaßt und bilden den Ausgangspunkt eines umfassenden spekulativen Systems (s. Schema). Dieses findet auch seine bildliche und meditative Entsprechung im Maṇḍala der fünf Tathāgatas. Die fünf ebenfalls transzendenten Tathāgatas werden fast immer als gekrönte, königlich geschmückte Buddha-Gestalten dargestellt; auf Maṇḍalas ist ihnen jeweils ihre Weisheitspartnerin (prajñā) in Vater-Mutter-Haltung (yab-yum) zugesellt (s. I-3). Man kann die beiden Ebenen des Dharmakāya und des Sambhogakāya auch als spekulativen und meditativen Überbau über der dritten Ebene, dem Nirmāṇakāya, dem Bereich der irdischen Manifestationen, betrachten. Sie bildet gewissermaßen die unterste Stufe oder die Basis der Pyramide. Dem Nirmāṇakāya, dem ›Verwandlungskörper‹, sind alle menschlichen Buddhas (mānuṣibuddhas), wie die ›Buddhas der drei Zeiten‹ zugeordnet, aber auch die visualisierten und visionären Buddha-Gestalten, wie die ›Buddhas des Schuldbekenntnisses‹, die ›Medizin-Buddhas‹ und die ›Buddhas der sechs Welten‹. So kann man die Vielzahl der Buddha-Gestalten, die uns im tibetischen Pantheon entgegentreten, auch als symbolischen Ausdruck für das allumfassende Wirken Buddhas in dieser Welt und in allen anderen Welten deuten: im überzeitlichen und universellen Sinne als Ādibuddha und Tathāgata, auf geschichtlicher Ebene als Mānuṣibuddha, auf seelische Weise als Buddha des Schuldbekenntnisses, auf leibliche Weise als Medizin-Buddha, im Bardo und in den sechs Welten als einer der sechs Buddhas des Bhavacakra.

Für den Meditierenden repräsentieren die drei Ebenen des Trikāya-Systems mit den ihnen zugeordneten Buddha-Gestalten zugleich Erfahrungsebenen, die er schrittweise visualisiert und mit denen er sich identifiziert, um so schließlich zur höchsten Weisheitsstufe zu gelangen, auf der er sich selbst als Erleuchtungswesen, als Verkörperung des Ādibuddha Vajradhara, betrachtet. Er kehrt auf diese Weise zurück zu seinem Ursprung, denn die fünf Tathāgatas und der Ādibuddha, als Einheit gesehen, sind nichts anderes als sechs personifizierte Erscheinungsformen der Leerheit, aus der alles entstanden ist.

Pañcakula:
Die Fünfer-Familie der Tathāgatas
oder
Jinas im kosmischen Maṇḍala

Tathāgata (Sanskrit)	(Tibetisch)	*Namensbedeutung*	*Körperfarbe*	*Himmelsrichtung*	*Mudrā*	*Symbol/ Attribut*	*Throntier*	*Skandha/ Gruppe*	*Grundübel Laster*	*Weisheit/ Tugend*	*Element*	*Weisheitspartnerin Prajñā*
Vairocana	Nampar Nangdzä (rnam-par-snaṅ-mdzad)	Der ringsum Leuchtende	Weiß	Zentrum	Dharmacakra Lehren	Cakra Rad der Lehre	Löwe	vijñāna Bewußtsein	Unwissenheit Verblendung	universale Weisheit des Dharma	Äther	Ākāśadhātvīśvarī
Akṣobhya	Mikyöpa (mi-bskyod-pa)	Der Unerschütterliche	Blau	Osten	Bhūmisparśa Erdanrufung	Vajra Diamantzepter	Elefant	rūpa Körper Gestaltung	Haß	spiegelgleiche Weisheit	Wasser	Locanā
Ratnasambhava	Rinchen Djungden (rin-chen-'byuṅ-ldan)	Der als Juwel Geborene	Gelb	Süden	Varada Wunschgewährung	Ratna Juwel	Pferd	vedanā Empfindung	Ich-Sucht Stolz	Weisheit d. Gleichheit aller Wesen	Erde	Māmakī
Amitābha	Öpagme ('od-dpag-mad)	Das unermeßliche Licht	Rot	Westen	Dhyāna Meditation	Padma Lotosblüte	Pfau	samjñā Wahrnehmung	Leidenschaft Begierde	Weisheit d. Unterscheidung Klarschau	Feuer	Pāṇḍarā
Amoghasiddhi	Donyöd Duppa (don-yod-grub-pa)	Unerschütterliche Kraft	Grün	Norden	Abhaya Furchtlosigkeit	viśvavajra	Garuḍa	saṃskāra Bildekraft Wollen	Neid Eifersucht Geiz	Alles vollendende Weisheit	Luft	Tārā

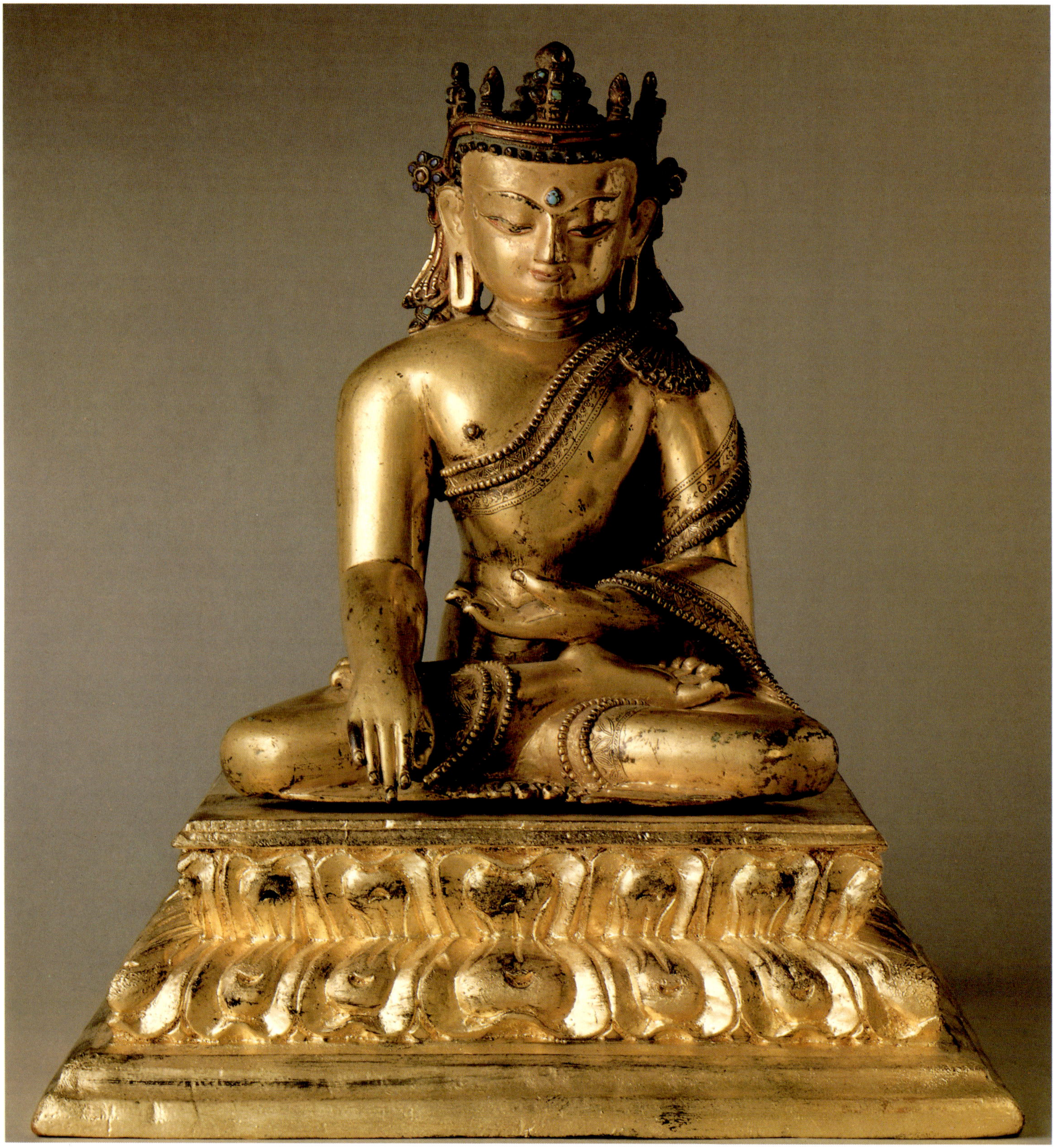

1

I-1 Buddha Śākyamuni

Jowo (jo-bo)
Tibet, 16. Jh.; Höhe: 23,5 cm (→ II-1)

Diese hier als erste vorgestellte, feuervergoldete Bronzefigur des Jowo Rinpoche, des ›Herrn, des kostbaren Lehrers‹, wie er heißt, hat ihr Vorbild in der zentralen Tempelstatue des Jokhang, des Haupttempels von Lhasa. Dieses heiligste Kultbild Tibets wurde der Überlieferung nach noch zu Lebzeiten Buddhas in Nordindien geschaffen und gelangte später nach China. Von dort soll die Statue dann als Geschenk des chinesischen Kaisers von dessen Tochter Wen ch'eng anläßlich ihrer Heirat mit dem tibetischen König Songtsen Gampo nach Lhasa gebracht worden sein.

Diese Tempelstatue stellt Buddha Śākyamuni in gekrönter Form mit einer fünfblättrigen Krone dar. Die gekrönte Darstellungsform, die sonst nur den himmlischen Buddhas zukommt, geht nach tibetischer Anschauung auf einen feierlichen Krönungsakt zurück, der von Tsongkhapa 1409 anläßlich der Einsetzung des Mönlam, des großen Gebetsfestes, vollzogen wurde. Durch diese symbolische Krönung wird Buddha in den Rang eines königlichen Herrschers erhoben. Die bald darauf stattfindende Vereinigung von geistlicher und weltlicher Macht in der Person des Dalai Lama ist so gewissermaßen vorweggenommen worden.

Wir sehen den gekrönten Buddha Śākyamuni hier mit einem kostbaren Gewand bekleidet, das in seiner Form jedoch dem schlichten Mönchsgewand gleicht und die rechte Schulter freiläßt. Die Geste der rechten Hand ist die bhūmisparśa-mudrā, als Zeichen dafür, daß Buddha einst die Erde zur Zeugin anrief, als er Erleuchtung erlangt hatte. Die linke, im Schoß ruhende Hand zeigt die Geste der meditativen Versenkung (dhyāna-mudrā). Die langgezogenen, ungeschmückten Ohrlappen weisen darauf hin, daß er, als er Mönch wurde, allem irdischen Reichtum des Prinzen entsagte. Die Erleuchtungserhöhung (uṣṇīṣa) wird hier durch einen Haarknoten mit einer Perle dargestellt, die Stirnlocke (ūrṇā) durch einen Türkis. Diese drei körperlichen Merkmale gehören nach alter indischer Auffassung zu den 32 Kennzeichen eines Weltenherrschers (cakravartin). Die plastische Darstellungsweise, die dem indischen Formgefühl entspricht, und die großen Hände geben dieser würdevollen Erscheinung des Jowo zugleich etwas Kraftvolles und Vertrauen Erweckendes.

I-2 Vajradhara

Dorje Chang (rdo-rje-'chaṅ)
Tibet, 15./16. Jh.; Höhe: 16 cm (→ II-3)

Auf einem mit Ranken und Blüten verzierten himmlischen Thron, der von acht Löwen getragen wird, sehen wir Vajradhara thronen. Als ›Halter des Diamantzepters‹ verkörpert er die diamantene, unerschaffene und unzerstörbare Natur des Dharma. Er wird als Ādibuddha, Urbuddha, verehrt und nimmt den höchsten Platz im Pantheon der Buddha-Gestalten ein. Vajradhara ist königlich gekleidet und geschmückt. Er sitzt meditierend, die Beine übereinandergelegt (vajraparyaṅka), auf einem Lotoskissen. In Brusthöhe gekreuzt hält er die beiden wichtigsten Kultgeräte eines tibetischen Lamas: Dorje und Dilbu (rdo-rje und dril-bu; sanskr. vajra und ghaṇṭā). Diese besondere Mudrā Chyudpi Chaggya ('khyud-pa'i-phyag-rgya), Umarmungsgeste genannt, versinnbildlicht zugleich das höchste Ziel aller tantrischen Meditationswege, durch zielgerichtete Übung und fortschreitende Erkenntnis, schließlich durch die Vereinigung von Mitleid und Weisheit Buddhaschaft zu erlangen. Ein bedeutsamer Aspekt der Meditation dieser Kultbronze ist: die höchste Gottheit thront nicht allein, sondern ist, wie die Mandorla zeigt, einbezogen in den Kreis der fünf kosmischen Tathāgatas, deren Mitte sie bildet. So wird sie auch als ›Drugpa Dorje Chang‹, als sechster Tathāgata, verehrt.

I-3 Vajradhara *Abb. S. 26*

Dorje Chang (rdo-rje-'chaṅ)
Tibet, 1500–1550; Höhe: 38,5 cm (→ II-4)

Auf einem doppelten Lotosthron sehen wir den Ādibuddha Vajradhara in liebender Verbindung mit seiner weiblichen Partnerin. Diese für viele tibetische Gottheiten charakteristische Darstellung (yab-yum), ›Vater-Mutter‹-Haltung, ist hier nicht zu verstehen als ekstatische sexuelle Vereinigung, wie wir sie bei den zornvollen Yidam-Gestalten finden. Wie die Umarmungsgeste ist sie vielmehr symbolischer Ausdruck für die Vereinigung von höchstem Mitleid und höchster Weisheit, wobei die Partnerin Vajradharas die ›Vollkommene Weisheit‹ (prajñāpāramitā) symbolisiert. In ihrer Rechten hält sie ein Opfermesser (gri-gug), mit dem sie das Grundübel der Unwissenheit vernichtet, während sie ihrem Partner mit der Linken eine mit dem Nektar der Unsterblichkeit (amṛta) gefüllte Schädelschale (thod-pa) darreicht. Sie schaut ihm lächelnd in die Augen, was Vajradhara erwidert. Beider Ausdruck spiegelt höchste Harmonie.

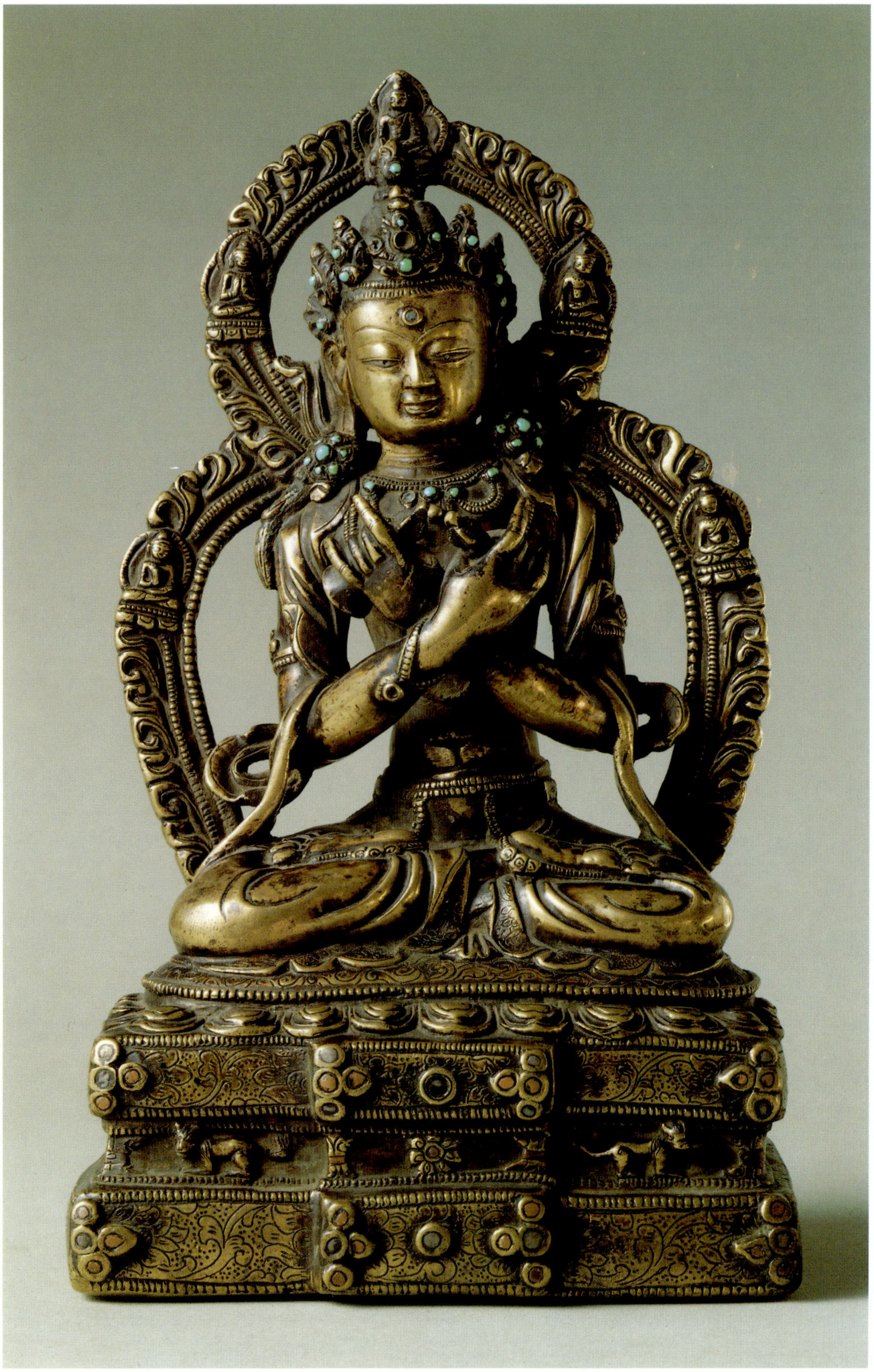

2

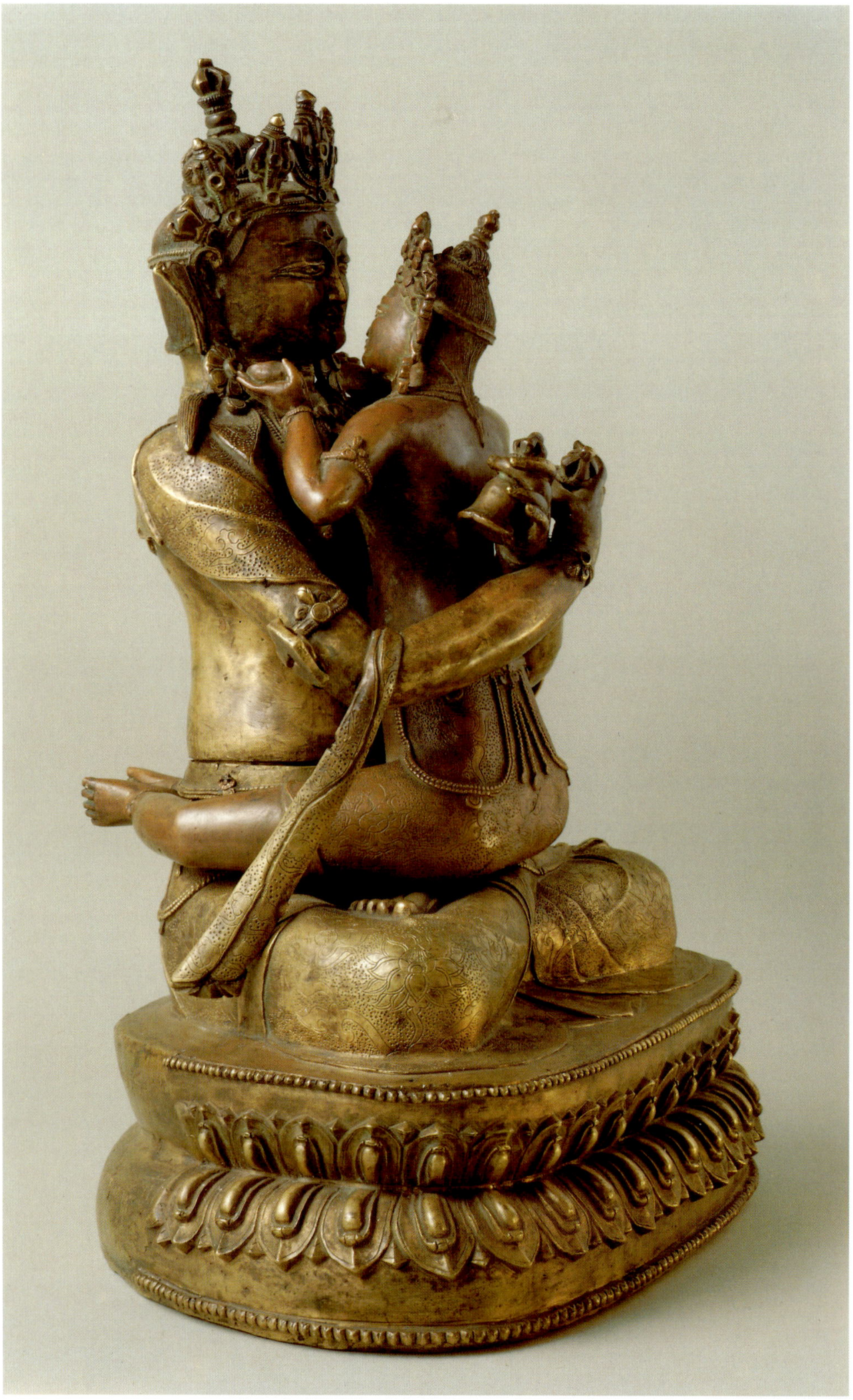

3

Da nur derjenige, der in der Prajñāpāramitā wandelt, den Weg zur Erleuchtung findet, gilt sie auch als Mutter aller Buddhas. – ›Prajñāpāramitā‹ ist zugleich der Name eines grundlegenden Werkes der Mahāyāna-Philosophie, das in den ersten nachchristlichen Jahrhunderten in Indien entstanden ist.

Diese aus vier Teilen zusammengesetzte, fein bearbeitete Tempelfigur ist, wie aus der rückseitigen Sockelinschrift hervorgeht, die hochherzige Stiftung einer Dame, die auf Grund ihrer religiösen Verdienste mit dem Ehrennamen ›Bodhisattvā‹ bezeichnet wird. Die Inschrift lautet: »Die wahre Verkörperung des (Lamas) Namdol Zangpo als Vajradhara. Ihm in Verehrung gestiftet von der großen Bodhisattvā Könchog Zangmo. Geschaffen von den Meistern Vater und Sohn Lhadön Pönchö«. Leider lassen sich hieraus bisher keine historischen Schlüsse ziehen. Aufschlußreich für die hohe Verehrung, die einem tibetischen Lama allgemein entgegengebracht wird, ist seine Gleichsetzung mit dem Ādibuddha Vajradhara, der so dem Meditierenden zugleich als das Urbild aller Lamas erscheint.

I-**4** Vairocana

Nampar Nangzä (rnam-par-snaṅ-mdzad)
Westtibet, 14./15. Jh.; Höhe: 12,2 cm (→ II-**8**)

Im kosmischen Maṇḍala des Pañcakulā, der Fünferfamilie der fünf Tathāgatas oder Jinas, nimmt Vairocana die zentrale Stelle ein und ist dem Weltzentrum zugeordnet. Seine kosmische Farbe ist das Weiß als der Ursprung aller Farben. Dem entspricht seine Körperfarbe in der Malerei (s. Schema S. 23). Er verkörpert das sonnengleiche, helle Licht, das ewig leuchtet und allgegenwärtig ist. So wird er auch als der ›Ringsum Leuchtende‹ bezeichnet. Vairocana ist der ranghöchste Tathāgata innerhalb der Fünferfamilie. Er trägt eine fünfblättrige Krone, Rigni Ugyen (rigs-lṅa'i-dbu-rgyan), die ›Fünf-Tathāgata-Krone‹, welche die geistige Zusammengehörigkeit aller Tathāgatas zum Ausdruck bringt. Die königliche Kleidung und der reiche Schmuck, den alle Tathāgatas tragen, weisen auf ihre überirdische Seinsweise in der Region der reinen Formen hin. Gemäß der buddhistischen Trikāya-Lehre sind sie als Personifikationen des Sambhogakāya, des ›Genußkörpers‹, in einer verklärten Körperlichkeit dargestellt. Wie alle Tathāgatas sitzt Vairocana auf einem doppelten Lotosthron und ist durch eine besondere Handgeste, die bodhyagrī-mudrā (byaṅ-chub-mchog), gekennzeichnet: die rechte Hand umschließt kreisförmig den ausgestreckten Zeigefinger der linken Hand, ohne ihn zu berühren, und bildet so gleichsam ein Rad, das um die Nabe kreist. Diese Mudrā ist vielfältig deutbar: im kosmologischen Sinne als die Emanation der fünf Tathāgatas aus dem Ādibuddha Vajradhara, im metaphysischen Sinne als das Kreisen der Welt der Phänomene um das unsichtbare Absolute und im spirituellen Sinne schließlich als Verbindung von Mitleid und Weisheit, worin sich die ›höchste Erkenntnis‹ spiegelt, wie der Name dieser Mudrā sagt. Ohne die Kenntnis der symbolischen Gesten bleibt dem Betrachter die Bedeutung der verschiedenen Buddha-Gestalten verborgen.

In seiner tantrischen Erscheinungsform als viergesichtiger Yidam, Sarvavid Vairocana, hält Vairocana das Cakra als Herrschaftszeichen in Händen. Wir finden es hier auf den Handinnenflächen und den Fußsohlen als Mal dargestellt. Es ist eines der 32 Attribute eines Buddha. Der aufgestellte, durch Stege gehaltene Schal, der sich wie ein Strahlenkranz um die Figur legt, steigert die Frontalansichtigkeit westtibetischer Kultfiguren, die ihnen einen entrückten, hoheitsvollen Ausdruck verleiht.

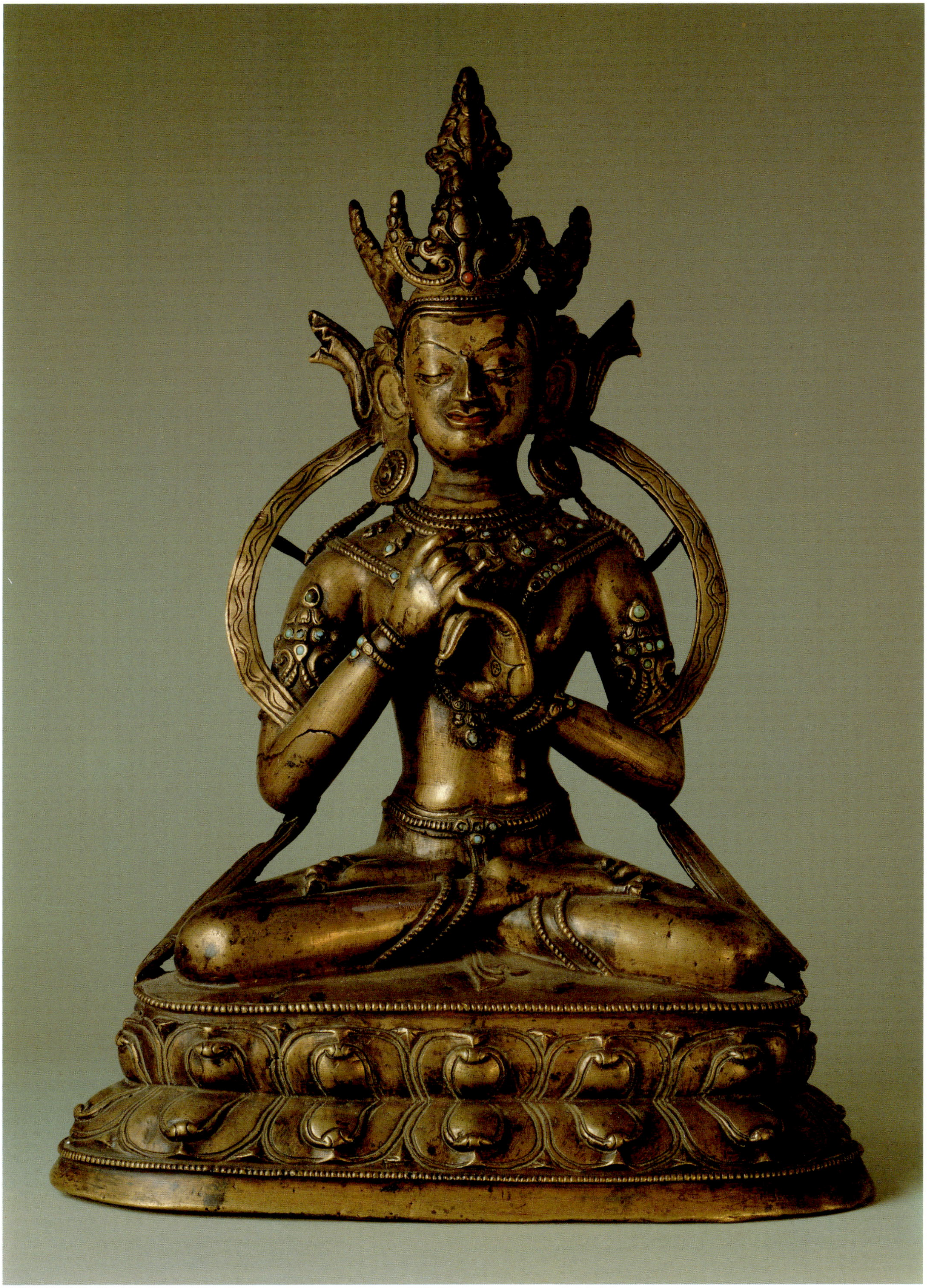

4

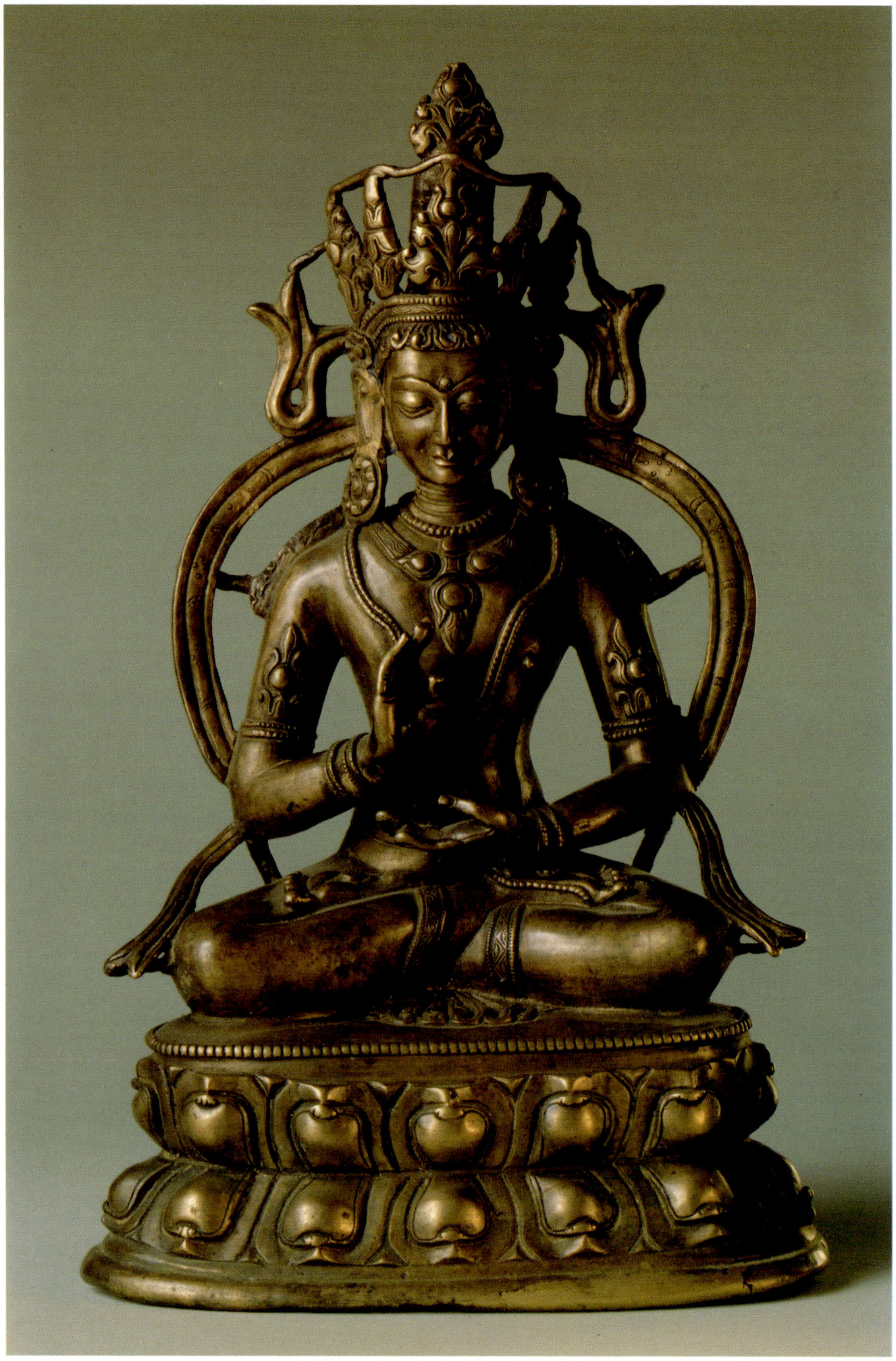

5

I-5 Amoghasiddhi

Dönyö Duppa (don-yod-grub-pa)
Westtibet, 15. Jh.; Höhe: 23 cm (→ II-**13**)

Amoghasiddhi, ›Unerschütterliche Kraft‹, ist der Herr des Nordens im kosmischen Maṇḍala. Für den Meditierenden versinnbildlicht er die Überwindung des Neides und die alles vollendende Weisheit. Sein Gesichtsausdruck ist ein liebevolles Lächeln. Seine Rechte zeigt die Geste der Furchtlosigkeit (abhaya-mudrā). Der die Figur lose umgebende Schal läßt in Verbindung mit dem breiten Sockel und der hohen Krone den Umriß eines Stūpa sichtbar werden.

Charakteristisch für den westtibetischen Stil ist die Frontalansichtigkeit der Figur und des Sockels, die dem Ganzen eine gewisse Strenge und Entrücktheit gibt. Die dem Beschauer abgewandte Rückseite der Figuren bleibt im Gegensatz zu den vollplastisch gestalteten indischen Vorbildern meist unbearbeitet.

I-6 Amoghasiddhi

Dönyö Duppa (don-yod-grub-pa)
Zentraltibet, 13. Jh.; 73 x 53 cm (→ II-**14**)

Dieses frühe Thangka stammt wahrscheinlich aus einem Kadampa-Kloster. Der auf den indischen Gelehrten Atīśa (982-1055) zurückgehende Orden der Kadampa spielte bis ins 13. Jahrhundert hinein eine führende Rolle in Zentraltibet. In dieser für die Entwicklung der tibetischen Kunst wichtigen Phase waren vor allem nordindische Vorbilder maßgeblich, in denen sich die höfische Kunst der Pāla-Könige spiegelt. Dieser Einfluß der Pāla-Kunst läßt sich bis nach Kharakhota in Westchina verfolgen. Leider sind aus dieser Phase nur noch wenige Beispiele in der Malerei bekannt. Charakteristisch für den sich in Tibet entwickelnden Malstil, den man auch Kadampa-Stil genannt hat, ist die Betonung von Linie und Fläche, die vielfach ornamental aufgelöst ist, die schlanke Darstellung der Figuren in einer oft geziert wirkenden Pose sowie die zarte, pastellartige Farbgebung. All diese Elemente sollen dem Betrachter den fernen Glanz und die Zeitlosigkeit der Welt des Sambhogakāya vor Augen führen, in der die himmlischen Buddhas verweilen.

Die den Bildraum beherrschende Zentralfigur des Amoghasiddhi, dessen ikonographische Farbe Grün ist, ist hier anstelle von Gold in einem hellen Ocker gehalten, während die Hand- und Fußinnenflächen, indischem Brauch gemäß, mit leuchtend roter Farbe bemalt sind. Amoghasiddhi ist von einer hellblauen Körperaureole umgeben, die ein feines Rankenwerk bildet. Sein überhöhter Kopfnimbus, der auch bei den anderen Gottheiten auffällt, ist mit Lotos- und Utpalablüten verziert. Amoghasiddhi ist königlich geschmückt und nur mit einer kurzen Dhotī bekleidet. Sein Lotosthron nimmt die Breite des ganzen Bildes ein, während die acht ihn umgebenden Mahābodhisattvas in den Hintergrund treten oder in den Ecken des Bildes sichtbar werden. Sie alle blicken verehrend auf den Tathāgata und bilden gleichsam seinen Hofstaat. Amoghasiddhi wird flankiert von zwei stehenden Bodhisattva-Gestalten. Zu seiner Rechten sehen wir Maitreya, der eine kleine Weihwasserflasche (bumpa) hält, und zu seiner Linken den weißen Padmapāṇi mit einem Lotosstengel und einer Perle in Händen. Zu beiden Seiten des Throntuches, das mit zwei im Kreise fliegenden Vogelpaaren verziert ist, stehen zwei bewaffnete Torwächter (krodha). Es sind Schutzgottheiten des Maṇḍalas.

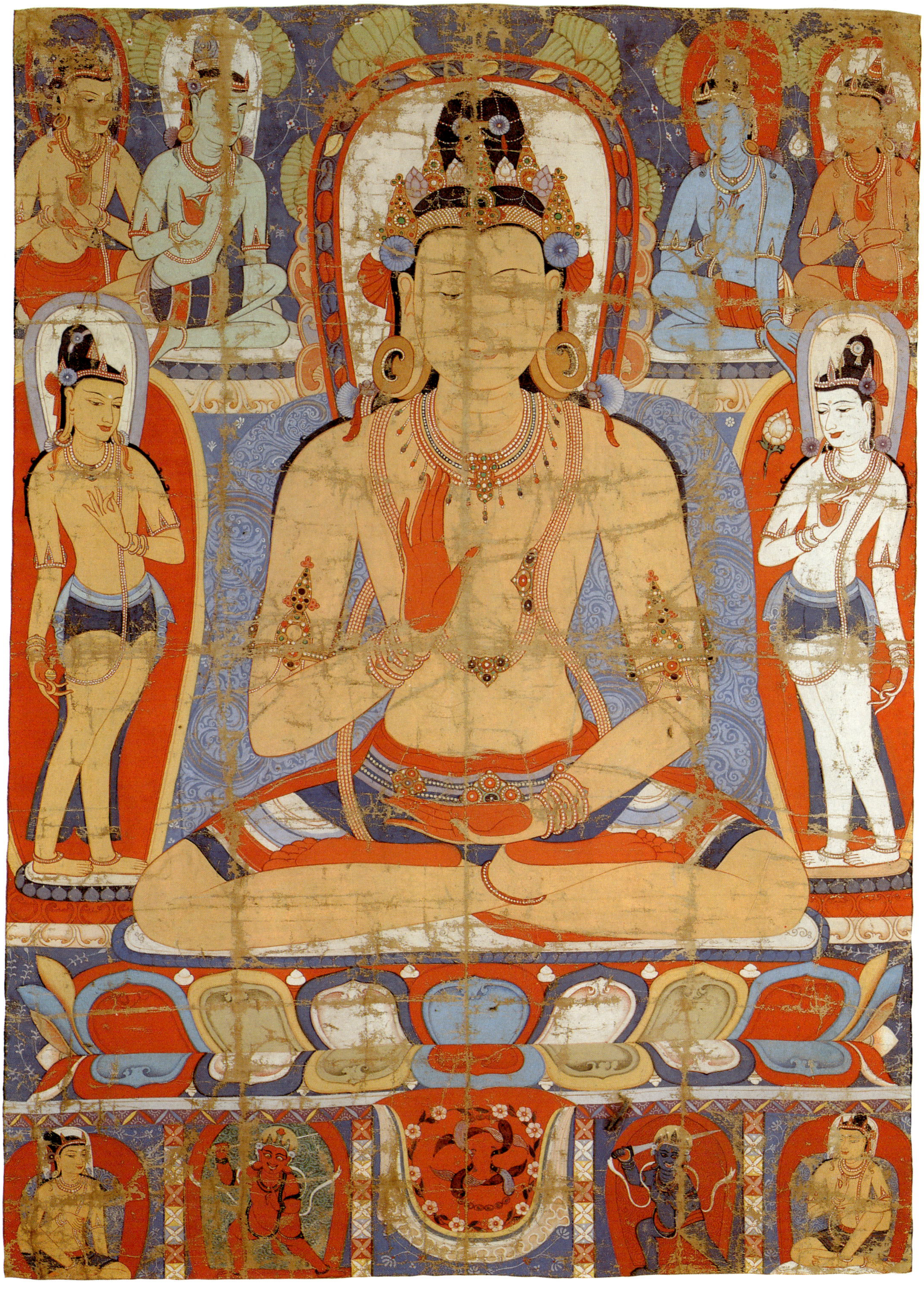

6

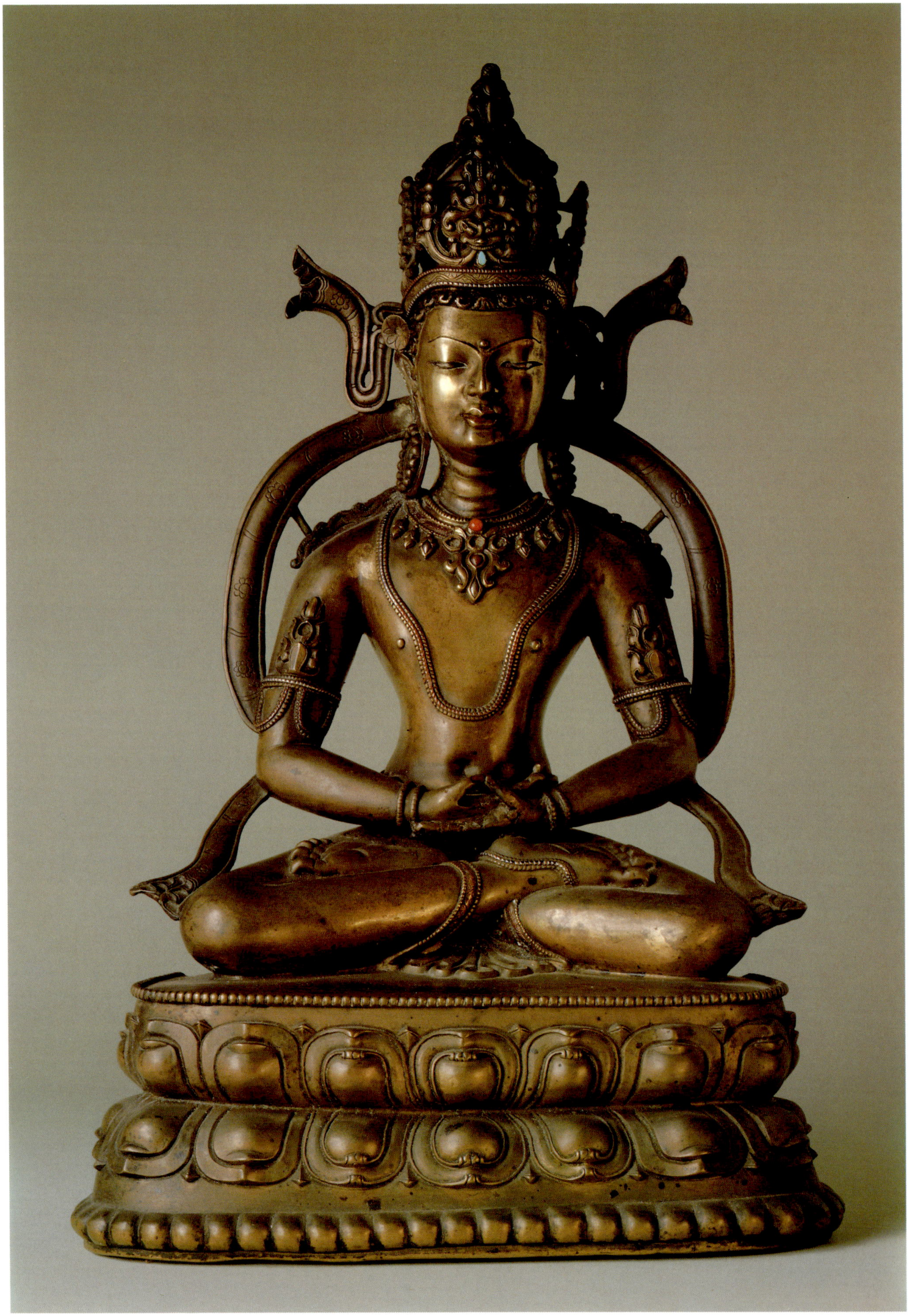

7

I-7 Amitābha

Öpagme ('od-dpag-med)
Westtibet, 15. Jh.; Höhe: 33 cm (→ II-**11**)

Amitābha, das ›unermeßliche Licht‹, ist der Buddha des westlichen Paradieses, Sukhāvatī, in das derjenige, der Befreiung erlangt hat, eintritt, um dort seiner Lichtnatur gewahr zu werden, sich ihrer zu erfreuen und schließlich eins zu werden mit ihr. Der Tathāgata Amitābha ist für den nach Erleuchtung Strebenden zugleich Sinnbild für die Überwindung von Leidenschaft und für die Weisheit der Unterscheidung. Amitābha sitzt in Meditationshaltung (dhyānāsana) und Meditationsgeste (dhyāna-mudrā) auf einem hohen Lotosthron. Die Augenlider des Meditierenden sind gesenkt, während sein Blick über die Nasenspitze hinweg auf die Spitzen der beiden sich berührenden Daumen fällt. Durch die äußere Ruhestellung des Körpers und die Konzentration auf einen Mittelpunkt soll auch sein Geist sich sammeln und zur Ruhe kommen. So ist Amitābha durch seine Erscheinung zugleich ein Vorbild für den Meditierenden. Der nimbusartig aufgestellte Schal und die zusammengelegten Unterarme bilden einen geschlossenen Kreis, der noch einmal die Symmetrie der Figur betont. Der nach oben sich verjüngende Lotosthron, die hohe Krone, die durch eine Lotosblüte, das Symbol Amitābhas, überragt wird, läßt andererseits das Erhabene und Jenseitige dieser Buddha-Gestalt sichtbar werden, die nicht nur den richtigen Übungsweg aufzeigt, sondern auch den Zielpunkt dieses Weges, das Freisein von Leidenschaft, verkörpert.

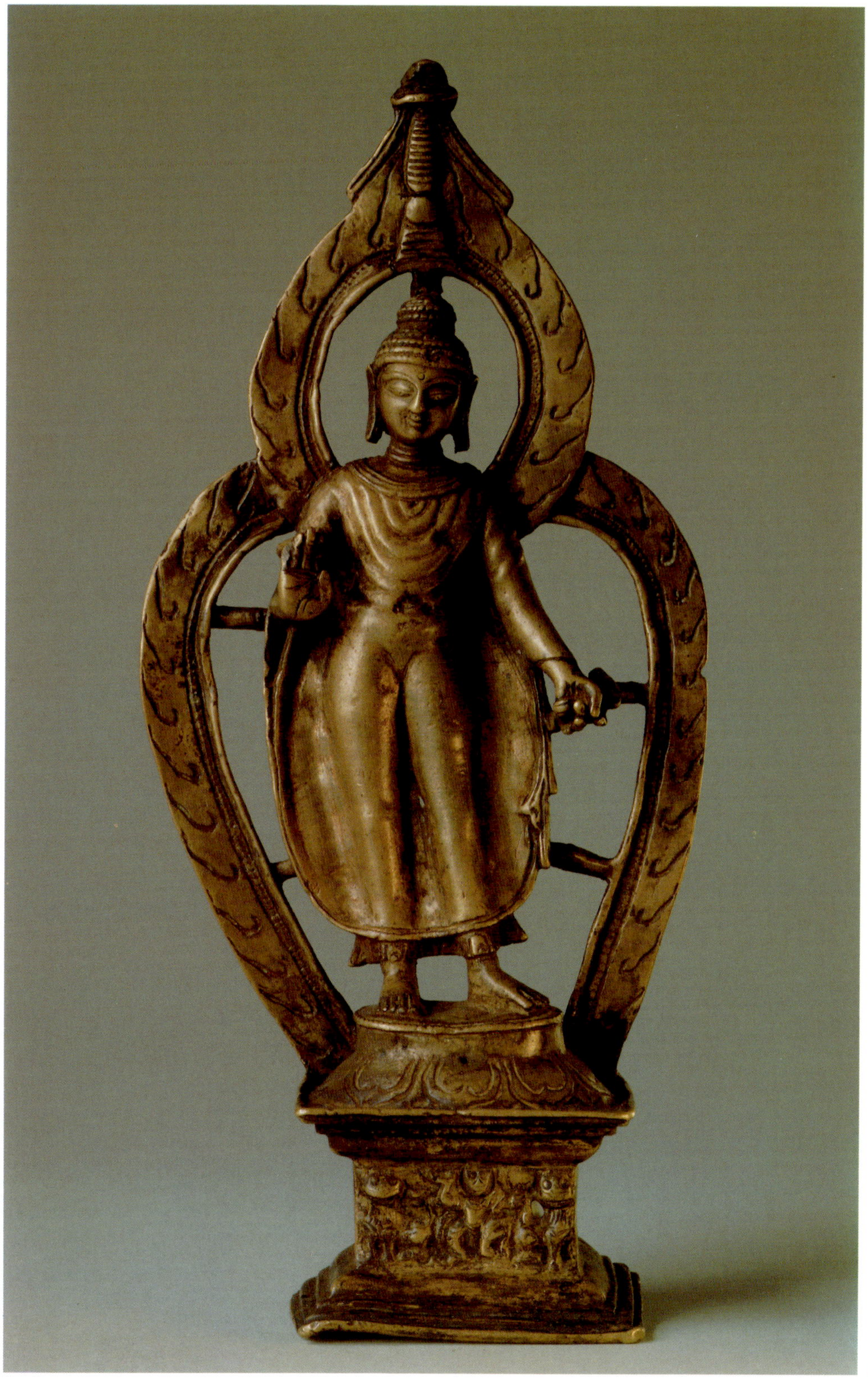

8

I-8 Buddha Śākyamuni

Sangye Šākya Thubpa (saṅs-rgyas-śā-kya-thub-pa)
Kaschmir, 10./11. Jh.; Höhe: 24 cm (→ II-**17**)

Wie ein weiser und gütiger Herrscher steht Buddha Śākyamuni hier auf einem hohen Lotosthron. Er hat seine Rechte in der Geste der Gunstgewährung (abhaya-mudrā) erhoben, während er mit seiner Linken einen Zipfel seines Mantels hält, den er über seinem Mönchsgewand (saṅghāti) trägt. Das den schlanken Körper betonende, enganliegende Gewand ist nach oben hin durch einen Kragen faltenförmig gerafft. Nicht nur die indische Art der Bekleidung, auch das feine Gesicht mit den gesenkten Lidern und die regelmäßigen Lockenreihen zeigen deutlich Merkmale des Gupta-Stils. Es ist ein stark idealisiertes und zugleich verinnerlichtes Buddha-Bildnis, das in dieser klassischen Epoche buddhistischer Kunst im 4. und 5. Jh. in Nordindien entstanden ist und das den Formenkanon des Buddha-Bildnisses maßgebend beeinflußt hat. Die statuarische Strenge der Gupta Skulpturen erscheint hier gelockert durch den vorgesetzten linken Fuß und die leicht geneigte Körperhaltung der Figur. Die für Kaschmir typische doppelte Flammenaureole grenzt die Buddha-Gestalt gleichsam aus und gibt der ganzen Erscheinung einen überirdischen, visionären Charakter. Im spitz zulaufenden Nimbus über dem Haupt Buddhas wird ein Stūpa mit einem hohen stufenförmigen Aufbau und einem Baldachin sichtbar als Sinnbild für Buddhas Eingang ins Nirvāṇa. Im Mittelteil des podestartigen Sockels erscheinen zwei Löwen und eine Yakṣinī, ein weiblicher Erdgeist, als Thronträger, wie man es häufig bei Kaschmir-Bronzen findet. Dem meditierenden Betrachter eines solchen stockwerkartig aufgebauten Kultbildes wird vor allem ein dreifacher Aspekt vermittelt: in der unteren Zone Buddhas Herkunft aus königlichem Geschlecht, durch die zentrale Gestalt Buddhas unendliches Mitleid mit allen Lebewesen und durch den Stūpa über ihm sein Erlangen der Erleuchtung. Die später in der Ikonographie so stark betonte Lehre von den drei Körpern Buddhas (trikāya) findet sich hier bereits vorgebildet.

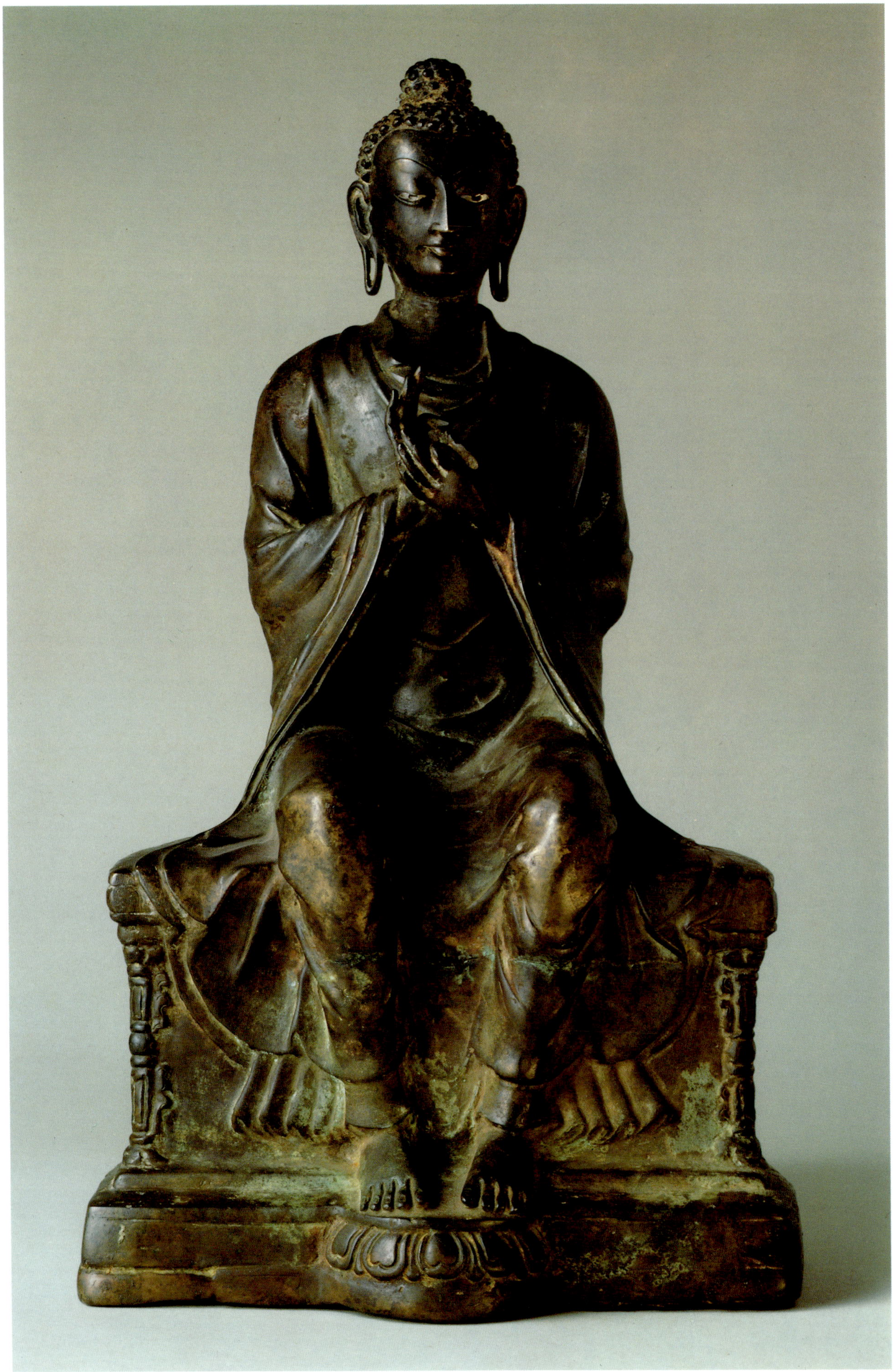

9

I-9 Maitreya

Champa (byams-pa)
Nordostindien, 9./10. Jh.; Höhe: 36 cm (→ II-2)

Maitreya, die Verkörperung der allumfassenden Liebe, gilt als der Buddha eines kommenden glücklichen Zeitalters, der besonders in dunklen Zeiten als Zeichen der Hoffnung verehrt wird. Man hat deshalb seine Erlöserrolle mit jener des Messias im jüdischen und christlichen Glauben verglichen. Dabei muß man sich freilich vor Augen halten, daß die Messias-Vorstellung dort mit einem eschatologischen Denken, einer Geschichte, die auf ihr Ende zutreibt, verknüpft ist, während das Wirken Maitreyas mit einem zyklischen Denken, der Wiederkehr aller Dinge, verbunden ist. So wird Maitreya, ebenso wie Buddha, als Lehrer verstanden, worauf auch seine Lehrgeste (dharmacakra-mudrā) hinweist; auch das kommende glückliche Zeitalter wird wieder schwinden, während der Dharma, die universale Ordnung und die auf ihr begründete Lehre unvergänglich und ewig gültig sind. So wurde das Kommen Maitreyas einst von Buddha Śākyamuni prophezeit (Bhadrakalpikā-Sūtra). Der Maitreya-Kult hat sich indes erst einige Jahrhunderte später im Mahāyāna-Buddhismus und danach in Tibet voll entwickelt.

Wir sehen Maitreya hier auf einem hohen, von zwei Säulen getragenen Thronsitz. Seine Füße ruhen auf einem vorkragenden Lotospodest. Diese sogenannte ›europäische Sitzhaltung‹ (bhadrāsana), die ihn von allen anderen Buddha-Darstellungen unterscheidet, ist vielfältig deutbar. Sie zeigt uns Maitreya an seinem jetzigen Aufenthaltsort im Tuṣita-Himmel, wo er verweilt, bis seine Zeit gekommen ist. Es ist gewissermaßen eine vorweggenommene Inthronisation, die hier dargestellt ist. Wir finden diese Sitzhaltung ikonographisch vorgebildet in der erzählfreudigen Gandhāra-Kunst, z. B. bei der Hochzeitsszene Buddhas, die uns den jungen Prinzen als Bräutigam zeigt. Die Übertragung dieser Sitzhaltung auf Maitreya, den ›Liebenden‹, liegt durchaus nahe. So ist die Sitzhaltung in doppelter Weise zu verstehen: einerseits ist sie Ausdruck jener liebenden Hinwendung zur Erde, die Maitreya vollzieht, andererseits wird sichtbar, daß er noch nicht jene volle Unerschütterlichkeit der Meditation erlangt hat, wie sie die anderen Buddha-Gestalten zeigen.

Dem Künstler ist es gelungen, diese vielfältigen Aspekte zusammenzufassen. Der Gesichtsausdruck Maitreyas ist hoheitsvoll und gütig zugleich. Das weiche, fließende Gewand mit den weiten Ärmeln umhüllt die aufrecht sitzende, schlanke Gestalt und gibt ihr jugendliche Anmut und Würde. Die fein modellierten, sprechenden Hände ahmen das Drehen des Rades der Lehre nach, das Buddha einst in Bewegung gesetzt hat. Maitreyas Blick ist leicht gesenkt und zugleich in die Ferne gerichtet, als schaute er herab auf die Stätte seines künftigen Wirkens. Betrachtet man die Figur genau von vorne, wird ihre vollkommene Symmetrie und die darin zum Ausdruck kommende innere Harmonie unmittelbar deutlich.

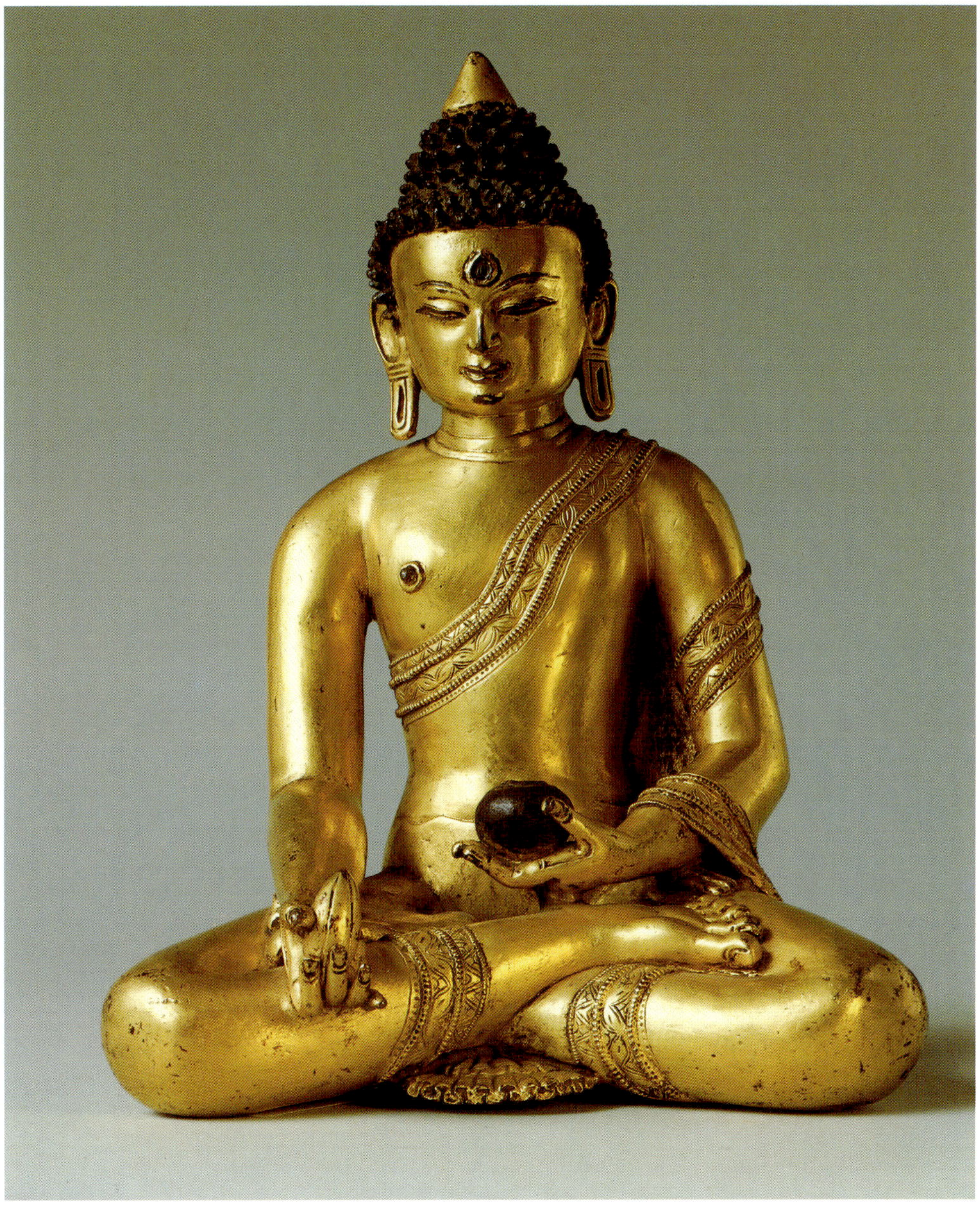

10

I-10 Bhaiṣajyaguru

Menla (sman-bla)
Tibet, 18. Jh.; Höhe: 19,5 cm (→ II-8)

Buddha Śākyamuni hat seine grundlegende Lehre von den ›Vier edlen Wahrheiten‹ in die klassische Form einer ärztlichen Diagnose und Therapie gekleidet. So lag es nahe, ihn auch als Heiler von körperlichen Krankheiten zu verstehen. Bhaiṣajyaguru, der ›Meister der Medizin‹, als den wir ihn hier sehen, wird in der tibetischen Heilkunde als Helfer angerufen. Die tibetische Medizinphilosophie, die auf der indischen āyurvedischen Medizin basiert, hatte einst ihr bedeutendes Zentrum in der Medizinhochschule am Eisenberg, Chagpori, in Lhasa, die heute vollkommen zerstört ist. Bhaiṣajyaguru ist ikonographisch genauso dargestellt wie Buddha Śākyamuni (s. I-1). Nur seine Attribute und die Geste der rechten Hand (varada-mudrā) sind unterschiedlich. In seiner Linken hält er einen eisernen Almosentopf und in seiner wunschgewährenden Rechten eine längliche Myrobalan-Frucht als Zeichen seiner allheilenden Kraft.

Abb. S. 34

I-11 Die Acht Medizin-Buddhas

Menla Chedje (sman-bla-mched-brgyad)
Osttibet, 19. Jh.; 73 x 110 cm (→ II-30)

Vor einer weiten, paradiesisch anmutenden Landschaft, deren Horizont sich in der Ferne auflöst und mit dem leuchtenden Himmel verschmilzt, erscheinen die ›Acht Medizin-Buddhas‹. Sie sind nur durch ihre Körperfarbe und Gestik voneinander unterschieden. Auf einem von Schneelöwen getragenen Lotosthron und einer weißen Mondscheibe sehen wir den blauen Bhaiṣajyaguru, der auch ›König des lapislazuliblauen Lichts‹ genannt wird. In seiner Rechten hält er einen Lotosstengel, dessen weiße Blüte drei Heilfrüchte trägt. Ein Hinweis darauf, daß die heilende Kraft, die von ihm ausgeht, nicht nur körperliche Krankheiten lindert, sondern auf die Beseitigung der drei Grundübel (kleśa) – Unwissenheit, Zorn und Begierde – zielt. In seiner Linken hält er eine mit Lebenswasser (amṛta) gefüllte Almosenschale. Zu beiden Seiten des Thrones erscheinen zwei Bodhisattvas als seine Gehilfen sowie ein weißgewandeter Medizin-

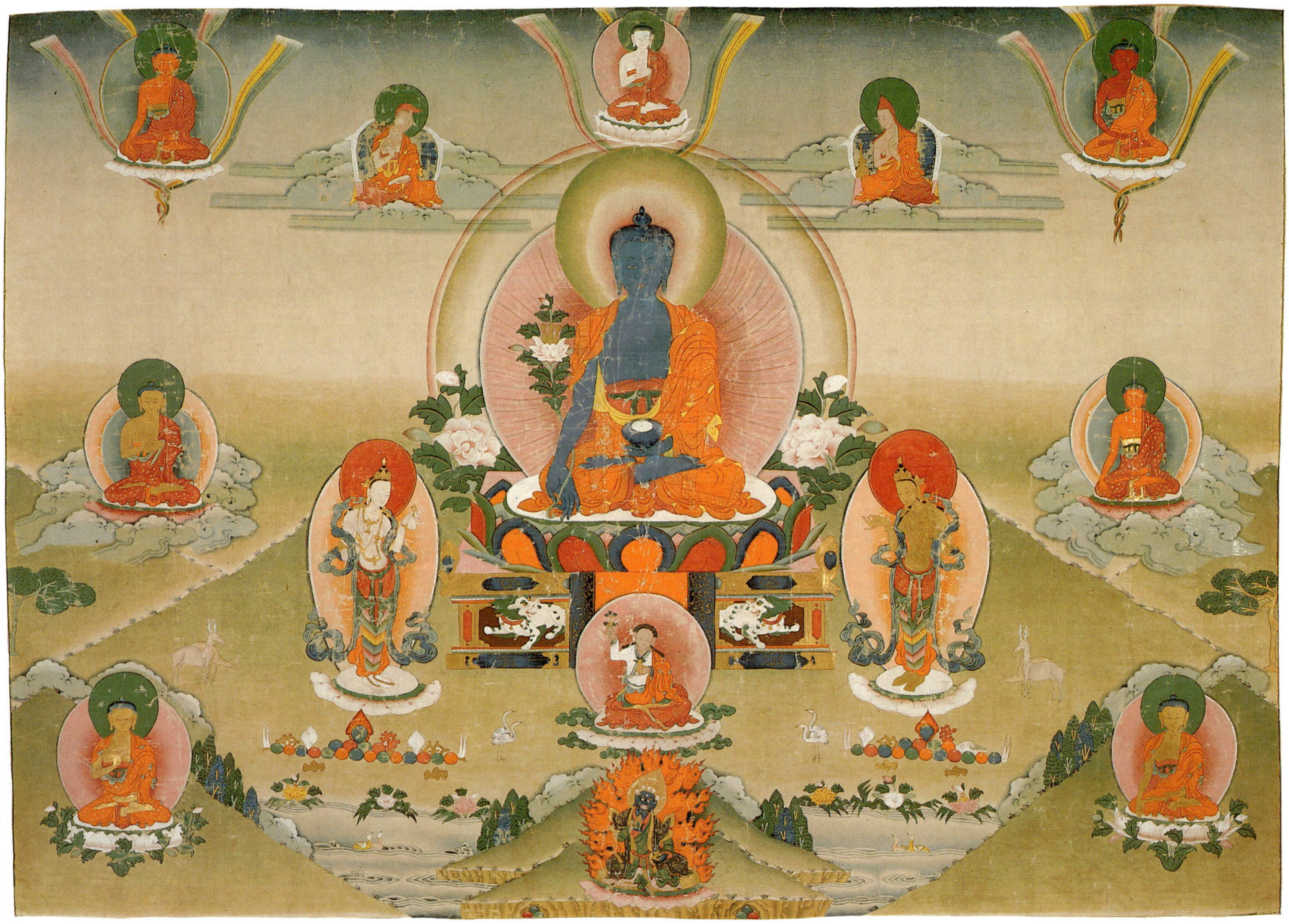

11

lama mit einer Heilpflanze. Vielleicht handelt es sich um den berühmten tibetischen Arzt Yuthog Yonten Gonpo (gyu-thog-yon-tan-mgon-po), der als eine Inkarnation des Bhaiṣajyaguru gilt. Darüber in den Wolken thronen zwei nicht identifizierbare Gelehrte, die als Vermittler der alten indischen Tradition der Heilkunde in die visionäre Erscheinung der Medizin-Buddhas einbezogen sind. Die kreisförmige Anordnung der Gestalten mit dem Bhaiṣajyaguru im Zentrum erinnert an ein kosmisches Maṇḍala. Daraus erklärt sich auch die Achtzahl der Medizin-Buddhas, deren heilende Kraft gleichsam in alle Himmelsrichtungen ausstrahlt. Im Vordergrund auf einem Berg erscheint als spezielle Schutzgottheit der von Flammen umlohte Mahākāla Shanglon Nagpo (shaṅ-blon-nag-po).

Die transparente Farbigkeit des Bildes und seine gestaffelte Komposition lassen den osttibetischen Stil von Kham erkennen.

I-12 Buddha Śākyamuni

Sangye Śākya Thubpa (saṅs-rgyas-śākya-thub-pa)

Tibet, 19. Jh.; 101 x 78 cm (→ II-**41**)

Dieses Thangka gehört wahrscheinlich in eine Serie von Bildern, welche die Wundertaten Buddha Śākyamunis darstellen, die er unmittelbar nach seiner Erleuchtung vollbracht hat. Diese Wundertaten des Erleuchteten werden in den kanonischen Schriften als eine Folge von Ereignissen geschildert, die sich im Laufe eines Monats zugetragen haben. Hier handelt es sich laut Inschrift um Wundertaten, die am 3. Tag des 1. Monats geschehen sind.

In der tibetischen Kunst wird auch der historische Buddha Śākyamuni immer dargestellt als Tathāgata, als Vollendeter. In dieser Idealgestalt, die nach strengen ikonographischen Regeln entworfen wird, verkörpert er zugleich die transzendente Weisheit und die zeitlose Gültigkeit seines Erlösungsweges. Wir sehen hier die goldene Gestalt Buddha Śākyamunis in Meditationshaltung (dhyānāsana) auf einem vierfarbigen Lotosthron, den eine weiße Mondscheibe bedeckt. Der breite, verzierte Sockel, über dem ein Throntuch mit Wolkenornamenten liegt, wird symbolisch getragen von einem Löwenpaar, das an Buddhas königliche Herkunft erinnert. Seine zur Erde weisende Rechte (bhūmisparśa-mudrā) ist das Zeichen seiner Erleuchtung. Auf den Innenflächen der linken Hand und der Füße, die nach indischer Sitte rot bemalt sind, erkennen wir ein stilisiertes Rad, eines der 32 Merkmale eines Weltenherrschers (cakravartin), das er schon bei seiner Geburt trug. Er ist von einer leuchtenden blauen Aureole umgeben, in der sich die Farbe des Himmels spiegelt, welche die unendliche Tiefe seiner ihm durch die Erleuchtung zuteil gewordenen Weisheit symbolisiert. Sein Nimbus hingegen ist Ausdruck seiner persönlichen Zuwendung zu den Menschen, die ihn umgeben. In der grünen Farbe spiegelt sich die ›Alles vollendende Weisheit‹ des Tathāgata Amoghasiddhi.

Es wird uns hier ein geistiger Wettstreit geschildert zwischen dem Erleuchteten und sechs nichtbuddhistischen Meistern, die ihn herausgefordert hatten. Sie sind im Vordergrund links als indische Sādhus dargestellt. Sie blicken erwartungsvoll und erstaunt auf Buddha Śākyamuni. Wir sehen eine Menge Menschen verschiedener Herkunft und verschiedenen Standes, darunter zwei gekrönte Gestalten, die sich an einem Ort namens Nyenyö versammelt haben. Inschriftlich als Zeugen der Ereignisse werden die

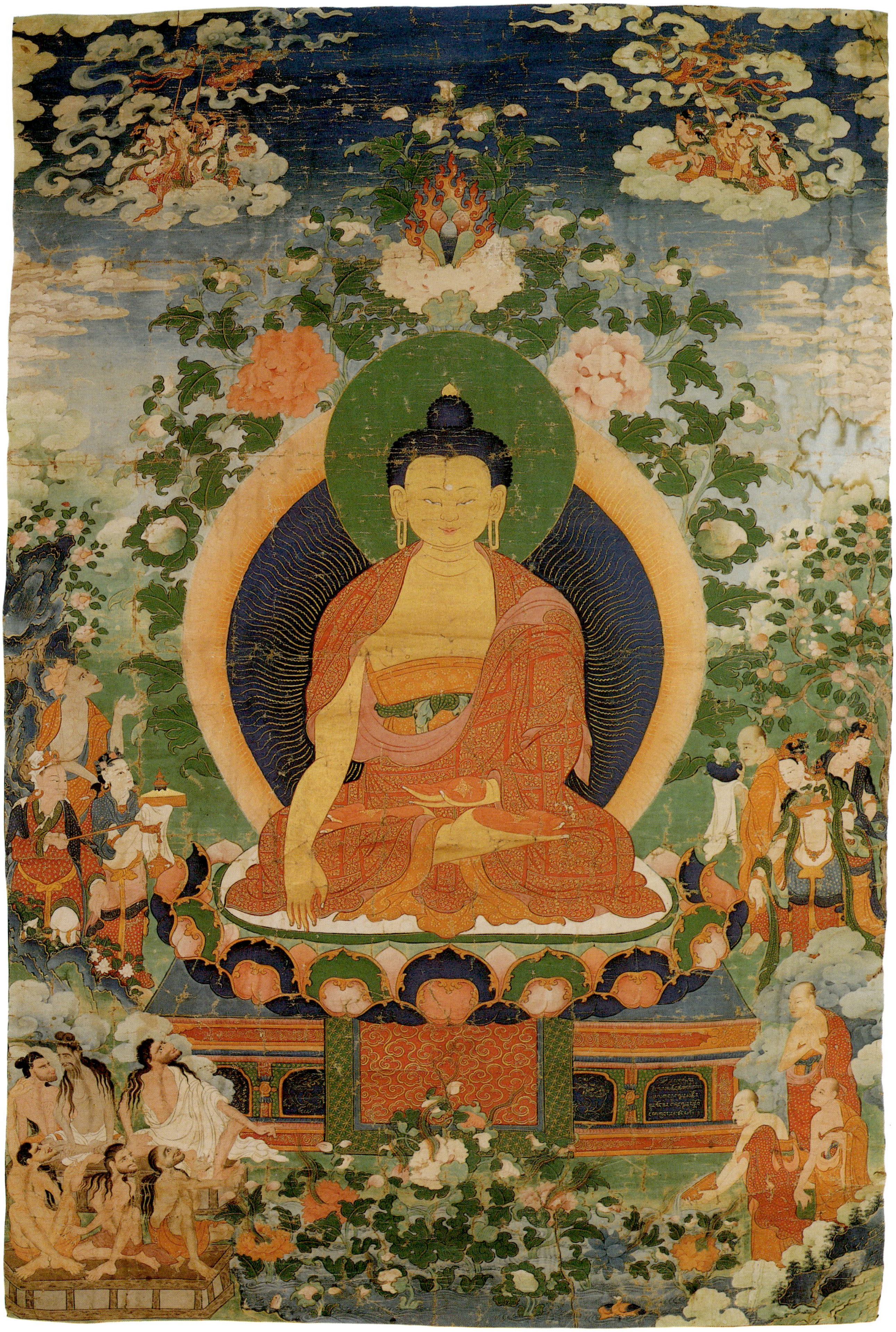

12

Shuntsa genannt, wahrscheinlich ein Fürstenhaus aus dieser Gegend. Die erste Wundertat Buddhas besteht darin, daß er den erhöhten Platz, auf dem er sitzt, kraft seiner Weisheit in einen Lotosthron verwandelt, der von zwei Löwen getragen wird. Ihm wird daraufhin von allen Anwesenden in Form verschiedener Opfergaben wie Blumen, Räucherwerk und eines Reismaṇḍala Verehrung dargebracht. Die zweite Wundertat Buddhas wird rechts im Vordergrund geschildert. Wir sehen einen Mönch eine Schale mit Wasser ausgießen, das Buddha zur Fußwaschung benutzt hat. Aus diesem Wasser entsteht ein See mit zahlreichen Lotosblüten, von denen vielfarbige Lichtstrahlen und ein starker Duft ausgehen. Durch dieses sinnbildhafte Geschehen werden die Menschen, die dieses Wunder miterleben, erweckt und mit geistiger Klarsicht erfüllt.

Im Himmelsraum sehen wir Devas auf Wolken herbeischweben. Sie tragen Ehrenschirme und Siegesbanner, bringen eine Kanne mit Duftwasser und eine Schale mit Blüten. Die Verehrung, die dem Erleuchteten von Seiten der Menschen dargebracht wird, hat hier ihr himmlisches Spiegelbild. Durch diese doppelte Szenerie wird noch einmal die Überzeitlichkeit der Buddha-Gestalt für den Betrachter sichtbar gemacht. Über der von Lotos umrankten Aureole des Erleuchteten erscheint ein Wunschjuwel, cintāmaṇi. Diese flammenden Perlen sind nicht nur Zierwerk, sondern versinnbildlichen das Wachsen der geistigen Kräfte, um das es auch bei der Meditation über ein solches Bild geht.

I-13 Avadānakalpalatā (Jātaka Nr. 4, 5 und 6)

Pagsam Trishing (dpag-bsam-'khri-śiṅ)
Osttibet, 19. Jh.; 75 x 56 cm (→ **II-34**)

Dieses Thangka gehört wie auch das folgende zu einer größeren Serie von Thangkas, die den Geschichten aus Buddha Śākyamunis früheren Leben gewidmet ist. Die literarische Vorlage aus dieser erzählerischen Bildfolge ist die im 11. Jahrhundert von dem kaschmirischen Dichter Kshemendra verfaßte Dichtung ›Avadānakalpalatā‹, (›Der Wunschbaum‹), die, ins Tibetische übersetzt, als ›Pagsam Trishing‹ in den Tanjur (bstan-'gyur) aufgenommen worden ist. Diese einflußreiche Dichtung geht wiederum auf älteste buddhistische Quellen zurück, die in Indien als Jātaka-Erzählungen bekannt sind. In oft unterschiedlichen erzählerischen Fassungen vorliegend beinhalten sie immer eine moralische Nutzanwendung.

Oben und rechts in der Mitte sehen wir die ›Geschichte des Königs Māndhātar‹ (Jātaka Nr. 4) dargestellt. Sie hat eine Vorgeschichte, die der Maler ausgelassen hat. Nur die Kulisse eines Waldes wird sichtbar. Als der König Uposadha eines Tages in die nahegelegenen Wälder ausreitet, trifft er auf Einsiedler, die dort in selbstgeflochtenen Hütten leben. Sie reichen ihm zur Begrüßung einen Trank mit verzaubertem Wasser, welches Fruchtbarkeit bewirkt. Die nächste Szene zeigt den König Uposadha im Inneren seines Palastes von Frauen umgeben, die einen neugeborenen Knaben halten, der soeben aus dem Kopf des Königs entsprungen ist. Als der Prinz Māndhātar herangewachsen ist, wird er ein großer und gütiger Herrscher, der stets umgeben ist von den sieben Kostbarkeiten eines Weltenherrschers (cakravartin): einer Königin (rājñi), einem Heerführer (senāpati), einem Elefanten (hastin), einem Pferd (aśva) und einem Minister (mantrin). Wir sehen ihn im Palast thronen, während zwei Diener einen Ehrenschirm (chattra) über ihm halten. Als Māndhātar eines Tages wie einst sein Vater in die nahegelegenen Wälder ausreitet, begegnen ihm Vögel, deren Flügel abgefallen sind. Er wundert sich darüber und befragt sein Gefolge. Sie erzählen ihm, daß die Vögel von den Einsiedlern verzaubert worden seien, weil das Geräusch ihrer Flügel sie bei der Meditation gestört habe. Daraufhin läßt der König die Einsiedler des Landes verweisen. Wir sehen nur noch ihre leeren, korbartigen Hütten. Māndhātar bleibt trotz aller Macht, die er besitzt, als Herrscher dennoch unzufrieden. Er weitet sein Reich immer mehr über ganz Indien aus und rüstet schließlich ein Heer, um auch das Reich der Devas, der Götter zu erobern. Wir sehen ihn mit kriegerischem Gefolge auf einer Wolke zum Himmel schweben, die oben noch einmal über dem Weltenberg erscheint. Auch hier ist er siegreich. Wir sehen ihn neben dem Götterkönig Indra in einem der himmlischen Paläste thronen. Auch dieser Gipfel an Macht, den er erreicht hat, ist ihm noch nicht genug. Ursache seines großen Erfolges sind, wie die Geschichte berichtet, seine guten Taten, die er in früheren Leben getan hat, doch als er Buddha einst eine Gabe überreichte, beging er eine Unachtsamkeit. Dies wird ihm zum Verhängnis, und er kommt zu Fall.

Eingesponnen in eine abenteuerliche Königsgeschichte, wird dem Zuhörer hier die Aufmerksamkeit beim Spenden von Opfergaben und Almosen nahegelegt, weil er selbst, nicht der Beschenkte, dadurch Verdienste erlangt. Der Maler kann diese moralische Nutzanwendung nur als bekannt voraussetzen. Er beschränkt sich auf das Handlungsgeschehen. Er rafft und ordnet jedoch die Szenenfolge in einer Weise, daß die Blickrichtung des Betrachters durch die handelnden Personen und die Staffelung der Kulisse nach oben gerichtet ist. Das ersehnte Ziel des Königs, die Weltherrschaft zu erlangen, wird dadurch in die Ferne gerückt und auch optisch immer unscheinbarer.

Die zweite Legende (Jātaka Nr. 5), die uns hier erzählt wird, ist die ›Geschichte von dem König Candraprabha‹, der gelobt hatte, ein freigebiger Herrscher zu sein. Ort der Handlung ist der Palasthof des Königs, den wir rechts im Vordergrund sehen. Er sitzt dort auf einem Thronsitz, umgeben von Menschen, die ihn um Gaben bitten. Eines Tages erscheint vor dem Tor des Palastes ein Asket namens Rudrākṣa, der neidisch gesonnen ist und Böses plant. Er bittet um den Kopf des Königs. – Eine andere Version der Geschichte spricht davon, daß sich Indra in den Asketen verwandelt habe, um die Freigebigkeit des Königs auf die Probe zu stellen. Eine Schutzgöttin erscheint über dem Palast, um das Unheil von dem König abzuwenden; sie vertröstet den Asketen, als er wieder einmal vor dem Palasttor steht. Doch er beharrt auf seiner Bitte. Daraufhin bietet ihm ein Brahmane goldene Köpfe als Ersatz an. Als Rudrākṣa darauf nicht eingeht, entschließt sich der König, die Bitte zu erfüllen. Er geht in den vor dem Palast gelegenen Garten, bindet sein langes Haar an einen hohen Ast und enthauptet sich selbst. Der Asket fängt den Kopf des Königs in einem Tuch auf. Die Moral dieser in märchenhafter Form dargebotenen Geschichte läßt sich in dem Spruch »Versprechen muß man halten« zusammenfassen. Der Maler hat diese eindrucksvolle Abschlußszene mit dem Leichnam des Königs bewußt in den Vordergrund gerückt.

Die dritte Legende ist auf der linken Seite und im unteren Teil des Bildes zu sehen. Es ist die ›Erzählung von der Insel Vadaradvīpa‹ (Jātaka Nr. 6). Ein reicher Kaufmann namens Priyasena und sein Sohn Supriya unterstützen alle Armen, die zu ihnen kommen. Wir sehen im Vordergrund das schmuckvolle, geräumige Haus der Kaufmannsfamilie, in dem viele Schätze lagern, die von ausgedehnten Handelsreisen mitgebracht worden waren. Die Armut im Lande ist viel zu groß, um alle Bedürftigen befriedigen zu können, und immer wieder kommt es auch vor, daß die Karawanen, die sie ausschicken, von Räubern überfallen werden und leer heimkommen. Daraufhin beschließen sie, auf dem Seeweg ihr Glück zu versuchen und zu einer Schatzinsel zu fahren. Doch auch hier werden sie auf der Heimfahrt ausgeraubt. Wir sehen inmitten des Sees das prächtige Boot des Kaufmanns und daneben den Kahn der Räuber. Offenbar haben diese das Kaufmannsboot bereits bestiegen und dessen Besatzung in den Kahn geworfen. So war wieder alle Mühe umsonst. Wir sehen den Kaufmann voller Unruhe und Trauer in seinem Schlafgemach. Da erscheint ihm eine Göttin, um ihm den Weg über die sieben Berge zu der fernen, aber gleichfalls überreichen Insel Vadaradvīpa zu zeigen. Wieder brechen sie auf. Wir sehen das Boot des Kaufmanns oben im Bild. Voller Erwartung halten sie Ausschau nach der Insel, die noch halb von Wolken verhüllt ist. Nur der Sohn kehrt schließlich mit einem Schatz in Händen zurück. Wir sehen ihn auf einer Wolke, die über die Berge dahinzieht, heimreiten. Die Anfangsszene im Haus mit der Verteilung der Schätze wiederholt sich. Die erbauliche Absicht der Erzählung ist, daß man im Leben niemals aufgeben soll.

Dem Maler dieser Bildserie ist es gelungen, die verwickelten, oft weitschweifigen Erzählungen der Jātakas umzusetzen in eine szenisch selbständige, rein von malerischen Gesichtspunkten bestimmte Bildfolge. Durch die Winzigkeit der Figuren und die Einbettung der Szenen in eine ideale, weiträumige Landschaft tritt das dramatische Geschehen zurück, und der Betrachter ist aufgefordert, in dieser idyllischen Landschaft zu verweilen und dem Verlauf der Handlung innerlich nachzuspüren. Die poetische Grundstimmung der Bilder, welche durch die zarte Farbigkeit noch erhöht wird, ist weit entfernt von belehrenden Absichten, die als bekannt vorausgesetzt werden. Gleichwohl wird der gleichnishafte Charakter der Erzählungen durch die Raffung und Akzentuierung der Handlung ins

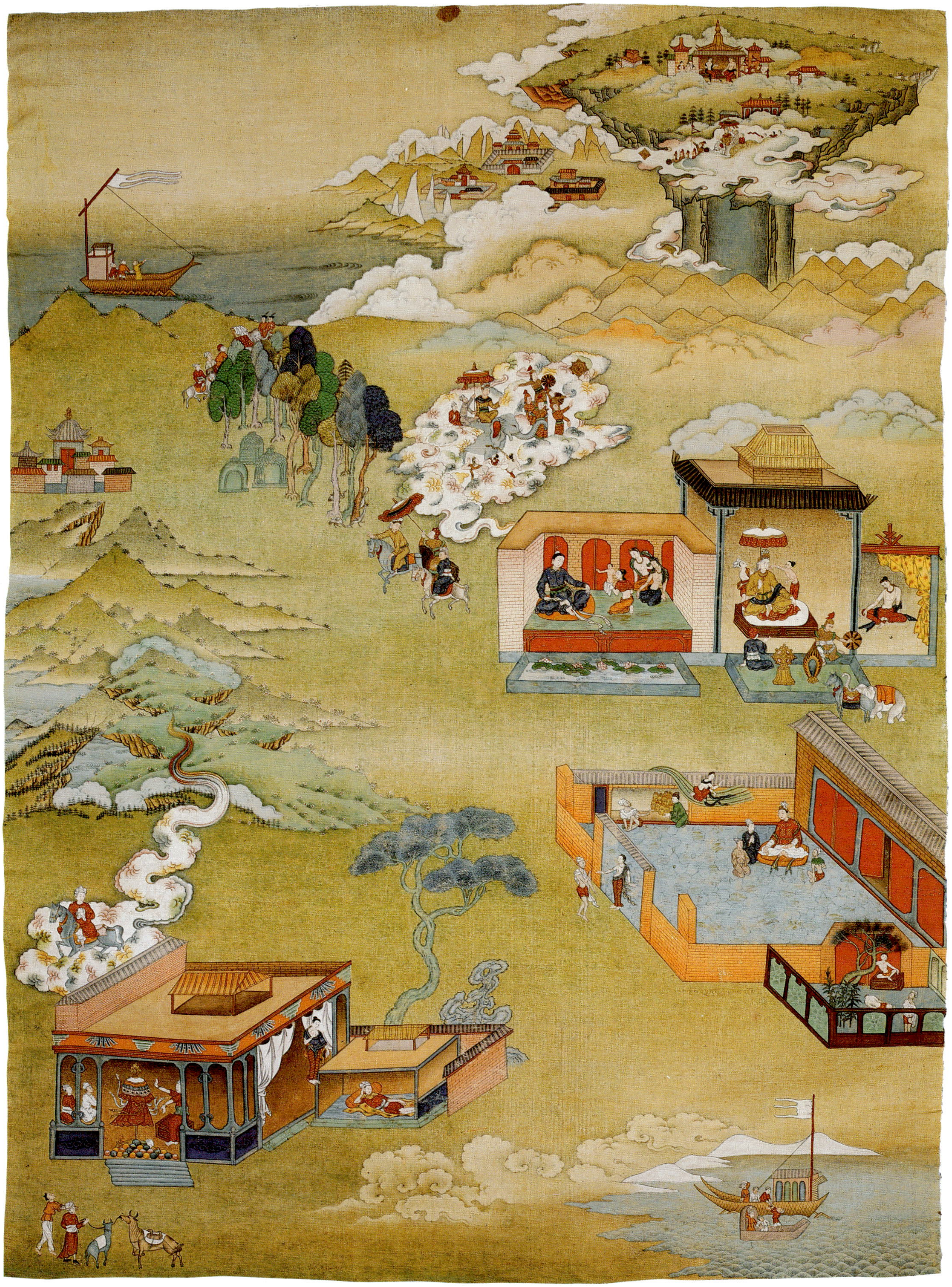

13

Sinnbildliche übertragen. So wird der Betrachter des Bildes eingefangen von dem Zauber der Landschaft und zugleich nachdenklich gemacht. Wir haben es hier mit einem verfeinerten, höfischen Stil, nicht mit einer volkstümlich naiven Schilderung der Jātakas zu tun. Wahrscheinlich ist die ganze Bildfolge eine Auftragsarbeit und als kostbares Geschenk für ein Kloster oder einen Adligen gedacht gewesen. Jedenfalls hat der Maler sich nicht nur in den Jātakas gut ausgekannt, sondern auch künstlerisch an Vorbilder in der zeitgenössischen Miniaturmalerei angeknüpft. Kompositorisch und farblich gehören die Bilder zur Karmagardi-Schule, die im 18. Jahrhundert in Osttibet maßgebend war und Elemente aus der chinesischen Landschaftsmalerei übernahm.

I-14 Avadānapalpalatā (Jātaka Nr. 12, 13 und 14)

Pagsam Trishing (dpag-bsam-'khri-śiṅ)
Osttibet, 19. Jh.; 75 x 56 cm (→ II-35)

Literarische Vorlage des Bildes sind die Jātakas Nr. 12, 13 und 14, die von Ereignissen zu Lebzeiten Buddhas handeln. Die Legenden sind angesiedelt in einer weiträumig gestaffelten Landschaft, die der Betrachter wie aus der Vogelperspektive überblickt. Durch die landschaftlichen Freiräume eröffnet sie der Phantasie zugleich einen weiten Spielraum, der dem phantastischen Stil der Erzählungen angemessen ist.

In der oberen Hälfte des Bildes schildert uns der Maler die ›Geschichte des Königs Virūḍhaka‹. Die schöne Mālikā ist die Leibeigene eines Prinzen aus dem Śākya-Geschlecht. Regelmäßig beschenkt sie den Buddha, wenn er am Hause des Prinzen vorüberkommt, mit Almosen. Wir sehen rechts das vornehme, mit einem Golddach gedeckte Haus in einer lieblichen Hügellandschaft. Eines Tages kommt ein Wahrsager vorbei und prophezeit ihr aus ihrer Hand, daß sie einen König treffen werde. Bald darauf läuft ihr ein weißes Pferd, das sich losgerissen hat, in die Arme, das dem König Prasenājid gehört. Als der König hinzukommt, verliebt er sich sofort in sie. Wir sehen, wie er sie bei der Hand nimmt und sie vertraulich im Freien lagern. Prasenājid bittet den Prinzen in dessen Hause um die Freilassung seiner Leibeigenen. Die schöne Mālikā wird aus ihrem Dienst entlassen, und zusammen mit dem goldgewandeten König reitet sie auf dem Rücken eines weißen Elefanten zu seinem burgartigen Palast, den wir in der Mitte des Bildes sehen.

Auf diesen ersten Szenenkomplex, in dem die Belohnung guter Taten geschildert wird, folgt die zweite Szenenfolge mit der Bestrafung schlechter Taten. Mālikā hat dem König einen Sohn namens Virūḍhaka geboren, doch der Makel seiner unstandesgemäßen Herkunft haftet an ihm, und als er heranwächst, wird er von den Frauen am Hofe und von den Leuten im Volk oft »Sohn einer Sklavin« gerufen. Das erzürnt ihn sehr, und er beschließt, sich an allen, die ihn beleidigt haben und die für sein Geschick verantwortlich sind, zu rächen. Soweit die Vorgeschichte. Die Bildfolge beginnt damit, daß sich der Sohn gegen den Vater erhebt. Er zieht mit einem Kriegselefanten zum Palast des Königs, als dieser gerade abwesend ist. Wir sehen Virūḍhaka mit einem ihm von Jugend an verbundenen Gefährten, beide gewappnet, im Obergeschoß des hohen königlichen Palastes, während im Saal darunter ein Gemetzel stattfindet. Seiner Mutter Mālikā und der anderen Frau des Königs gelingt es jedoch, zu Pferde zu entkommen. Wir sehen, wie Wolken die Fliehenden verbergen. Virūḍhaka, der sich selbst zum König erklärt hat, überzieht das Land mit Gewalt und schickt seine Truppen auch gegen das benachbarte Reich der Śākyas aus. Wir sehen die Reiter mordend durchs Land streifen, im Hintergrund ein brennendes Haus, sowie Frauen und Kinder, die von Berittenen entführt werden. Doch einer der Heerführer, namens Śampaka, der von Buddha gehört hat, sucht den Erleuchteten heimlich auf. Wir sehen diese Szene am linken Bildrand. Śampaka hat sein Schwert niedergelegt und verehrt den Buddha. Später erbaut er in den Bergen einen Gedächtnisstūpa, rechts oben im Bilde. Virūḍhaka fällt im Kampf. Sein Freund und Gefährte wird auf der Flucht vom Blitz erschlagen. Wir sehen seinen Leichnam ausgestreckt im Freien liegen. Buddha, der unter einem kahlen Baum vor dem Palast sitzt, ermahnt zu Frieden und Gewaltlosigkeit. Aus Mitleid mit den Opfern des Krieges schickt er einen seiner Jünger aus, den verletzten Menschen zu helfen. Wir sehen diese kleine Szene oben im Bild.

Die nächste Legende (Jātaka 13), die im linken unteren Teil des Bildes vor dem großen Königspalast Bimbisāras, des Königs von Magadha, spielt, ist die ›Geschichte von Hārītī‹, einer menschenfressenden Hexe, die bereits eine große Zahl von Kindern gefangen und verzehrt hat. Wir sehen die Hexe, nackt mit langen Haaren, hinter dem Palast vor einem ihrer Opfer, offenbar einem jungen Prinzen, den sie aus dem Palast gelockt hat. Das Volk ist empört über ihr Treiben, und der König und die Königin wenden sich hilfesuchend an Buddha. Buddha geht in das Haus der Hārītī, das im Vordergrund zu sehen ist, und entführt ihr Lieblingskind. Hārītī sucht ihr Kind verzweifelt überall und wendet sich schließlich an Buddha, der sie belehrt, indem er ihr das Spiegelbild ihrer bösen Tat vor Augen stellt und ihr das Kind wiedergibt. Sie wird seine Schülerin, und er erzählt ihr in einem Hain die Geschichte ihrer früheren Existenz und weshalb sie zur Übeltäterin geworden ist. Voller Dankbarkeit verehrt das Volk Buddha, der sich in einen Wald außerhalb der Stadt Rājagṛha zurückgezogen hat.

Die dritte Legende, die uns das Bild erzählt, ist die ›Geschichte der Wundertaten Buddhas‹ (Jātaka 14). – Es ist dieselbe Geschichte, in etwas anderer Fassung, wie sie auf dem Thangka I/12 dargestellt ist. Ort der Handlung ist ebenfalls Rājagṛha. Sechs nichtbuddhistische Meister, die Buddha gegenüber neidisch gesonnen sind, haben ihn zu einem geistigen Wettstreit aufgefordert. Wir sehen sie als nackte Sādhus auf einer erhöhten Bank sitzen. Vorausgegangen war eine Auseinandersetzung darüber, ob und wo dieser Wettstreit stattfinden sollte. Die Sādhus hatten sich an Bimbisāra gewandt, der ihre Bitte ablehnte. Wir sehen diese Szene in dem zweistökkigen Haus. Buddha jedoch willigt ein, als sich der König Prasenājid an ihn wendet, und belehrt ihn, indem er sagt: »Wer die Tugend anderer nicht erkennt, läuft in die Dunkelheit, mag er auch selbst Tugend besitzen.« In der Hauptszene sehen wir Buddha unter einem großen himmlischen Ehrenschirm thronen. Feuer geht aus in Richtung der Sādhus von dem Thron, auf dem Buddha Platz genommen hat, das aber gleich wieder verlischt, während ringsum vier Lotosblüten emporsprießen, auf denen ebenfalls Buddha-Gestalten erscheinen. Während Buddha zu predigen beginnt, erscheint von Flammen umloht der zornvolle blaue Vajrapāṇi und jagt die Ungläubigen zur Hölle. Doch aus Mitleid mit ihnen holt Buddha sie wieder zurück, und sie werden seine Anhänger. Wir sehen die sechs Meister verehrend vor ihm knien, nachdem sie ihre alten Insignien abgelegt haben. Auf Wolken schwebende Devas, die vom Himmel herab dem Geschehen zugeschaut haben, feiern Buddha als Sieger.

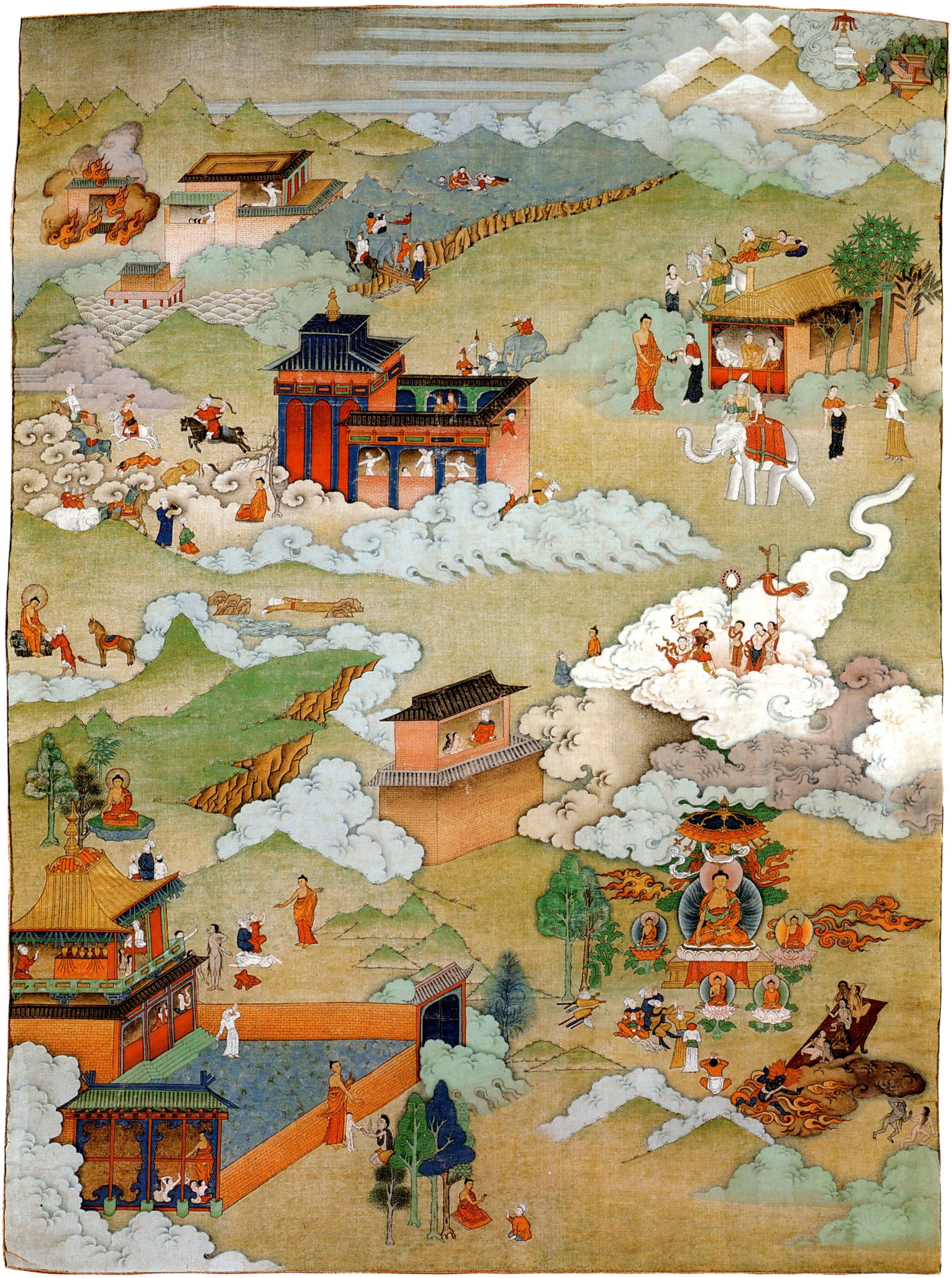

14

I-15 Das Leben Buddha Śākyamunis

Sangye Śākya Thubpa (saṅs-rgyas-śākya-thub-pa)
Tibet, 18. Jh.; 86 x 60 cm (→ II-**40**)

Das Leben Buddha Śākyamunis gehört seit der Gandhāra-Zeit zu den beliebtesten Themen der buddhistischen Kunst. In der tibetischen Malerei hat sich dabei ein bestimmter Kanon der Darstellung herausgebildet, der liturgisch vorgegeben ist. Es sind traditionell zwölf Stationen aus dem Leben Buddhas, die zu einer erzählerischen Lehrtafel zusammengefaßt sind.

I	Māyās Traum und Empfängnis
II	Die Geburt Buddhas
III	Die Ausbildung des jungen Prinzen
IV	Das Leben im Königspalast
V	Die vier Ausfahrten
VI	Die Weltflucht
VII	Die Askese
VIII	Die Erleuchtung
XI	Die Versuchung durch Māra
X	Die Verkündigung der Lehre
XI	Die Wundertaten
XII	Der Eingang ins Parinirvāṇa

Es sind vor allem jene Ereignisse aus dem langen, ereignisreichen Leben Buddhas festgehalten, die für seinen Weg zur Buddhaschaft von richtungsweisender Bedeutung waren. Die zwölf Hauptstationen, oft in mehreren Szenen geschildert, sind hier eingebettet in die Kulisse einer nordindischen Landschaft. Dadurch entstehen gleitende Übergänge, so daß das Ganze als fortlaufende Bilderzählung erscheint.

Im Zentrum des Bildes sehen wir Śākyamuni, den ›Weisen aus dem Geschlecht der Śākyas‹, als Erleuchteten am Ziel seines mühevollen Ringens um Erkenntnis. Goldene Strahlen gehen von seinem Körper aus. Er sitzt auf einem hohen Thron, der von zwei Schneelöwen getragen wird. Dieser prunkvoll umrahmte Thron wird auch der ›Thron mit den sechs Ornamenten‹ (khri'i-rgyan-drug) genannt, was sich auf die sechs mythologischen Tiere bezieht, die jeweils links und rechts die Rückenlehne des Thronsitzes zieren. Es sind, von unten nach oben, zwei Elefanten, zwei Schneelöwen, zwei auf Widdern reitende Zwerge, zwei Wasserdrachen (makara), zwei schlangenartige Wesen (nāga) und in der Mitte ein gehörnter mythischer Vogel (garuḍa). Diese verschiedenen ›Ornamente‹ symbolisieren die sechs Vollkommenheiten Buddhas.

Der irdische Lebenslauf von Siddhārta Gautama, dem künftigen Buddha, hat eine Vorgeschichte im Himmel. Wir sehen ihn oberhalb des Thrones als Bodhisattva, gleichsam in seiner Präexistenz, in einem himmlischen Palast in den Wolken thronen, während er mit einer Hand nach unten weist.

I Wir sehen rechts im Bild den Palast des Königs (rāja) Śuddhodana in Kapilavastu, der Hauptstadt des Śākya-Reiches. Die Bilderzählung beginnt mit der in symbolischer Weise geschilderten übernatürlichen Empfängnis. Während Māyā, die ›Liebliche‹, die ›Bezaubernde‹, die künftige Mutter Buddhas, in ihrem oberen Gemach schläft, erscheint ihr im Traum ein weißer Elefant und geht in sie ein. Wir sehen den Elefanten auf einer weißen Wolke zu ihr herabschweben.

II Als ihre Niederkunft naht, verläßt Māyā den Königspalast, um das Kind mit dem Beistand ihrer Mutter zur Welt zu bringen. Noch bevor sie ihr Elternhaus in Devadaha erreicht, wird sie von Wehen überrascht und gebiert ihren Sohn nach zehnmonatiger Schwangerschaft im Hain von Lumbinī. Dieses Ereignis wird in das Jahr 563 v. Chr. datiert. Wir sehen Māyā, gestützt von einer Dienerin, unter einem mächtigen Sālabaum stehen. Während sie mit ihrer Rechten einen Zweig herabbiegt, tritt das Kind, wie es heißt, schmerzlos aus ihrer rechten Seite hervor. Es wird von zwei indischen Gottheiten, die es in einem Tuch halten, begrüßt. Der Knabe soll nach seiner Geburt, sich seiner früheren irdischen Existenzen erinnernd, sieben Schritte in alle Richtungen getan haben, was hier durch einen siebenfachen Lotosthron angedeutet ist. Auf den stehenden Knaben gießen zwei Devas Wasser herab. Die nächste Szene spielt wieder im Königspalast. Der goldene Knabe sitzt auf dem Schoß der Mutter, während ein Brahmane die körperlichen Merkmale des Kindes prüft und ihm eine große Zukunft voraussagt. Bald darauf stirbt seine Mutter, und ihre jüngere Schwester, Pajāpatī, die Zweitfrau des Königs, nimmt sich des Knaben an.

III Die nächste biographische Station, die dem Betrachter in mehreren Szenen vorgeführt wird, ist die Ausbildung und körperliche Ertüchtigung, wie sie standesgemäß einem jungen Adligen aus der Kriegerkaste (kṣatriya) zuteil wurde, denn die Śākyas, ein ursprünglich arischer Stamm, der aus dem Nordwesten eingewandert war und das Gebiet des heutigen Südnepal besiedelt hatte, mußten immer wieder Kämpfe mit den benachbarten Fürstentümern bestehen. Wir sehen ihn links unten zusammen mit seinem Vetter beim Bogenschießen, Schwimmen und bei der Begegnung mit wilden Elefanten, die er zu bändigen weiß. Früh schon werden so die ungewöhnlichen Fähigkeiten des jungen Prinzen erkennbar. Zwei kleine Szenen rechts im Bild zeigen, wie er Grasbüschel für eine Sitzmatte von einer Grasverkäuferin erhält und wie ihm zwei Affen Honig schenken.

IV In dem königlichen Palast links sehen wir den jungen Prinzen Hof halten. Er sitzt auf einem hohen Thron, umgeben von seiner jungen Frau und Kusine Yaśodharā sowie Dienern und Dienerinnen. Das Leben am Hofe des Rāja ist sicher glanzvoll gewesen, denn Buddha spricht später davon, daß er in seiner Jugend »äußerst verwöhnt« worden sei. In einem Nebenraum sehen wir ihn bereits beim Studium heiliger Schriften.

V In die gleiche Zeit fällt die erste Begegnung des behüteten Prinzen mit den Grunderfahrungen und Schattenseiten des Daseins, wie sie der indische Alltag noch heute bietet. In der Legende als die ›vier Ausfahrten‹ beschrieben, wird er jeweils mit Geburt, Alter, Krankheit und Tod in Berührung gebracht. Wir sehen ihn in einer von berittenen Bannerträgern eskortierten königlichen Kutsche. Am Wege erblickt er eine Frau mit einem neugeborenen Kind, einen gebrechlichen Alten, einen Kranken und einen Toten.

VI Diese sicher nicht nur einmal gemachten existenziellen Grunderfahrungen lassen den Entschluß in ihm reifen, sein Leben grundlegend zu ändern und auf den Thron zu verzichten, um nach der Ursache des menschlichen Leidens zu suchen. Wir sehen ihn in einer oberen Stube des königlichen Palastes mit drei vertrauten Kriegern Rat halten, um seine Flucht vorzubereiten. Heimlich bei Nacht gelingt es ihnen, aus dem Palast zu entfliehen. Wir sehen den Prinzen von Wolken verhüllt auf seinem Pferd Kanthaka davonreiten, von seinen Getreuen begleitet. Śākyamuni war zum Zeitpunkt seiner Weltflucht im dreißigsten Lebensjahr.

VII Er verschenkt sein königliches Gewand und schneidet sich zum Zeichen seiner Entsagung das lange Haupthaar ab. Der Maler hat diese symbolische Szene in eine einsame Gebirgslandschaft vor einen Stūpa verlegt, der tibetisch Chörten Namdag (rnam-dag-mchod-rten), ›Stūpa der vollkommenen Reinheit‹, genannt wird. Es folgt eine unruhige Zeit als Wandermönch (śrāmaṇa), in der er auf seinem Weg durch Nordindien zahlreiche Lehrmeister aufsucht, von denen er sich jedoch bald wieder abwendet. Schließlich zieht er sich ganz in die Einsamkeit zurück und unterwirft sich strengster Askese. Eine kleine Szene zeigt ihn meditierend, während ihn Hirtenjungen necken und ihm übel mitspielen. Als er nach sechs Jahren härtester Übungen immer noch keine befriedigende Antwort auf die ihn innerlich bedrängenden Fragen gefunden hat, bricht er die Askese ab und nimmt wieder Speise zu sich. Wir sehen links am Rande, wie vor einem Bauernhaus eine Bäuerin ihm eine Schale mit Joghurt überreicht.

VIII Das entscheidende Ereignis, durch das Śākyamuni ein Erleuchteter, ein Buddha wurde, wird in den heiligen Texten folgendermaßen beschrieben: ›Nachdem er während dreier Nachtwachen über seine früheren Daseinsformen, über das Gesetz des Karma und den Weg zur Leidensbefreiung meditiert hatte, faßte er den Entschluß, den Strom seiner Gedanken verebben zu lassen und in völliger Ruhe und Versenkung (samādhi) zu verweilen. Als er diesen Zustand innerer Reinheit erreicht hatte, wurde ihm plötzlich die Erleuchtung zuteil.‹ Dieses Ereignis wird traditionell in die erste Vollmondnacht des Monats Veśakh (April/Mai) im Jahre 528 v. Chr. datiert. Wir sehen den Erleuchteten im Zentrum des Bildes auf einer Mondscheibe und einem blauen Lotos thronen, während goldene Strahlen von ihm ausgehen.

IX Noch einmal wird der Erleuchtete auf harte Proben gestellt, denn Māra, der Teufel, versucht den in Kontemplation Versunkenen zu Fall zu bringen, indem er gefährliche Dämonen auf ihn hetzt. Wir sehen unten in der Szene den roten Teufel und sein tiergesichtiges Gefolge von Rauch umhüllt auf den unter dem Bodhibaum sitzenden Buddha einstürmen. Doch alle Anwürfe und Attacken prallen ab, ohne ihn zu berühren. Noch mit einer zweiten List versucht Māra in Gestalt des bogenschießenden Liebesgottes Kāma ihn zu verführen, indem er seine drei schönen Töchter vor ihm erscheinen läßt. Doch vor Buddhas in die Zukunft schauenden Augen werden ihre nackten Körper alt und häßlich. Als Beweis dafür, daß er die Erleuchtung erlangt hat, ruft Buddha mit seiner Rechten (bhūmisparśa-mudrā) die Erdgöttin Pṛthivī als Zeugin an. Die Erde bricht auf, und die Erdgöttin verneigt sich verehrend vor ihm.

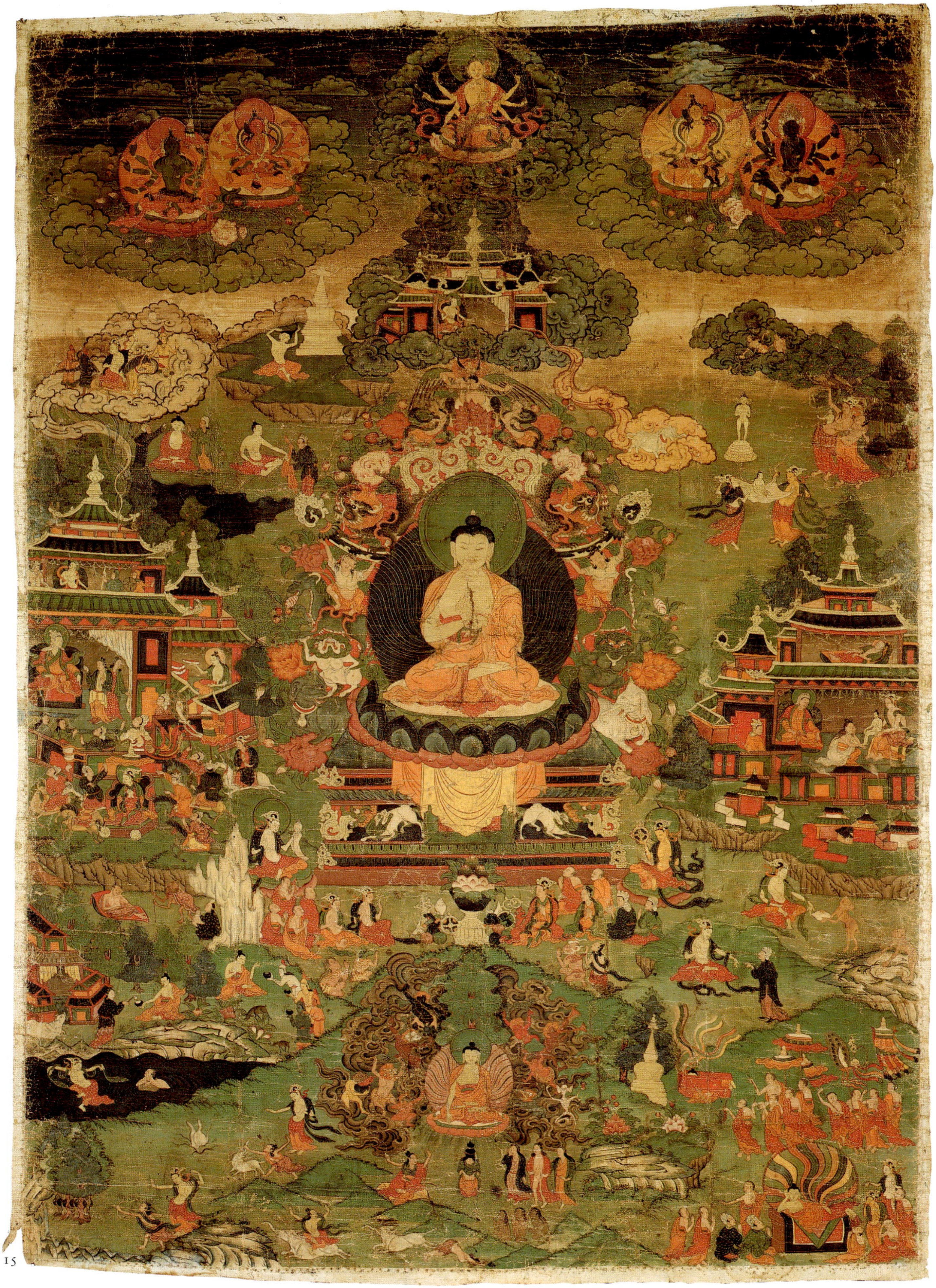

15

X Buddha zögert zunächst, ob er die ihm zuteil gewordene höchste Erkenntnis schweigend für sich behalten oder sie an andere weitergeben soll. Da erscheinen zwei Götter, Indra und Brahmā, und bitten ihn, aus Mitleid mit den Menschen seine Lehre zu verkünden. Es sind dieselben Götter, die ihn bereits bei seiner Geburt begrüßt haben. Wir sehen sie hier links und rechts vor dem großen Thron stehen. - Der Maler hat diese Szene der Lehrverkündigung mit der zentralen Darstellung des Erleuchteten verbunden, indem er Buddha hier zugleich als Lehrer erscheinen läßt. Mit der Geste seiner Hände (dharmacakra-mudrā) setzt Buddha symbolisch das ›Rad der Lehre‹ in Bewegung. Zu denen, die seiner ersten Predigt im Gazellenhain von Benares lauschen, gehören die Königsfamilie, zwei Bodhisattvas, die Wandermönche (śrāmaṇa), die eine Zeitlang seine Weggefährten waren und nun seine ersten Jünger werden, sowie vier von ihren fernen Behausungen herbeigeeilte Yakṣas. Alle haben dem Erleuchteten Geschenke mitgebracht, die vor dem Thron aufgestellt sind. Buddha legt den Versammelten seine Erleuchtungserfahrung in Form der ›Vier edlen Wahrheiten‹ dar.

XI In einer kleinen Szene unterhalb der aufragenden Felsen sehen wir, wie der Erleuchtete eine Wundertat vollbringt, indem er die vier Bettelschalen (pātra), die ihm die vier Richtungsbeschützer und Weltenkönige (dikpāla) überreichen, in eine einzige verwandelt. Ihre Opfergaben für Buddha sind zugleich ein symbolischer Akt der Anerkennung seiner Herrschaft.

XII Die letzte Szene rechts unten zeigt uns Buddhas Eingang ins Parinirvāṇa, ins ›vollkommene Verlöschen‹. Der Maler hat hier mehrere zeitlich hintereinanderliegende Ereignisse zusammengefaßt: den Abschied der trauernden Jünger und Freunde von ihrem Meister, der auf der rechten Seite liegend, den Kopf aufgestützt, seinem Ende gelassen entgegensieht, während eine regenbogenfarbige Mandorla aus seinem Körper hervortritt, die eine Woche später stattfindende Einäscherung des Leichnams und die feierliche Beisetzung seiner Asche in einem goldenen Stūpa. Das Parinirvāṇa Buddhas wird in das Jahr 483 v. Chr. datiert.

Am Beispiel dieses Bildes, das zur Kategorie der erzählerischen Thangkas gehört, wird deutlich, daß auch dort, wo der Maler Ereignisse unterschiedlicher Art schildert, der lehrhafte Gehalt des Geschehens eine wichtige Rolle spielt. Durch die Identität der Zentralfigur mit den szenisch handelnden Figuren und deren Rückbeziehung zur Bildmitte bleibt der meditative Charakter der Gesamtkomposition immer gewahrt, denn auch solche Bilder sollen Meditationswerkzeuge und ›Stützen des Inneren‹ für den Betrachter sein. Das ganze Bildgeschehen wird überwölbt von Wolkenbändern, in denen fünf vielarmige Dhāraṇī-Göttinnen (pañcarakṣā; Sungngi Lhamo, sruṅ-lṅa'i-lha-mo) in den fünf kosmischen Farben erscheinen (s. I-59). Sie sind Verkörperungen von Segenssprüchen, mit deren Hilfe sich der Meditierende diejenigen Sūtras in Erinnerung rufen soll, von denen dieses Bild berichtet.

KAPITEL II

Der Stūpa als Symbol des Vollendeten

Zur Entstehung und Symbolik des Stūpa

Der Stūpa, der sich historisch aus dem steinzeitlichen Grabtumulus entwickelt hat und in früher Zeit bedeutenden Herrschern vorbehalten war, ist im Buddhismus zu einem zentralen religiösen Monument mit einer eigenen vielschichtigen Symbolik geworden. Die ältesten buddhistischen Stūpas, welche die Reliquien Buddhas enthielten, sollen nach der Überlieferung bald nach dem Tode des Meisters an den acht wichtigsten Stätten seines Wirkens erbaut worden sein. Möglicherweise sind an diesen Stätten schon zu Lebzeiten Buddhas kleinere Monumente errichtet worden. Heute sind diese ersten Stūpas zerstört oder in ihrer ursprünglichen Form nicht mehr erhalten. Bei verschiedenen archäologischen Ausgrabungen in Kapilavastu (heute Piprāvā) und in Vaiśāli sind dort zwei Reliquienurnen entdeckt worden, die aus diesen frühen Stūpas stammen mögen. Die ältesten, heute noch erhaltenen buddhistischen Bauwerke in Indien, Nepal und Afghanistan stammen aus der Regierungszeit des Kaisers Aśoka, der in der zweiten Hälfte des dritten vorchristlichen Jahrhunderts mit Ausnahme des südlichen Teils über ganz Indien herrschte. Wie seine zahlreichen Fels- und Säulenedikte bekunden, hat er den Buddhismus entscheidend gefördert. Entsprechend ihrer Funktion als Aufbewahrungsorte verschiedener Reliquien Buddhas und anderer Heiliger, die zu seinen Lebzeiten wirkten, bestanden die alten indischen Stūpas von Bhārhut, Sānchi, Bodhgayā und auch die nepalesischen von Bodnāth und Svayambhūnāth aus gewaltigen, auf einem Fundament ruhenden Gewölben, welche Budbuda (Wasserblase), Aṇḍa (Ei) oder Garbha (Schoß) genannt wurden. Die darüber befindlichen Aufbauten, Harmikā (Häuschen) und die aus Schirmen (chattra) bestehende Spitze waren demgegenüber nur klein. Diese drei Hauptelemente des Stūpa – Basis, Kuppel und Aufbauten – bleiben in den folgenden Jahrhunderten eine feste architektonische Tradition. Sie haben sich im Zuge der Missionstätigkeit des Buddhismus über ganz Asien verbreitet, wobei mancherlei äußere Abweichungen entstanden sind, wie etwa der rein kubische Chörten oder der Torchörten, die wir in Ladakh finden. Waren die frühen Stūpas vor allem Reliquienschreine, so entwickelte sich nun der Gedächtnisstūpa, der oft nur noch heilige Schriften enthielt. Die symbolische Gleichsetzung des Stūpa mit Buddhas Eingehen ins Parinirvāṇa war schließlich der entscheidende Schritt, um den Stūpa zu einem zentralen Symbol des Buddhismus werden zu lassen (ähnlich wie im Christentum das leere Kreuz durch seine Gleichsetzung mit dem Auferstandenen).

In der Grundform des Stūpa verbinden sich zwei Urbilder miteinander: der Weltenberg und der Weltenbaum. Im ersteren verdichtet sich die räumliche Ausdehnung des Kosmos bildlich zur Kuppel, im zweiten wird eine zeitliche Abfolge als Wachstumsprozeß sichtbar, der sich bildlich zur Spitze gestaltet. So ist der Stūpa einerseits als plastisches Maṇḍala, als Abbild des Makrokosmos wie des Mikrokosmos, verstanden worden, andererseits auch als ein innerer Stufenweg der sittlichen Vollkommnung und schließlich Erleuchtung. In der indischen Felsplastik des 5. Jahrhunderts unserer Zeitrechnung finden wir dann den in einem Stūpa wie in einem Haus sitzenden Buddha (s. II-19), was nicht nur als symbolischer Wohnsitz gemeint ist, sondern auch als vollkommene Entsprechung von Makro- und Mikrokosmos. Die Doppelsymbolik des Stūpa als Repräsentation des Dharmakāya und als Symbol des Vollendeten kommt auch in den für Nepal charakteristischen Augenstūpas zum Ausdruck, welche die Allgegenwart des Ādibuddha sichtbar werden lassen. Was von außen gesehen als Hülle erscheint, ist in Wahrheit verborgener Kern und Ursprung des Seins. Das kommt auch in der Art und Weise der umkreisenden Verehrung der Stūpas zum Ausdruck.

Auf den südindischen Gelehrten Nāgārjuna, der um 200 nach Chr. lebte und als erster das Prajñāpāramitā-Sūtra in ein philosophisches System gekleidet hat, geht die Klassifizierung des Stūpa in acht Kategorien zurück, wobei jeder dieser acht Stūpas einem bedeutsamen Ereignis im Leben Buddha Śākyamunis zugeordnet wird (s. Schema S. 44 und I-16). Diese acht Stūpas spielen auch im *Pemakathang,* der im 9. Jahrhundert verfaßten Lebensgeschichte Padmasambhavas, als Orte seiner langjährigen Meditation eine wichtige Rolle. Die für Tibet historisch bedeutsam gewordene Form des Stūpa, der sogenannte Kadam Chörten oder Nyangdä Chörten, der Buddhas Eingang ins Parinirvāṇa symbolisiert, geht auf den indischen Gelehrten Atiśa (980-1055) zurück, der diesen glockenförmigen Stūpa aus Indien mitgebracht haben soll. Atiśa wird immer zusammen mit diesem Stūpa abgebildet. Er wirkte die letzten zwölf Jahre seines Lebens in Tibet und wurde der Begründer der einflußreichen Kadampa-Schule. Daher wird dieser Stūpa in Tibet auch Kadam-Chörten genannt.

Eine weitere esoterische Deutung des Stūpa erfolgte schließlich unter dem Einfluß des Kālacakra (Rad der Zeit)-Tantra, das im Jahre 1027 nach Tibet gelangte und seither Grundlage des tibetischen Kalenders ist. Die im Kālacakra-Tantra weiterentwickelte altindische Vorstellung von der Entsprechung des Makro- und Mikrokosmos wird hier auf den Stūpa übertragen, der so zugleich zu einem kosmologischen und psychologischen Modell wird. Die verschiedenen Teile des Stūpa sind dabei einerseits den fünf kosmischen Elementen zugeordnet, andererseits den fünf Cakras, den geheimen, in der Meditation zu aktivierenden Energiezentren des Menschen, die auch als Lotosblüten mit unterschiedlicher Anzahl von Blütenblättern vorgestellt werden. Die Mittelachse des Stūpa bzw. des Weltenberges hat dabei ihre Entsprechung in der Wirbelsäule des Menschen.

Eine zweite, ebenfalls ältere Vorstellung, die mit dem Kālacakra-Tantra nach Tibet gelangte, ist die Lehre vom Ādibuddha. Sie verbindet sich ebenfalls mit der Symbolik des Stūpa, der so zur Repräsentation des Dharmakāya und zum symbolischen Wohnsitz des Urbuddha wird. Dieser schaut gleichsam in alle vier Himmelsrichtungen, bzw. ist durch die fünf Tathāgatas des Maṇḍalas dort präsent. Diese beiden esoterisch-tantrischen Deutungen des Stūpa lassen sich nur in ihrer Abfolge, nicht in ihrer symbolischen Zuordnung zu seinen verschiedenen architektonischen Teilen miteinander vergleichen (s. Schema S. 45), da für die Deutung im kosmologischen und psychologischen Sinne auch die später hinzugefügte dreifache Bekrönung wichtig ist: das tantrische Doppelsymbol von Sonne und Mond sowie die flammende Perle oder Flammenzunge. Sie symbolisieren die Erkenntnis der Zwillingseinheit der Gegensätze und das daraus entspringende Erleuchtungswissen (prajñāpāramitā).

Schon bei den älteren indischen Stūpas symbolisiert die Spitze die höchsten Stufen und Stadien der Erleuchtung, welche bei Buddha die symbolische Zahl dreizehn erreicht, während die vier unteren Stufen der Basis seine verschiedenen Fähigkeiten und Kräfte symbolisieren, die er auf dem Wege zur Buddhaschaft erlangt hat. Es handelt sich, von unten nach oben betrachtet, um die vier Grundlagen der Bewußtheit, smṛtyupasthāna (dran-pa-ñer-ba-bshag-pa), die vier Entsagungen von negativen Dingen, prahāṇa (yaṅ-dag-spoṅ-ba), die vier Wunderkräfte, ṛddhipāda (rdzu-'phrul-gyi-rkaṅ-pa), und schließlich um die fünf Fähigkeiten: Glauben, śraddhā (dad-pa), Energie, vīrya (brčon-'grus), Bewußtheit, smṛti (dran-pa), Versenkung, samādhi (tiṅ-ṅe-'dziṅ), und Wissenskraft, jñāta (śes-bshin). Im Hīnayāna werden die vier untersten Stufen des Stūpa etwas anders verstanden und mit folgenden Tugenden und Fähigkeiten gleichgesetzt (von unten nach oben): vierfache Achtsamkeit, vierfache Anstrengung, vierfache physische Kräfte, vierfache geistige Fähigkeiten.

Die Form und Anzahl der Stufen des Unterbaus kann je nach Typus wechseln, während die Gestaltung der Bekrönung lokale Besonderheiten aufweist. So sind die älteren indischen Stūpas, wie die hier vorgestellten Kultobjekte zeigen, meist mit einer sich öffnenden Lotosblüte bekrönt, die tibetischen Chörten zeigen die beschriebene dreifache Bekrönung, während bei den nepalesischen Stūpas oben die Mittelachse des Weltenberges zum Vorschein kommt.

Die acht Stūpas oder Chörten
als
Stationen des Lebensweges Buddhas
nach Nāgārjuna

	Typus	*Ereignis*	*Ort*	*Form*
I	Pepung Chörten (pad-spuṅs-mchod-rten) Padmakaṭaka Stūpa	Geburt	Kapilavastu	rund mit Lotosblätterstufen
II	Changchub Ch. (byaṅ-chub-mchod-rten) Mahābhodi Stūpa	Erleuchtung	Bodhgayā	quadratisch mit vier Stufen
III	Gomang Ch. (sgo-maṅ-mchod-rten) Bahudvāra Stūpa	erste Lehrrede	Benares	quadratisch und vieltürig
IV	Chothrul Ch. (cho-'phrul-mchod-rten) Prātihārya Stūpa	Wundertaten	Śrāvastī	quadratisch mit Vorbau
V	Lhabab Ch. (lha-babs-mchod-rten) Devāvatāra Stūpa	Herabstieg vom Himmel	Kāśī	quadratisch mit vier Treppen
VI	Yendum Ch. (dbyen-dzlum-mchod-rten) Antaryāna Stūpa	Streitschlichtung unter den Jüngern	Rājagṛha	achteckig
VII	Namgyal Ch. (rnam-rgyal-mchod-rten) Vijaya Stūpa	Lebensverlängerung	Vaiśālī	rund und dreistufig
VIII	Nyangdä Ch. oder Kadam Ch. (myaṅ-'das- bzw. bka'-gdams-mchod-rten) Mahāparinirvāṇa Stūpa	Eingang ins Parinirvāṇa	Kuśīnagara	nur Kuppel ohne Stufen

Die Stūpas (Chörten)

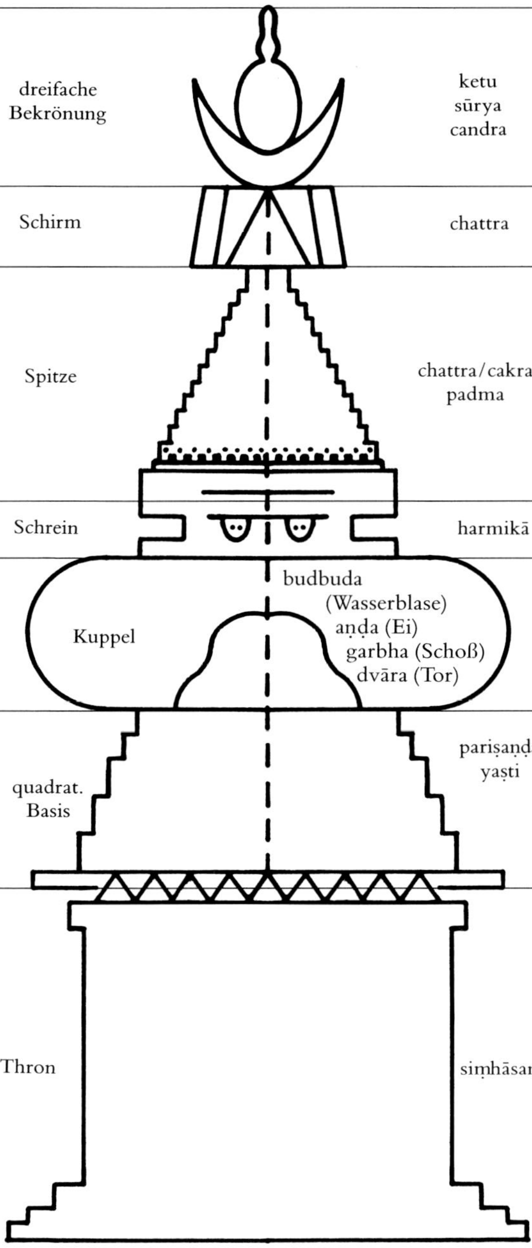

	Architekturelemente	*Architekturelemente (sanskr.)*	*Architekturelemente (tib.)*	*Gestalt Funktion*	*Entsprechung zum Dharmakāya und als Ādibuddha*	*Entsprechung zu den geistigen Energiezentren*	*Entsprechung zu den fünf kosmischen Elementen*
7	dreifache Bekrönung	ketu sūrya candra	Tog (rtog) Nyima (ñi-ma) Dawa (zla-ba)	Spitze Sonne Mond	Ādibuddha	Sahasrāra-Cakra Hirnzentrum	Äther
6	Schirm	chattra	Charkheb (char-khebs)	Regenschutz		Viśuddha-Cakra Kehlzentrum	Luft
5	Spitze	chattra/cakra padma	Dugs (gdugs) und Chökhor (chos-'khor)	abwechselnd 13 Schirme und 13 Räder Symbole der Erleuchtungsstufen	Uṣṇīṣa	Anāhata-Cakra Herzzentrum	Feuer
			padma	Lotosblüte			
4	Schrein	harmikā	Bre (bre)	Mündung	Kopf/Hals	Manipura-Cakra Nabelzentrum	Wasser
3	Kuppel	budbuda (Wasserblase) aṇḍa (Ei) garbha (Schoß) dvāra (Tor)	Bumpa (bum-pa) Bumgo (bum-sgo) Go (sgo)	Vase Fenster Tor, Schrein	Brust		
2	quadrat. Basis	pariṣaṇḍa yaṣti	Bangrim (baṅ-rim) Sogshing (srog-śiṅ)	meist vierstufiger Unterbau Lebensbaum	Unterkörper	Mūlādhāra-Cakra Wurzelzentrum	Erde
1	Thron	siṃhāsana	Dongchen (gdoṅ-chen)	Dach	Thron tib. Thri (khri)		
			Badchung (bad-chuṅ)	Träger			
			Bongwa (boṅ-ba) Themkä (thems-skas) Sazin (sa-'dzin)	quadratisches Haus dreistufige Treppe Fundament			

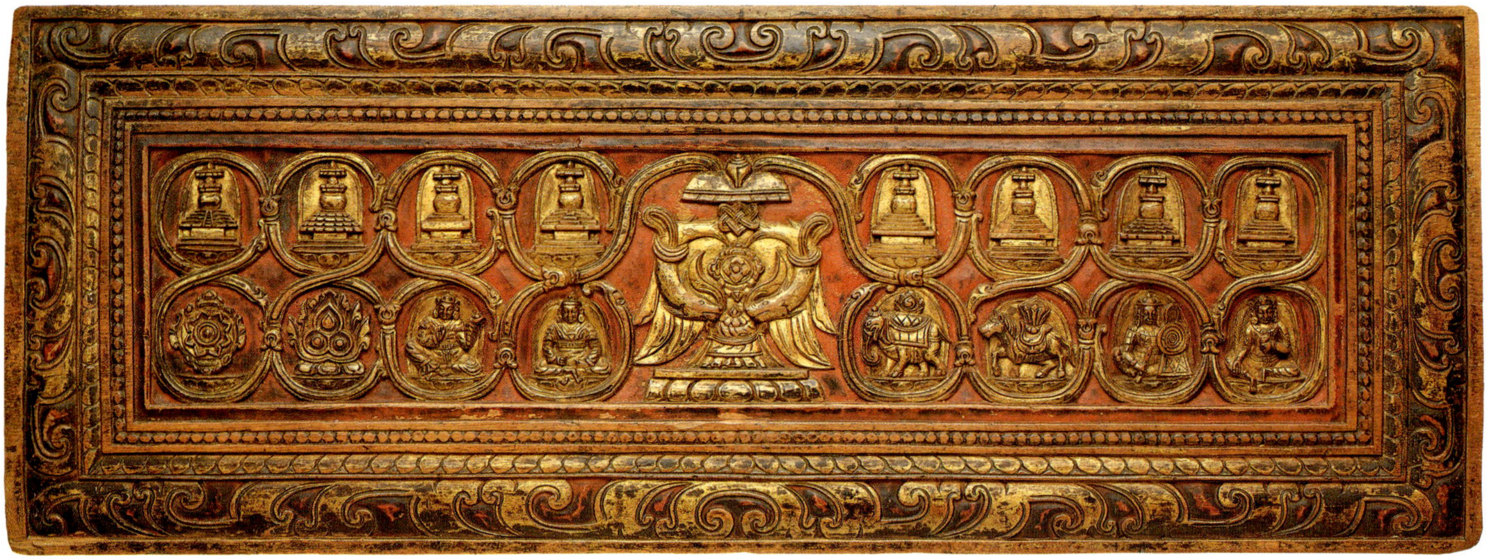

16

I-16 Pustakakāṣṭha: Aṣṭha-Stūpa, Aṣṭamaṅgalanimita, Samrājya-saptaratna

Legshing: Kudung Chadjed, Tashi Tagye, Gyalsid Nadün (blegs-śiṅ: sku-gduṅ-cha-brgyad, bkra-śis-rtags-brgyad, rgyal-srid-sna-bdun)
Tibet, 15. Jh.; 26,5 x 69 cm (→ II-**43**)

Es handelt sich hier, wie die vordere Markierung durch eine löwenköpfige Maske (tsipata) erkennen läßt, um den unteren Deckel eines Buches. Das kanonische Buch selbst und der obere Deckel fehlen. Eingefaßt von einem dreifachen Schmuckrahmen, der von Perlen (Staubgefäßen), Blütenblättern und Lotosranken gebildet wird, sehen wir im Mittelfeld reliefartig herausgearbeitet und vergoldet drei Symbolgruppen, die durch Lotosranken medaillonartig eingefaßt und miteinander verbunden sind. Im Zentrum erscheinen die ›Acht glückbringenden Symbole‹ (aṣṭamaṅgala; Tashi Tagye, bkra-śis-rtags-brgyad). Diese Symbole, mit denen Buddha nach seiner Erleuchtung beschenkt wurde, sind hier in Form einer Schatzvase (Tagye Bumzug, rtags-brgyad-bum-gzugs) zusammengefaßt. Bei den oft unterschiedlich kombinierten Symbolen handelt es sich, von oben nach unten betrachtet, um das weiße, rechtsdrehende Muschelhorn, den Ehrenschirm, den endlosen Lebensknoten, die beiden Fische, das Rad der Lehre auf einer Lotosblüte und das Rundbanner.

Die zweite, obere Symbolgruppe sind die ›Acht Stūpas‹ (Kudung Chadjed, sku gduṅ-cha-brgyad), welche acht Stationen des Lebensweges von Buddha bezeichnen,, (s. Schema S. 44). Sie sind hier nicht in ihrer zeitlichen Reihenfolge dargestellt, sondern repräsentieren die acht Orte, an denen die ersten acht Stūpas mit den Reliquien Buddhas erbaut wurden. Es handelt sich, von links nach rechts betrachtet, um den quadratischen, mit vier Treppen versehenen Lhabab Chörten (lha-babs-mchod-rten), der an den Herabstieg Buddhas vom Himmel in Kāśī erinnert, um den runden, lotosblätterstufigen Pemapung oder Pepung Chörten (pad-ma-spuṅs-pa'i-mchod-rten, auch Tashi Jung Ch., bkra-śis-'byuṅ-...), der an Buddhas Geburt in Kapilavastu erinnert, um den kuppelförmigen Nyangdä Chörten (myaṅ-'das-..), der an Buddhas Eingang ins Parinirvāṇa in Kuśinagara erinnert, um den mit einem Vorbau versehenen, quadratischen Chothrul Chörten (cho-'phrul ...), der an die Wundertaten Buddhas in Śrāvastī erinnert, um den runden Namgyal Chörten (rnam-rgyal-...), der an die siegreiche Verlängerung seines Lebens in Vaiśāli erinnert, um den achteckigen Yendum Chörten (dbyen-zlum-...), der an die Streitschlichtung mit Devadatta in Rājagṛha erinnert, um den quadratischen, vieltürigen Gomang Chörten (sgo-maṅ-...), der an Buddhas erste Lehrrede im Gazellenhain von Benares erinnert und um den quadratischen, vierstufigen Changchub Chörten (byaṅ-chub-...), der an die Erleuchtung Buddhas in Bodhgayā erinnert.

In der unteren Reihe sehen wir die ›Sieben königlichen Symbole‹ oder ›Glückbringenden Juwelen‹ (saptaratna), die einen Weltenherrscher (cakravartin) zieren. Es handelt sich hier um das Rad des Gesetzes (dharmacakra; chos-'khor), um das Wunschjuwel (maṇi; nor-bu), hier als Triratna dargestellt, um die Königin (strī; tsun-mo), um den Minister (mantrī; blon-po), um den weißen Elefanten (hastī; glaṅ-po), um das Pferd (aśva; rta-mchog) und um den Heerführer (senāpati; dmag-dpon). Diese bekannte Siebenergruppe ist hier ergänzt durch die Göttin Vasudharā (Norgyünma, nor-rgyun-ma), die Schätzereiche. Manchmal ist an ihrer Stelle als achtes Symbol eine Vase (kalaśa; bum-pa) dargestellt, welche die Erdgöttin Pṛthivī Buddha einst überreicht hat.

Mit der meditativen Betrachtung dieser drei miteinander verbundenen Symbolgruppen und Bildfelder, die noch einmal an die geistigen Schätze, die der Leser in sich aufgenommen hat, erinnern sollen, beschließt er die Lektüre des Buches, wenn er den unteren Buchdeckel umgelegt hat. Man kann die ganze Symbolfolge an dieser Stelle auch als abschließende Widmung des Stifters und als Segenswunsch für den Besitzer und Benutzer des Buches verstehen.

I-17 Vijaya Stūpa

Namgyal Chörten (rnam-rgyal-mchod-rten)
Osttibet, 18. Jh.; 85 x 46 cm (→ II-**44**)

Dieses Rotgrund-Thangka (Tsalthang Serdi, mtzal-thaṅ-gser-bris), dessen lockerer, linearer Malstil osttibetische Herkunft verrät, gehört zu einer Serie von acht Thangkas, die jeweils in der Mitte einen der acht Stūpas zeigen und damit an die wichtigsten Stationen im Leben Buddha Śākyamunis erinnern. Wir sehen hier, eingebettet in eine liebliche, paradiesische Landschaft, den Namgyal Chörten, der Buddhas Wundertat zur Verlängerung seines Lebens vergegenwärtigt. Der goldene, mit Girlanden geschmückte Stūpa erhebt sich über einem von grimmigen Löwen und lotosumrankten Säulen getragenen Thron. Im Schreinfenster (bum-sgo) der Kuppel erscheint Kanakamuni (Sangye Serthub, saṅs-rgyas-gser-thub), einer der sieben Buddhas der vergangenen Zeitalter (Sangye Rabdün, saṅs-rgyas-rab-bdun). Er ist der fünfte und vorletzte Buddha, der vor Śākyamuni auf Erden gewirkt haben soll. Kanakamunis Rechte ist zur Geste der Lehrdarlegung (vitarka-mudrā) erhoben. Der dreistufige, runde Unterbau des Stūpa ist mit wiederkehrenden Mantras in Lantsa-Schrift verziert, welche das Mantra für ein langes Leben und, auf den beiden unteren Stufen, die Anrufung für Śākyamuni enthalten. Oberhalb des Stūpa in den Bergen sehen wir links einen der acht Bodhisattvas, der großen Erlösungshelfer, und rechts eine der acht Śyāmatārās, die den Menschen aus verschiedenen Gefahren erretten. Ein Jäger, der in den Bergen zu Schaden gekommen ist, wendet sich bittend an sie. Im himmlischen Bereich erscheinen, von Wolken getragen, Tsongkhapa sowie der V. Dalai Lama und Padmasambhava als Repräsentanten der buddhistischen Lehrtradition Tibets. Ein über der Spitze des Stūpa schwebender Drache läßt Perlen (ratna) vom Himmel herabfallen, die von einem dienstbaren Geist aufgefangen werden. Auch in dem Bergsee links erscheint eine Nāginī, eine Schlangengöttin, mit einer Schale voller Wunschjuwelen. Links und rechts des Stūpa sehen wir zwei Lokapālas: den auf einem Stier

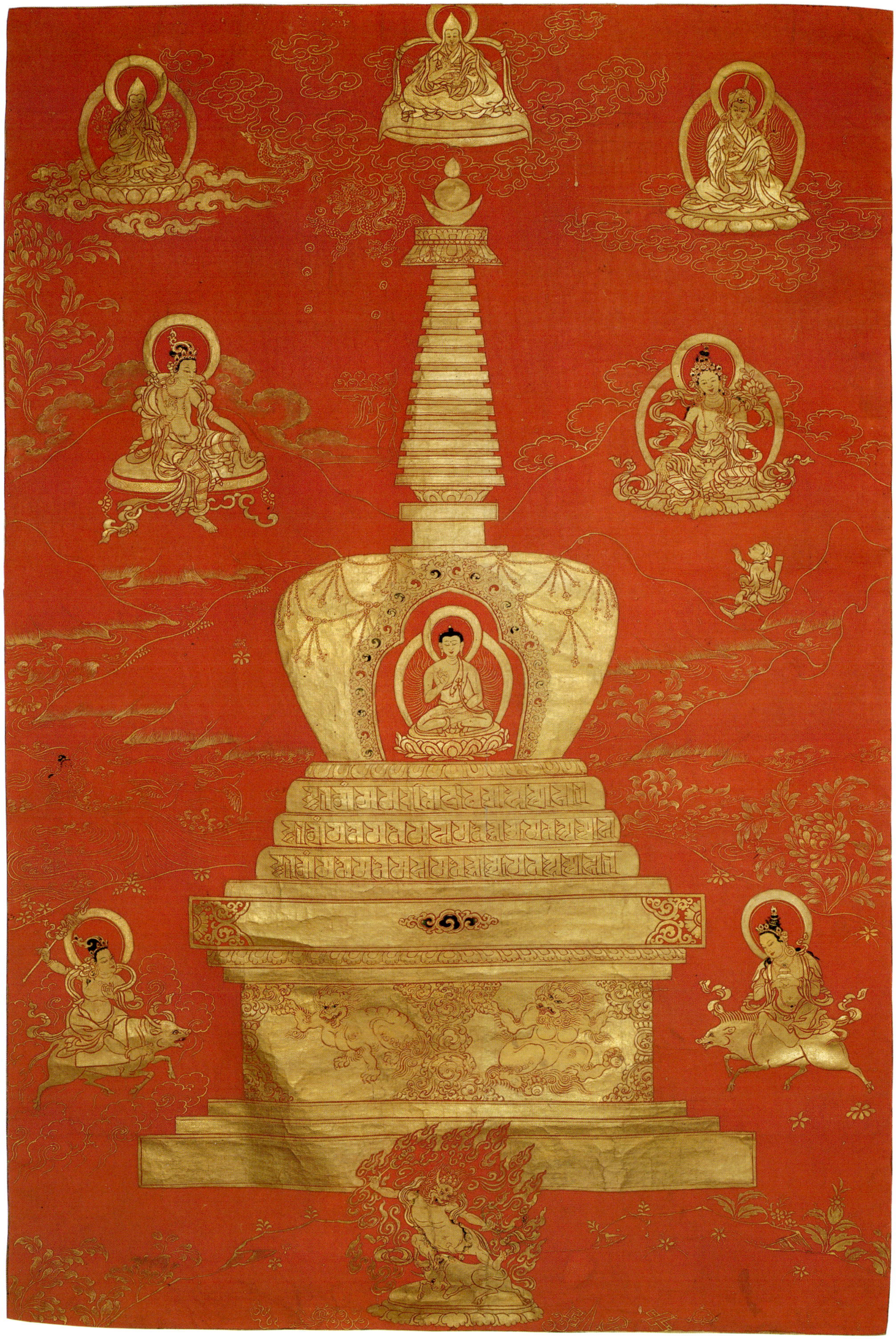

17

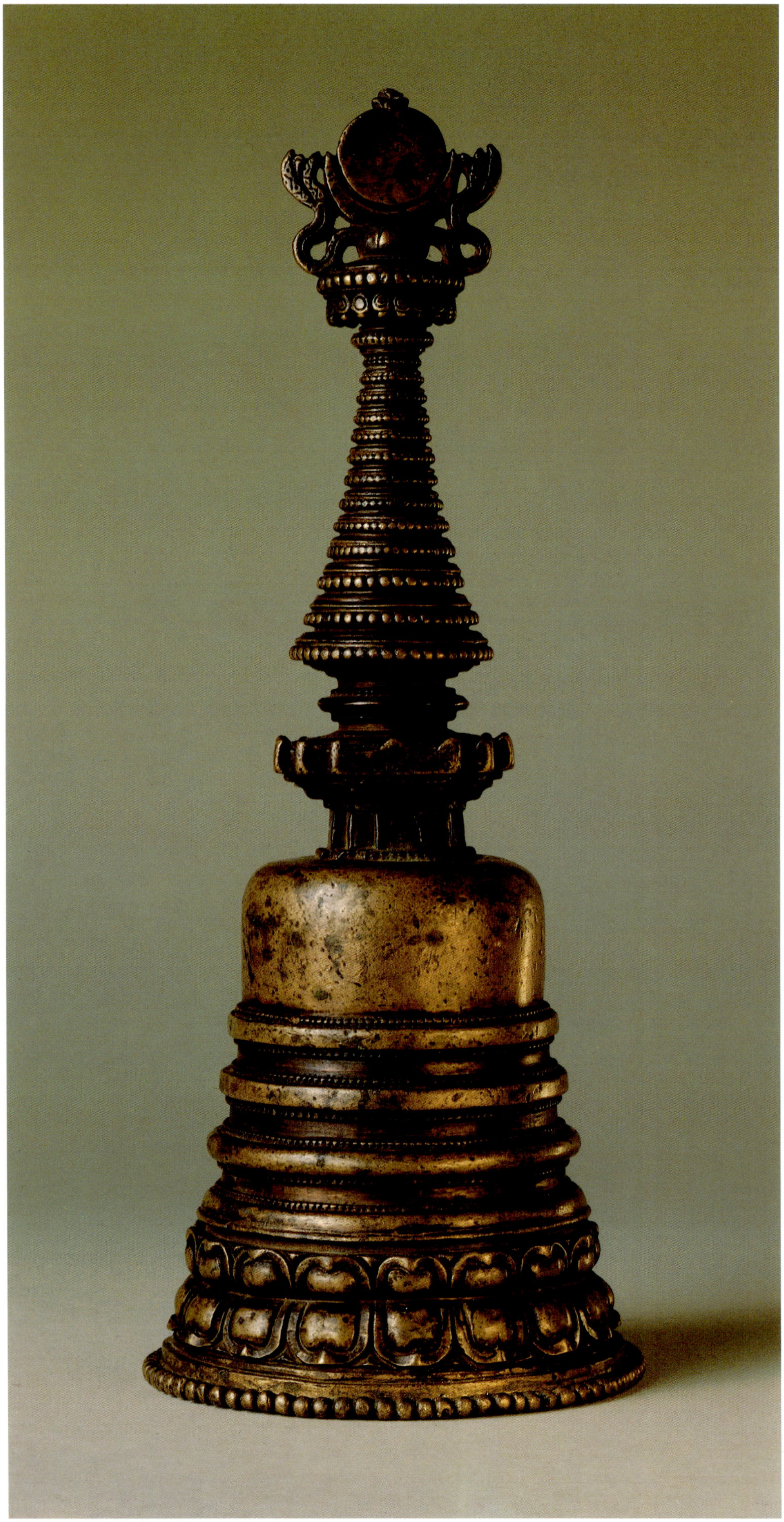
18

reitenden Wangden, der einen Dreizack (triśūla) schwingt, und den auf einem Eber reitenden Salha, der eine Schatzvase hält. Im Vordergrund erscheint, von Flammen umloht, Yama. Er tanzt auf einem Stier und hält eine Keule (daṇḍa) sowie eine Fangschlinge (pāśa) in Händen. Er ist hier als schützender Dharmarāja dargestellt. Die zornvollen Gottheiten, die meist am unteren Rand eines Thangkas erscheinen, üben nicht nur eine Schutzfunktion für das Bild aus, sie lassen den Betrachter auch erkennen, daß er hier an einer Schwelle steht und in eine meditative, geistige Welt eintritt. Ganz vorne im Bild sind die sieben königlichen Embleme (saptaratna) aufgebaut, die Buddha als Weltenherrscher zustehen. Diese symbolischen Opfergaben sind zugleich ein Ausdruck der persönlichen Buddha-Verehrung des Stifters und des Malers dieses Bildes.

I-**18** Mahāparinirvāṇa Stūpa

Nyangdä Chörten (myaṅ-'das-mchod-rten)
Nordostindien, Pāla-Stil, 12. Jh.;
Höhe: 23 cm (→ II-**47**)

Dieser runde, glockenförmige Stūpa soll den Betrachter an Buddhas Eingang ins Parinirvāṇa erinnern. Er dient zugleich als Reliquienbehälter, in dem neben Reliquien wie Knochen, Haaren, Stoffteilen vor allem bedruckte Schriftrollen mit Mantras, Bījas und maṇḍalaförmige Diagramme sowie wohlriechende Hölzer eingeschlossen sind. Solche Votivstūpas für einen hohen Lama wurden auf den Altären in den Versammlungsräumen (Lhakhang) eines Klosters zum Gedächtnis und zur Verehrung des Verstorbenen aufgestellt.

I-**19** Mahāparinirvāṇa Stūpa

Nyangdä oder Kadam Chörten (myaṅ-'das-bka'-gdams-mchod-rten)
Westtibet, 16. Jh.; Höhe: 47 cm (→ II-**49**)

Dieser glockenförmige Nyangdä Stūpa ist in Tibet als Kadam Chörten bekannt, weil dieser Typus vor allem zur Zeit der Vorherrschaft des Kadampa-Ordens im 11. und 12. Jahrhundert in Tibet nach indischem Vorbild errichtet wurde. Der bei diesem Typus fehlende stufenförmige Unterbau ist hier lediglich durch Ringe auf der Kuppel angedeutet.

Der tibetische Name Chörten bedeutet ›Objekt der Verehrung‹. Er gilt als Repräsentation des Dharmakāya, jener transzendenten Sphäre, in welche Buddha durch seinen Eingang ins Parinirvāṇa eingetreten ist. Dieses Letzte, Absolute wird im Mahāyāna-Buddhismus als Leerheit (sanskr. śūnyatā, tib. Tongpanyi, stoṅ-pa-ñid), d.h. als nicht definierbar verstanden und ist daher auch nicht gleichzusetzen mit dem Nichts. Die Śūnyatā schließt ihren Gegensatz, die Fülle, mit ein. So ist der Stūpa im Grunde nur eine Hülle für etwas Verborgenes, ein Zeichen für jene höchste Stufe des Seins, welche Dharmakāya, ›Körper der großen Ordnung‹, genannt wird. Sie ist im Vajrayāna-Buddhismus dem Ādibuddha Vajradhara zugeordnet, welcher unsichtbar im Zentrum eines Stūpa thront. Der große Ehrenschirm über der Spitze des Stūpa weist auf seine verborgene Anwesenheit hin. Die Bekrönung des Stūpa ist hier besonders vielfältig ausgestaltet. Über der Lotosblüte erscheinen eine liegende Mondsichel und darauf eine strahlende Sonnenscheibe als tantrisches Emblem für die höchste meditative Stufe der Selbstverwirklichung, die Erkenntnis der Zwillingseinheit der Gegensätze. Diese beiden kosmischen Symbole werden eingerahmt von zwei in entgegengesetzte Richtungen weisenden Lotoszweigen. Darüber befindet sich ein Tsipata, die Maske eines Fabelwesens, mit einer Glücksschleife. Er hat vor allem eine ornamentale Funktion als Träger der drei flammenden Perlen (triratna), welche die Dreieinheit von Buddha, Dharma und Saṅgha symbolisieren. Über diesem zentralen buddhistischen Symbol war ursprünglich ein weiterer Ehrenschirm angebracht.

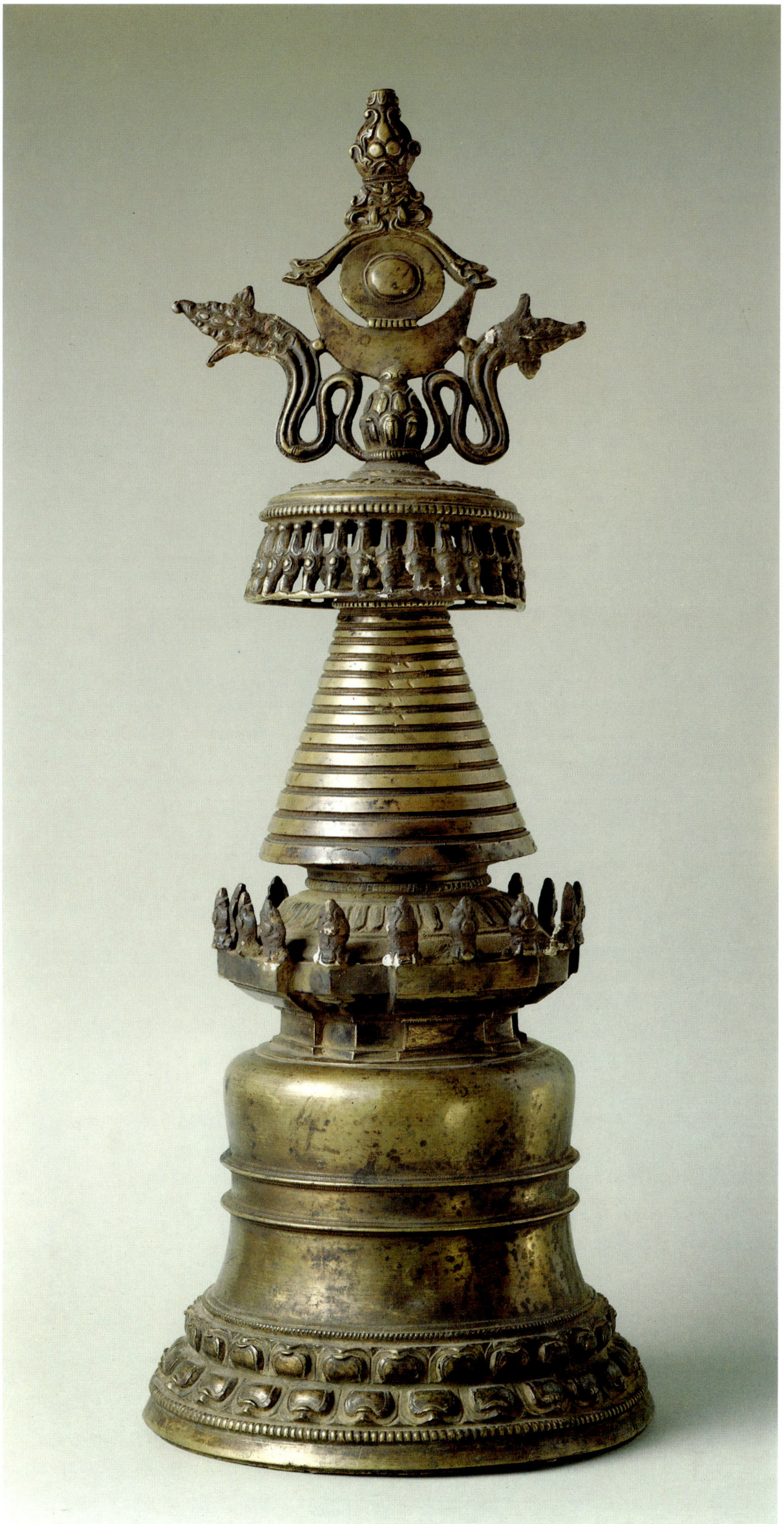

19

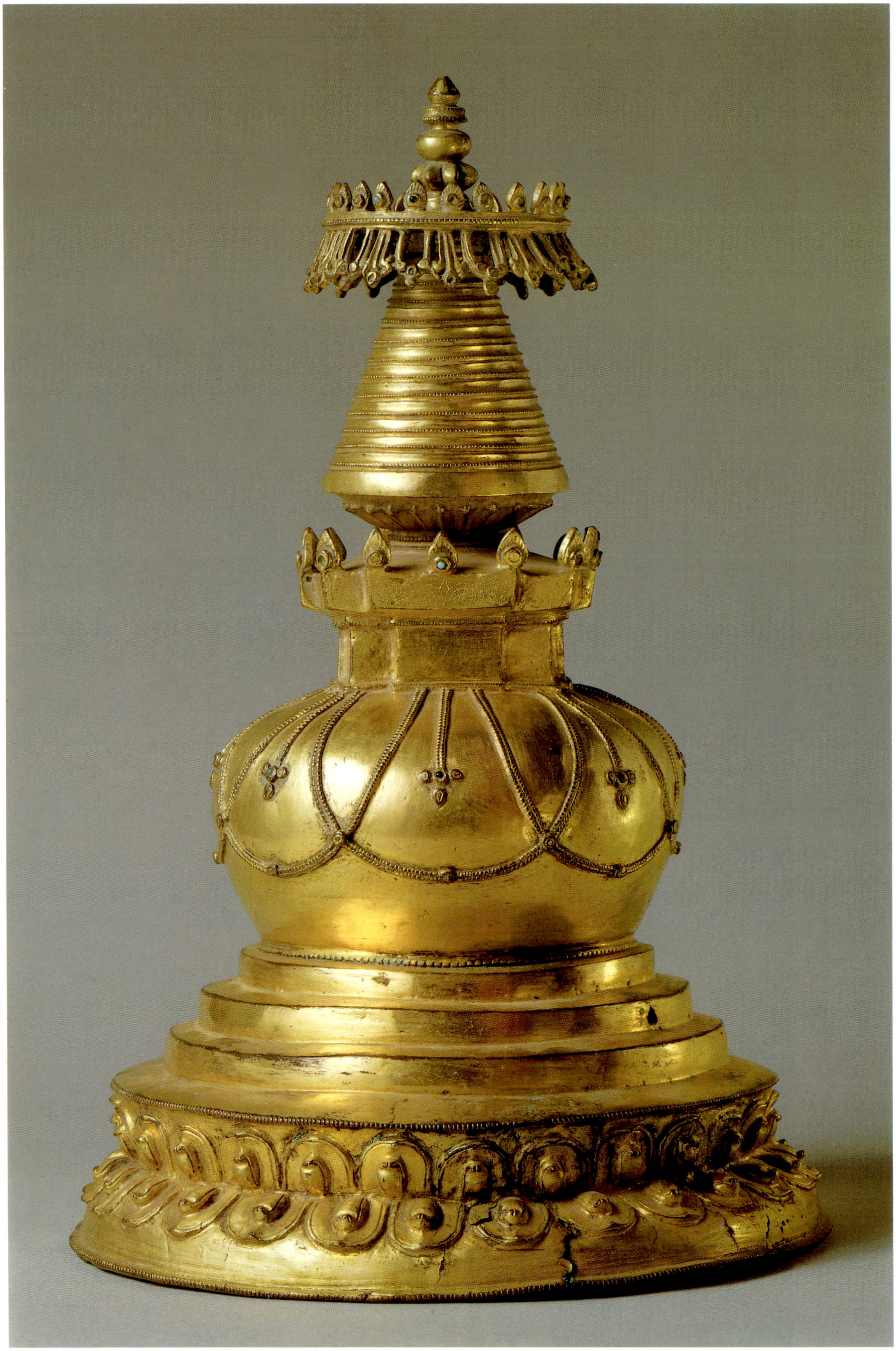

20

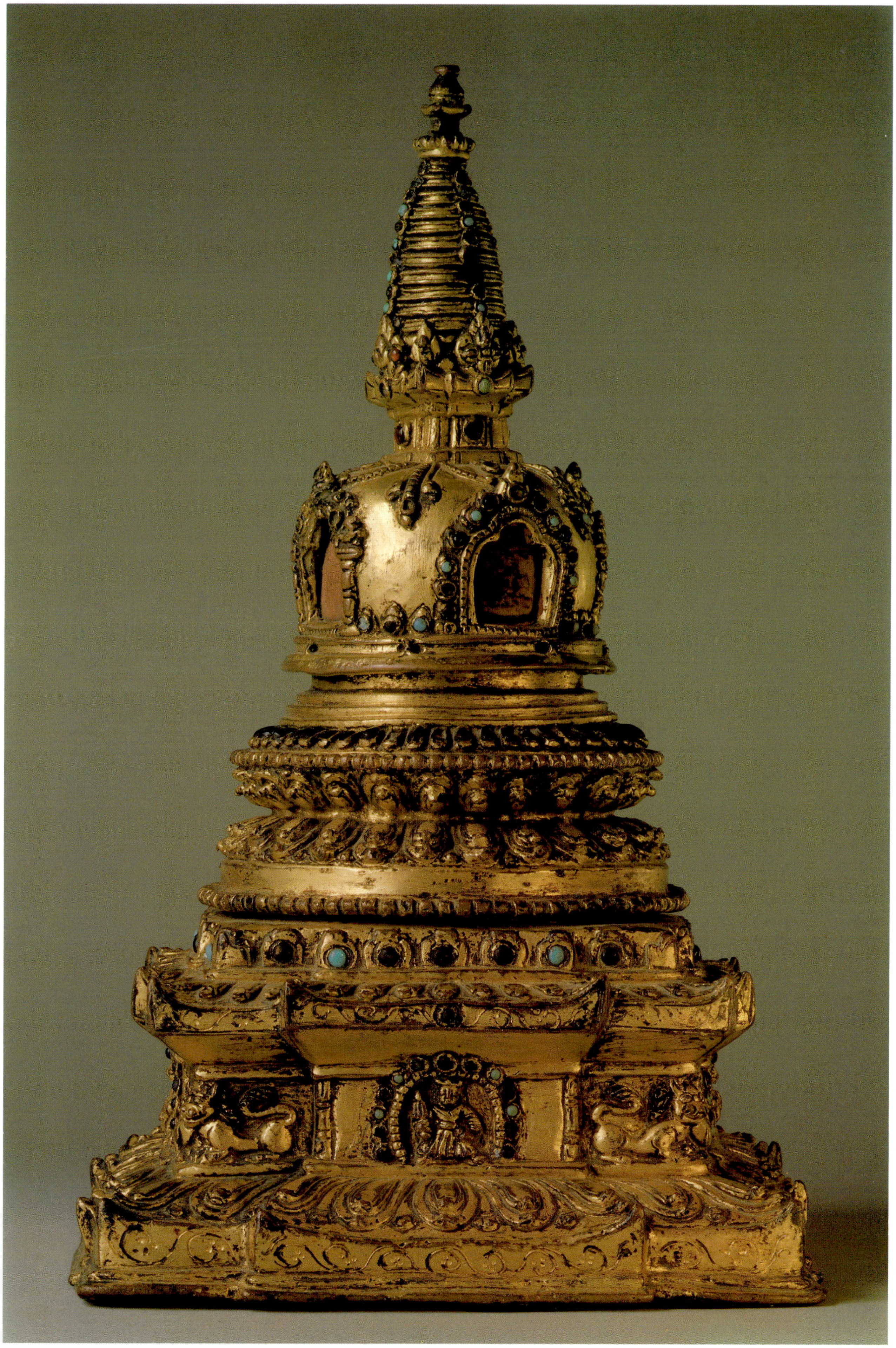

21

I-20 Vijaya Stūpa *Abb. S. 50*

Namgyal Chörten (rnam-rgyal-mchod-rten)
Tibet, 18./19. Jh.; Höhe: 32 cm (→ II-**52**)

In der Grundform des Stūpa verbinden sich zwei mythische Urbilder miteinander: der Weltenberg, versinnbildlicht im mehrstufigen Unterbau mit der Kuppel, und der Weltenbaum oder Lebensbaum, den die konisch sich verjüngende, ringförmige Spitze symbolisiert. Beide Teile sind miteinander verbunden durch die gemeinsame Mitte aus Weltachse und Stamm. Auf Grund der dem indischen Denken vertrauten Entsprechung von Makro- und Mikrokosmos, die auch im Kālacakra-Tantra zum Ausdruck kommt, symbolisiert diese Mittelachse zugleich die menschliche Wirbelsäule und die in aufsteigender Linie vorgestellten Cakras, die geheimen, in der Meditation zu aktivierenden geistigen Energiezentren. So ist der Stūpa zugleich ein Sinnbild für den Stufenweg der Erleuchtung, den Buddha beschritten hat. Im tantrischen Yoga wird dieser Weg als psychisch-geistiger Prozeß der Selbstverwirklichung verstanden.

Dieser Namgyal Chörten, an Buddhas wunderbare Kraft der Lebensverlängerung erinnernd, wird hier von einer Vase (bumpa) bekrönt, die den Nektar der Unsterblichkeit (amṛta) enthält.

I-21 Padmakaṭaka Stūpa *Abb. S. 51*

Pepung Chörten (pad-ma-spuṅs-pa'i-mchod-rten)
Nepal, 18. Jh.; Höhe: 26 cm (→ II-**51**)

Dieser reichverzierte, nepalesische Stūpa mit den runden Lotosstufen erinnert an Buddhas Geburt im Lumbinī-Hain. Der Stūpa ruht auf einem maṇḍalaförmigen Unterbau, dessen pagodenartiges Dach von acht Schneelöwen getragen wird, deren Köpfe an den Ecken jeweils miteinander verschmolzen sind, eine Gestaltungsweise, die wir in der indischen Architektur öfter antreffen. In den zu den vier Himmelsrichtungen geöffneten Toren erscheinen die vier Weltenwächter (dikpāla). Die Kuppel ist mit vier Schreinfenstern versehen, die in die vier Zwischenrichtungen zeigen. Die konisch verlaufende Spitze, die aus dreizehn Schirmen (chattra) und dreizehn Rädern (cakra) gebildet wird, symbolisiert die dreizehn Erleuchtungsstufen, die Buddha erlangt hat. Betrachtet man diesen Stūpa senkrecht von oben, so wird der Grundriß eines Maṇḍala sichtbar.

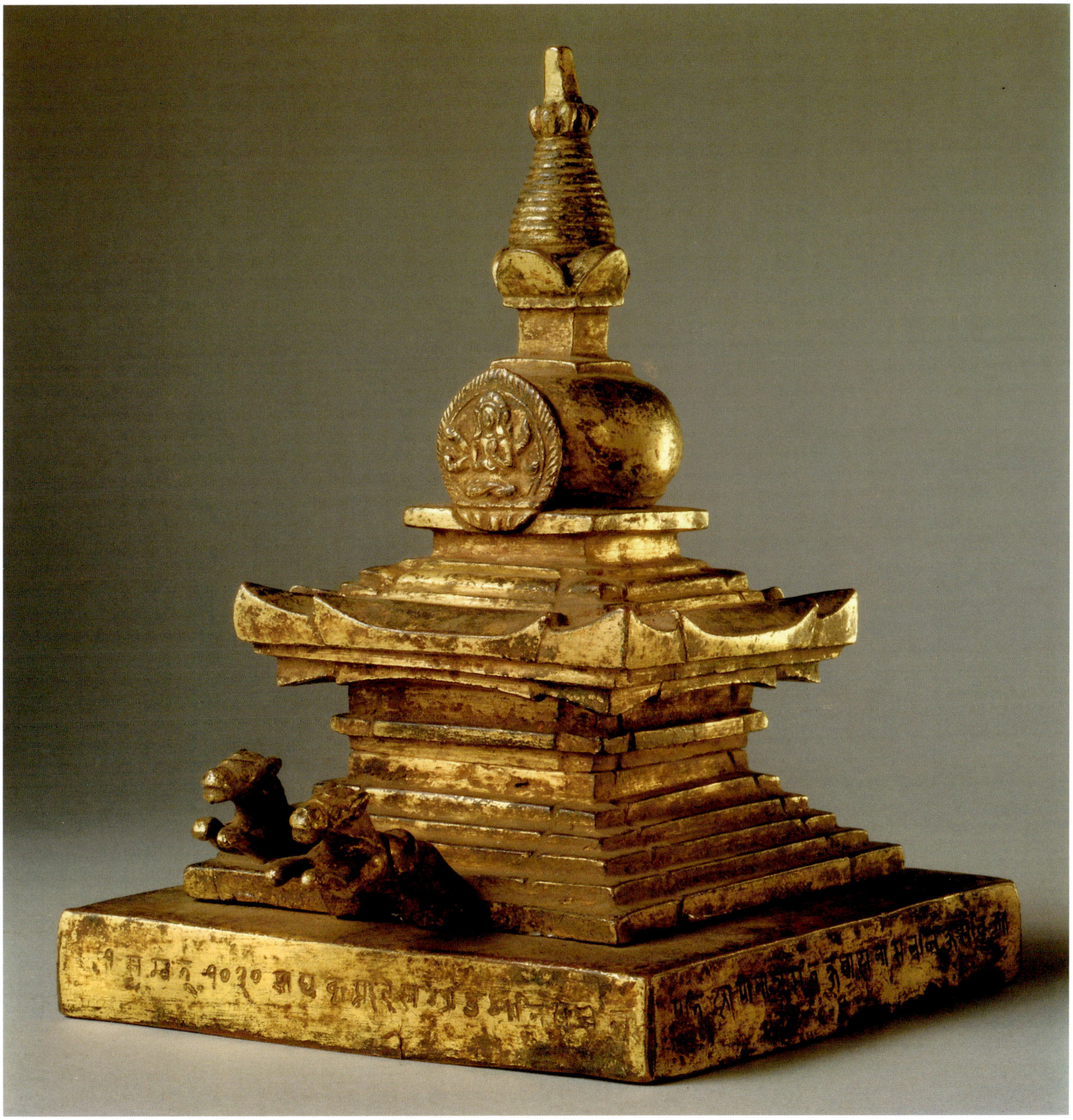

22

I-22 Vijaya Stūpa

Namgyal Chörten (rnam-rgyal-mchod-rten)
Nepal, datiert Nepal-Samvat 1030, d. h. 1910;
Höhe: 16,5 cm (→ II-**55**)

Dieser ungewöhnliche Stūpa verbindet die Vorstellung des stationären Schreins mit der eines von zwei Pferden gezogenen Tempelwagens, wie sie anläßlich verschiedener Feste in Nepal verwendet werden, um heilige Standbilder oder lebende Gottheiten, wie z. B. die Kumārī, in feierlicher Prozession durch die Stadt zu führen. Im Schreinfenster der Kuppel erscheint hier, von Strahlen umgeben, Uṣṇīṣavijayā, die Göttin der Erleuchtungserhöhung (uṣṇīṣa), das Zeichen für das Erlangen der Buddhaschaft. Über der dreizehnstufigen Spitze wird die konische Mittelachse sichtbar, welche die zahllosen Welten miteinander verbindet. Der Sockel trägt eine Inschrift in altertümlicher Newari-Schrift.

KAPITEL III

Saddharma: Die schriftlich niedergelegte reine Lehre

Ursprung und Entstehung des tibetischen Kanons

Dharma, Chö (chos), ist nach buddhistischer Anschauung die von Unwissenheit und Leid befreiende Lehre Buddhas, die zu allen drei Zeiten, d.h. eine ewige Gültigkeit hat und zur Glückseligkeit führt. Der Begriff ›Dharma‹ hat eine Vielzahl von Auslegungen erfahren. Der indische Philosoph Vasubhandu, der um 400 n. Chr. lebte, führte zehn Definitionen auf:

Shedja	(śes-bya)	Wissensgebiet
Lam	(lam)	Weg des Geistes
Nyangenlä Däpa	(mya-ṅan-las-'das-pa)	Nirvāṇa
Yidkyiyul	(yid-kyi-yul)	Denksphäre
Sönam	(bsod-nams)	Verdienst
Tse	(tze)	Lebensspanne
Sungrab	(gsuṅ-rab)	Verkündigung Buddhas
Djungdjur	('byuṅ-'gyur)	Urgeschehen
Ngepa	(ṅes-pa)	Gebot
Chölug	(chos-lugs)	Religion

All diese unterschiedlichen Bedeutungen schwingen für den Kenner bei dem Wort Dharma mit. Für die buddhistische Terminologie ist nur die 7., die Verkündigung Buddhas, maßgeblich. Wegen ihrer Allgültigkeit hat der Begriff Dharma im Buddhismus auch die Bedeutung von ›Gesetz‹ angenommen. In ihrer schriftlich niedergelegten Form wird diese Verkündigung Damchö (dam-chos, sanskr. Saddharma), die ›wahre Lehre‹ genannt. Sie hat ihren Ursprung in den Sūtras, den Lehrreden Buddhas, die er nach seiner Erleuchtung gehalten hat. Sie wurden zunächst nur in mündlicher Form von Schüler zu Schüler weitergegeben. Gemäß dem Vermächtnis Buddhas sind sie bereits auf dem ersten buddhistischen Konzil, 480 v. Chr., von seinen Jüngern schriftlich niedergelegt worden. Dieser erste Kanon buddhistischer Schriften, der sogenannte Dreikorb, Tripiṭaka, besteht aus folgenden Teilen:

Vinaya	Ordensregeln
Sūtra	Lehrreden
Abhidharma	Philosophische Schriften

Während der Vinaya-Piṭaka nur für die Jünger (śrāvakas) und die Mönchsgemeinde Gültigkeit hat, richten sich die Sūtras sowohl an Mönche als auch an Laien. Die Sūtras wurden später in Hīnayāna- und Mahāyāna-Sūtras unterteilt; bestimmt für solche, die den Weg eines Heiligen (Arhat), eines Pratyeka-Buddha, des ›einsam Erwachenden‹ einschlagen, oder für die Laienbekenner, schließlich für diejenigen, die dem Bodhisattva-Pfad folgen. Diese Mahāyāna-Sūtras sollen von Buddha den ersten Bodhisattvas verkündet und von ihnen schriftlich niedergelegt worden sein. Zu diesen meist umfangreicheren Mahāyāna-Sūtras, die von den Anhängern des Hīnayāna nicht anerkannt werden, gehören auch die in Tibet eine große Rolle spielenden Prajñāpāramitā-Sūtras.

Eine weitere Kategorie von Schriften, die zunächst nur mündlich überliefert wurden, bilden die geheimen Tantras. Sie gehen tibetischer Tradition zufolge auf die Verkündigung Buddhas als Ādibuddha Vajradhara zurück. Es handelt sich dabei um Meditationsanweisungen, die mit bestimmten Yoga-Praktiken verbunden sind. Etwa seit der Mitte des ersten Jahrtausends ist diese aus Nordindien stammende esoterische Überlieferung zu verschiedenen Lehrsystemen zusammengefaßt worden, die gemeinsam mit der älteren buddhistischen Tradition die Grundlage des für Tibet entscheidenden Vajrayāna-Buddhismus bilden.

Das buddhistische Schrifttum Indiens ist zum Großteil nur in tibetischen und chinesischen Übersetzungen erhalten geblieben. Vor allem in der ersten Epoche des Buddhismus wurden sehr viele Werke von den tibetischen Übersetzern, den Lotsawas (lo-tsa-ba), mit Hilfe zahlreicher indischer Gelehrter, Paṇditas, aus dem Sanskrit ins Tibetische übersetzt. Zu diesem Zweck entwickelte Thönmi Sambhoṭa (thon-mi-sam-bho-ṭa), ein Minister des Königs Songtsen Gampo (sroṅ btsan-sgampo, 629-650), nach dem Vorbild des Sanskrit ein tibetisches Alphabet, das 30 Konsonanten und fünf Vokale enthält, ferner verfaßte er eine tibetische Grammatik. Die in quadratischer Form von links nach rechts geschriebene tibetische Schrift, in der die meisten heiligen Texte verfaßt sind, wird U-chen genannt. Bereits vorher hat es eine dem Kothanesischen verwandte, kursiv geschriebene tibetische Schrift, U-me, gegeben, die von den Bön-Priestern benutzt wurde. Die tibetischen Übersetzungen bilden die umfangreichste Sammlung originaler buddhistischer Werke überhaupt. Ihre systematische Bearbeitung hat dann im 11. Jh. ihren Niederschlag im tibetischen Kanon, dem Kanjur (bka'-'gyur) und Tenjur (bstan-'gyur), gefunden. Der Kanjur oder Ka (bka'), der die Unterweisungen Buddhas enthält, umfaßt ca. hundert Bände. Der Tenjur (auch Tanjur) oder Tenchö (bstan-bčos), der die Kommentare der indischen Philosophen enthält, umfaßt 224 Bände. Man hat in diesen Kanon nur diejenigen Werke aufgenommen, von denen Sanskrit-Originale vorlagen. Zur Vervollständigung wurden teilweise auch chinesiche Übersetzungen herangezogen. Das Gesamtwerk, von dem mehrere tibetische Fassungen vorliegen, wurde zur Zeit der Śākya-Herrschaft auch ins Mongolische übersetzt. Zu dieser umfangreichen kanonischen Literatur kommen in Tibet noch die zahllosen Kommentare bedeutender tibetischer Gelehrter aus den verschiedenen Schulen. Ein bei uns relativ wenig bekannter Mönchsgelehrter wie Bodong Chogle Namgyal (bo-doṅ-phyogs-las-rnam-rgyal, 1375-1451), der einer der Lehrer Tsongkhapas war, hat allein 137 Bände dieser Art verfaßt. Diese tibetische Kommentarliteratur, die sich bis in die neuere Zeit fortgesetzt hat, kann als eine reiche Frucht des indischen Erbes angesehen werden.

Außer dieser kanonischen Literatur und den auf ihr aufbauenden Werken spielen in Tibet die Termas (gter-ma) eine wichtige Rolle, deren Tradition auf Padmasambhava zurückgeht. Es sind von oft nicht mehr bekannten Autoren verfaßte Texte meist rituellen und meditativen Charakters, die als ›Schätze‹ an geheimen Orten verborgen und später von einem ›Schatzentdecker‹ (Tertön, gter-ston) wiederentdeckt wurden.

Die in Indien ursprünglich auf schmalen Palmblättern geschriebenen buddhistischen Texte wurden in Tibet zunächst auf Birkenrindenblättern ins Tibetische übertragen. Später verwendete man breiteres schwarzes oder weißes Papier, das aus Pflanzenwurzeln und Baumrinde hergestellt wurde. Entsprechend der Heiligkeit des Textes wurde kostbares Material für die Beschriftung verwendet. So finden wir in Goldschrift, Serdi (gser-bris), und in Silberschrift, Ngüldi (dṅul-bris) geschriebene Manuskripte. Das weiße Papier wurde mit einer Rußtinte beschrieben. Die Titelseiten sind oft noch mit Miniaturen geschmückt. Als der Bedarf an Büchern schließlich immer größer wurde, ging man an verschiedenen Orten dazu über, in Holz geschnitzte Blockdrucke von den Originalen herzustellen. Am bekanntesten sind die großen tibetischen Druckereien von Narthang, Lhasa-Shol und Derge geworden. Der Blockdruck wird auch heute noch in zahlreichen Klöstern, vor allem außerhalb Tibets, gepflegt. Die fertigen, aus losen Blättern bestehenden Bücher wurden gemäß indischer Tradition mit Buchdeckeln versehen. Es sind oft aufwendig geschnitzte, vergoldete und vielfach auch bemalte hölzerne Buchdeckel, die meist von einem stilisierten Lotosrand umgeben sind. Als Aufbewahrungsorte der heiligen Bücher dienen die Klöster, wo sie neben dem Hauptaltar des Lhakhang oder in besonderen Bibliotheksräumen in offenen Schränken, einzeln in Seidentücher gehüllt, gestapelt sind.

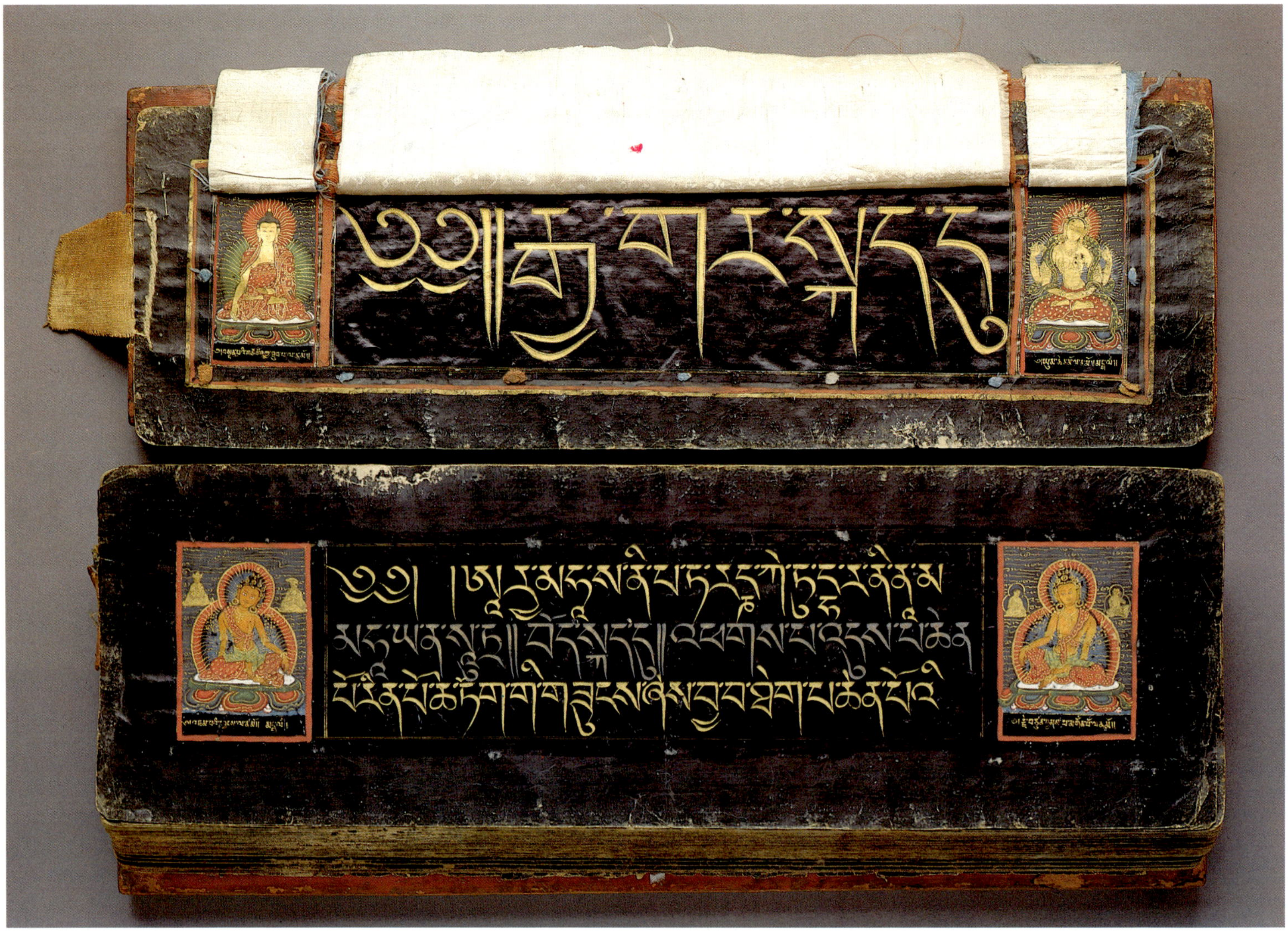

23

I-23 Sūtra pustaka

Do Poti (mdo-spo-ti)
Tibet, 1500-1550; 20,5 x 62 cm (→II-**59**)

Dieses vollständige Buch mit zwei bemalten Buchdeckeln enthält vier verschiedene, inhaltlich zusammengehörige Sūtras. Alle vier Sūtras gehören zur Kategorie der Dhāraṇī-Sūtras, d. h. zu den Lehrreden Buddhas, welche die ihm von bestimmten Gottheiten überreichten magischen Sprüche enthalten. Das ganze Buch ist in der U-chen-Schrift auf schwarzgrundigem Papier geschrieben, wobei die Zeilen abwechselnd in goldener und silberner Schrift abgefaßt sind. Die einleitenden drei Seiten zeigen jeweils seitlich zwei farbige Miniaturen von Śākyamuni und Prajñāpāramitā, Mañjuśrī und Maitreya, Amitāyus und Śyāmatārā. Auf zwei der Miniaturen (S. 2) erscheinen Padmasambhava sowie drei Wurzel-Lamas der Kagyüpa Schule im Hintergrund: Marpa, Milarepa und Gampopa. Die letzten beiden Blätter enthalten das Kolophon mit je einer Widmung des Stifters und des Schreibers. Das Buch ist dem Abt eines Klosters gewidmet, dessen Name inschriftlich auch auf der Bronzefigur des Vajradhara erwähnt ist (s. I-3). Das Buch dürfte daher ebenfalls aus der ersten Hälfte des 16. Jahrhunderts stammen.

Beide Buchdeckel haben vorne jeweils ein Relief mit den fünf Tathāgatas und in den Ecken kurze Worte zur Inhaltsangabe, während hinten jeweils ein Tsipata mit stilisierten Lotosranken eingeschnitzt ist. Auf der Innenseite des oberen Deckels sind in feiner Goldlinienmalerei (gser-bris) auf rotem Grund Śākyamuni und seine beiden Jünger dargestellt, die hier sitzend der Lehrrede des Meisters lauschen. Śāriputra hält eine Almosenschale (pātra) und einen Rasselstab (khakkhara; Kharsil, 'khar-gsil) Maudgalyāyana ein Buch (pustaka) in Händen. Die Malerei auf dem unteren Buchdeckel ist leider nicht mehr erkennbar.

I-24 Illuminiertes Titelblatt

China, 19. Jh.; 13 x 64 cm (→II-**62**)

Mit kostbarem Brokat bezogenes und mit neun verschiedenfarbigen Schutzdecken versehenes Widmungsblatt eines tibetischen Buches, das dem Mañjughoṣa, dem Bodhisattva der Weisheit mit der lieblichen Stimme gewidmet ist. Die Widmung ist in großer, erhabener Goldschrift in U-chen geschrieben. Der Verfasser des nicht mehr vorhandenen Buches ist der auf der goldenen Miniatur links genannte Baso Djedung Ngagwang Konchog Nyima (ba-so-rje-druṅ-ṅag-dbaṅ-dkon-mchog-ñi-ma). Dieser Gelehrte des Gelugpa-Ordens ist dargestellt mit den Attributen Mañjuśrīs, Schwert und Buch, und er trägt einen Phurbu im Gürtel, der ihn als tantrischen Meister kennzeichnet. Die rechte Miniatur zeigt laut Inschrift den Mandschu Kaiser Chia-ch'ing (bča'-čin-rgyal-po) aus der Ch'ing-Dynastie, der von 1796 bis 1820 lebte. Der auf einem Thron sitzende Kaiser ist wahrscheinlich ein Schüler des Verfassers und zugleich der Auftraggeber des Buches gewesen, das einem lamaistischen Kloster in China gehört haben mag. Der jeweilige Kaiser von China wird von den Buddhisten als Inkarnation Mañjuśrīs verehrt.

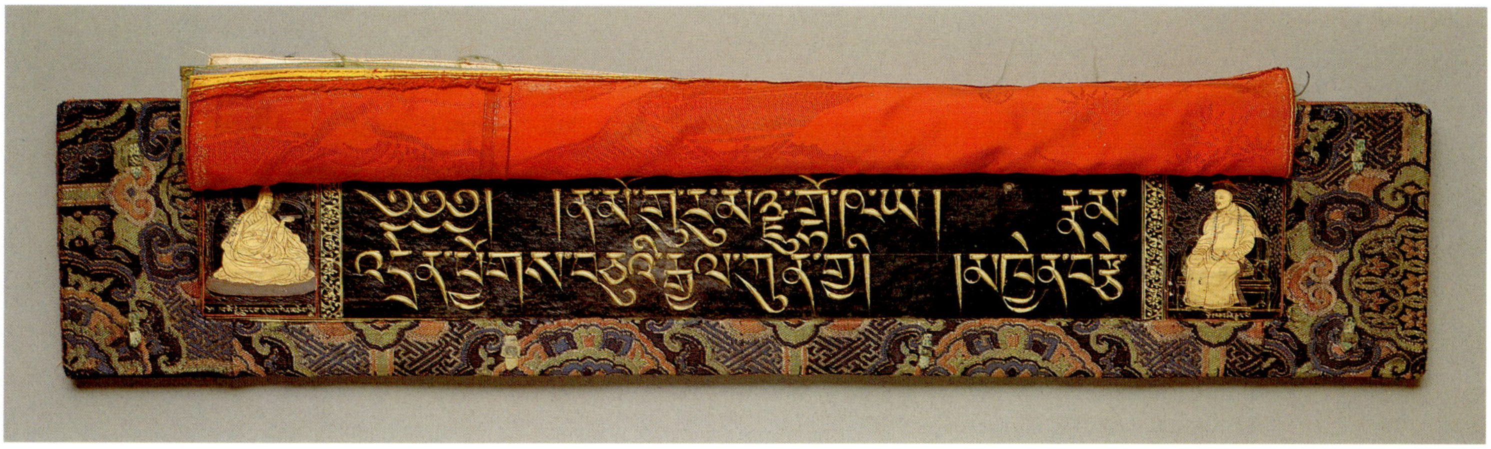

24

I-25 Pustakakāṣṭha

Legshing (glegs-śiṅ)
Westtibet, 14. Jh.; 21 x 65 cm (→ II-**71**)

Auf der bemalten Innenseite des Buchdeckels erscheinen, in Gold auf rotem Grund, fünf königlich geschmückte Bodhisattvas. Sie gehören zur Gruppe der 37 Gottheiten des Maṇḍala von Sarvavid-Vairocana (Kunrig Nampar Nangdzä, kun-rig-rnams-par-snaṅ-mdzad), eines Sādhana des Yoga-Tantra (vgl. Einleitung Kap. XI). Die fünf im Lotossitz thronenden Bodhisattvas zeigen unterschiedliche Mudrās: der erste schwingt einen Elefantenstecken (aṅkuśa), der zweite hält Pfeil und Bogen (śara und dhana) in Händen, der mittlere zeigt die Geste des Fingerschnippens, d.h. des Gutheißens (achaṭā-mudrā). Der vierte zeigt die Geste des Auf-die-Krone-Setzens eines Juwels (śireratnaprasthita-mudrā), der fünfte zeigt die Geste des Brennens (jvala-mudrā). Die jugendliche Anmut ihrer Erscheinung, die geschwungenen Augenbrauen, die vollen Lippen, die Lockenzöpfe und das kurze Beinkleid (dhotī) weisen auf indische Vorbilder der Pāla-Kunst hin. Die ornamentale Thronlehne und die stilisierten Ranken der Umrahmung lassen Verwandtschaft mit dem frühen tibetischen Kadampa-Stil erkennen (s. I-6).

Die geschnitzte Oberseite des Buchdeckels war ursprünglich vergoldet. In dem von stilisierten Lotosblättern umrahmten Mittelfeld erscheint im Zentrum eine Vase (kalaśa), auf der Vajrasattva mit Zepter (vajra) und Glocke (ghaṇṭā) thront. Gleichzeitig quellen aus der Vase Lotosranken hervor, die ein fortlaufendes, flächiges Schlingenmuster bilden.

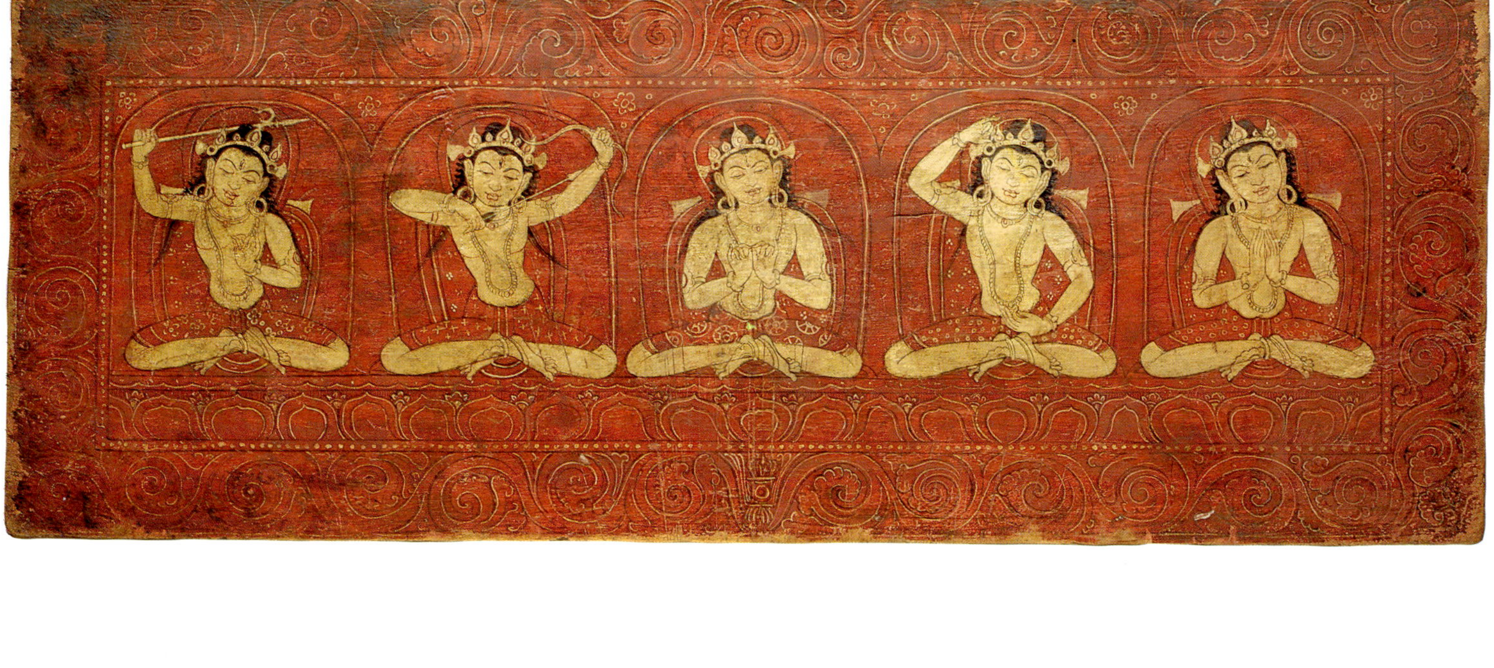

25

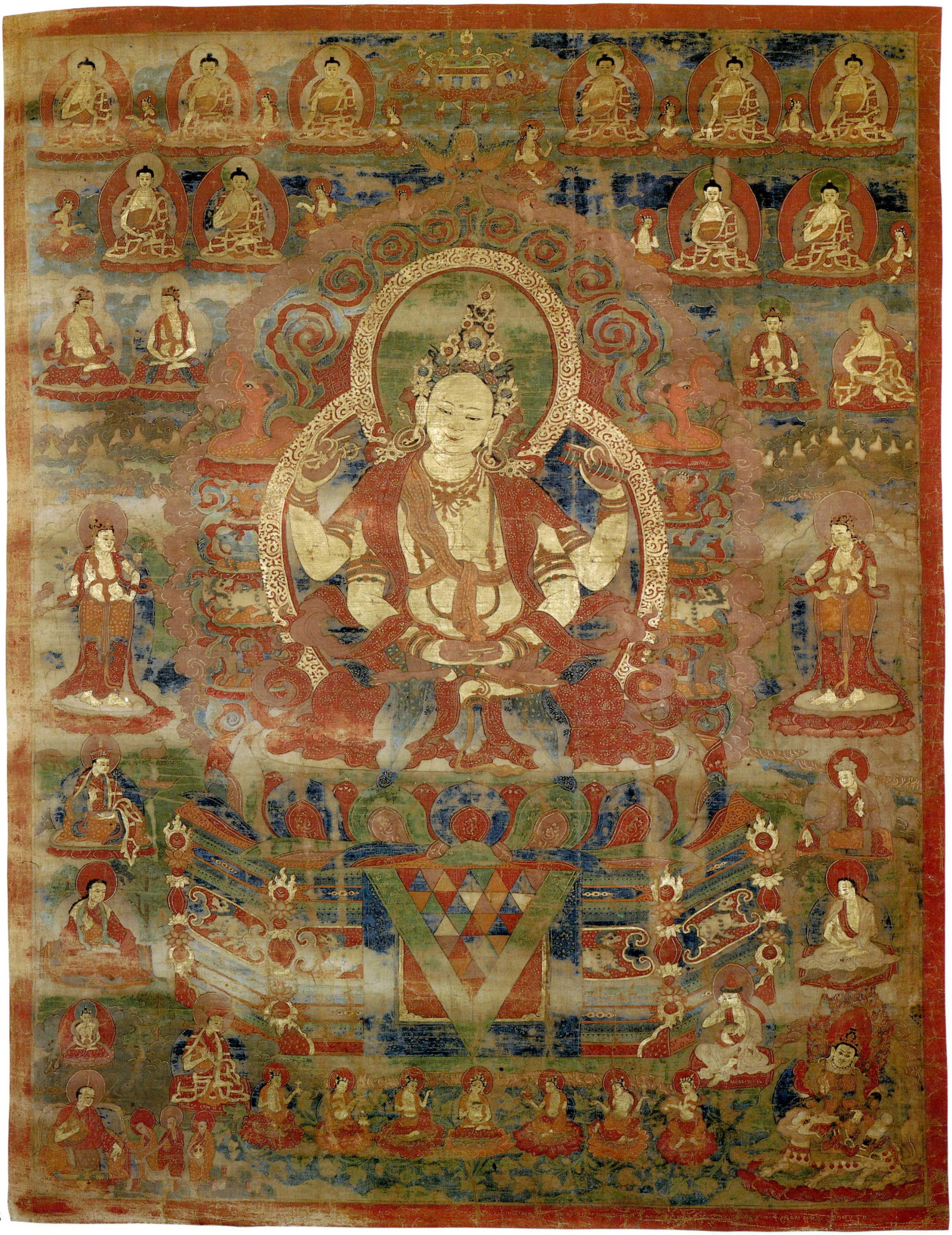

26

KAPITEL IV/V

Die vergöttlicht dargestellte und die symbolisch veranschaulichte Lehre

I-26 Prajñāpāramitā

Sherab Kyi Pharöltu Chinma (shes-rab-kyi-pha-rol-tu-phyin-ma)
Ladakh, 14./15. Jh.; 94 x 71 cm (→II-**85**)

Auf einem hohen, von Schneelöwen und Säulen mit flammenden Perlen getragenen Lotosthron sitzt die Göttin Prajñāpāramitā. Sie gilt als Verkörperung der transzendenten Weisheit und als personifizierte vergöttlichte Darstellung des Dharma. Die königlich geschmückte Göttin ist ebenso wie die anderen Gestalten des Bildes in Goldfarbe gemalt. Ihr erstes Händepaar ruht in Meditationsgeste (dhyāna-mudrā), während sie mit ihrem zweiten Händepaar ein Diamantzepter und ein Buch hält, welches die Prajñāpāramitā-Sūtras enthält. Die Zentralfigur ist umgeben von einem Toraṇa, welches von übereinander thronenden Tieren und Fabelwesen gebildet wird. Wir sehen jeweils links und rechts einen Elefanten, einen Schneelöwen, einen Widder, einen Zwerg, einen Wasserdrachen mit gerolltem Schweif, Nāgas und in der Mitte einen schlangenfressenden Garuḍa. Diese Hierarchie von mythologischen Wesen symbolisiert die Tugenden und Vollkommenheiten, welche diese Göttin schmücken. Über dem Thronsitz schwebt zudem noch ein Ehrenschirm.

In den beiden oberen Reihen erscheinen, über Wolken thronend, jeweils links und rechts die fünf Tathāgatas in ungekrönter Form, jeder begleitet von einem kleineren, ihm zugeordneten Bodhisattva. In der dritten Reihe über den Schneebergen erscheinen links zwei weitere Bodhisattvas und rechts Maitreya sowie ein Paṇḍit mit einem Buch. Wahrscheinlich handelt es sich um Asaṅga, den großen indischen Gelehrten, der zu den ›Sechs Kronen‹ der Weisheit Indiens gezählt wird. Er wurde von Maitreya initiiert und gilt als einer der Begründer des Vajrayāna. Die Göttin wird links flankiert von Mañjuśrī, dem Bodhisattva der Weisheit, und rechts von Padmapāṇi, dem Lotosträger. Neben dem Thron sehen wir links den großen tantrischen Meister Padmasambhava, den Begründer der Nyingmapa, der ältesten Schule des tibetischen Buddhismus, und rechts den König Trisong Detsen (khri-sroṅ-lde'u-btsan, 755-797), der Padmasambhava nach Tibet eingeladen hatte, um die Lehre Buddhas im Lande zu verkünden. Darunter thront links Marpa (1012-1097), der Begründer der Kagyü-Schule, und rechts sein bekanntester Schüler, der Dichter und Yogi Milarepa (mi-la-ras-pa, 1040-1123) sowie dessen Schüler und Biograph Rechungpa (ras-chung-pa, 1084-1161). Ihm gegenüber links thront Gampopa (1079-1153), der Nachfolger Milarepas. Die letzten vier sind inschriftlich genannt – ein Hinweis zugleich darauf, daß dieses Thangka in der Tradition des Kagyü-Ordens entstanden ist, der in Ladakh noch heute eine wichtige Rolle spielt. Vor dem Thron erschei-

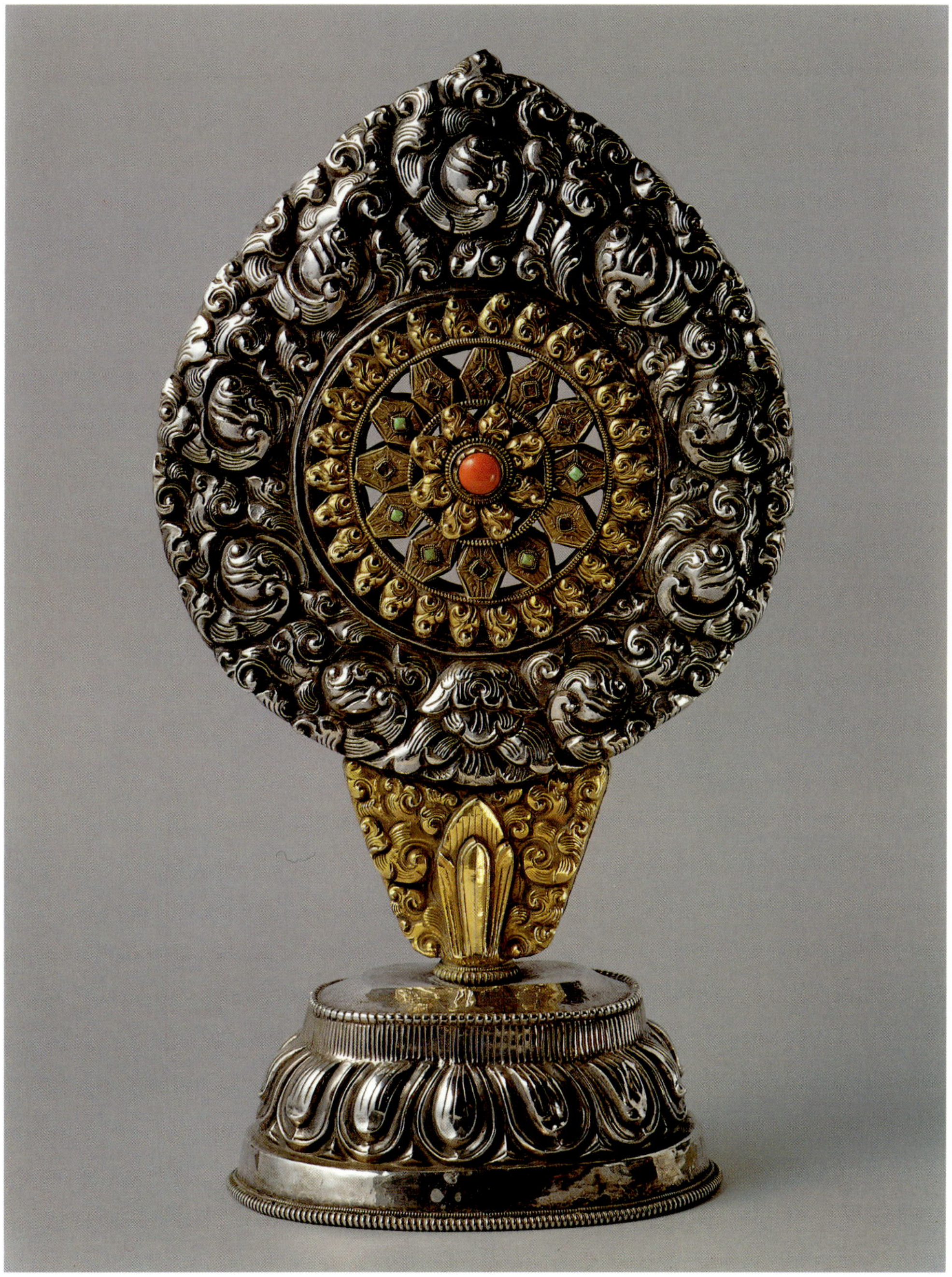

27

nen auf Lotosblüten sieben Göttinnen, die Opfergaben darbringen.

In der linken Ecke sehen wir wohl den Stifter, einen Lama mit seinen Schülern. Über ihm Amitāyus, ein langes Leben verheißend. In der rechten Ecke Vaiśravaṇa auf einem Schneelöwen. Er wird hier als Gott des Reichtums verehrt.

Die himmlischen Tathāgatas repräsentieren den transzendenten Buddha, die Göttin Prajñāpāramitā den Dharma, die Lehre; die sich um die Zentralfigur gruppierenden Bodhisattvas, Paṇḍitas, Ordensgründer und Lamas stehen für den Saṅgha, die Gemeinde. Die Dreieinheit von Buddha, Dharma und Saṅgha, die hier sichtbar wird, ist für den Gläubigen zugleich Sinnbild für die dreifache Zuflucht, die er nehmen kann.

I-27 Dharmacakra

Abb. S. 59

Chökyi Khorlo (chos-kyi-'khor-lo)
Tibet, 19. Jh.; Höhe: 38,3 cm (→ II-**86**)

Das aus Silber getriebene Altargerät hat die Form eines Dharmacakra, das aus einer Lotosblüte emporwächst. Das ›Rad der Lehre‹ erinnert den Gläubigen nicht nur an Buddhas erste Lehrverkündigung im Gazellenhain von Benares, wodurch er das Rad der Lehre erstmalig in Bewegung gesetzt hat; es ist darüber hinaus zum Symbol der Lehre Buddhas wie des Buddhismus überhaupt geworden. Dieses Symbol hat seine mythologische Herkunft in dem tausendspeichigen Rad, das der indische Schöpfergott Brahmā dem Buddha einst bei seiner Geburt als symbolisches Geschenk überreicht hat. Wir finden das Rad-Symbol bereits in vorgeschichtlicher Zeit als Sinnbild des Jahres und des Weltgesetzes. In der frühbuddhistischen Kunst wird das Dharmacakra auch als Symbol für den Erleuchteten verwendet.

Der innerste Kreis des Rades mit seinen acht Speichen, die hier aus Lotosblättern gebildet werden, versinnbildlicht den ›Achtfachen Pfad‹, der die acht Gebote Buddhas, das Fundament der Lehre, zusammenfaßt:

Rechte Anschauung
Rechte Gedanken
Rechte Rede
Rechtes Handeln
Rechte Ernährung
Rechte Anstrengung
Rechte Besinnung
Rechte Versenkung

Diese sittlichen Grundregeln (śīla) gelten sowohl für den Mönch (bhikṣu) wie für den Laienbekenner (upāsaka). Um dieses achtspeichige Rad legt sich ein zweiter Radkreis mit zwölf Speichen. Er versinnbildlicht die zwölf Glieder (nidāna) des bedingten Entstehens, die sich symbolisch zu einer Kette zusammenschließen, die den Menschen immer wieder in den Kreislauf der Wiedergeburten hineinzieht (s. II-88). Die Einsicht in diesen leidvollen Zusammenhang gehört zu den wichtigsten Voraussetzungen, um Befreiung zu erlangen. So ist das achtspeichige ›Rad der Lehre‹ für den Buddhisten vor allem ein Symbol der Umkehr, die nur durch eigene Kraft erfolgen kann. Dieses durchbrochen gestaltete innere Rad ist ornamental eingefaßt von einem vielblättrigen Strahlenkranz und einem nimbusartigen Rankenwerk mit Lotosknospen, wodurch zum Ausdruck kommt, daß sich für den, der auf dem ›Achtfachen Pfad‹ wandelt, die Fülle des Dharma erschließt.

Das Dharmacakra spielt sowohl im Ritual wie in der Symbolik in Tibet eine wichtige Rolle: In der hier gezeigten Form wird es verwendet als kostbare Gabe, die ein Schüler seinem Meister überreicht, wenn er die Bitte ausspricht, von ihm Belehrung zu erhalten. Danach wird es auf einem Altartisch aufgestellt. Es gehört zu den ›Sieben königlichen Schätzen‹ (rājasaptaratna), die ebenfalls als Altarschmuck dienen können.

Als Rad der Herrschaft ist es ein Hoheitszeichen buddhistischer Könige, Dharmarāja, wie auch der Dalai Lamas als geistlicher und weltlicher Herrscher.

Wir finden es dargestellt über den Tempelportalen, meist umgeben von einem Gazellenpaar, als Hinweis auf den Ursprungsort der Verkündigung.
Auch im Wappen der Oberhäupter des Karmapa-Ordens erscheint dieses zentrale Symbol als Hoheitszeichen und Ausdruck einer ununterbrochenen Tradition.

I-28 Bhavacakra, ›Das Lebensrad‹

Sipä Khorlo (srid-pa'i-'khor-lo)
Tibet, 19. Jh.; 69 x 53 cm (→ II-**87**)

Das Bhavacakra gehört zu den ältesten Bildtypen der buddhistischen Malerei. Es wird traditionell auf Buddha selbst zurückgeführt. Wir finden diese anschauliche Lehrtafel vor allem in den Vorhallen der tibetischen Tempel (Lhakhang) zusammen mit dem geschriebenen Buddhistischen Bekenntnis als großes Fresko dargestellt. So kann auch der des Lesens Unkundige die Lehre Buddhas in sich aufnehmen. Es ist die altindische Vorstellung vom Wirken des Karma, die hier im Bild des Lebensrades symbolisch veranschaulicht ist. Dieses Rad wird von einer zornvollen Gottheit umklammert, die einem riesigen Ungeheuer gleicht, dessen Bauch geöffnet ist. Es handelt sich hier um eine Allegorie der Zeit in ihren beiden Aspekten, dem verschlingenden und dem ewigen. Insofern gleicht diese Gottheit einerseits Yama, dem Totengott, andererseits den fünf Tathāgatas, deren fünffache Krone sie trägt. Im äußeren Kreis des Rades sind die verschiedenen Daseinsfaktoren dargestellt, die das Leben jedes Menschen bestimmen. Sie werden als zwölf Glieder (nidāna) einer Kette beschrieben, die den Menschen immer wieder hineinzieht in den ewigen Kreislauf von Geburt und Tod. Hier soll nur auf das erste und letzte Glied dieser Kette hingewiesen werden. Wir sehen halb unten rechts einen blinden Alten, der mit seinem Stock ins Ungewisse schreitet. Er ist eine Allegorie der Unwissenheit (avidyā), welche nach buddhistischer Anschauung die erste Ursache für das weitere Entstehen von Abhängigkeiten ist. Das letzte Glied dieser imaginären Kette sehen wir darüber dargestellt in Gestalt eines Leichenträgers, der ein Leichenbündel davonträgt. Er ist eine Allegorie des Todes. Hier schließt sich der Kreis wieder, denn der Tod ist nur äußerlich betrachtet ein Ende, da durch die über den Tod hinaus wirkenden karmischen Kräfte die Sehnsucht nach der Sinneswelt immer mehr gesteigert wird, bis schließlich wieder neues Leben entsteht.

Zwischen den sechs Speichen des Rades sind nun die verschiedenen Daseinsbereiche (gati) dargestellt, in denen sich die Wiedergeburt vollziehen kann, je nachdem, ob sich gute oder schlechte karmische Kräfte im früheren Leben angesammelt haben. Die gute Wiedergeburt wird im oberen Bereich gezeigt: ganz oben die Welt der Freuden, in der die Götter (deva) leben; die Welt des Kampfes, in den die Titanen (asura) verwickelt sind; rechts die Welt des tätigen und lernenden Menschen. Im unteren Bereich der schlechten Wiedergeburten sehen wir rechts die Welt des Leidens, die von Menschen gejagten und sich selbst jagenden Tiere, links gegenüber das Reich der unbefriedigten Begierden, das die hungrigen Geister (preta) bewohnen, und ganz unten die Welt der Qualen, die kalte und die heiße Hölle, die dem Totenrichter untersteht.

Was dem Betrachter hier in mythologischen Bildern vor Augen geführt wird, ist im Grunde eine meist unbewußte psychische Realität. All diese karmisch bedingten Aufenthaltsorte, sowohl die glücklichen wie auch die leidvollen, sind nicht von Dauer. Sie drehen sich im Kreise um ein dunkles Zentrum, denn der Mensch wird immer wieder umgetrieben von den drei Grundübeln oder Giften, die in der Nabe des Rades allegorisch dargestellt sind, nämlich durch die ineinander verbissenen Tiere Hahn, Schwein und Schlange. Sie sind die Symbole für Gier, Verblendung und Haß. Sie lassen dem nackten Menschen, der im inneren Kreis erscheint, nur zwei Möglichkeiten: sich freizumachen von den dunklen Kräften, dem Schatten, der ihm folgt, oder zurückzufallen in den dumpfen Zustand eines Tieres, wie es hier dargestellt ist. Nur der Mensch hat nach buddhistischer Auffassung die Chance, wenn er sein kostbares irdisches Dasein nutzt, um Befreiung zu erlangen. Auch der Glanz der Götter welkt in Jahrtausenden dahin, und sie müssen wieder zurückkehren ins irdische Dasein. Der Weg, der zur Befreiung und zur Vernichtung der drei Grundübel führt, ist durch Buddha vorgelebt und verkündet worden.

Das Bhavacakra, auf das der Blick des Betrachters fällt, bevor er den Tempelraum betritt, ist nicht nur ein Appell, sein Leben zu ändern, sondern auch ein Spiegel, in dem er sich selbst erkennen kann, weil es ein verschlüsselter Ausdruck seines Unbewußten ist. So kann die Meditation über das Bhavacakra eine Vorübung zur Selbstverwirklichung sein. Es wird berichtet, daß Śākyamuni in der dritten Nachtwache vor seiner Erleuchtung, in tiefe Meditation versunken, diesen ewigen Kreislauf des Werdens und Vergehens geschaut und, innerlich mitleidend mit allen Lebewesen, schließlich die Ursache für die Entstehung des Leidens erkannt habe.

Ganz bewußt hat der Künstler durch die dekorativen Bildelemente, die angedeutete Landschaft und die blühenden Bäume, das Bhavacakra mitten ins irdische Leben hineingestellt.

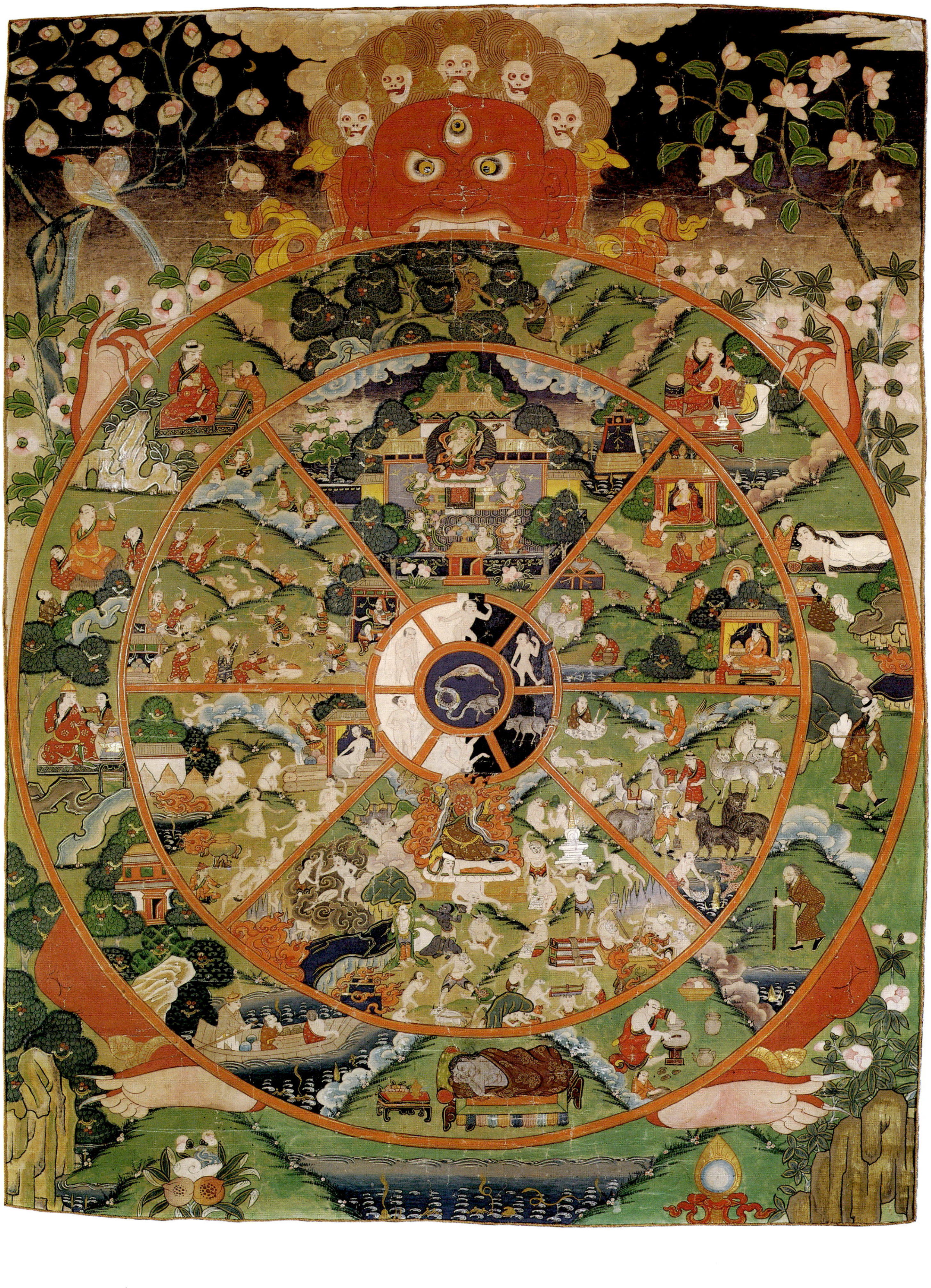

28

KAPITEL VI

Die Śrāvakas und die Arhats: der Hīnayāna-Saṅgha

Die Mönchsgemeinde

Bei aller Schlichtheit und Einheitlichkeit seines Erscheinungsbildes ist der Saṅgha doch ein gewachsenes und vielfältig strukturiertes Gebilde, das sich im Laufe seiner Geschichte bei aller Treue zur Tradition nicht nur äußerlich gewandelt und den lokalen Gegebenheiten angepaßt hat, sondern auch entsprechend der unterschiedlichen Begabung der Menschen – verschiedene Wege zur Selbstverwirklichung und Befreiung anbietet. Es sollen hier nicht die unterschiedlichen philosophischen Lehrmeinungen und die Entstehung der verschiedenen Schulen, von denen einige schon nicht mehr bestehen, betrachtet werden, sondern das Selbstverständnis der Gemeinde Buddhas sowie die Pflichten und Anforderungen, die sich für denjenigen ergeben, der in die Hauslosigkeit gezogen ist, um künftig als Mönch und Bettler (bhikṣu) oder als Nonne (bhikṣunī) dem Saṅgha anzugehören. Voraussetzung für die Aufnahme in die Gemeinschaft ist vor allem die ernsthafte Absicht, dem bisherigen Leben zu entsagen und ausschließlich nach Befreiung zu streben. Grundsätzlich stand der Saṅgha Angehörigen aller Kasten offen. Dennoch gab es einige Gründe, einen Bewerber abzulehnen. So mußte er das 20. Lebensjahr vollendet haben. Bei Minderjährigen mußte die Einwilligung der Eltern vorliegen, bei verheirateten Frauen die des Mannes. Nicht in den Orden aufgenommen wurden Soldaten sowie Leibeigene. Ferner waren ausgeschlossen Gesetzesbrecher, Gesetzesflüchtige und Schuldner, aus der Sorge heraus, daß sie verfolgt werden könnten. Die Aufnahme wurde auch denjenigen verweigert, von denen man erwarten mußte, daß sie auf Grund unheilbarer Krankheit oder körperlicher Gebrechen dem harten Leben in der Gemeinschaft nicht gewachsen sein würden. So verhinderte man, daß Menschen aus Versorgungsgründen in den Saṅgha eintraten. Schließlich wurden auch diejenigen abgewiesen, die von auffallend schöner Gestalt waren, weil sie besonders gefährdet waren, und Zeugungsunfähige, weil für sie das Zölibat kein Opfer bedeutete. In der Regel wurde der Bewerber zunächst als Novize angenommen, wobei er sich Haar und Bart scheren, die meist gestiftete Robe anlegen und die dreifache Zufluchtsformel sprechen muße. Erst zu einem späteren Zeitpunkt, wenn er sich bewährt hatte, erfolgte dann vor Zeugen die Ordination als Bhikṣu, als Vollmönch. Wie wir aus den Biographien der ersten Schüler Buddhas und der frühen Heiligen wissen, waren besonders viele seiner Anhänger begabte junge Brahmanen, die traditionell für die geistlichen Ämter vorgesehen waren.

Neben diesem mönchischen Weg gab es noch die Möglichkeit, als Laienanhänger (upāsaka, d.h. Dabeisitzender) dem Saṅgha beizutreten, indem man ebenfalls das Bekenntnis der dreifachen Zuflucht zu Buddha, Dharma und Saṅgha ablegte und die ersten fünf Gebote (śīla) gelobte: nicht zu töten, nicht zu stehlen, keine Unzucht zu treiben, nicht zu lügen und keine berauschenden Getränke zu sich zu nehmen. Die Hauptaufgabe dieser buddhistischen Laien bestand darin, für das Wohl der Mönche und Nonnen zu sorgen. Erst im Mahāyāna-Buddhismus kommt den Laien eine größere eigenständige Bedeutung dadurch zu, daß auch sie Befreiung erlangen können, wenn sie unermüdlich den Bodhisattva-Pfad wandeln. Den Kern des Saṅgha aber bilden auch heute die Mönche und Nonnen, welche die volle Ordination erhalten haben.

Das Leben in der Ordensgemeinschaft ist bestimmt durch die strikte Einhaltung von Regeln (vinaya), die sowohl praktische, rituelle und spirituelle Anweisungen enthalten. Armut, Keuschheit und Friedfertigkeit gehören zu den wichtigsten sittlichen Geboten. Weil die Hauptaufgabe der Mönche und Nonnen darin besteht, die Lehre Buddhas vollkommen in sich aufzunehmen und zu befolgen, werden sie auch śrāvakas, Hörer, genannt, eine Bezeichnung, die ursprünglich nur für die unmittelbaren Schüler Buddhas verwendet wurde. Das Ziel der śrāvakas ist es, auf dem vorgeschriebenen Weg für sich selbst Befreiung zu erlangen und ein Arhat, ein Heiliger oder ›Feindbesieger‹ zu werden, der die Grundübel oder Gifte in sich vernichtet hat. Dieser individuell beschrittene Weg ist ein sicherer und ein langsamer zugleich: Er kann nach buddhistischer Anschauung frühestens nach dreimaliger Wiedergeburt zur endgültigen Befreiung führen. Der schnellere, aber auch gefährlichere Weg, der es ermöglicht, in einem Leben Erleuchtung zu erlangen, ist der des selbstlosen Mitleids und aktiven Mitgefühls mit allen Lebewesen, wie er im Vorbild der großen Bodhisattvas zum Ausdruck kommt.

Neben diesen beiden Hauptwegen, die den Hīnayāna- und den Mahāyāna-Buddhismus charakterisieren, kennt man im Buddhismus noch die Pratyeka-Buddhas, die ›Einsam Erwachten‹, welche sich gleichsam wie ein Rhinozeros durch den Dschungel des Saṃsāra schlagen und allein kraft ihrer Einsicht in die leidschaffenden Bedingungen des Daseins Befreiung erlangt haben. Diese unabhängige Verwirklichung von Buddhaschaft ist prinzipiell auch ohne Kenntnis des Dharma möglich. Auch vor dem Auftreten Buddhas hat es daher schon Pratyeka-

Buddhas gegeben. Ihr Gedächtnis wird in Tibet vor allem in der Liturgie bewahrt. Unter den Einsiedlern, sofern sie nicht als Mönche einem Kloster angehören, spielt das Ideal des Pratyeka-Buddhas noch immer eine gewisse Rolle. Den höchsten Rang innerhalb des Saṅgha nimmt freilich der Ordensgründer selbst ein, der als lehrender Buddha und als vollkommen Erwachter oder Samyaksambuddha (yaṅ-dag-par-rdzogs-pa'i-saṅs-rgyas), verehrt wird.

In Tibet lebten früher etwa sechzig Prozent der Bevölkerung in einem der zahlreichen Klöster, die wirtschaftlich selbständig waren, d.h. sich aus der Umgebung versorgten. Dadurch kam die alte Sitte des Bettelganges außer Gebrauch, und die Wandermönche (śrāmaṇas) wurden seßhaft, wenn auch die Beziehungen der Klöster untereinander sehr rege waren. Aufnahmebeschränkungen in den Saṅgha, wie man sie früher in Indien kannte, gab es praktisch nicht. Wer in Tibet in ein Kloster eintreten wollte, hatte ein dreifaches Gelöbnis abzulegen, das sowohl Anweisungen des Hīnayāna-, wie auch des Mahāyāna- und Vajrayāna-Pfades umfaßte. Er mußte (1.) streng nach den traditionellen Regeln eines śrāvaka leben, (2.) innerlich alle Aktivitäten auf die Erleuchtung aller Lebewesen richten und seine erworbenen Verdienste dafür verwenden, (3.) durch geheime tantrische Übungen und Meditationen Einweihungen anstreben, die ihn zur Vervollkommnung seiner geistigen Kräfte führen. Ein Mönch, der dieses dreifache Gelübde, das für alle Schulen gilt, abgelegt hatte und praktizierte, wurde Domsum Denpi Gelong (sdom-gsum-ldan-pa'i-dge-sloṅ) genannt. Unterschiedlich je nach Schulrichtung waren dagegen die Pfade, die zur Meisterschaft führen und den verschiedenen Begabungen der Mönche Rechnung tragen sollten. So konnte man entweder ein Mönch werden, der die Mönchsregeln praktiziert, d.h. ein Gelong Yandagpa (dge-sloṅ-yaṅ-dag-pa) oder ein Vajra-Meister, Dorje Lobpön (rdo-rje-slob-dpon), der so viel Wissen angesammelt hat, daß ihm die Fähigkeit zur Unterweisung zuerkannt wird. Auch der Titel ›Lama‹, der dem indischen ›Guru‹ entspricht, heißt wörtlich ›der Obere, der Höhere‹.

Ein akademischer Titel, der durch langjähriges Studium an einer Klosteruniversität erworben wird, ist der eines Geshe Lharampa, eines Gelehrten der Gelugpa-Schule, oder eines Kachu Rabdjampa, eines Gelehrten der Sakya-Schule. Um auf seinem Wege zur Meisterschaft voranzuschreiten, war es durchaus üblich, seinen Lehrer nach einer Weile zu wechseln und auch Einweihungen von Lehrern anderer Schulen zu erwerben. Im Mittelpunkt des klösterlichen Lebens steht neben der eigenen Meditation vor allem die gemeinsame Liturgie und die Lesung der heiligen Schriften. Darüber hinaus hatten die Mönche die Pflicht, auch Fähigkeiten wie Schreiben, Malen und Musizieren zu erlernen. Schließlich entstanden an vielen Klöstern Schulen, und es entwickelten sich Verwaltungszentren, so daß weitere Aufgaben und Ämter hinzukamen. Durch die vielfältigen Verbindungen der Klöster zum Volk war der Saṅgha in Tibet keine isolierte Institution, sondern ein Mittelpunkt der gesamten Gemeinschaft, ja fast identisch mit ihr. Dennoch ist die Kontinuität der Lehrüberlieferung in Tibet nicht verloren gegangen. Mit Recht hat der 14. Dalai Lama wiederholt darauf hingewiesen, daß Tibet das einzige Land in Asien gewesen sei, das alle drei großen indischen Lehrsysteme des Buddhismus treu bewahrt habe.

Die sechzehn Arhats und ihr Gefolge

Unter den zahlreichen Heiligen, die alle Befleckungen (kleśa) abstreiften und daher nicht mehr in den Kreislauf der Wiedergeburten zurückfielen, wird eine Gruppe von sechzehn Arhats ikonographisch besonders hervorgehoben, die auch als Leitbilder für den Weg des Hīnayāna zu verstehen sind. Es handelt sich um jene sechzehn Jünger Buddhas, die bei seinem Abschied in Kuśinagara hervortraten mit dem Versprechen, den Dharma in allen Enden der Welt zu verkünden und bis ans Ende der Tage in seinem Dienst auszuharren. So kann man sie auch als legendäre Hüter des Dharma verstehen. Ihnen ist jeweils ein bestimmter Ort in der mythischen Geographie zugewiesen. Die Legende berichtet, daß alle zusammen mit Buddha den heiligen Berg Kailāsa besucht haben, ferner, daß sie einer Einladung des chinesischen Kaisers nach China gefolgt sind. Zum Gefolge der Arhats gehören zwei Begleiter, der Laienanhänger Dharmatāla, der meist einen Korb mit Büchern trägt, und Hvashang, ein chinesischer Mönch. Es soll sich bei ihm um den Boten des chinesischen Kaisers handeln, der den Arhats die Einladung nach China überbrachte. Ikonographisch ist er verschmolzen mit dem chinesischen Glücksgott Putai, der als dickbäuchige, stets lachende Gestalt erscheint, die von Kindern umringt ist. Entsprechend der Rolle der Arhats als zeitlose Hüter des Dharma sind ihnen ikonographisch die vier Dikpālas, die Wächter der vier Himmelrichtungen, zugeordnet. Zum weiteren Gefolge der einzelnen Arhats gehört ferner eine große Zahl ungenannter Arhats, die gleichsam ihre Schülerschaft bilden, doch werden meist nur einige Mönche und Laienanhänger verbildlicht.

Die besondere Hervorhebung der sechzehn Arhats aus der Vielzahl der Nachfolger Buddhas, die Heiligkeit erlangt haben, und ihre übergeordnete Rolle als Hüter des Dharma läßt bereits Vorstellungen des Mahāyāna erkennen. Die Verehrung der sechzehn Arhats hat sich vor allem unter den Kadampas in Tibet ausgebreitet. Auch von visionären Erscheinungen der Arhats wird häufig berichtet.

Die sechzehn Arhats sind in der tibetischen Ikonographie jeweils durch persönliche Attribute und Gesten gekennzeichnet. Fast immer haben sie einen Nimbus. Die Erinnerung an ihre Reise nach China mag auch darin zum Ausdruck kommen, daß sie vielfach reichverzierte chinesische Mönchsgewänder tragen. Sie werden meist in einer bestimmten Reihenfolge dargestellt (vgl. auch II-82).

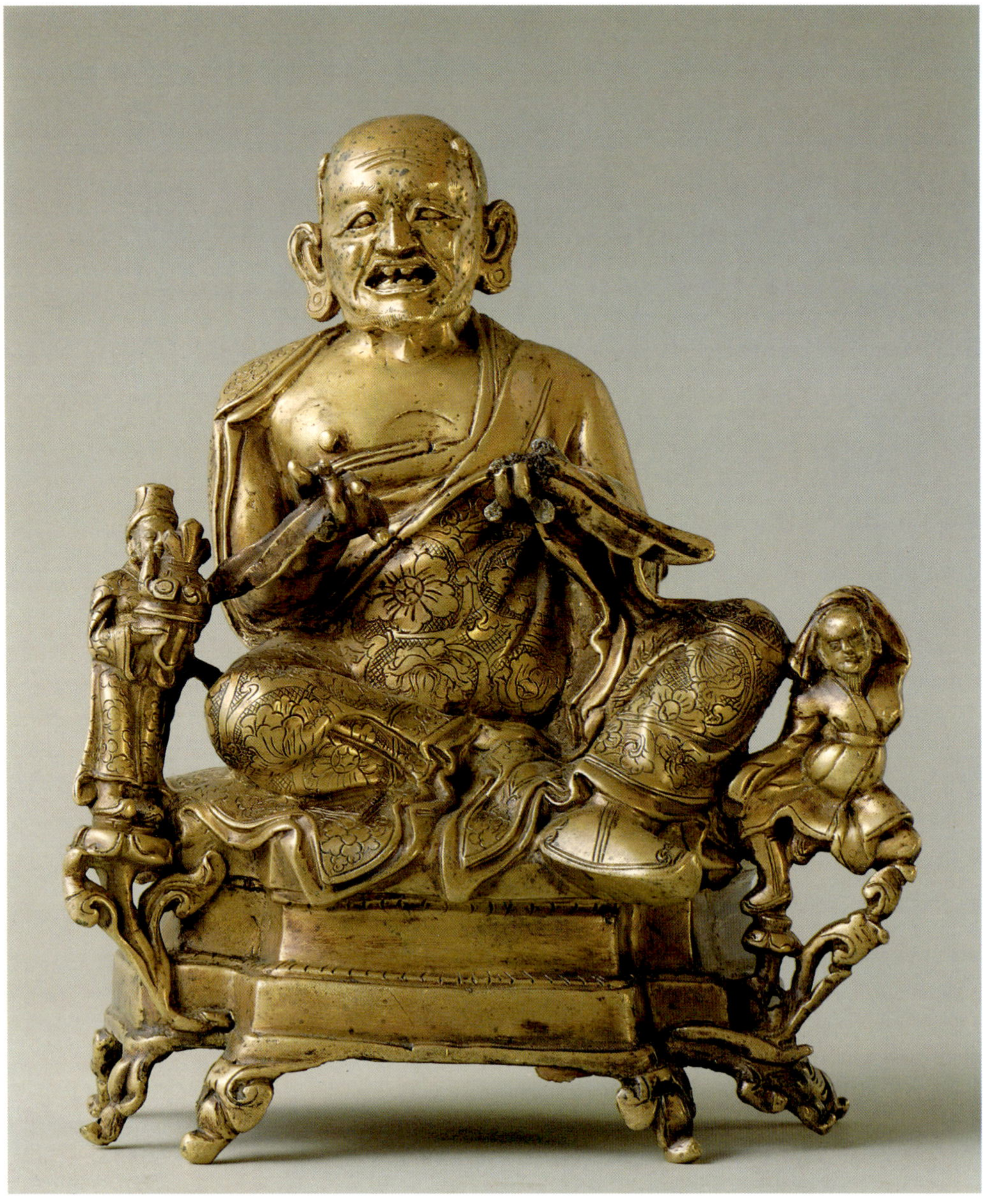

29

I-29 Abheda

Michepa (mi-phyed-pa)
Tibet, 16. Jh.; Höhe: 16,5 cm (→ II-**100**)

Diese physiognomisch ausdrucksstarke Figur eines Heiligen (Arhat) zeigte ursprünglich auf dem mit beiden Händen gehaltenen Glücksschal (khabtags) einen Erleuchtungsstūpa, Changchub Chörten, der ihm, wie es heißt, als Geschenk von Buddha überreicht worden war, als er sich anschickte, in die Schneeberge des Himālaya zu ziehen, um die dort lebenden wilden Yakṣas zu belehren. Es handelt sich um den Arhat Abheda, der in lockerer Sitzhaltung (līlāsana) auf einem Thronsitz dargestellt ist und ein lotosgeschmücktes Mönchsgewand trägt. Er ist umgeben von zwei kleineren Gestalten, links von einem König, erkenntlich an seinem Turban, und rechts von einem freudig tanzenden Alten. Beide stehen auf einer Lotosblüte als Zeichen der Leidenschaftslosigkeit und geistigen Reinheit, die sie erlangt haben. Der König bringt ihm als Dankesgabe ein Opfermaṇḍala mit einem Wunschjuwel (cintāmaṇi) dar.

Die Darstellung der Arhats in der tibetischen Kunst läßt oftmals chinesische Stilelemente erkennen. Der Grund hierfür mag eine überlieferte Legende sein, wonach sich die Arhats auf Einladung eines chinesischen Kaisers eine Zeitlang in China aufgehalten haben sollen, wo auch Porträts von ihnen angefertigt wurden. Die Erinnerung an diese Legende mag die tibetischen Künstler veranlaßt haben, den Arhats, die Zeitgenossen Buddhas waren und wie dieser aus Nordindien stammten, chinesische Züge zu verleihen.

I-30 Maitreya mit sechzehn Arhats

Champa Neten Chudug (byams-pa-gnas-brtan-bču-drug)
Ladakh, 15. Jh.; 87 x 55 cm (→ II-**91**)

Auf einer großen, aus einem See emporwachsenden Lotosblüte thront der Bodhisattva Maitreya, welcher dereinst die Buddha-Lehre neu verkünden wird, um das Erlösungswerk der Arhats, der Heiligen, die ihn hier umgeben, zu vollenden. Zu seiner Seite erscheinen zwei stehende Bodhisattva-Gestalten als seine Helfer. Wahrscheinlich handelt es sich um Mañjuśrī und Padmapāṇi. Sie versinnbildlichen die Kraft der Weisheit und des Mitleids, die es gemeinsam zu entfalten gilt, um Buddhaschaft zu erlangen. Maitreya, ›Der Liebende‹, ist wie ein Prinz geschmückt. Er hält zwei Lotosranken in Händen. Auf der Blüte zu seiner Rechten sehen wir eine rote Koralle, die einen Schlangenbaum symbolisiert als Ort seiner Erleuchtung; auf der Blüte zu seiner Linken sehen wir eine kleine Kanne (chilug, spyi-blugs), die mit Reinigungswasser gefüllt ist, das er für die Zeit seines Wirkens bereithält.

Die sechzehn Arhats werden hier als Vorläufer Maitreyas an ihren fernen, teils im Götterhimmel gelegenen Aufenthaltsorten vorgestellt. Zu dieser Gruppe der Arhats gehören auch ihre beiden Begleiter, der von spielenden Knaben umgebene chinesische Mönch Hvashang (links) und der indische Diener Dharmatāla (rechts), der hier statt eines Bücherkorbes ein Gestell mit Almosenschalen trägt und von einem zahmen Tiger begleitet wird. Über ihm schwebt der ihm visionär erschienene rote Buddha Amitābha. Inmitten der versammelten Heiligen thront oben im himmlischen Bereich Buddha Śākyamuni, der das Kommen Maitreyas prophezeite. Der ganze imaginäre Versammlungsraum wird bewacht von den vier königlichen Weltenwächtern (dikpāla), die einen Flammennimbus tragen.

Im Vordergrund des Bildes sehen wir eine Versammlung von Mitgliedern des Saṅgha, die Opfergaben für Maitreya dargebracht haben und ihn verehren; möglicherweise handelt es sich hier um den frommen Stifter des Bildes und seine Angehörigen. Zu denen, die den kommenden Buddha beschenken, gehört auch ein Nāga, der aus dem See aufgetaucht ist.

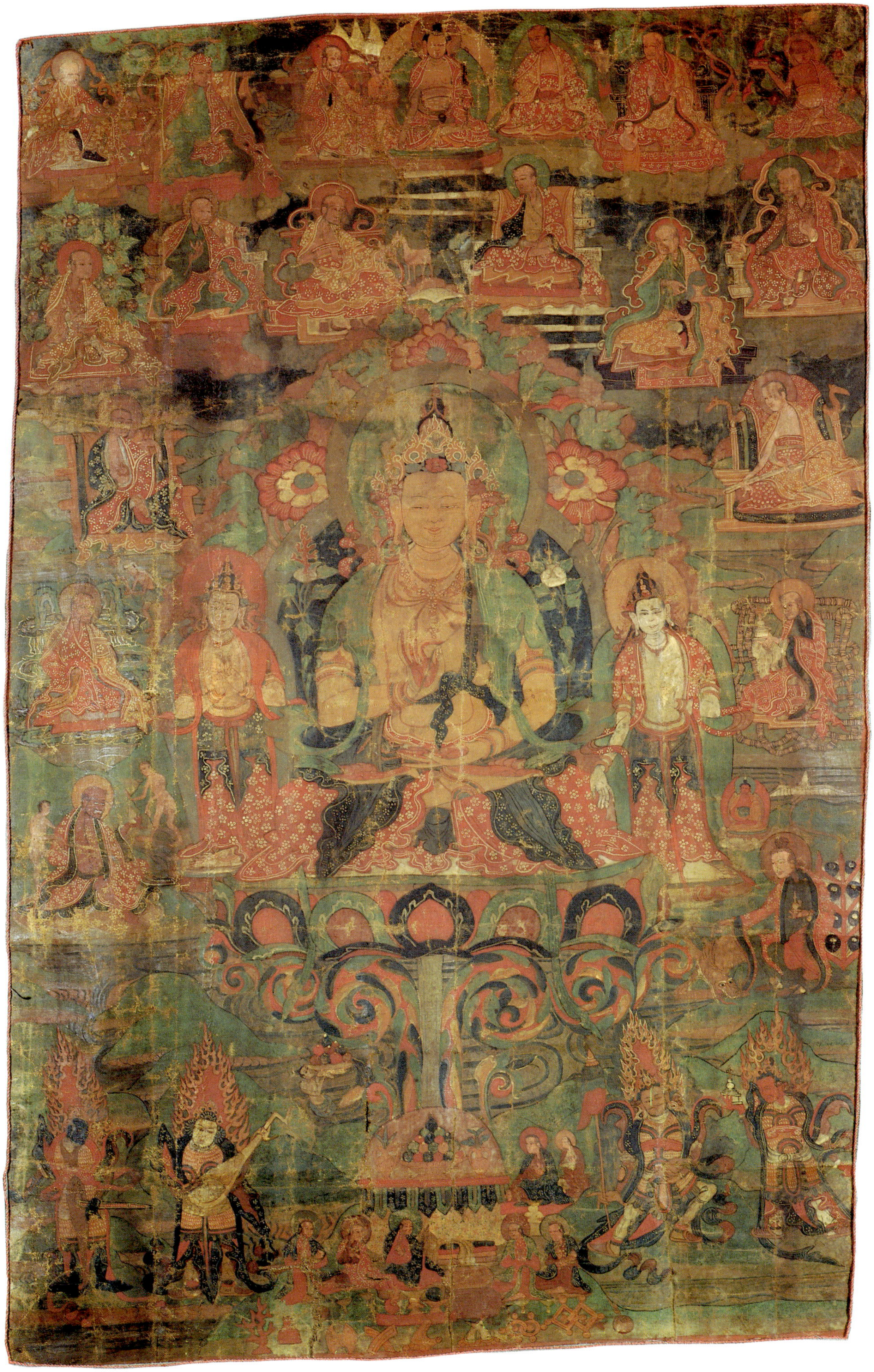

30

KAPITEL VII

Die Bodhisattvas und Tārās als Heilvermittler

Das Bodhisattva-Ideal und seine Verbildlichung

Während im frühen Buddhismus das Ideal des Arhats, des Heiligen, im Mittelpunkt des Strebens nach Befreiung vom Kreislauf der Wiedergeburten steht, rückt mit dem Aufkommen des Mahāyāna-Buddhismus etwa seit dem 1. Jh. westlicher Zeitrechnung das Bodhisattva-Ideal stärker in den Vordergrund. Dieser Anschauungswandel ist vor allem damit verbunden, daß der Buddhismus eine immer größere Zahl von Laienanhängern gewinnt, die nicht den strengen Regeln der Mönche und Nonnen unterworfen sind. Auch der Bodhisattva strebt die Befreiung vom Saṃsāra an, aber sein Bemühen ist nicht in erster Linie auf das eigene Heil gerichtet, sondern darauf, allen anderen Wesen zur Erlösung zu verhelfen. Dahinter steht die Erkenntnis, daß der Weg zu sich selbst immer zugleich auch ein Weg zum Nächsten ist. Jeder Mensch, der sich selbstlos für seine Mitmenschen und darüber hinaus für alle mit ihm lebenden Wesen einsetzt, kann ein Bodhisattva sein. Insofern könnte man geradezu von einem allgemein menschlichen Ideal sprechen. Buddha Śākyamuni hat sich selbst als einen Bodhisattva, ein ›Erleuchtungswesen‹, bezeichnet, wenn er rückblickend von der Zeit vor seiner Erleuchtung gesprochen hat. Auch unter seiner zahlreichen Laienschülerschaft hat es viele Bodhisattvas gegeben, die sich jeweils durch besondere Tugenden auszeichneten. Besonders bekannt geworden ist die Gruppe der acht Mahābodhisattvas, die ikonographisch oft als Gefolge Buddhas dargestellt sind.

Ähnlich wie jeder, der als Mönch dem Saṅgha beitreten wollte, ein Mönchsgelübde ablegen mußte, indem er zu Beginn vor Zeugen die dreifache Zufluchtsformel sprach, wurde später auch ein Bodhisattva-Gelübde (bodhicittotpādasambara) eingeführt, dessen Verpflichtungen sowohl Mönche wie Laien auf sich nehmen konnten. Gleichzeitig entwickelte sich im Mahāyāna Buddhismus die Vorstellung von einer Stufenleiter der Tugendvollkommenheiten (pāramitā), auf deren obersten Stufen die Mahāsattvas oder ›Großwesen‹ stehen. Sie haben die drei Grundübel – Gier, Haß und Verblendung – in sich vernichtet und die ›Stufe des nicht mehr Lernen Müssens‹ erreicht. Da diese Vollendeten ihre Tugenden in sich so weit gefestigt haben, daß sie nicht mehr in den Kreislauf der Wiedergeburten zurückfallen können und dennoch voll Mitleid (karuṇā) der Welt zugewandt sind, können sie diese am Schatz ihrer karmischen Verdienste (puṇya) teilhaben lassen und ihr gutes Karma auf andere Menschen übertragen. Deswegen ist es auch möglich, sie zu verehren und Gebete an sie zu richten. Diese höchste Vollkommenheitsstufe eines Bodhisattva hat gleichsam den Charakter des Übermenschlichen und überschreitet die Möglichkeit einer positiven Definition. Man hat diese Bodhisattvas daher auch transzendente Bodhisattvas genannt. Sie spielen sowohl im Mahāyāna- wie im Vajrayāna-Buddhismus eine wichtige Rolle als Erlösungshelfer, denen jeweils bestimmte Aufgaben zum Wohle der Menschen zugewiesen sind – denn nur wenigen ist es ja möglich, allein und aus eigener Kraft Befreiung zu erlangen. Ihr unaufhörliches, unsichtbares Wirken für diese Welt hat daher etwas sehr Tröstliches. Vor allem die großen tibetischen Gelehrten, insbesondere die Oberhäupter der Sakya-Schule, gelten als Inkarnationen, als geistige Söhne Mañjuśrīs, des Bodhisattvas der Weisheit.

Ikonographisch werden die transzendenten Bodhisattvas, obwohl sie gleichsam erst Anwärter auf den Buddha-Thron sind, bereits im vollen Schmuck eines königlichen Herrschers dargestellt. Die fünfblättrige Krone auf ihren Häuptern zeigt an, daß sie alle als Emanationen der fünf ebenfalls transzendenten Tathāgatas verstanden werden, die man als ihre geistigen Väter ansehen kann. Auch manifestieren sich in den geistigen Söhnen besondere spirituelle Eigenschaften dieser Väter.
Diesem Zuordnungsprinzip gemäß, das vor allem in der gleichen Körperfarbe der Gottheiten zum Ausdruck kommt, lassen sich folgende Bezüge herstellen:

Tathāgata	*Bodhisattva*	*Körperfarbe*
Vairocana	Samantabhadra	weiß
Akṣobhya	Vajrapāṇi	blau
Ratnasambhava	Mañjuśrī	gelb
Amitābha	Avalokiteśvara	rot
Amoghasiddhi	Sarvanīvaraṇa viṣkambhin	grün

Die bedeutendste Rolle unter den Genannten spielen die drei Bodhisattvas Avalokiteśvara, Mañjuśrī und Vajrapāṇi, die häufig auch als Trias abgebildet werden. In ihnen verkörpern sich gleichsam die drei Haupttugenden des Mahāyāna-Buddhismus: Liebe und Mitleid (karuṇā), Weisheit und Einsicht (prajñā) sowie Wille und Tatkraft.

Als transzendenter Bodhisattva wird auch Maitreya dargestellt, der künftige Buddha, wenn er als noch im Himmel verweilend vorgestellt wird. Außer diesen männlichen Bodhisattva-Gestalten gibt es noch weibliche, von denen die weiße Tārā, Sitatārā, und die grüne Tārā, Śyāmatārā, die wichtigsten sind. Als Helferinnen auf dem Weg zur Befreiung und als Beschützerinnen vor Gefahren genießen sie besondere Verehrung. Darüber hinaus werden vor allem in der Liturgie noch zahlreiche andere Bodhisattvas namentlich angerufen, die bildlich seltener in Erscheinung treten.

Alle Bodhisattvas, mit Ausnahme Maitreyas, können im Vajrayāna-Buddhismus auch als Yidam, als persönliche Initiationsgottheit, fungieren und auf diese Weise in vielfältiger Gestalt auftreten. So wird etwa der Bodhisattva Vajrapāṇi, ›der mit dem Diamantzepter in der Hand‹, in Tibet vor allem als zornvolle Gottheit dargestellt, die den zornvollen Aspekt des Mitleids verkörpert. In dieser tantrischen Erscheinungsform wird er besonders als Heiler und Beschützer verehrt.

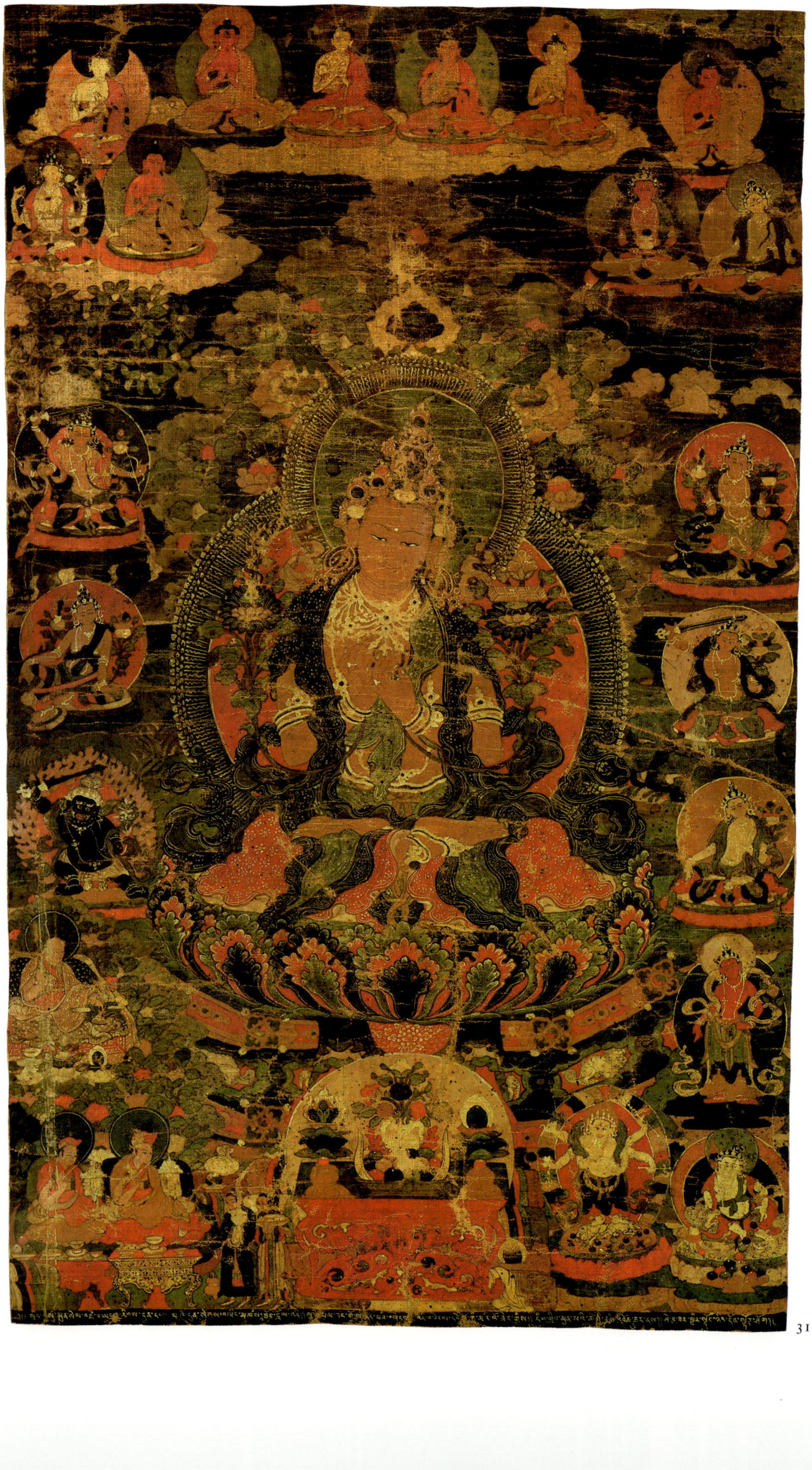

31

I-**31** Dharmacakra-Mañjuśrī

Jampal Chökhorma ('jam-dpal-chos-'khor-ma)
Tibet, 17. Jh.; 82 x 39 cm (→ II-**103**)

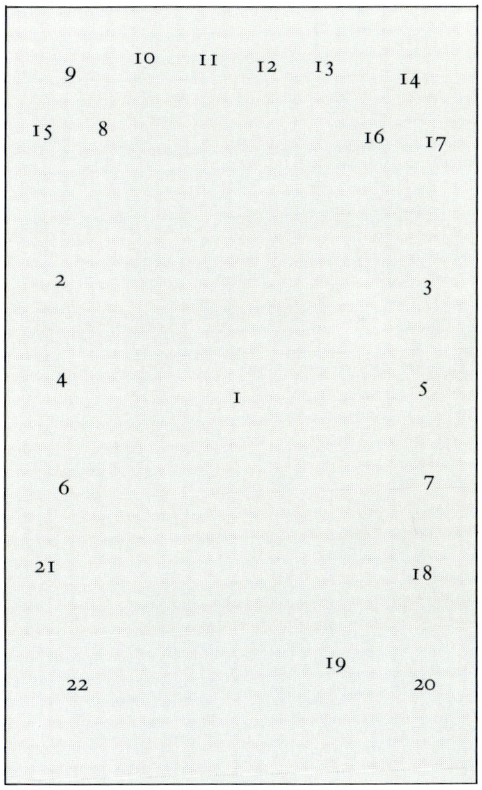

Vor einer paradiesisch anmutenden Landschaft erblicken wir in einer gleichsam visionären Schau zahlreiche Buddhas und Bodhisattvas, die sich in einer bestimmten Ordnung um die Zentralgestalt gruppieren. Im Zentrum thront der Bodhisattva Mañjuśrī, der ›sanfte Herr‹, der hier in seiner Form als Dharmacakra-Mañjuśrī erscheint, wie die zur Geste des Lehrens (dharmacakra-mudrā) geformten Hände zeigen. Er sitzt in Meditationshaltung (dhyānāsana) auf einem hohen, vielblättrigen Lotosthron, der von Schneelöwen und Elefanten getragen wird. Seine charakteristischen Attribute Schwert (khaḍga) und Buch (pustaka) sind links und rechts auf Lotosblüten dargestellt. Er ist von einer strahlenden Aureole umhüllt. In den großen Lotosblüten hinter ihm sitzen zwei Papageien als Hinweis auf Redegewandtheit und Klugheit. Im Ganzen sehen wir hier sieben Erscheinungsformen von Mañjuśrī:

1 Dharmacakra-Mañjuśrī, Jampal Chökhorma ('jam-dpal-chos-'khor-ma): ›Der sanfte Herr des Rades der Lehre‹
2 Nāmasaṅgīti-Mañjuśrī, Jampal Tsengdjöd ('jam-dpal-mtzan-brjod): ›Der sanfte Herr des Namensgesanges‹ (tantrische Form)
3 Vādisiṃha-Mañjuśrī, Jamyang Maseng ('jam-dbyaṇs-smra-seṅ): ›Der sanfte Herr mit der Löwenstimme‹
4 Vāgīśvara-Mañjuśrī, Ngagi Wangchuk Jampal Yang (ṅag-gi-dbaṅ-phyug-'jam-dpal-dbyaṅs): ›Der sanfte Herr der Sprache‹
5 Arapacana-Mañjuśrī, Jamyang Arapacana ('jam-dbyaṅs-a-ra-pa-tsa-na): ›Der sanfte Herr der Arapatsana-Mantras‹
6 Kāla-Mañjuśrī, Jamyang Nagpo ('jam-dbyaṅs-nag-po): ›Der sanfte, schwarze Herr‹
7 Sita-Mañjuśrī, Jamyang Karpo ('jam-dbyaṅs-dkar-po): ›Der sanfte, weiße Herr‹

Im himmlischen Bereich erscheinen sieben Buddhas, die inschriftlich bezeichnet werden als

8-14 ›Die sieben tapferen Buddhas‹, d. h. diejenigen, welche die Grundübel durch selbstlose Hingabe besiegt haben.
15 Avalokiteśvara-Ṣadakṣarī: ›Der gnädig herabblickende Herr der sechs Silben‹ (OṂ MA ṆI PAD ME HŪṂ)
16 Amitāyus: ›Das unermeßliche Leben‹
17 Sitatārā: ›Die weiße Retterin‹

Im unteren Bildfeld sehen wir:

18 Rakta-Lokeśvara: ›Der rote Herr d. Welten‹
19 Sitamahākāla: ›Der weiße Mahākāla‹
20 Vaiśravaṇa, der Reichtumsgott
21 ein bärtiger alter Lama mit Buch
22 zwei Kagyü-Lamas. Beide halten ein Opfermaṇḍala als symbolische Danksagung in Händen. Zwei Diener bringen ihnen ebenfalls Gaben dar.

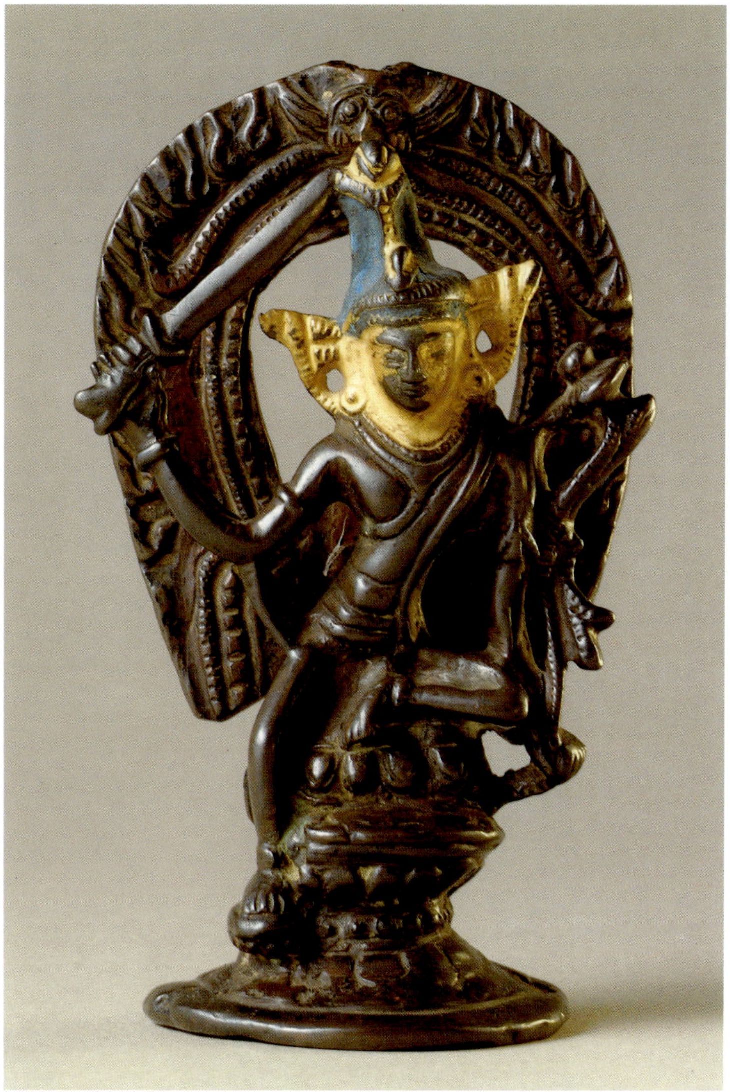
32

I-**32** Mañjuśrī (Der sanfte Herr)

Jampalyang ('jam-dpal-dbyaṅs)
Westtibet, 11./12. Jh.; Höhe: 11,4 cm (→ II-**104**)

Diese frontalansichtige schlanke Figur des Bodhisattvas der Weisheit thront in lockerer Sitzweise (līlāsana) auf einem dreifachen runden Lotosthron. In seiner erhobenen Rechten hält er das Schwert der Erkenntnis (khaḍga) und mit seiner Linken einen Stengel mit einer geöffneten Lotosblüte als Symbol der Reinheit. Die hinter ihm befindliche Mandorla zeigt stilisierte Weisheitsflammen und einen Schlangen zerbeißenden Tsipata.

Der stilistische Einfluß der frühbuddhistischen Kunst Kaschmirs, der vor allem die Kunst Westtibets prägte, wird bei dieser Kleinbronze erkennbar.

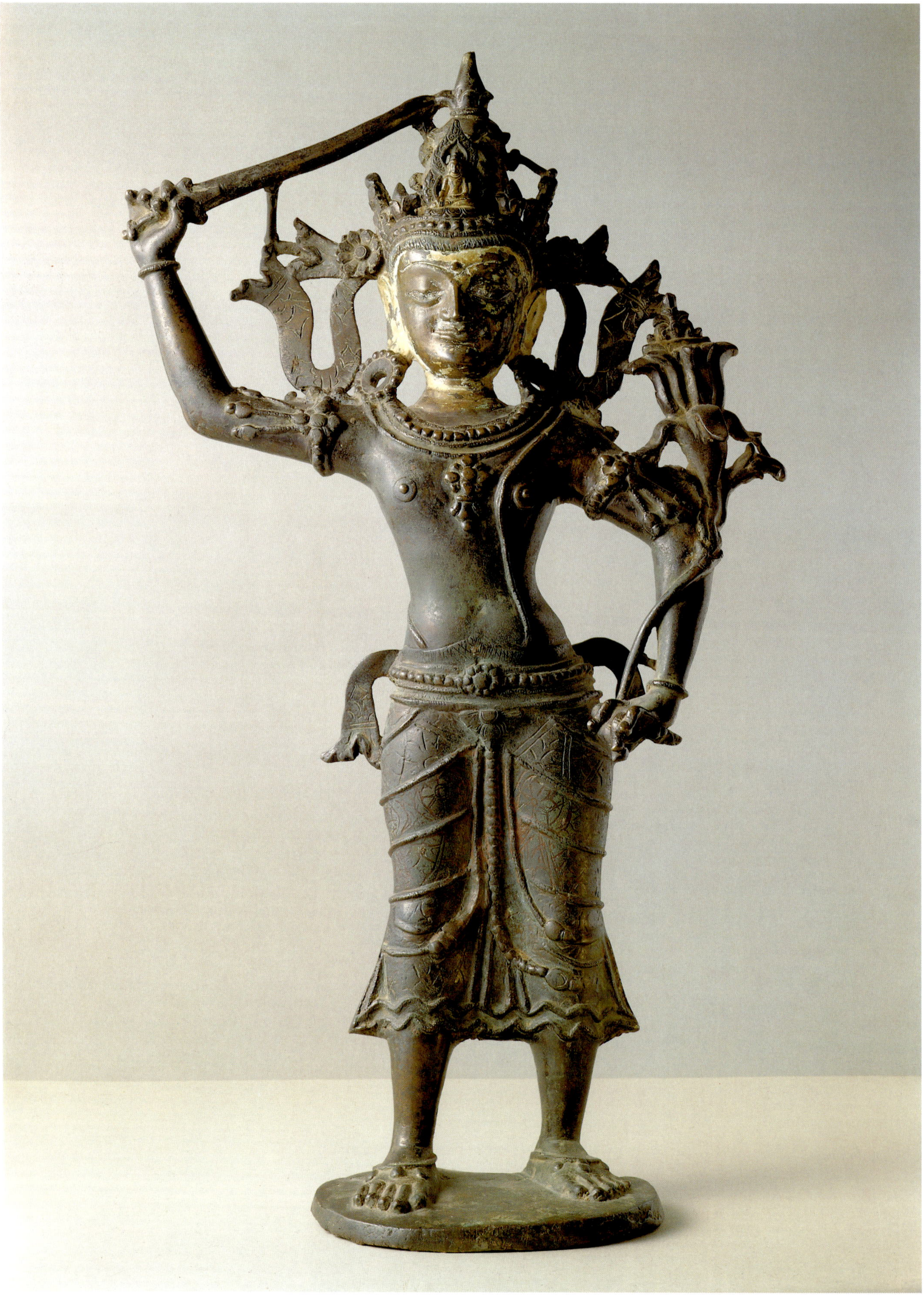

33

I-**33** Mañjuśrī

Jampalyang ('jam-dpal-dbyaṅs)
Westtibet, 13. Jh.; Höhe: 69 cm (→ II-**107**)

Diese große frontalansichtige Figur läßt den Bodhisattva der Weisheit als jugendlichen Helden erscheinen. In seiner erhobenen Rechten schwingt er das Schwert der Erkenntnis, mit dem er die Wolken der Unwissenheit und die Wurzeln der Verhaftung an die Sinnenwelt zerteilt. In seiner Linken hält er einen Lotosstengel, auf dessen großer Blüte das Buch der vollkommenen Weisheit (prajñāpāramitā) ruht. Beide Symbole zusammen versinnbildlichen zugleich die zu erstrebende Einheit von Weg und Ziel. Über seinem Haupt erscheint in einer zweifachen Mandorla der Tathāgata Ratnasambhava, ›Der als Juwel Geborene‹, als dessen Emanation der Bodhisattva gilt. Zugleich aber erinnert seine heldenhafte Gestalt an die legendäre Rolle, die ein aus China kommender Prinz einst als Kultheros im Kathmandutal Nepals spielte, als er mit einem Hieb seines Schwertes eine Schlucht in den Fels schlug, so daß das Wasser eines sich hier ausbreitenden Sees abfließen und der Zugang zu dem auf einem Hügel gelegenen Heiligtum von Svayambhūnāth gesichert war.

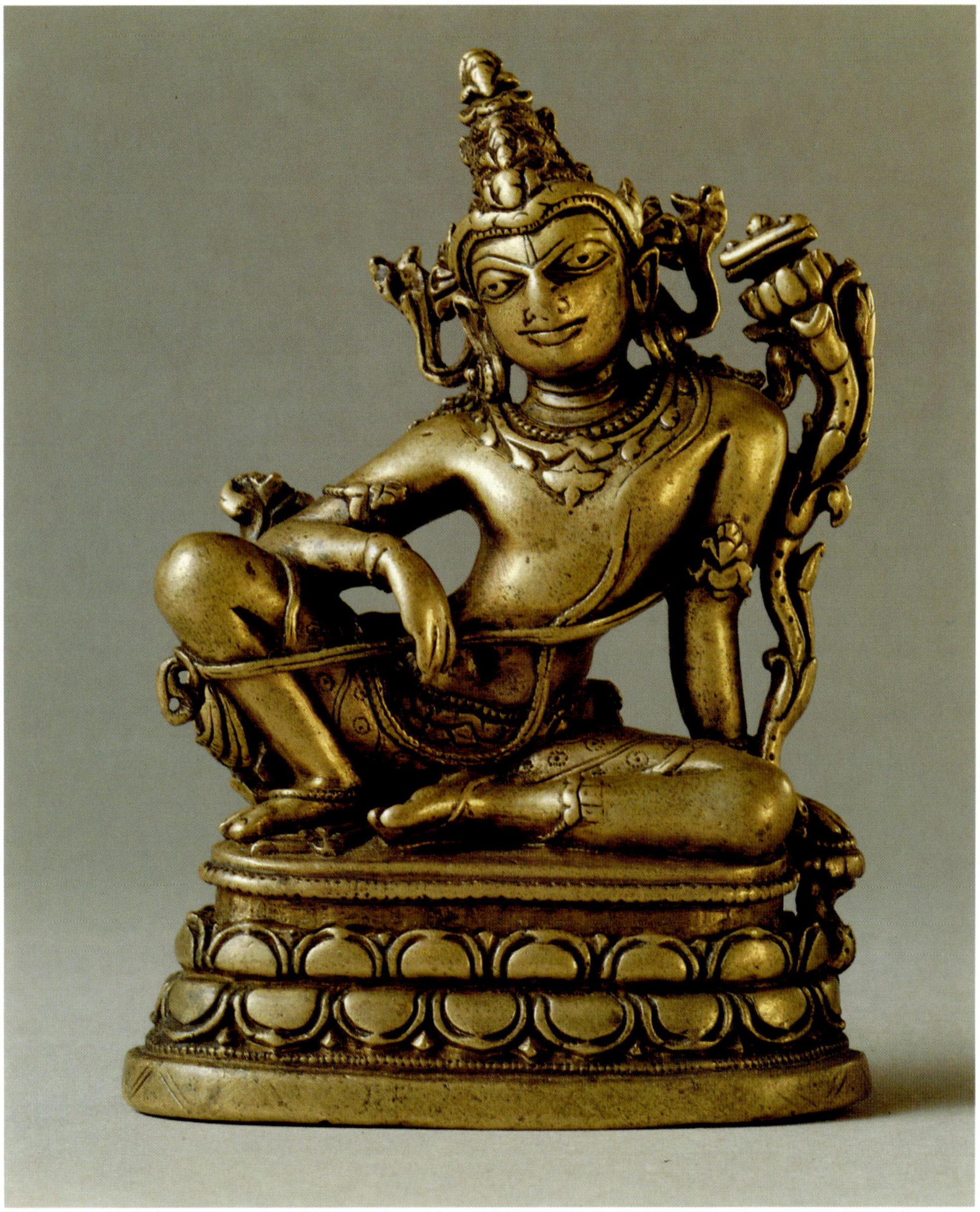

34

I-**34** Vāgīśvara-Mañjuśrī (Der sanfte Herr der Sprache)

Ngagi Wangchuk (ṅag-gi-dbaṅ-phyug)
Nordostindien, 12. Jh. Pāla-Stil;
Höhe: 9 cm (→ II-**105**)

Diese Kleinbronze des Bodhisattva Mañjuśrī ist ein typisches Beispiel für die buddhistische Kunst aus der Zeit der Pāla- und Sena-Könige, die von ca. 770 bis 1200 westlicher Zeitrechnung in Nordindien regierten und dem Buddhismus eine kulturelle Blütezeit bescherten. Die großen Klosteruniversitäten und Bibliotheken in Nālandā, Vikramaśīla und Odantapūri im heutigen Bengalen und Bihar waren damals geistige Zentren des Buddhismus, die weit über Indien hinaus berühmt waren und Schüler anzogen. Um 1300 wurden diese Zentren durch den vordringenden Islam zerstört.

Vāgīśvara-Mañjuśrī, ›Der sanfte Herr der Sprache‹, thront in lässiger Sitzhaltung (līlāsana) auf einer Sonnenscheibe und einem doppelten Lotosthron, dessen leicht geschwungene, umlaufende Blätter gegeneinander versetzt sind. Das angewinkelte rechte Bein und der Unterkörper sind durch einen Meditationsgurt verbunden. Als Bodhisattva, d.h. als Anwärter auf den Buddha-Thron ist er wie ein indischer Prinz fürstlich geschmückt und gekrönt. Sein Haar ist zu einer Flechtenkrone hochgebunden und an der Spitze mit einer flammenden Perle (cintāmaṇi) verziert. In seiner Linken, die sich auf einen kleinen Lotos stützt, hält er einen rankenden Lotosstengel, auf dessen Blüte das Buch der vollkommenen Weisheit (prajñāpāramitā) thront. Das Schwert und die rechte Lotosblüte sind abgebrochen. Das Gesicht ist durch häufige kultische Berührung abgerieben.

Stilistisch betrachtet fällt die Plastizität des Körpers und die Eleganz der Haltung hier besonders auf. Auch die Freundlichkeit des Gesichtsausdrucks, die Mañjuśrī eigen ist, wird gerne betont. Solche Kultfiguren sind offenbar in größerer Zahl von buddhistischen Mönchen bei ihrer Flucht aus Indien oder auch schon früher nach Nepal und Tibet mitgebracht worden und haben dort weiter im Kultus Verwendung gefunden, wie man aus vielen tibetischen Klöstern weiß. Vor allem aber haben diese Kultfiguren auch ikonographisch und stilistisch die Kunst dieser Länder beeinflußt.

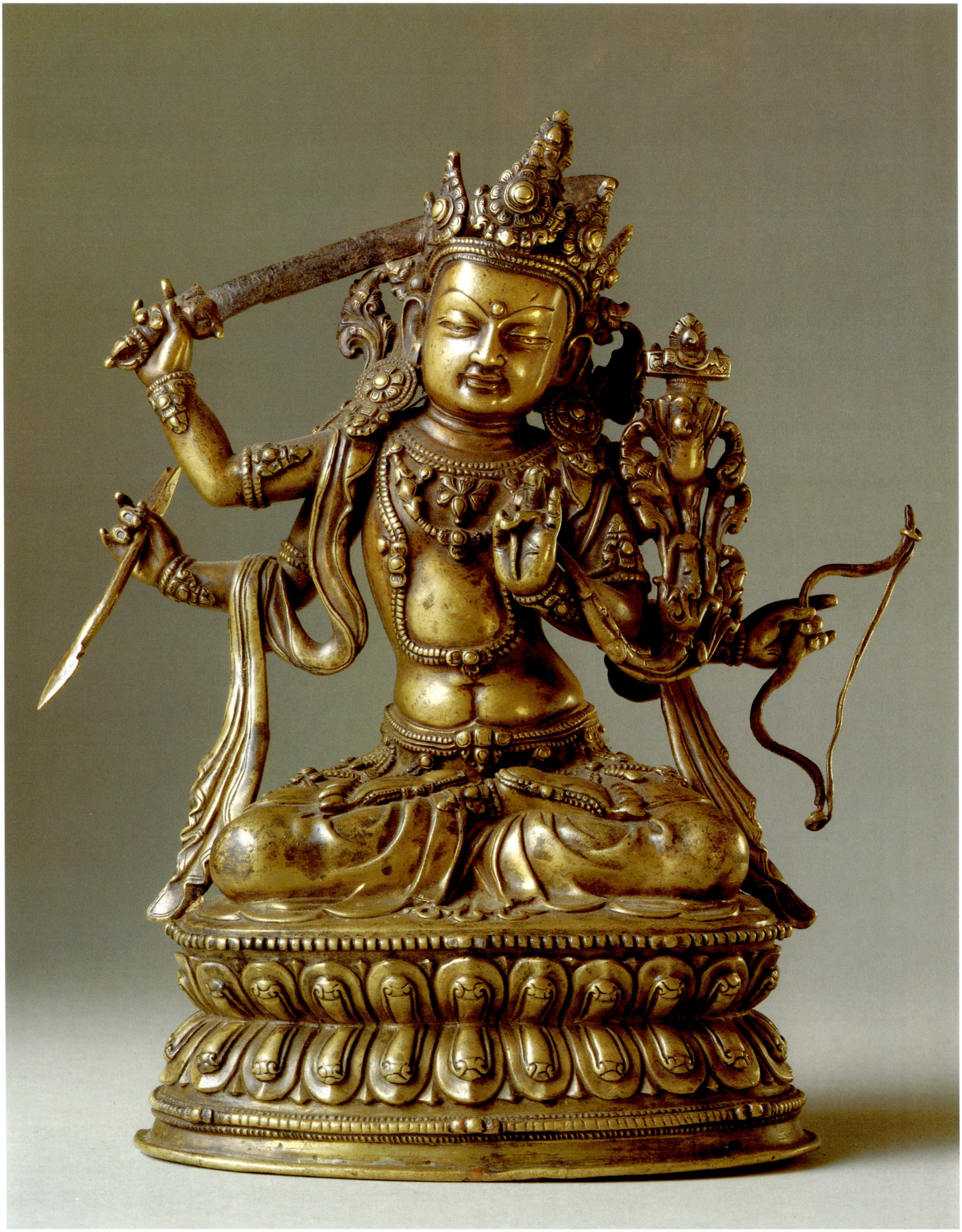

35

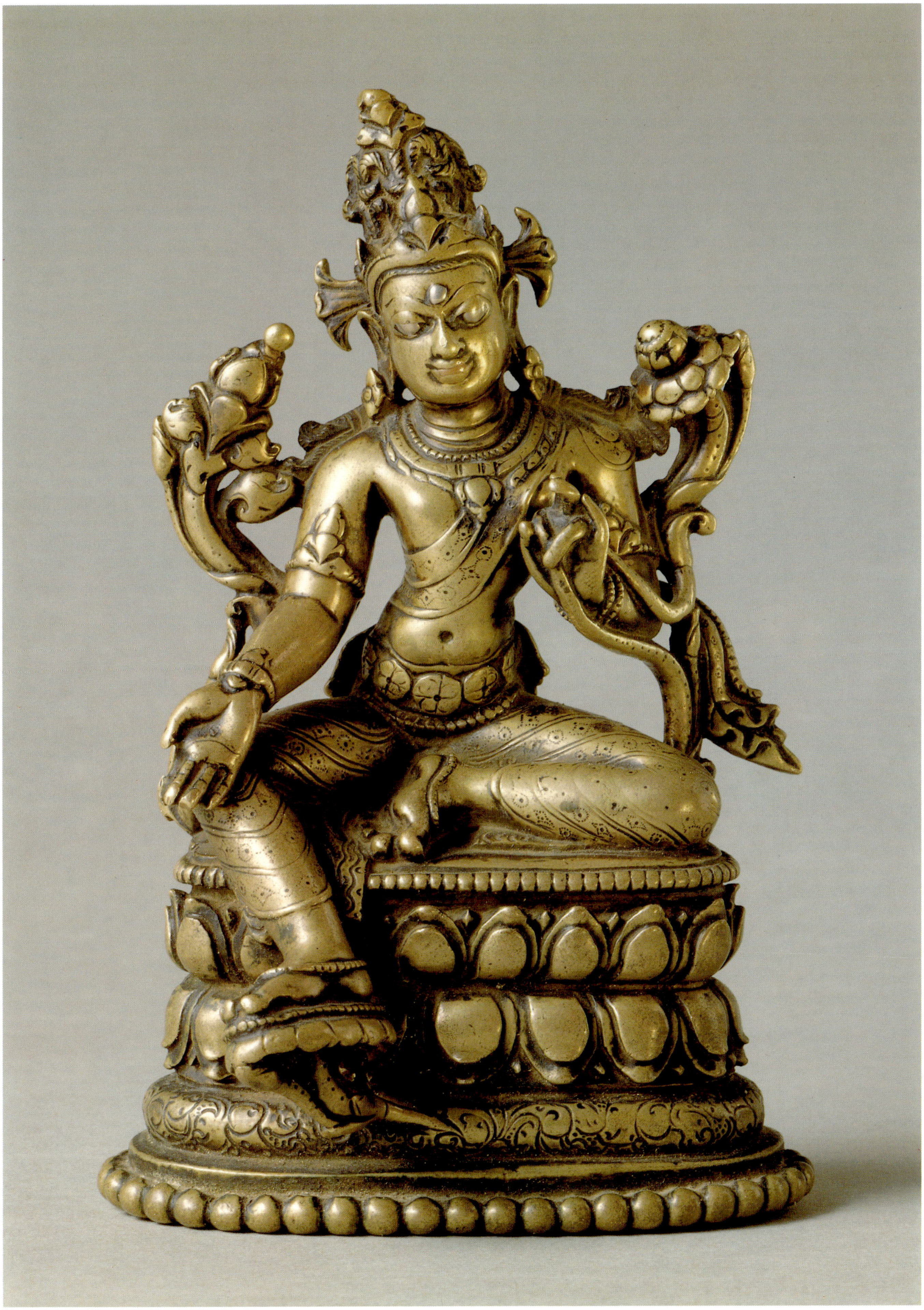

36

I-35 Nāmasaṅgīti-Mañjuśrī *Abb. S. 72*

Jampal Tsendjöd ('jam-dpal-mtzan-brjod)
Tibet, 15. Jh.; Höhe: 16 cm (→ II-**109**)

Wir sehen hier den Bodhisattva der Weisheit in einer tantrischen Erscheinungsform als vierarmigen (Caturbhuja-)Mañjuśrī. Das geheime Namensgesang-Mantra ist ihm geweiht. Er sitzt über einer Sonnenscheibe auf einem Lotosthron. Über seiner Schulter und dem oberen Armpaar liegt ein Schal. Außer den üblichen Attributen, Schwert und Buch, hält er in seinem zweiten Händepaar Pfeil und Bogen (śara und cāpa) als Zeichen seiner Sprachgewandtheit und Geistesgegenwart. Über dem Buch der vollkommenen Weisheit (prajñāpāramitā) erscheint das Juwel der Lehre (dharmaratna).

Mañjuśrī gilt ganz allgemein als Schutzpatron der Gelehrten und Lernenden, als Herr aller Wissenschaften. Allmorgendlich wird er in Tibet von den Mönchen angerufen, damit er mit seinem flammenden Schwert, das zugleich eine Fackel ist, die Dämonen der Finsternis vertreibe und Licht in die Herzen der Menschen trage. Als sein mythischer Wohnsitz gilt der Berg der fünf Gipfel, Wutaishan, in China. Von dort aus soll er die Lehre Buddhas in ganz China verbreitet haben.

I-36 Padmapāṇi *Abb. S. 73*

Chagna Padmo (phyag-na-padmo)
Nordostindien, 12. Jh., Pāla-Stil;
Höhe: 14 cm (→ II-**114**)

Diese fein bearbeitete, ursprünglich aus Indien stammende Figur des Bodhisattva Padmapāṇi verrät ihre Herkunft nicht nur physiognomisch – durch den schmalen Kopf, die gebogene Nase, die dicken Lippen – sondern auch stilistisch durch die Plastizität des Körpers, die leichten, eng anliegenden Gewänder, die weit geschwungenen Augenbrauen und die Dynamik der Gesamterscheinung, die auch im Dekor zum Ausdruck kommt. Der hohe Thronsitz und der modisch hochgesteckte, mit Schleifen verzierte Haarknoten geben der höfisch geschmückten Gestalt zugleich etwas Majestätisches. Im Bildnis der in solcher Weise dem Betrachter zugewandten Bodhisattva-Gestalten mochten sich die Herrscher dieser glanzvollen Zeit wiedergespiegelt sehen.

Padmapāṇi, der ›Lotosträger‹, sitzt in lässiger Sitzhaltung (līlāsana) auf einem doppelt umlaufenden Lotosthron, der von einem Perlenkranz umsäumt ist. Wie bei allen friedvollen Gottheiten bedeckt eine weiße Mondscheibe seinen reichverzierten Thronsitz. Die Geste seiner geöffneten Rechten ist die der Gunstgewährung (varada-mudrā), während er in seiner Linken einen Lotosstengel mit einer voll erblühten weißen Lotosblüte als Zeichen seiner vollkommenen Reinheit hält. Zu seiner Rechten sehen wir eine zweite, noch ungeöffnete Lotosblüte emporwachsen, als Zeichen dafür, daß diese Reinheit immer mehr wachsen möge bei demjenigen, der sich vertrauensvoll an ihn wendet. Von der Krone verdeckt, erscheint auf seinem Haupt ein Bildnis des Amitābha, als dessen Inkarnation er gilt. Amitābha ist der Herrscher über das ›reine Land‹ (sukhāvatī), das westliche Paradies, in das der Gläubige dereinst zu gelangen hofft.

I-37 Rakta-Lokeśvara

Jigten Wangchug Marpo ('jig-rten-dbaṅ-phyug-dmar-po)
Nepal, datiert 1807; 74 x 49,5 cm (→ II-**118**)

Es handelt sich bei diesem Thangka um eine typische Lehrtafel, die einen bestimmten Ritualtext des Mahāyāna illustriert. Im Zentrum des Bildes sehen wir den roten Rakta-Lokeśvara auf einem Mond-Lotosthron stehen, umgeben von einer Strahlenaureole und einem sechzehnfachen Gefolge (parivāra) verschiedener Gottheiten, die durch einzelne Lichtstrahlen, die von verschiedenen Körperteilen des Bodhisattvas ausgehen, geistig mit ihm verbunden sind. Wie es in den liturgischen Texten heißt, kann dieser Bodhisattva des Mitleids vielfältige Erscheinungsformen annehmen, ja, sogar die Gestalt der Götter aller Religionen, um sich allen Wesen zuzuwenden. So sehen wir im Kreise der ihn umgebenden Gottheiten u. a. Brahmā und Viṣṇu. Rakta-Lokeśvaras Rechte zeigt die Geste der Gunstgewährung und Zufriedenheit (varada-mudrā), in seiner Linken hält er eine voll erblühte Lotosblüte – Zeichen der Reinheit von allen Beflekkungen des Saṃsāra. In seiner fünfblättrigen Krone erscheint der Herrscher des westlichen Paradieses, der rote Amitābha, als dessen Emanation er gilt. Als Zeichen der Verehrung für den Bodhisattva sind fünf Gaben, welche die fünf Sinne repräsentieren, vor ihm aufgestellt. Für den Meditierenden geht es darum, sich mit Rakta-Lokeśvara und seinem Gefolge zu identifizieren, um dadurch vollkommene geistige Läuterung zu erlangen und darüber hinaus die so erworbenen Verdienste auf seine Mitmenschen zu übertragen.

Im himmlischen Bereich thronen die fünf Tathāgatas sowie unter ihnen Nāmasaṅgīti-Mañjuśrī, Vajrasattva und eine andere vierarmige Form Mañjuśrīs. Unter den mit Früchten und Geschmeiden behangenen Bäumen stehen links der weiße Maitreya und rechts der blaue Vajrapāṇi. Im unteren Bereich sehen wir drei weibliche Bodhisattvas: die weiße Tārā (Sitatārā), die gelbe Vasudharā (?) und die grüne Tārā (Śyāmatārā). Im Vordergrund erscheinen zwei Schutzgottheiten: der weiße, elefantenköpfige Gaṇapati, der auf einer Ratte, dem Reittier Gaṇeśas, tanzt, und der dunkelblaue, sechsarmige Mahākāla, der Vināyaka, den elefantengestaltigen Herrn der Hindernisse, zertritt. In den beiden Ecken des Bildes sitzen, als Stifter namentlich genannt, fünf männliche sowie eine weibliche Stifterfigur.

I-38 Ṣadakṣarī-Avalokiteśvara *Abb. S. 76*

Chenrezig Yigedugma
(spyan-ras-gzigs-yi-ge-drug-ma)
Tibet, 14. Jh.; Höhe: 31 cm (→ II-**119**)

Dieses stark nachgedunkelte Holzrelief zeigt den Bodhisattva Avalokiteśvara in seiner vierarmigen Form. Er gilt als der ›Herr der sechs Silben‹ (ṣaḍakṣarī): OṂ MA ṆI PAD ME HŪṂ, des wichtigsten tibetischen Mantras. Sein vollständiger Name lautet ›Der gnädig herabblickende Herr der sechs Silben‹. Seine Haupthände sind zur Verehrungsgeste (añjali-mudrā) gefaltet, mit der er die Buddhas der zehn Himmelsrichtungen und die Buddhas der drei Zeiten bittet, alle Lebewesen auf ihrer Wanderung in den sechs Welten des saṃsāra zur Befreiung zu führen. Im zweiten Händepaar hält er eine Gebetskette (mālā) mit normalerweise 108 Kristallperlen (links), welche die ununterbrochene Liebe und das Mitleid Avalokiteśvaras symbolisiert, und eine weiße Lotosblüte (padma) als Sinnbild unbefleckter Reinheit, zu der er auch alle anderen Lebewesen führen möchte (rechts). Auf der Lotosblüte erhebt sich ein Wunschjuwel (cintāmaṇi), das alle an ihn herangetragenen Wünsche erfüllt. Er sitzt im Vajra-Sitz (vajrāsana) auf einem schlichten Thronsitz, hinter dem sich eine breite Thronlehne (toraṇa) erhebt. Wir sehen zwischen Lotosranken zwei Gänse (haṃsa), zwei Wasserdrachen (makara) und als Bekrönung eine Maske in Form eines schlangenfressenden Tsipata.

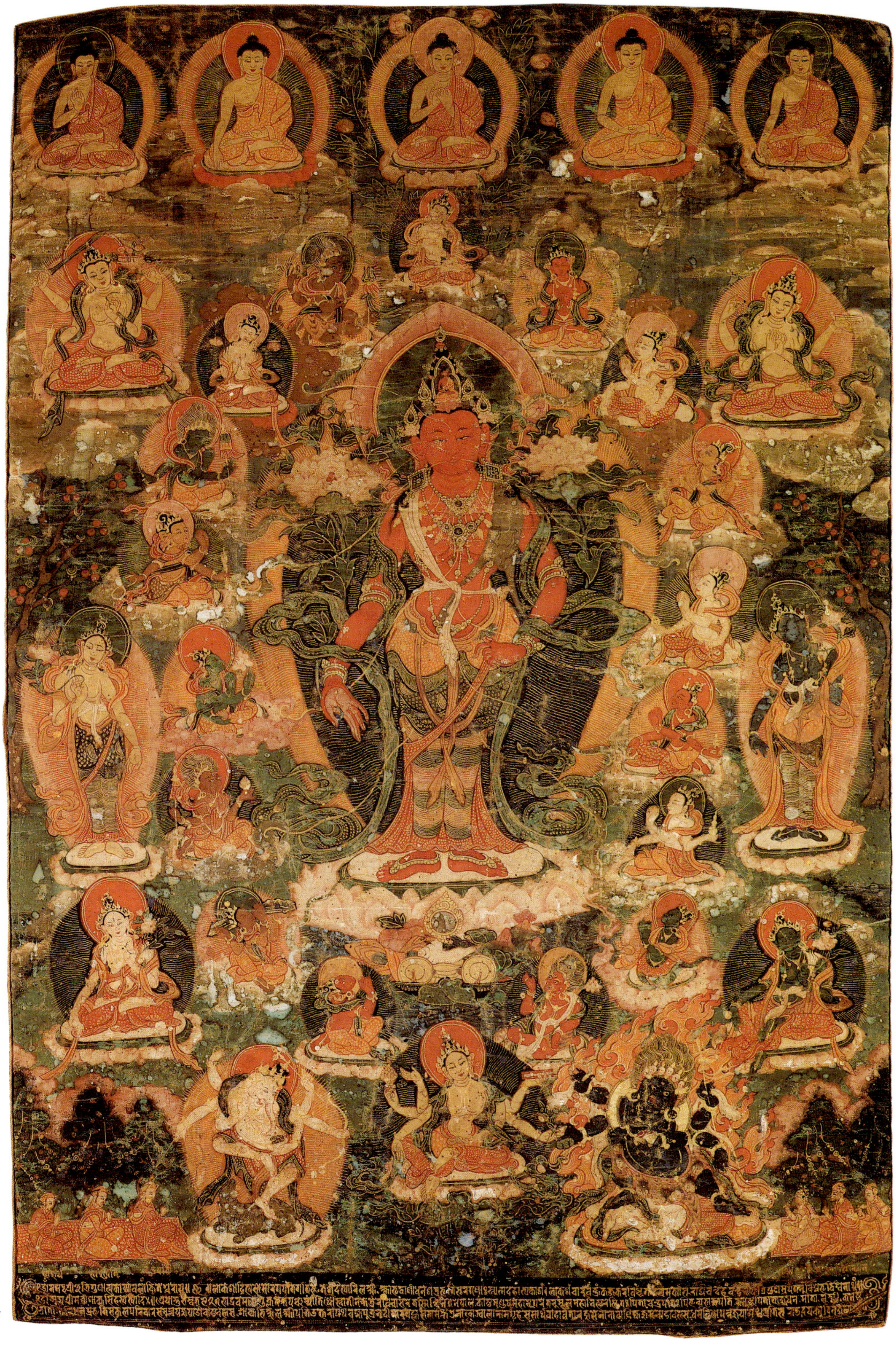

37

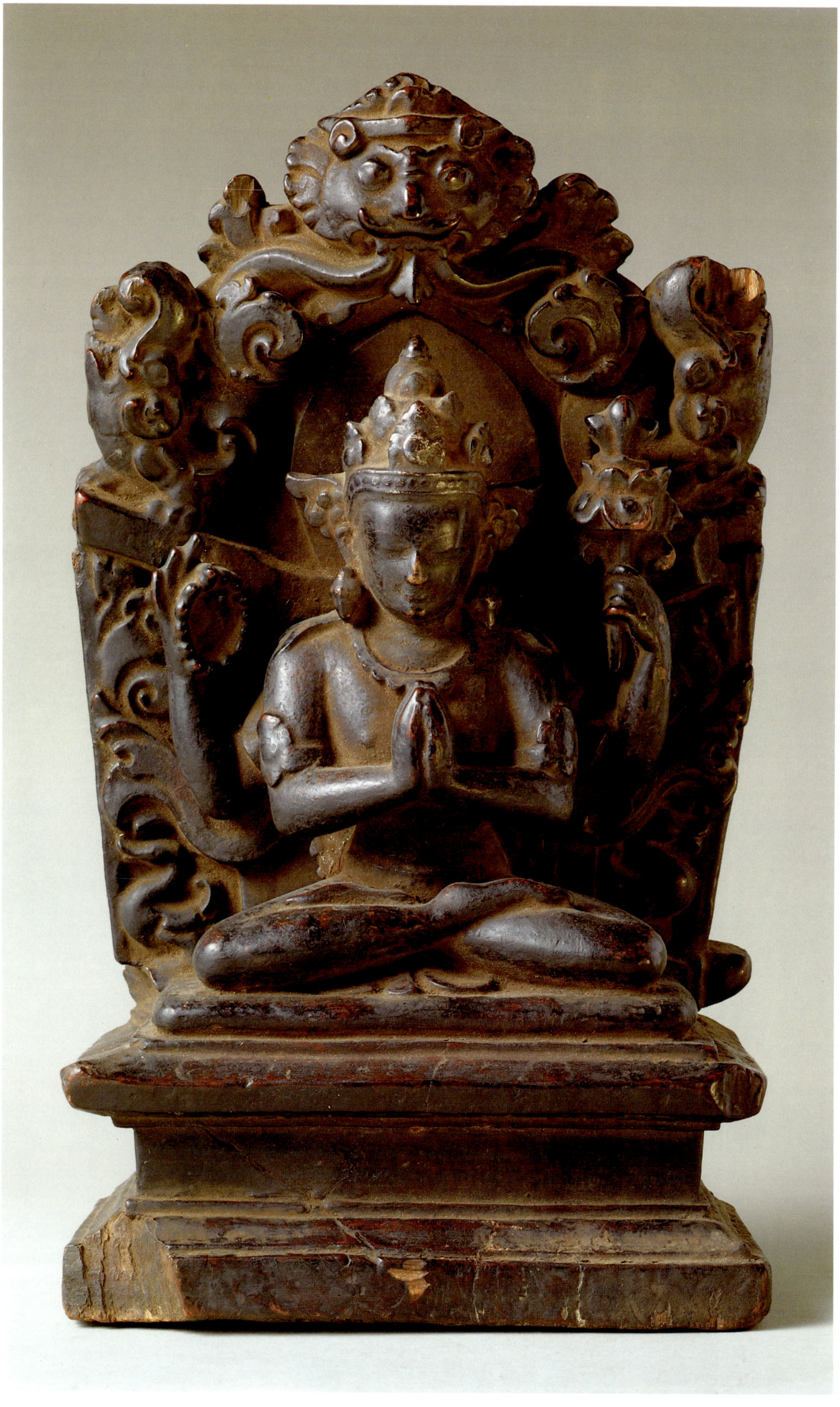

38

I-39 Ekādaśamukha-Avalokiteśvara

Chenrezig Chuchig Shal
(spyan-ras-gzigs-bĉu-gĉigs-shal)
Tibet, 15. Jh.; Höhe: 67 cm (→ II-**124**)

Diese reichziselierte Bronzestatue ist ein glänzendes Beispiel für das große handwerkliche Geschick der tibetischen Künstler des 15. Jahrhunderts. Mit Recht ist der Name des Künstlers, Legyal (legs-rgyal), auf dem Sockel der Figur festgehalten, was sonst nicht üblich ist. Vor allem ist es dem Künstler gelungen, diesem als Schutzgottheit Tibets verehrten Bodhisattva trotz seiner Vielgestaltigkeit einen seinem Wesen entsprechenden, verinnerlichten und liebevollen Ausdruck zu verleihen. Dieser elfköpfige Avalokiteśvara ist eine Personifikation des allumfassenden Mitleids (mahākaruṇā), das sich in vielfacher Facettierung und Farbigkeit in seinen zehn Gesichtern spiegelt, während sein oberster Kopf der seines geistigen Vaters Amitābha ist. Sowohl in seiner Mimik wie in seiner Gestik und den ihm zugeordneten Attributen, von denen hier einige fehlen, wird seine geistige Aktivität zum Wohle aller Lebewesen in den sechs Welten sichtbar. Sein zentrales Händepaar ist daher zur Geste des Gebets (añjali-mudrā) gefaltet, während seine herabgehaltene Rechte die Geste der Gunstgewährung und Wunscherfüllung (varada-mudrā) zeigt. In seiner linken, ebenfalls nach unten weisenden Hand hält er ein Reinigungsgefäß (kuṇḍikā), das symbolisch alle Befleckungen durch die Grundübel beseitigen soll. Im seitlich ausgestreckten Händepaar hielt er links ursprünglich das achtspeichige ›Rad der Lehre‹ (dharmacakra) als Zeichen seines Willens, die geistige Entwicklung überall zu fördern, und rechts Pfeil und Bogen (śara und cāpa) als Ausdruck der Entschlossenheit, mit Hilfe von Methode und Weisheit das angestrebte Ziel zu erreichen. In dem erhobenen Händepaar hielt er rechts eine Gebetskette (mālā), während die andere Hand als Sinnbild seiner selbstlosen reinen Gesinnung eine Lotosblüte hält. Über seiner linken Schulter hängt ein Gazellenfell. In der Gazelle, die ihre Haut hingegeben hat, wird noch einmal das Wesen Avalokiteśvaras selbst sichtbar. Sie ist – ähnlich wie das Lamm, das Christus auf seinen Schultern trägt – ein Symbol höchster sich aufopfernder Hingabe.

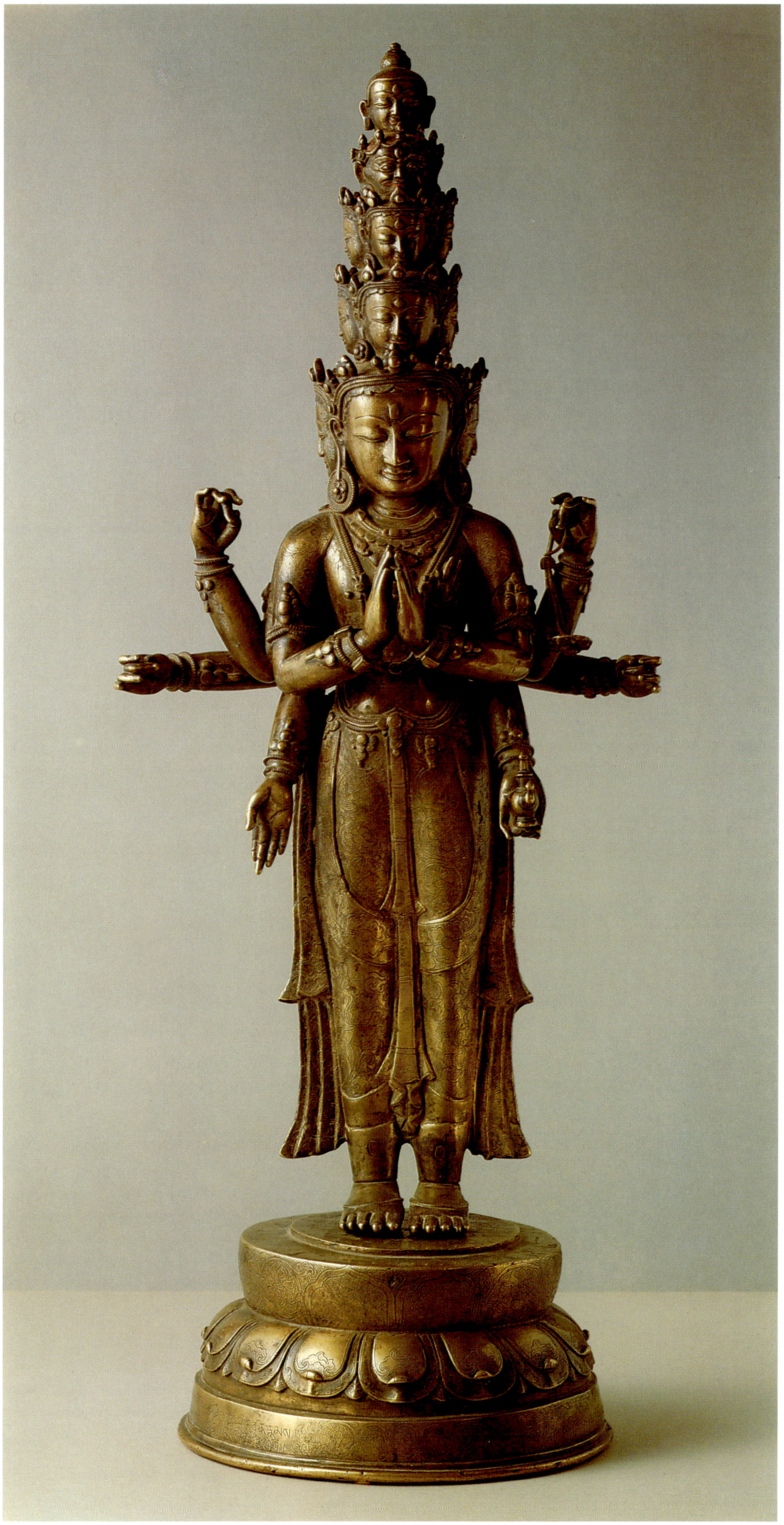

39

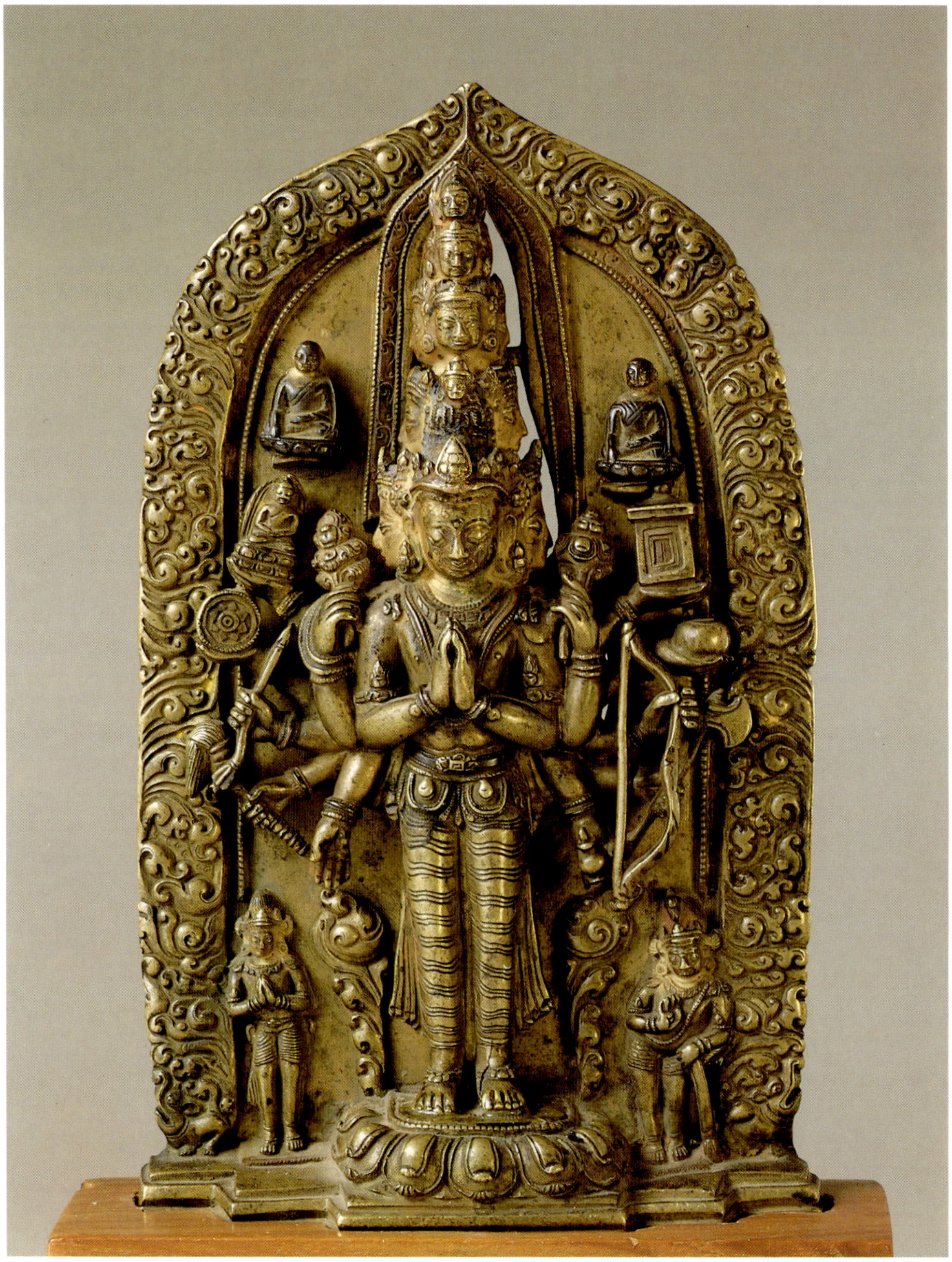

40

I-40 Ekādaśamukha-Avalokiteśvara

Chenrezig Chuchig Shal
(spyan-ras-gzig-bču-gčig-shal)
Nordostindien, 11. Jh.; Pāla-Stil;
Höhe: 15,7 cm (→ II-**125**)

Der elfköpfige (Ekādaśamukha-)Avalokiteśvara gehört zu den komplexesten der vielen Formen dieses populären Bodhisattvas des Mitleids. Seine elf Köpfe erheben sich wie ein fünfstufiger Turm über seinem Körper und lassen den ›gnädig herabblickenden Herrn‹ gleichsam in alle Richtungen schauen. Wie die Legende berichtet, soll ihm beim Anblick des Leidens in den Höllen vor Entsetzen der Kopf in zehn Teile zersprungen sein. Sein geistiger Vater Amitābha habe ihm daraufhin aus jedem der Teile einen neuen Kopf geschaffen und seinen eigenen zuoberst daraufgesetzt. Seine sieben Händepaare sind wie ein vielspeichiges Rad um ihn ausgebreitet, um vielfältigen Segen zu stiften. Das vordere Händepaar ist zum Gebet für die leidenden Lebewesen gefaltet (añjali-mudrā). Das zweite Paar hält je eine Lotosblüte, das dritte zeigt die Geste der Gunstgewährung (varada-mudrā) und das Reinigungsgefäß (kuṇḍikā), das vierte Wedel (cāmara) und Axt (paraśu), das fünfte Pfeil und Bogen (śara und cāpa), das sechste das Rad (cakra) und eine Almosenschale (pātra) und das siebente ein Bildnis Amitābhas und einen himmlischen Palast (vimāna). Der königlich geschmückte Bodhisattva ist mit einem langen Beinkleid (dhotī) bekleidet, dessen feine Falten sichtbar werden. Innerhalb der aus verschiedenen Metallen hergestellten Rankenmandorla, die von zwei Wasserdrachen (makara) getragen wird, erscheinen als sein Gefolge Maṇidhara links und Hayagrīva rechts, ferner im oberen Bereich zwei thronende Mönche, die vielleicht als Stifter der Figur zu verstehen sind.

I-41 Sahasrabhuja-Avalokiteśvara

Chagtong Chentong (phyag-stoṅ-spyan-stoṅ)
Tibet, 19. Jh.; 64 x 43 cm (→ II-**127**)

Der im Zentrum des Bildes erscheinende tausendarmige und tausendäugige Avalokiteśvara ist ein Sinnbild für das alles sehende und alles umgreifende Mitleid. Wie von einem Strahlenkranz ist seine goldene Gestalt umgeben von tausend Armen, deren Hände jeweils ein Auge tragen. Seine vor der Brust gefalteten Hände halten hier ein blaues Juwel (maṇidhara-mudrā) als Ausdruck dafür, daß er dem Bittenden jeden Wunsch erfüllen will. Diese Geste der einer Lotosblüte gleich das Juwel umschließenden Hände ist zugleich ein Sinnbild für das ihm gewidmete Mantra OṂ MA ṆI PADME HŪṂ, ›O, Juwel im Lotos‹, mit dem er tausendfach angerufen wird, um das unendliche Mitleid auch im eigenen Herzen entstehen zu lassen. In den wechselnden Farben seiner elf Köpfe werden die unterschiedlich wirksamen geistigen Aktivitäten des Bodhisattvas sichtbar, mit denen er sich den verschiedenen Menschen, jeweils ihrer inneren Verfassung gemäß, zuwendet. Diese äußeren Aspekte, die jedoch innerlich eine Einheit bilden und alle in seinem tiefen Mitleid begründet werden, sind durch die vier Farben Rot, Blau, Grün und Gold (statt Weiß) gekennzeichnet, wobei Rot seine machtvoll anziehende, Blau seine zornvoll vernichtende, Grün seine liebevoll vermehrende und Weiß seine friedvoll gütige Kraft meint. Diese vier verschiedenen geistigen Aktivitäten entsprechen zugleich den vier Arten von tantrischen Riten, die mit Hilfe Avalokiteśvaras ausgeführt werden: vaśīkaraṇa, gefügig machende Riten; abhicāruka, schreckliche und bannende Riten; pauṣṭika, mehrende Riten, und śāntika, befriedende Riten. Der tausendarmige Avalokiteśvara erscheint somit auch in der Funktion eines Yidam (s. Kapitel XI).

Der Bodhisattva Avalokiteśvara ist umringt von vier Tathāgatas, der fünfte, Amitābha, bildet die Spitze seiner Köpfe, wodurch zum Ausdruck kommt, daß sich in Avalokiteśvara die Weisheit der fünf Tathāgatas verwirklicht, ebenso wie das Wesen der beiden anderen neben ihm thronenden Buddha-Gestalten, links Siṃhasvara und rechts Bhaiṣajyaguru, der Medizin-Buddha. In der oberen Reihe sehen wir drei Gelugpa-Hierarchen, in der Mitte Jampal Gyatso, den VIII. Dalai Lama (1758-1804), links Tenpi Nyima, den IV. Panchen Lama (1781-1854) und rechts Yeshe Gyaltsen. Im unteren Bildfeld erscheinen drei Schutzgottheiten, v.l.n.r.: Shong Gyachen, Dorje Yudönma und Targoi Tsen.

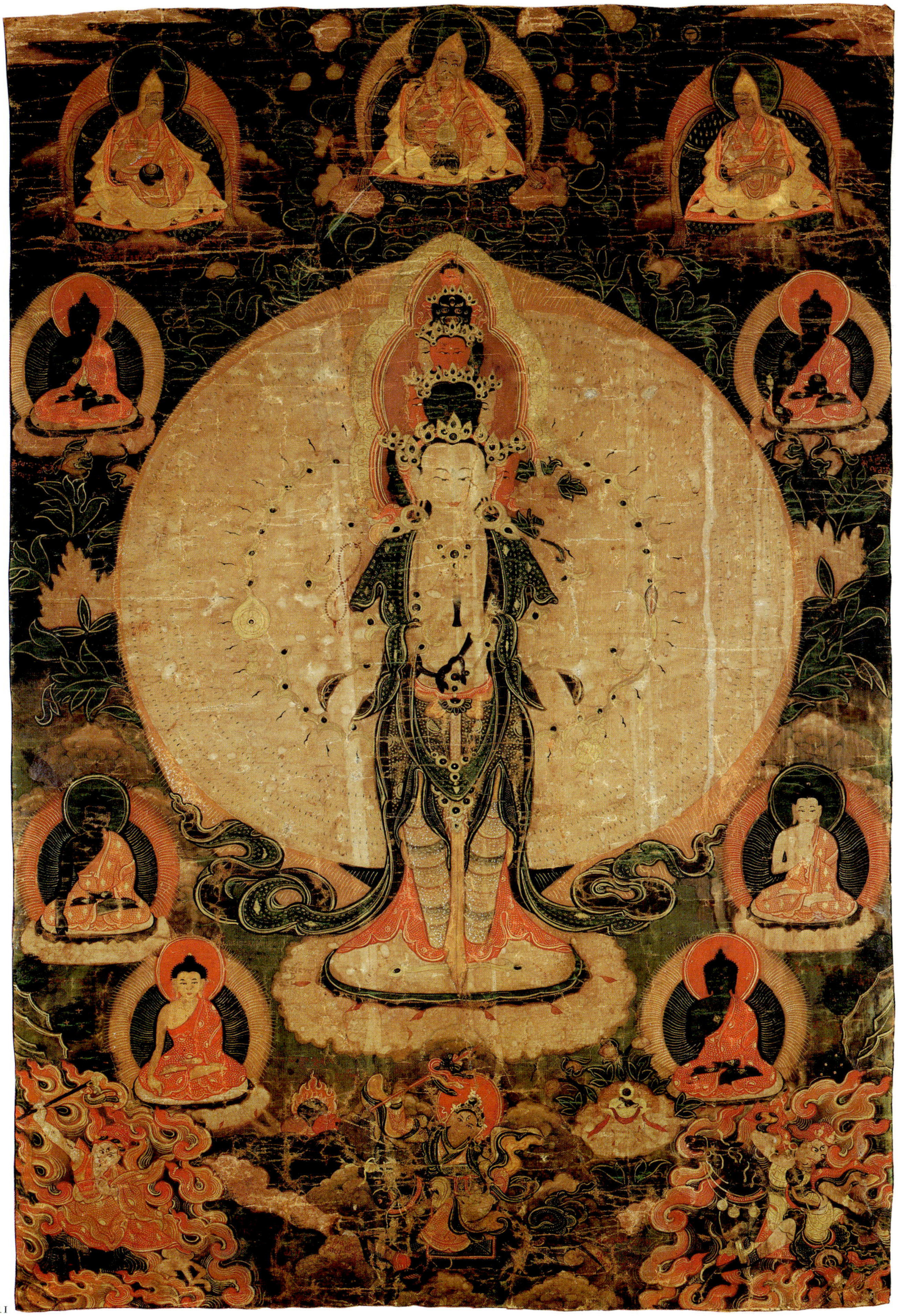

41

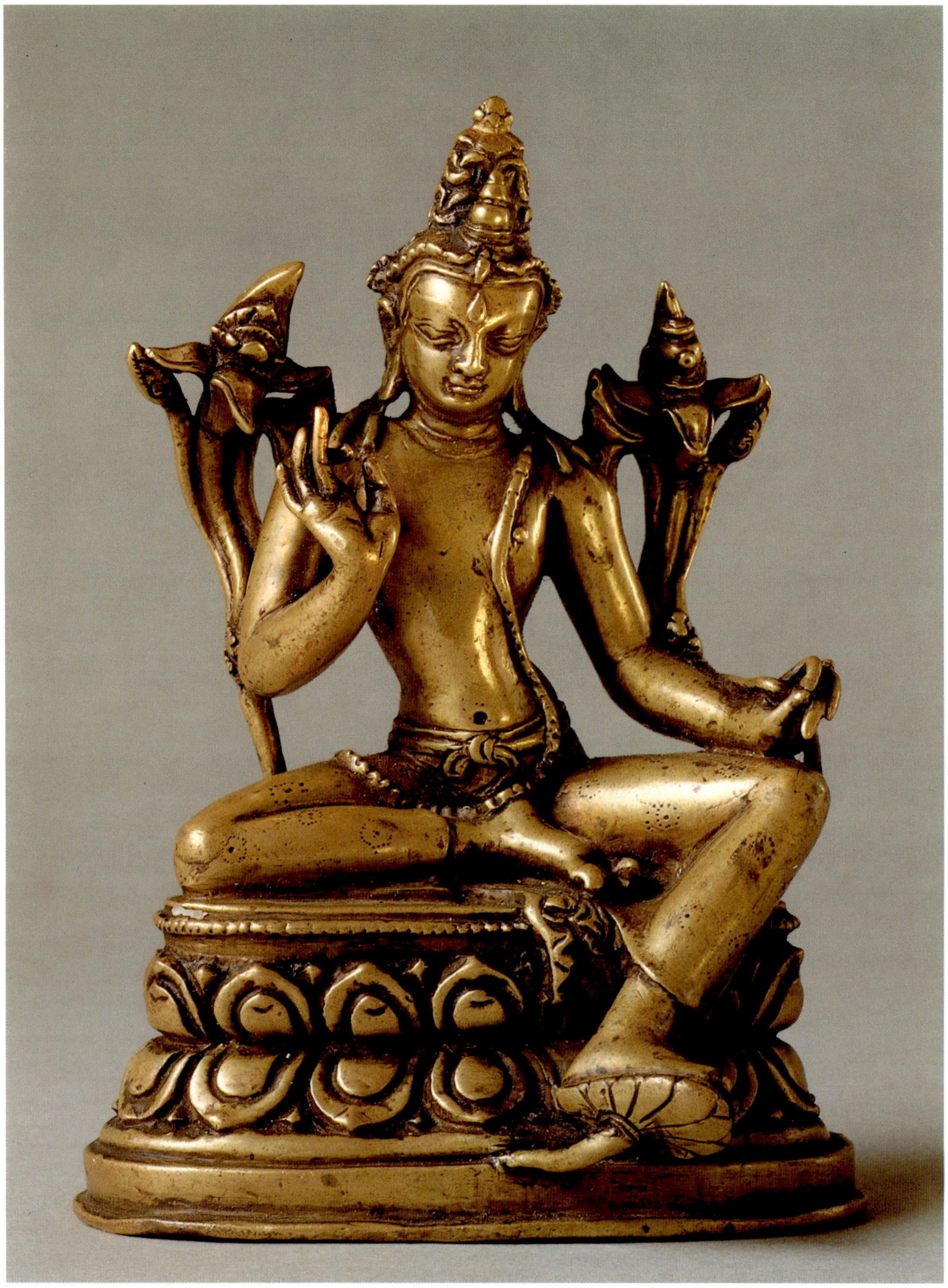

42

I-**43** Maitreya

Champa (byams-pa)
Tibet, 18. Jh.; Höhe: 21 cm (→ II-**131**)

Die feuervergoldete Bronze zeigt den Bodhisattva Maitreya in jugendlicher Erscheinung und prinzenhaft geschmückt auf einem doppelten Lotosthron in Vajra Sitzhaltung (vajraparyaṅka/vajrāsana). Er ist der lange prophezeite Thronanwärter, mit dem ein neues, glückliches Zeitalter auf Erden beginnen wird. Seine Hände hat er zur Radandrehungsgeste (dharmacakramudrā) vor der Brust erhoben, um so zu zeigen, daß auch er den Dharma verkünden wird, wie Buddha Śākyamuni es einst getan hat. Ferner hält er zwei Lotosstengel in Händen, die links die Wasserkanne (kuṇḍikā) und rechts das Triratna-Symbol in Form von drei Perlen tragen. Auch dadurch wird noch einmal die Reinheit seiner Verkündigung und die unverbrüchliche Einheit von Buddha, Dharma und Saṅgha verbürgt.

Die Krone und das Geschmeide sind durch die farbigen Steine und Perlen noch besonders hervorgehoben. Das Gesicht und die Haare Maitreyas zeigen noch die ursprüngliche kultische Bemalung, die den Vorschriften entsprechend zum Abschluß der Herstellung einer Figur vorgenommen wird, um sie gleichsam zu beseelen und für den Kult verwendungsfähig zu machen. Hierzu gehört vor allem die Zeremonie des Augenöffnens.

I-**42** Maitreya

Champa (byams-pa)
Nordostindien, 12. Jh.; Höhe: 11 cm (→ II-**129**)

In seiner hier dargestellten Erscheinung als Bodhisattva weilt Maitreya, der ›Liebende‹, unter den Göttern im Tuṣita-Himmel, bis seine Zeit gekommen ist, den Dharma neu auf Erden zu verkünden. Er thront in halbgeschlossener Beinhaltung (ardhaparyaṅka) auf einem schmalen, doppelten Lotosthron, sein linker Fuß ruht auf einer Lotosblüte. Seine Rechte ist zur Geste der Lehrdarlegung (vitarka-mudrā) erhoben, während er in seiner auf dem Knie liegenden Linken einen Lotosstengel hält, auf dessen Blüte eine Wasserkanne (kuṇḍikā), die zur Reinigung dient, sichtbar wird. Ein zweiter, voll erblühter Lotos wächst zu seiner Rechten empor. In seiner niedrigen Krone erscheint ein Stūpa als Zeichen dafür, daß er erneut die Lehre des Erleuchteten verkünden wird. Sein zur Flechtenkrone aufgetürmtes Haar (jaṭāmukuṭā) wird von einer Perle (cintāmaṇi) verziert. Maitreya trägt ein leichtes Beinkleid (dhotī), in das Blumen eingewirkt sind, und die lange Schnur der indischen Brahmanen (bhāvanāsūtra), Zeichen ihrer Kastenzugehörigkeit und Reinheit.

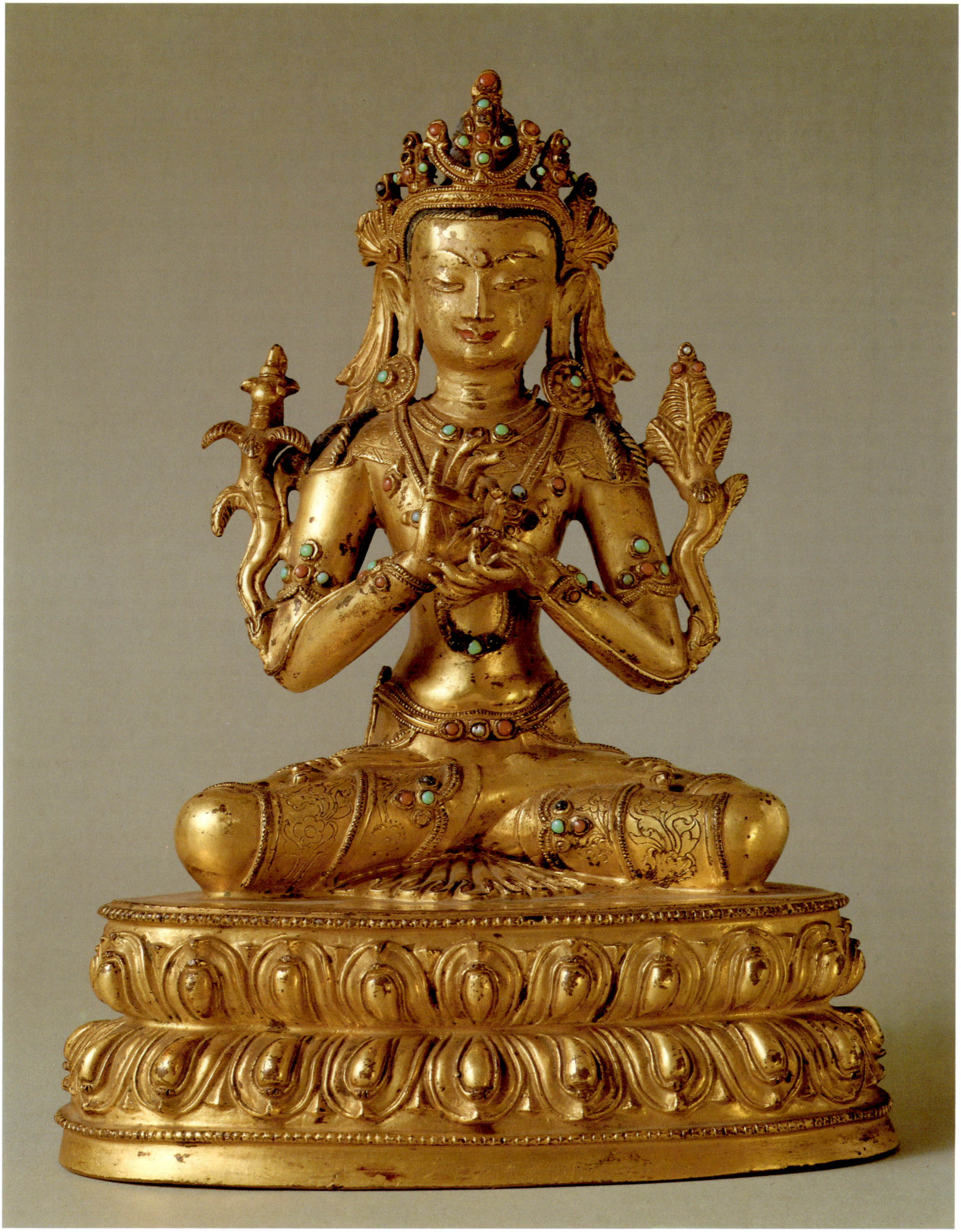

43

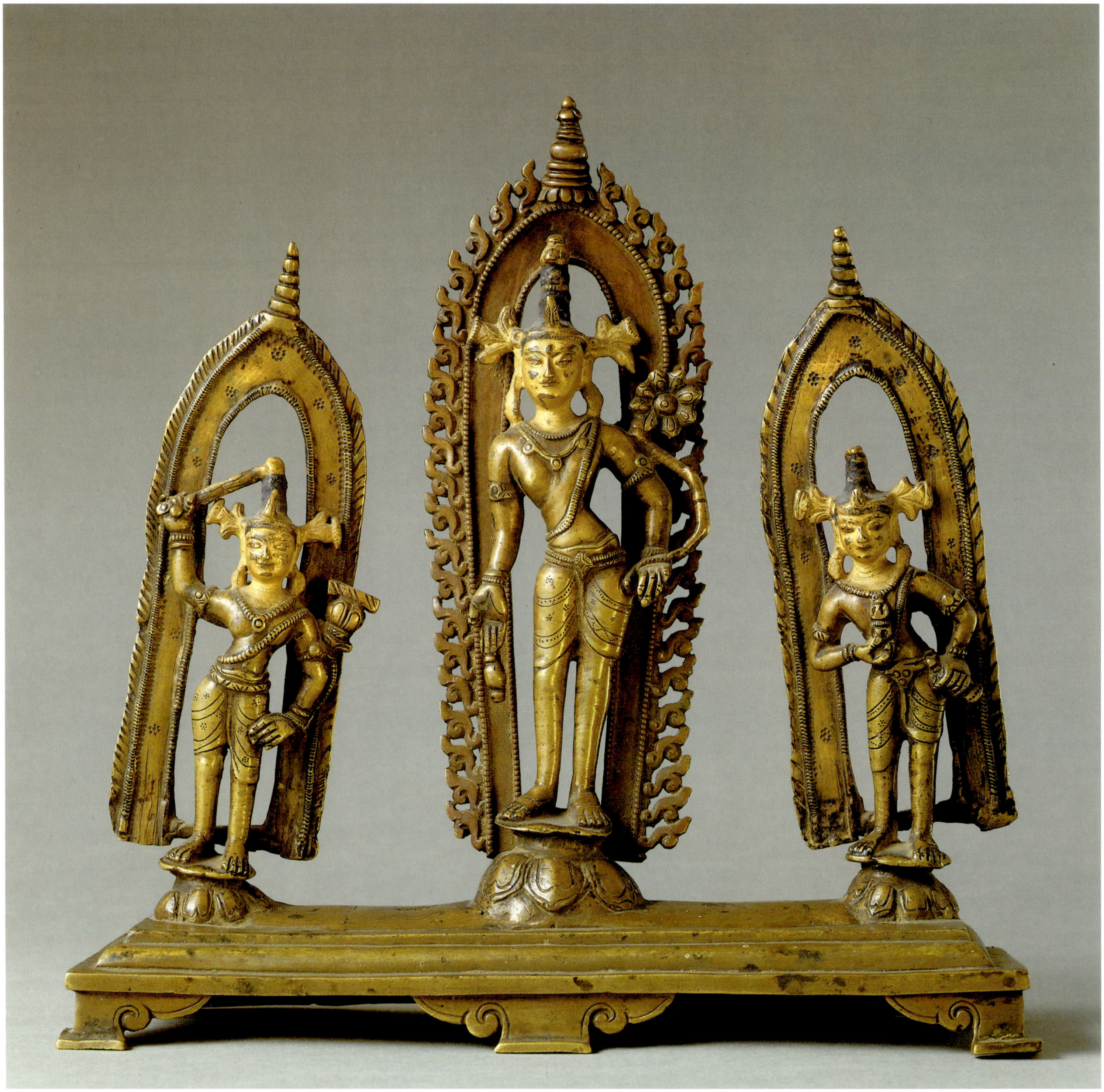

44

I-**44** Mañjuśrī, Padmapāṇi, Vajrapāṇi

Jampalyang, Chagna Padmo, Chagna Dorje ('jam-dpal-dbyaṅs, phyag-na-padmo, phyag-na-rdo-rje)
Westtibet, 12. Jh.; Höhe: 21,5 cm (→ II-**133**)

Eine Besonderheit der buddhistischen Ikonographie ist die Zusammenfassung der drei großen Bodhisattvas Mañjuśrī, Padmapāṇi bzw. Avalokiteśvara und Vajrapāṇi zu einer Dreiergruppe. In dieser Trias werden für den Gläubigen zugleich die drei großen Tugenden des Mahāyāna – Weisheit, Mitleid und Tatkraft – vor Augen geführt. Durch die Gestalt Vajrapāṇis wird dem Betrachter noch ein weiterer Aspekt sichtbar. Dieser Bodhisattva ist nach tibetischer Anschauung zugleich der Empfänger der esoterischen Vajrayāna-Tradition, die er von Buddha selbst erhalten hat. So wird er auch der ›Hüter der Geheimnisse‹ (guhyapati) genannt. Symbolisch hält er den Vajra vor seinem Herzen, während er mit der Linken die Glocke (ghaṇṭā) schwingt, die beiden wichtigsten Kultgeräte des tantrischen Rituals.

Die drei Bodhisattvas stehen jeder in dreifach angewinkelter Körperhaltung (tribhaṅga) auf einem gemeinsamen Thronsockel. Eine leicht bewegte Erhebung darüber ist wohl als Gewässer zu deuten, wie eine eingeritzte Ente erkennen läßt. Aus ihm wachsen drei Lotosblüten hervor, auf denen eine Mondscheibe ruht. Hinter den Bodhisattva-Gestalten erhebt sich jeweils eine schmale, flache Strahlenmandorla, die von einem Stūpa bekrönt wird: Zeichen dafür, daß die Verwirklichung dieser drei Tugenden zur Befreiung führt.

I-**45** Mañjuśrī, Avalokiteśvara, Vajrapāṇi

Jampalyang, Chenrezig, Chagna Dorje
('jam-dpal-dbyaṅs, spyan-ras-gzigs, phyag-na-rdo-rje)
Tibet, frühes 18. Jh.; Höhe: 14,5 cm (→II-**135**)

Diese Trias der drei Mahābodhisattvas thront auf drei großen Lotosblüten, die sich auf einem dreifach verzweigten Lotosstiel erheben. Ein Pfauenpaar sitzt in den Blättern des Stiels, der aus einem Lotossockel hervorwächst. Mañjuśrī und Ṣaḍakṣarī-Avalokiteśvara tragen jeweils die fünfblättrige Lotoskrone, während Vajrapāṇi, der hier als tantrischer Yidam erscheint, eine fünffache Schädelkrone trägt. Er ist durch einen zornvollen Gesichtsausdruck und ein drittes Auge gekennzeichnet. Er ist mit Schlangen gegürtet und geschmückt und hat ein Tigerfell als Schurz umgebunden. Vajrapāṇi hat hier sowohl seine alte ikonographische Funktion als Beschützer und Hindernisbeseitiger, wie seine neue Funktion als Initiationsgottheit, als Yidam. Die Gruppe ist in einem Stück gegossen.

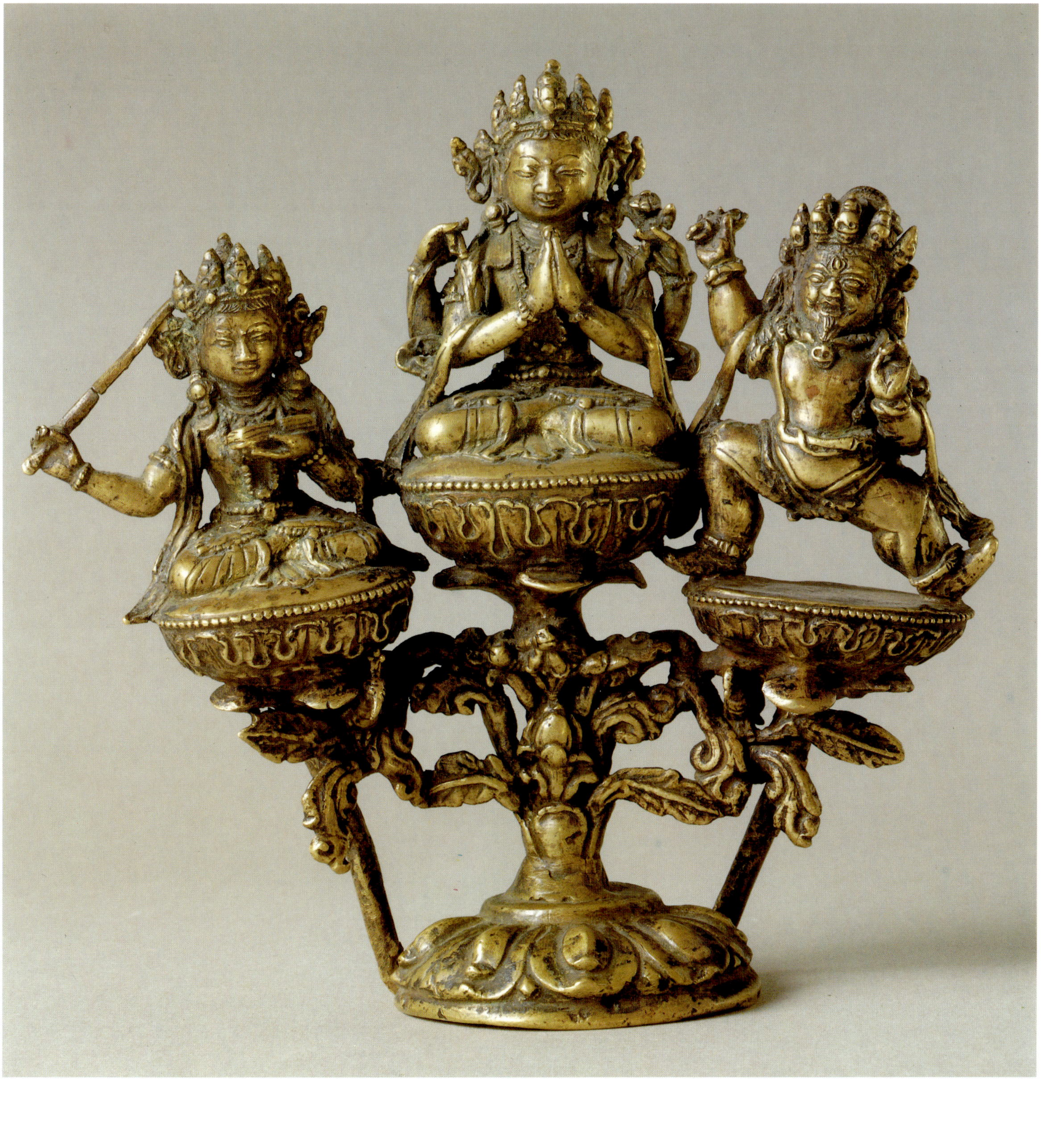

45

I-46 Uṣṇīṣavijayā

Tsugtor Nampar Gyalma (gtsug-tor-rnam-par-rgyal-ma)
Tibet, 19. Jh.; 49,5 x 37,5 cm (→ II-**136**)

Vor der Kulisse einer Gebirgslandschaft und einem tiefblauen Himmel thront auf einem vierfarbigen Lotos und einer weißen Mondscheibe die Göttin Uṣṇīṣavijayā. Sie ist die ›Siegreiche Göttin der Erleuchtungserhöhung‹, eine Personifikation der Erleuchtungserhöhung (uṣṇīṣa), die alle Buddhas tragen. So wird sie auch die ›Mutter aller Buddhas‹ genannt. Die Göttin hat eine strahlend weiße Körperfarbe und ist von jugendlicher Erscheinung. Als weiblicher Bodhisattva ist sie reich geschmückt. Sie hat drei Gesichter, wovon das blaue einen zornvollen Aspekt zeigt, und vier Händepaare, die ihre vielfältigen Aktivitäten zum Ausdruck bringen. Im vorderen Händepaar hält sie rechts ein fünffarbiges Doppelzepter (viśvavajra), welches die Aktivität der fünf Buddhas und Allgegenwart des Absoluten symbolisiert, und links eine Fangschlinge mit Vajraknäufen (vajrapāśa), mit der sie sich mit dem Meditierenden verbindet. Das nächste Händepaar zeigt rechts die Geste der Gunstgewährung (varada-mudrā), in der Linken hält sie eine runde Vase (kalaśa) mit dem Nektar der Todlosigkeit (amṛta sudhā), weshalb sie auch als Beschützerin des Lebens verehrt wird. Im nächsten Händepaar hält sie Pfeil und Bogen (śara und cāpa) als Zeichen dafür, daß sie durch Weisheit und Mitleid siegreich zur Erleuchtung führt. Im obersten Händepaar hält sie rechts ein Bildnis Amitābhas, des Herrn des westlichen Paradieses, während ihre Linke die Geste der Furchtlosigkeit und der Ermutigung (abhaya-mudrā) zeigt. Die Göttin ist von einer großen, roten Strahlenaureole umgeben, in der ihre starke Anziehungskraft zum Ausdruck kommt.

I-47 Sitatārā (Weiße Tārā) *Abb. S. 86*

Dölma Karmo (sgrol-ma-dkar-mo)
Tibet, 19. Jh.; 72 x 51 cm (→ II-**138**)

Inmitten einer gebirgigen Landschaft sehen wir über der Spitze eines Berges visionär auf einem weißen Lotosthron und einer Mondscheibe sitzend die ›Weiße Retterin‹. Sie ist eine der volkstümlichsten weiblichen Gottheiten des Mahāyāna und wird zusammen mit Uṣṇīṣavijayā und dem roten Amitāyus, die unter ihr erscheinen, als Dreiheit verehrt, die im ›Langleben-Ritual‹ angerufen wird. – Der Wunsch nach einem langen Leben ist für den Tibeter nicht nur persönlich motiviert, sondern auch religiös, weil dieses ihm das Ansammeln vieler Verdienste ermöglicht, die ihm für das nächste Leben zugute kommen werden.

Tārā ist dargestellt in der Blüte ihrer Jugend als sechzehnjähriges Mädchen. Sieben alles erblickende Augen der Weisheit öffnen sich an Haupt, Händen und Füßen. Sie zeigt die Gesten der Gunstgewährung (varada-mudrā) und der Opferdarbringung für die drei Buddhas, wobei symbolisch geweihtes Wasser mit auf dem Daumen liegenden Ringfinger ausgesprengt wird (Thebsin, theb-srin). Sie hält zugleich in ihrer Linken einen Lotosstiel, der sich üblicherweise dreifach verzweigt zu Frucht, Blüte und Knospe. Hier sind nur eine Blüte und zwei Knospen zu sehen. Dieser dreifache Lotos ist zugleich ein Hinweis auf die drei Buddha-Gestalten, die oben im Himmelsraum thronen. Es sind die ›Buddhas der drei Zeiten‹: Dīpaṅkara, der ›Lichtmacher‹, Śākyamuni und Maitreya, der künftige Buddha. Diese Trias ist gleichsam der Garant für den Gläubigen, daß er zu allen Zeiten des Schutzes und des geistigen Beistandes der Tārā gewiß sein kann. Verschiedene Opfergaben sind als Zeichen der Dankbarkeit und Verehrung vor der Göttin aufgestellt, die von einer goldenen Aureole mit wunscherfüllenden Juwelen (cintāmaṇi) umstrahlt ist.

I-48 Śyāmatārā (Grüne Tārā) *Abb. S. 87*

Dölma Djangu (sgrol-ma-ljaṅ-gu)
Tibet, 14./15. Jh.; Höhe: 18,5 cm (→ II-**142**)

Diese fein bearbeitete Bronzefigur zeigt die Grüne Tārā, die Beschützerein aller Lebewesen. Das Wort Tārā ist laut *Wörterbuch der Mythologie* abgeleitet von der Sanskrit-Wurzel *tṛ*, ›hinübersetzen‹. So ist Tārā diejenige, »die einen heil hinüberbringt über den Strom der Existenzen«. Tārā bedeutet aber auch ›Stern‹ und ›Sternbild‹. Früheste Darstellungen von ihr finden wir u.a. in den Höhlentempeln von Ellorā und Ajaṇṭā aus dem 6. Jh. Nach indischer Tradition ist die grüne Tārā eine Verkörperung Māyās, der Mutter Buddhas. Ihre grüne Farbe soll aus der dunklen Hautfarbe Māyās abgeleitet sein.

Die Göttin thront auf einem doppelt umlaufenden Lotosthron. Ihr rechter Fuß ruht auf einer kleinen Lotosblüte, die sich vor dem Thron erhebt. Zwei sich ihr zuneigende Lotosranken umgeben sie. Sie ist nach indischer Art mit einer leichten, blumenverzierten Dhotī bekleidet und trägt Bodhisattvaschmuck. Sie ist von jugendlicher Anmut und Schönheit und zeigt ein liebevolles Lächeln. Die Geste ihrer Rechten ist die der Gunstgewährung (varada-mudrā). Mit ihrer Linken hält sie einen sich dreifach entfaltenden Lotos, der die Buddhas der drei Zeiten symbolisiert, die sie hervorbringt. (Die Gesten der rechten Hand einer Gottheit, der männlichen Seite, sind Ausdruck ihrer Aktivität, während die Gesten der linken, der weiblichen Seite, den Weisheitsaspekt versinnbildlichen.) Stirn, Handflächen und Fußsohlen tragen die Zeichen ihrer Buddhaschaft, urṇā und cakras. Man hat der Göttin Tārā 108 Ehrennamen beigelegt, die den 108 Perlen der tibetischen Gebetskette (mālā) entsprechen.

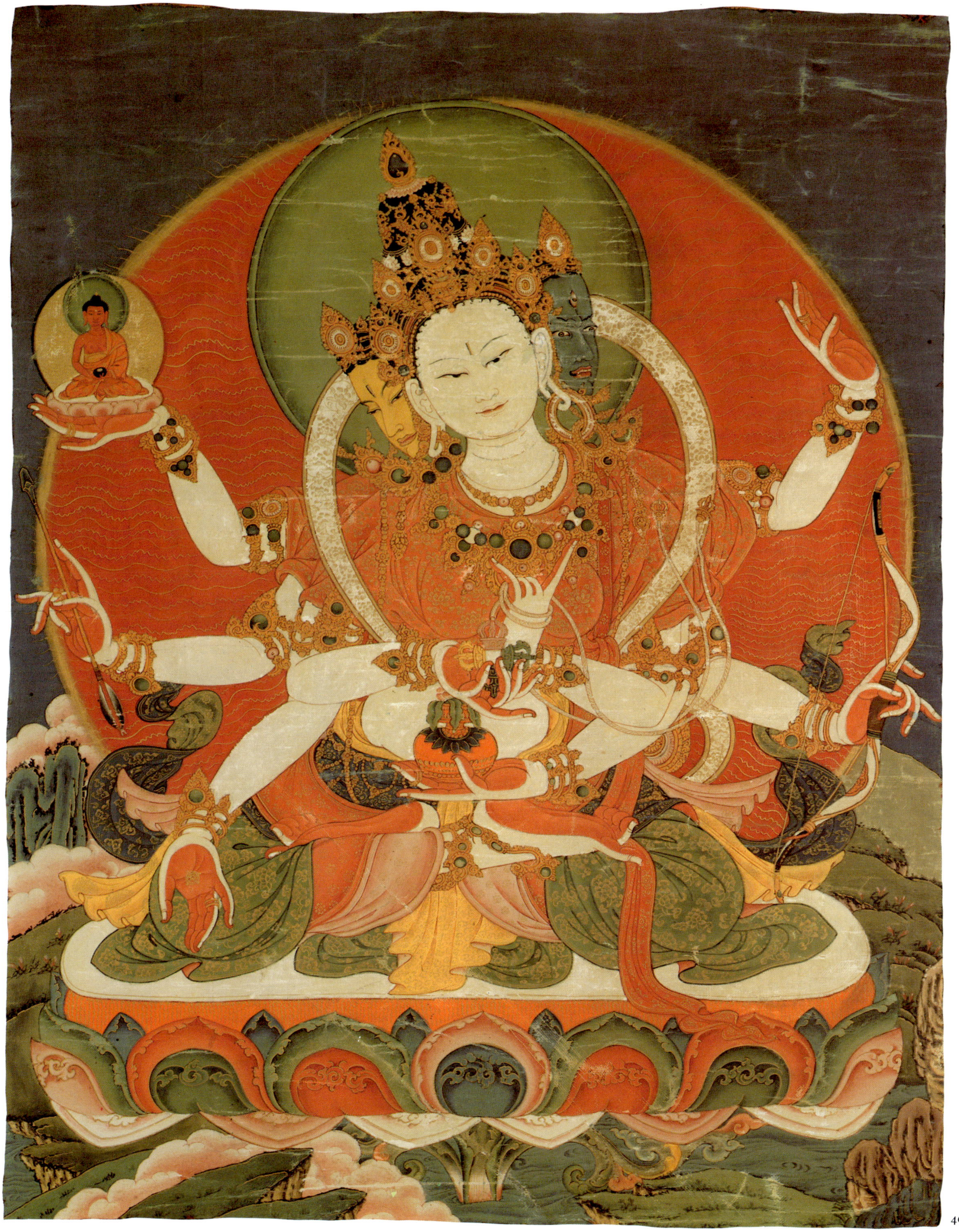

46

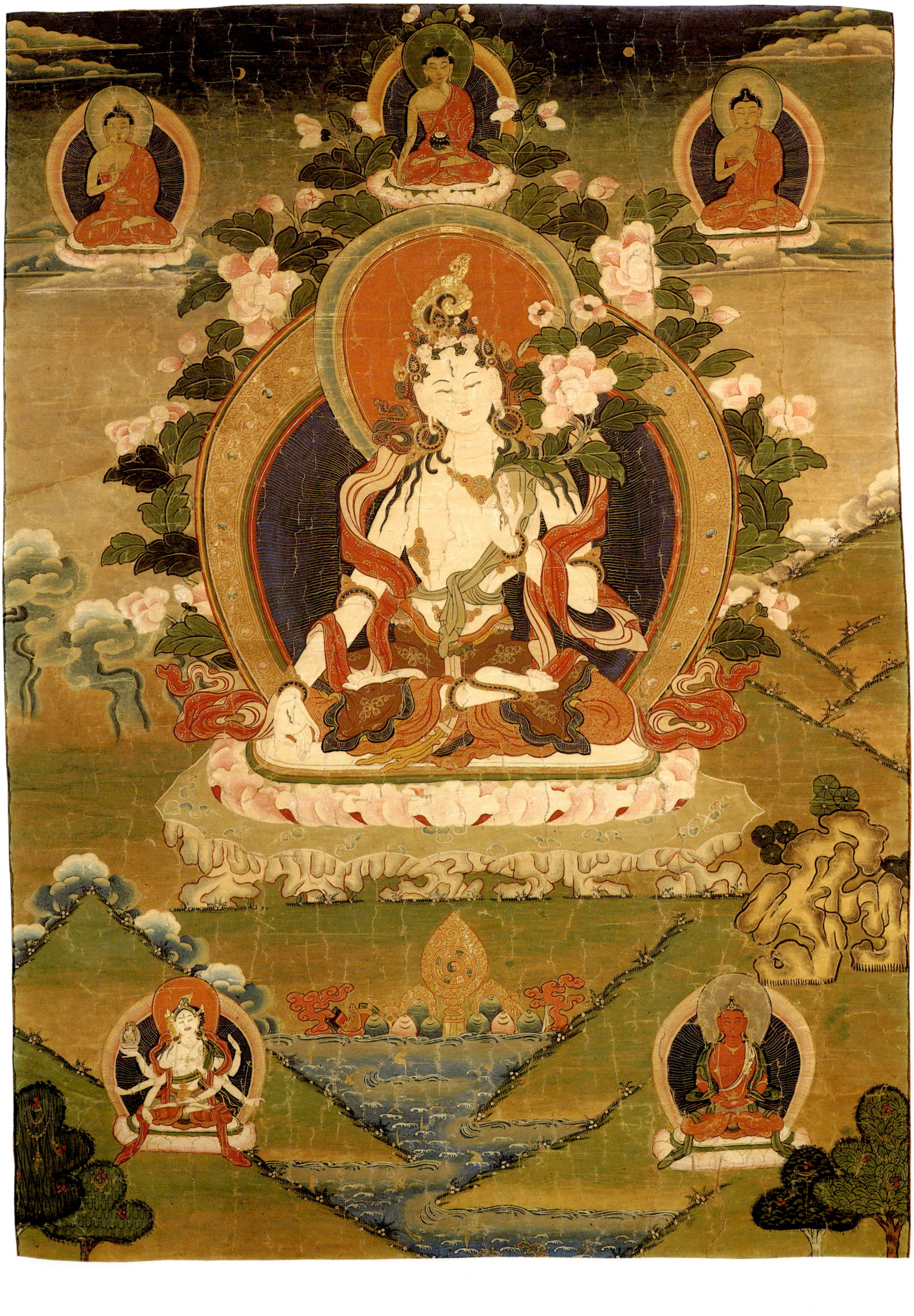

47

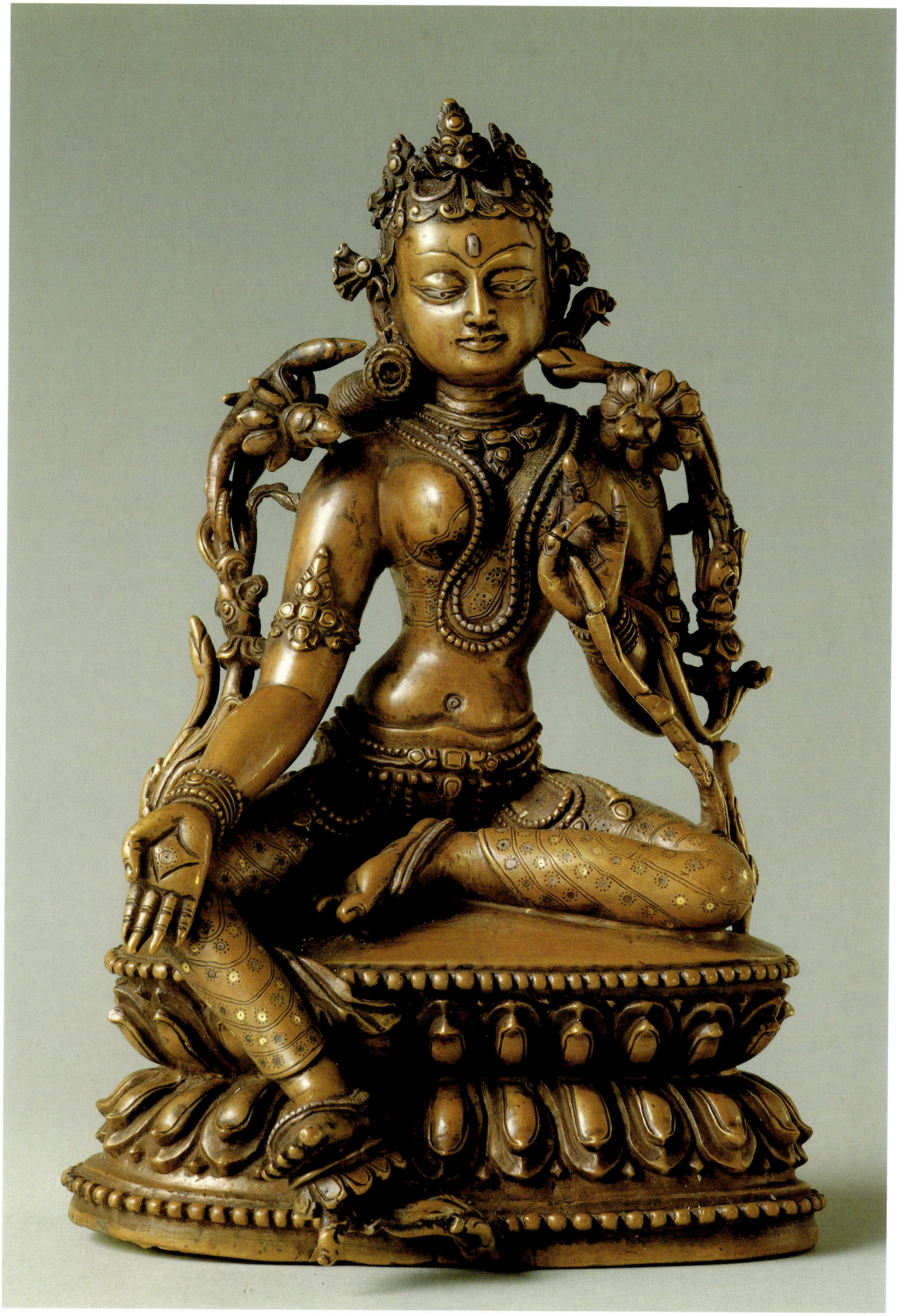

48

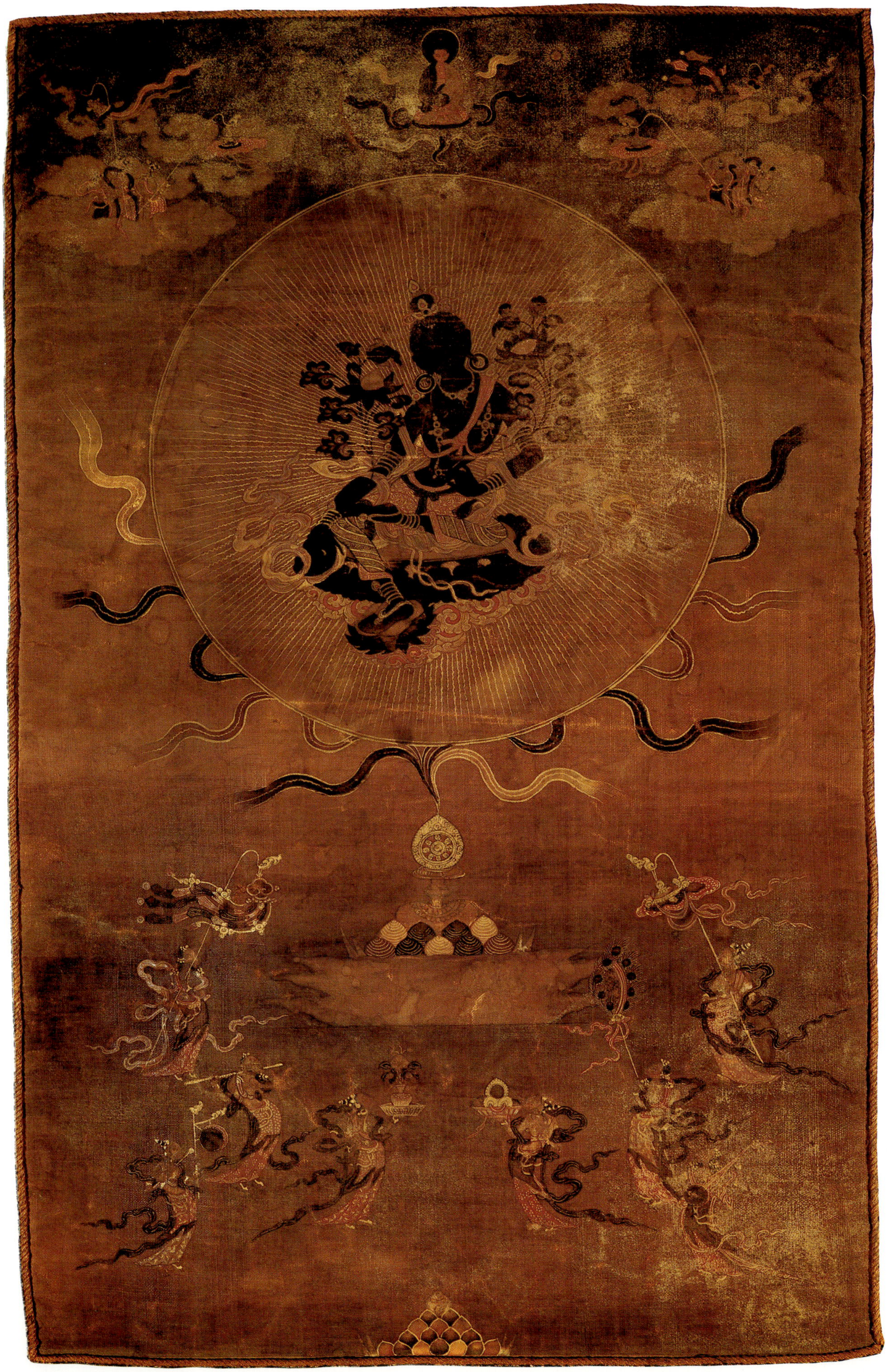

49

I-49 Śyāmatārā (Grüne Tārā)

Dölma Djangu (sgrol-ma-ljaṅ-gu)
Osttibet, um 1740; 38 x 24 cm (→II-**144**)

Wir haben es hier mit einem besonders schönen und authentischen Beispiel eines Meditationsbildes zu tun, das ganz ohne Kulisse und erzählerisches Beiwerk auskommt. Der Visualisierungsprozeß, der von einer leeren Bildfläche ausgeht und sich stufenweise verdichtet, läßt sich wie folgt beschreiben:

1. Der Meditierende stellt sich die Gaben vor Augen, die er der Göttin darbringen will. Sie sind in Form von Wunschjuwelen am unteren Bildrand zu sehen.
2. Es folgt die Bitte, daß sie dem Meditierenden sichtbar erscheinen möge. Wir sehen sie als visionäre Erscheinung dem Betrachter zugewandt im Zentrum des Bildes.
3. Der Meditierende stellt sich eine Schatzvase (kalaśa) vor, mit der er seine Gebete und Gaben zur Göttin emporträgt. Wir sehen die Schatzvase, aus der farbige Lichtbündel emporsteigen und sich wie Regenbögen in der Strahlenaura der Göttin auflösen. Diese Auflösung bedeutet zugleich Annahme der dargebrachten Gaben.
4. Indem der Meditierende die Göttin überglücklich verehrt, läßt er kraft seiner Gedanken Götter und Göttinnen aus sich hervorgehen, welche die Göttin stellvertretend für ihn verehren. Wir sehen die Devas und Devīs, wie sie die Göttin umkreisen und ihr huldigen.
5. Jetzt erkennt der Meditierende, indem er sich innerlich mit der Göttin vereinigt, sie als eine reine Verkörperung der Śūnyatā, der Leerheit aller Erscheinungen. Wir sehen nur, wie sich für den Betrachter das Grün ihrer Gestalt hinter dem Licht, das sie ausstrahlt, in eine tiefe Dunkelheit verwandelt.
6. Der Meditierende verharrt in tiefer Versenkung, und er erkennt als den Urheber der Vision, die ihm zuteil wurde, den transzendenten Buddha Amitābha. Hierdurch wird ihm die Echtheit seiner Vision verbürgt. Ohne diese Bürgschaft kann eine Vision keine karmisch befreiende Wirkung haben. Wir sehen Amitābha, zu dem ebenfalls Lichtbündel emporsteigen, im Himmel thronen. Er ist von seinem paradiesischen Gefolge umgeben.
7. Der Meditierende übergibt Tārā zum Dank ein Dharmacakra, um damit zum Ausdruck zu bringen, daß er sie als Lehrerin des Dharma verehrt. Wir sehen das goldene, achtspeichige Rad symbolisch auf der Spitze der Schatzvase ruhen.

Was in der Meditation in gleitenden Übergängen geschieht, wird hier im Bild gleichzeitig sichtbar. – Nach Auskunft des verstorbenen XVI. Gyalwa Karmapa handelt es sich bei diesem Thangka um ein Werk des Situ Chökyi Djungne, der von 1700 bis 1774 lebte (s. I-86, II-205). Er war der achte reinkarnierte Abt des Klosters Palpung in Derge in Osttibet und ist bekannt als großer Meister der Karmagardi-Malschule (kar-ma-sgar-bris), die einen eigenen tibetischen Malstil entwickelt hat.

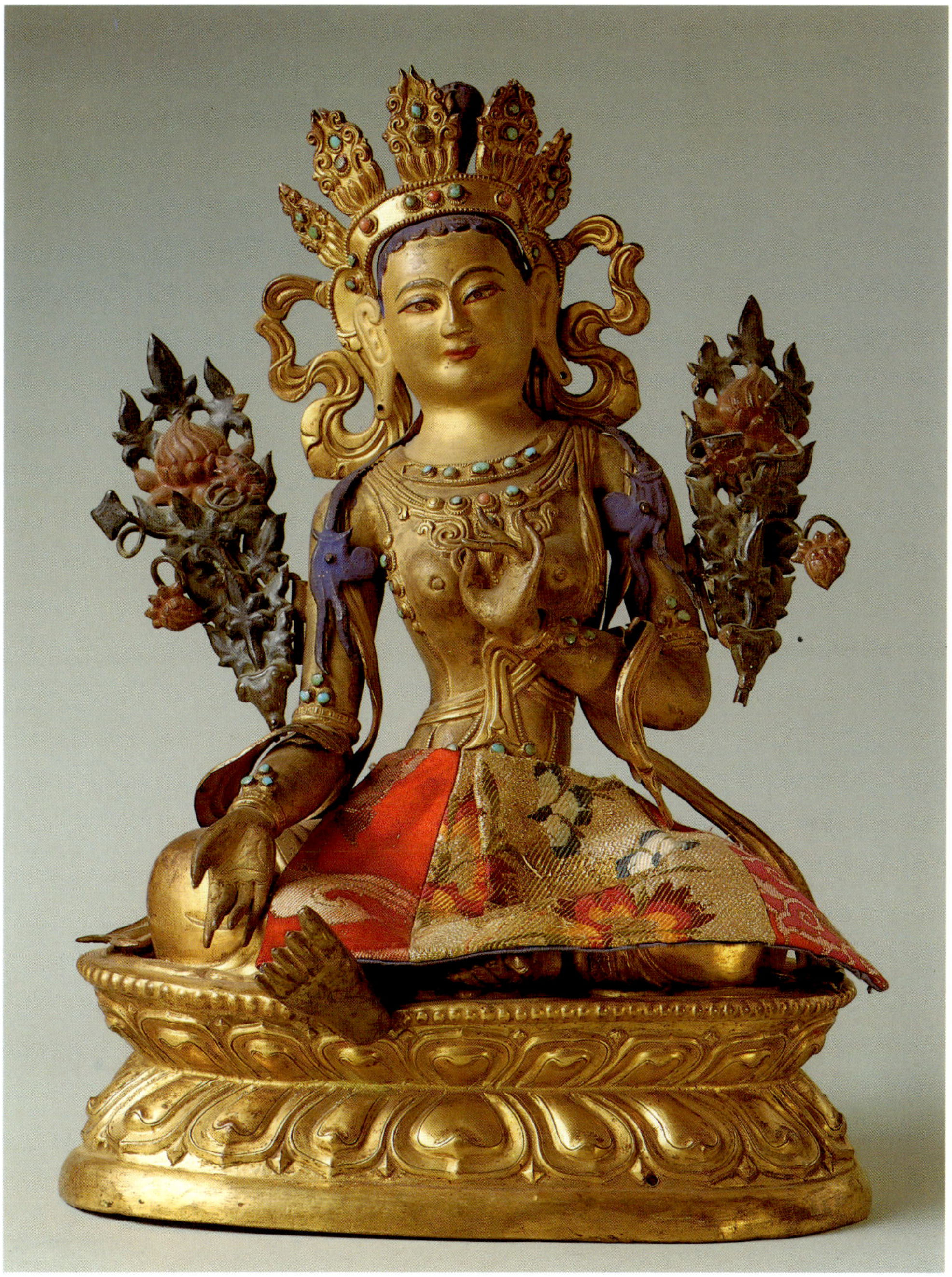

50

I-50 Śyāmatārā (Grüne Tārā)

Dölma Djangu (sgrol-ma-ljaṅ-gu)
Tibet, 19. Jh.; Höhe: 31,5 cm (→II-**145**)

Diese kostbar geschmückte und kultisch bemalte Bronzefigur zeigt ebenfalls die grüne Tārā. Sie thront in lockerer Sitzhaltung (ardhaparyaṅka) auf einem doppelten Lotosthron. Ihre Rechte ist zur Geste der Gunstgewährung gesenkt (varada-mudrā), während ihre Linke die Geste des Aussprengens (theb-srin) zeigt, wobei der Ringfinger auf dem Daumen liegt, um symbolisch geweihtes Wasser zu opfern. Zugleich hält sie in dieser Hand einen vielblütigen Lotosstiel, der wie der andere, der zu ihrer Rechten aus dem Thron hervorwächst, Früchte, Blüten und Knospen zeigt. Sie sind ein Sinnbild dafür, daß kraft ihrer Güte unaufhörlich erleuchtete Wesen hervortreten mögen.

Mit besonderer Sorgfalt hat der Künstler Schmuck, Krone und Attribute der Göttin gestaltet, die als Treibarbeiten hinzugefügt oder appliziert sind. Durch die Bemalung wird ihr liebevoller Gesichtsausdruck betont.

KAPITEL VIII

Die Mahāsiddhas und Paṇḍitas: die Lehrmeister der indischen Tradition

Der Siddha als weltlicher Heiliger

In den Mahāsiddhas, den großen historischen Siddhagestalten, begegnet uns ein genuin indischer Typus des Heiligen, der die vielfältigen religiösen Entfaltungsmöglichkeiten des sich in den ersten Jahrhunderten unserer Zeitrechnung immer mehr ausbreitenden Mahāyāna-Buddhismus zeigt, von einer an schlichter Nächstenliebe orientierten Frömmigkeit bis hin zu geheimen esoterischen Praktiken, wie sie die Tantras lehren. Religionsgeschichtlich ist das Wirken der Siddhas, die wir auch als weltliche Heilige betrachten können, in dreifacher Hinsicht bedeutsam geworden. Sie vertreten erstens entschieden das buddhistische Ideal der Abkehr vom Kastengeist und damit der rituellen Freiheit. Zweitens überwinden sie die Schranken der sozialen Herkunft und der geburtsmäßigen Bestimmung, indem sie durch ihr praktisches Leben zeigen, daß der Weg zur Befreiung vom leidvollen Kreislauf der Wiedergeburten (saṃsāra) prinzipiell allen Menschen offensteht; auch die Frau erfährt dadurch eine neue Wertschätzung. Drittens werden die Siddhas zu lebendigen Vorbildern einer breiten Schicht von Menschen, die nicht den mühevollen Weg des Mönchs und der Askese gehen können.

Man kann die Mahāsiddhas, die aus allen Berufsschichten stammen, auch als große Einzelne und Außenseiter betrachten, die nicht an irgendeiner gesellschaftlichen Norm zu messen sind, sondern ganz ihrer inneren Stimme vertrauen. Dabei scheut sich der Siddha auch nicht, ungewöhnliche Wege zu gehen, die in den Augen anderer anrüchig erscheinen. Hierzu gehört auch die Relativierung der strengen Regeln des Mönchslebens wie des Fastengebots oder des Zölibats. Man kann diese Form der Frömmigkeit auch als Radikalisierung des Bodhisattva-Ideals des Mahāyāna verstehen, als eine Hinwendung zum Nächsten ohne Berücksichtigung sozialer und konventioneller Schranken.

Wie wir aus den Biographien der Mahāsiddhas wissen, ist es für sie oft ein langer und mühsamer Weg gewesen, bis der entscheidende geistige Durchbruch zur Siddhaschaft gelang. Am Anfang dieses Weges stand meist die Begegnung mit einem Guru, der ihr persönlicher Lehrmeister wurde. Eine wichtige Rolle im Leben der Siddhas spielen auch die feenhaften Luftwandlerinnen (Ḍākinī), die vielfältige Gestalt annehmen können und als spirituelle Helfer wirken. Die Ḍākinīs wecken die weiblichen Weisheitskräfte im Menschen, deren Entfaltung für die vollkommene Selbstverwirklichung unerläßlich ist. Wenn der Siddha sein Ziel erreicht hat, wird ihm zum Zeichen dafür oft eine erleuchtende Vision zuteil, in der sich ein Bodhisattva oder eine Initiationsgottheit (yidam) offenbart. Die geistige Unabhängigkeit dieser Heiligen tut sich durch solche übernatürlichen Gaben und Fähigkeiten kund. Ein Siddha ist ›einer, der verwirklicht hat‹ und dadurch ›übernatürliche Kräfte‹ (siddhi) erlangt hat, die er jedoch nicht zum eigenen Nutzen verwendet, sondern zum Segen für andere, indem er die geistige Überlegenheit des tantrischen Pfades demonstriert. Die in den Biographien der Siddhas beschriebenen Wundertaten lassen sich nicht nur als Legendenbildung oder magische Praktiken verstehen. Sie sind vielmehr Ausdruck jener inneren Freiheit und Furchtlosigkeit, die der Siddha kraft seiner Erleuchtung erlangt hat. Die übernatürlichen und parapsychologischen Fähigkeiten der Siddhas werden freilich erst verständlich aus der religiösen Grundhaltung dieser von den Lehren Buddhas geleiteten Menschen, die nicht die Unterwerfung der Naturkräfte um ihrer selbst willen anstreben wie der westliche Mensch, sondern bemüht sind, im Einklang mit der Natur zu leben und sich mit ihr zu verbünden, um auf diese Weise die Erleuchtung zu erlangen.

Die berühmten indischen Siddhas und ihre nicht minder bedeutenden tibetischen Nachfolger gehören in der Tat zu den ungewöhnlichsten und bemerkenswertesten Erscheinungen innerhalb der buddhistischen Geisteswelt. Wir haben es hier nicht mit institutionalisierter Frömmigkeit zu tun, sondern mit einer exzeptionellen und spontanen Form charismatischer Begabung, wie wir es heute nennen würden, die im Grunde nicht an Zeit und Ort gebunden ist. Zwar weist die Lebensgeschichte dieser tantrischen Mystiker und Heiligen viele volkstümliche und legendäre Züge auf; dahinter aber verbirgt sich das Außergewöhnliche der inneren Verfassung dieser Menschen, die man nach landläufigem Urteil als ›verrückt‹ bezeichnen würde. Nach buddhistischer Auffassung ist derjenige, dessen Schicksal nicht geradlinig verläuft, zu besonderen Aufgaben aufgerufen, weil er gleichsam eine karmische Schuld abzulösen hat, die nur durch vermehrte Selbsthingabe zu tilgen ist. So sind diese Gestalten zugleich Schlüsselfiguren für ein religiöses Ethos, das nicht von moralischen Grundsätzen ausgeht, sondern von einer inneren Einsicht in karmische Zusammenhänge, die gleichsam übernatürliche Fähigkeiten freisetzt. Nicht angemaßte Autorität kommt in dieser Haltung zum Ausdruck, sondern persönliche Glaubwürdigkeit. Die tibetische Bezeichnung dafür ist ›dubtag‹ (grub-rtag), d.h. ›Verwirklichungszeichen‹. Die Tibeter unterscheiden zwischen irdischer Vollkommenheit (thunmong, thun-moṅ) und höchster, transzendenter Vollkommenheit (tib. mchog) der Stufe eines Vajradhara.

Das ikonographische Zeichen jener das rationale Begreifen übersteigenden inneren Erfahrung dieser Heiligen ist der sie umstrahlende Nimbus. Oft halten sie noch ein Werkzeug in Händen als Zeichen dafür, daß sie die tiefe Einsicht in das Leben und die Erleuchtung während ihrer weltlichen Tätigkeit gefunden haben. So ist z. B. der Schuh des Schusters oder die Hacke des Landmannes nicht nur als Berufsemblem, sondern als Ausdruck sozialer Eingebundenheit zu verstehen. Die Siddhas verdanken ihre Beliebtheit neben ihrer Wundertätigkeit auch ihrer Volksverbundenheit.

Unter den Siddhas finden wir sowohl bedeutende Gelehrte wie Tilopa (928-1009) und Nāropa (956-1040), die ihre Erfahrungen in philosophischen Schriften niedergelegt haben, als auch Dichter wie Ḍombīpāda und Kṛṣṇācārin, die durch ihre im Volksdialekt verfaßten Lieder (dohā) berühmt geworden sind. Zahlreiche Siddhas gehörten von Haus aus der Priesterkaste der Brahmanen an, haben sich dann aber dem Buddhismus zugewandt. Etliche, wie Indrabhūti und Kambala, die im 8. Jh. lebten, waren königlicher Herkunft; viele übten handwerkliche Berufe aus; von vielen wissen wir nichts Näheres. Die meisten jedoch stammten aus dem einfachen Volk und besaßen oft keine höhere Bildung. Auch Menschen, die man heute als asozial bezeichnen würde, haben Siddhaschaft erlangt. Was sie alle, die Bekannten und die Unbekannten, miteinander verband, war die herausfordernde Lehre Buddhas und die meditative Praxis der Tantras, die meist insgeheim ausgeübt wurde. Viele Siddhas waren umherziehende Heilige, wie man sie noch heute in Indien findet. Andere zogen sich in die Einsamkeit des Himalaya zurück, um sich ganz ihren Meditationsübungen zu widmen und auf diese Weise Segen zu stiften: Dem Heiligen, der nichts mehr für sein eigenes Heil braucht, ist es gegeben, sein Verdienst durch Gebet auf andere zu übertragen. Wie ihre oft legendär ausgeschmückten Biographien berichten, sollen sie am Ende ihres Lebens in das ›Reich der Ḍākas‹, der ›Luftwandler‹, d. h. in eine von karmischer Bedingtheit befreite paradiesische Welt eingegangen sein. Nach tibetischer Anschauung leben sie in zahlreichen Reinkarnationen hoher Lamas, die Tulku (sprul-sku) genannt werden, weiter, die gleichsam ihre geistigen Nachfolger sind. Literarisch lebt der freie Geist der Siddhas z. B. in den lästerlichen Liedern und Affären des heiligen Narren Drukpa Künleg (drug-pa-kun-dga'-legs-pa) fort, die sich in Tibet großer Beliebtheit erfreuten.

Man hat die bekanntesten indischen Siddhas zu einer Gruppe von 84 Mahāsiddhas (Großsiddhas) zusammengefaßt. Eine wichtige Sammlung von Siddha-Biographien ist der *Bericht von den vierundachtzig Siddhas* (Caturaśīti-siddha-Pravṛtti), der im 11./12. Jahrhundert von dem indischen Gelehrten Abhayadatta verfaßt und auch ins Tibetische übertragen wurde. Auch auf Thangkas werden die Mahāsiddhas meist als Gruppe vorgestellt. Ihre ikonographische Identifizierung ist freilich oft schwierig, da die Schreibweise der Namen nicht immer einheitlich ist und die Namen sich oft gleichen oder ähnlich sind. Häufig wird das Erlangen der Siddhaschaft auch nur symbolisch durch eine Wundertat oder durch die Vereinigung mit einer tantrischen Partnerin angedeutet. Bei Einzeldarstellungen wie bei Kultbronzen erscheinen die Siddhas meist als Yogis, die – von allem weltlichen Besitz befreit – nur mit einem Lendenschurz oder mit Blumen bekleidet sind. Lediglich ein Meditationsgurt (yogapaṭṭa) und das Fell eines wilden Tieres gehören zu ihrer Ausstattung. Das Tierfell dient ihnen als Sitzgelegenheit, während die Mönche Grasmatten als Unterlage benutzen. Es ist auch ein Zeichen für die Vorrechte des Tantrikers, der die Freiheit hat, fleischliche Nahrung zu sich zu nehmen, da er die Fähigkeit besitzt, auch den Sinnesgenuß in den Dienst der Befreiung zu stellen.

I-51 Vajradhara und die vierundachzig Mahāsiddhas

Abb. S. 93

Dorje Chang / Dubchen Gyächu Tsashi
(rdo-rje-'chaṅ / grub-chen-brgyad-bču-rtsa-bshi)
Tibet, 17. Jh.; 100 x 65 cm (→II-**148**, Schema)

Im Zentrum des Bildes sehen wir als visionäre Erscheinung den goldenen Ādibuddha Vajradhara auf einem reichverzierten Löwenthron sitzen. Die Thronlehne wird von aufsteigenden Lotosblüten gebildet, auf denen zwei bunte Papageien, zwei musizierende Kinnaras und zwei Himmelsdrachen, der eine mit einem Wunschjuwel, der andere mit einer kostbaren Vase, sichtbar werden, während zuoberst ein schwebender Garuḍa eine Juwelengirlande hält.

In zwölf Reihen angeordnet gruppieren sich die 84 Mahāsiddhas um den Ādibuddha als ihren spirituellen Lehrmeister. Alle geheimen esoterischen Überlieferungen berufen sich auf den hier in seiner himmlischen Erscheinungsform (sambhogakāya) dargestellten Vajradhara, der in den vor der Brust gekreuzten Händen Zepter und Glocke hält: Symbole der durch Methode und Weisheit zur erlangenden Vereinigung der Gegensätze (sanskr. āliṅgana-mudrā, tib. Chudpi Chagya, 'khyud-pa'i-phyag-rgya).

Die ihn umgebenden Mahāsiddhas gelten als die hervorragenden Repräsentanten des Mahāyāna und Vajrayāna in Indien. Es handelt sich bei ihnen zum größten Teil um Laien, die aus den verschiedensten Berufen und Kasten stammen. Wir finden unter ihnen Könige und Bettler, ehemalige Brahmanenpriester und Analphabeten, reiche Kaufleute und schlichte Handwerker, aber auch solche, die in den Heiligenlegenden als Faulpelze, Spieler, Diebe und Lügner bezeichnet werden. Einige Frauen, die als Yoginīs bezeichnet werden, zählen ebenfalls zur Gruppe der 84 Mahāsiddhas, eine Zahl, die sich beliebig vermehren ließe, aber traditionell festgeschrieben ist. Sie alle haben, wie die Biographien berichten, auf die verschiedenste Weise Erleuchtung erlangt, – die einen plötzlich, die anderen erst nach langjährigen Meditationsübungen, manchmal durch die Begegnung mit einem tantrischen Meister oder einem Yogi, manchmal durch die visionäre Erscheinung eines Bodhisattvas oder mit Hilfe einer Ḍākinī als spiritueller Führerin. Das zentrale Erlebnis, das ihnen allen zuteil wurde, ist die Erfahrung des Einsseins mit dem Absoluten und die Seligkeit der Erkenntnis der Nichtzweiheit von saṃsāra und nirvāṇa. Diese paradoxe Wahrheit ist in der śūnyatā, der Leerheit aller Erscheinungen, begründet, die es zu durchschauen gilt. Es ist nicht nur dieses esoterische Wissen, das die Siddhas auszeichnet, sondern auch ihre verschiedenen, auf Grund dieser Erkenntnis erlangten übernatürlichen Fähigkeiten (siddhi). Die Siddhas, d.h. ›diejenigen, die verwirklicht haben‹, sind gleichsam frei geworden von irdischen Fesseln und können Wunder vollbringen. Oftmals sind die Berichte über diese Wundertaten auch symbolisch zu verstehen. Die Tibeter nennen die übernatürlichen Kräfte ›Dubtag‹ (grub-rtag), ›Verwirklichungszeichen‹. Sie sind nicht Selbstzweck, sondern dienen der Verbreitung der Lehre Buddhas. Hier wird ein deutlicher Wandel gegenüber der frühbuddhistischen Praxis erkennbar, die das Vollbringen von Wundertaten bei der Lehrverkündigung nicht zuließ.

Das bewegte Leben der Mahāsiddhas, die sich keineswegs aus dem gesellschaftlichen Leben ausgrenzten, ist hier im Bild mehr summarisch behandelt. Manchmal ist eine sie charakterisierende Tätigkeit wie das Fliegen oder eine wichtige visionäre Begegnung szenisch festgehalten. Der Maler hat die meisten dieser indischen Mahāsiddhas zusätzlich durch Bildinschriften gekennzeichnet. Zwölf Mahāsiddhas, die in der tibetischen Liturgie eine wichtige Rolle spielen, ist ebenso wie Vajradhara eine goldene Körperfarbe gegeben worden.

Am unteren Bildrand sehen wir links zwei tibetische Lamas, wahrscheinlich Meister und Schüler, bei einer Opferdarbringung, ferner den berühmten Yogi und Dichter Milarepa sowie zwei Schutzgottheiten. Die bildliche Darstellung endet mit einer Gebetsinschrift des Stifters, der hier möglicherweise mit dem Maler identisch ist.

I-52 Die Mahāsiddhas Lūhipa, Nāgārjunagarbha, Āryadeva und Padmavajra

Abb. S. 94

Dubchen Shi (grub-chen-bshi)
Tibet, 18. Jh.; 84 x 56 cm (→ II-**150**)

Links oben sehen wir den Siddha Lūhipa auf einem Felsen sitzen. Er war königlicher Herkunft, hatte sich aber als Asket in die Hauslosigkeit zurückgezogen. Er hält einen Fisch in Händen, von dessen Eingeweiden er sich ernährt, was auf seinen Namen ›Eingeweide-Esser‹ anspielt. Neben ihm steht ein Korb, in dem Schriften aufbewahrt werden. Der tibetische Kanon enthält sechs Werke Lūhipas. Er ist auch als Verfasser mystischer Gesänge (dohā) hervorgetreten. Die kleine Szene darunter zeigt einen Fischer an einem See beim Angeln, dessen Wasser von den hohen, schneebedeckten Berggipfeln herabfließt. Die Inschrift im Bilde lautet: »Er war von Beruf Dichter. Während er sich von Fischeingeweiden ernährte, erlangte er vollkommene Siddhaschaft. Lūhipa ist sein Name. Vor dem Lama verneige ich mich.« (s. II-174)

Rechts oben sehen wir den Mönch Nāgārjunagarbha, meist Nāgārjuna genannt. Er lebte im 8. Jh. und gehörte der Brahmanenkaste an. Später zog er sich in die Einsamkeit zurück und betätigte sich als Alchemist. Auch er wird abgebildet mit einem Schlangennimbus wie sein Namensvetter Nāgārjuna, der seine Weisheit von den Nāgas erhalten haben soll. Es könnte sein, daß der Maler nach tibetischer Maltradition auch diesen älteren Nāgārjuna, der im 1. Jh. n. Chr. lebte und Abt der Klosteruniversität Nālandā war, gemeint hat, wie der Zusammenhang mit seinem Schüler Āryadeva zeigt, der hier unter ihm thront. Die Inschrift lautet: »Als Mönch erlangte er höchste Siddhaschaft. Eine Waldgöttin überreicht ihm Nektar. Ludup Nyingpo (Nāgārjunagarbha) ist sein Name...«

Rechts unten sehen wir den berühmten buddhistischen Gelehrten Āryadeva, dargestellt in weißer Gestalt auf einem Lotosthron, der sich aus einem Gewässer erhebt und zugleich eine blütenreiche Mandorla bildet. Sein mit fünf goldenen Streifen verzierter Gelehrtenhut (panshwa) läßt den besonders hohen Rang seiner Kenntnis der philosophischen und tantrischen Schriften erkennen. Āryadeva gründete mehrere Klöster in Mittelindien und wurde später Nachfolger Nāgārjunas als Abt von Nālandā. Die kleine Szene rechts im Bild zeigt Āryadeva mit einem jungen Mönchsschüler, der ihm andächtig lauscht. Die Inschrift lautet: »Der lotosgeborene Meister mit dem reinen Körper erlangte vollkommene Siddhaschaft durch seine tiefe Hingabe und Liebe (bhakti) zu seinem Lehrer (tib. Lama, sanskr. guru). Āryadeva ist sein Name...«

Links unten thront auf einem Gazellenfell der Yogi Padmavajra. Er ist nur mit Knochenschmuck und einem Schal bekleidet und hält eine Lotosfrucht in Händen. Davor sehen wir ihn noch einmal als Lotosfruchtverkäufer. Die beigefügte Inschrift lautet: »Er war Knecht bei einem Bauern. Er meditierte während seiner Arbeit und aß nur (reine) Früchte. Padmavajra ist sein Name...«

I-53 Die Mahāsiddhas Ajita (Kalalibhe), Śabaripa, Parbuse und Bhayaṇi

Abb. S. 95

Dubchen Shi (grub-chen-bshi)
Tibet, 18. Jh.; 84 x 56 cm (→ II-**151**)

Links oben sitzt in einer Laubhütte ein Yogi in meditativer Abgeschlossenheit. Seine Beine werden von einem Meditationsgurt (yogapaṭṭa) gehalten. Über ihm erscheint in einer Wolke eine auf einem Stier reitende Initiationsgottheit. Die Inschrift lautet: »Er ist durch eine Vision des roten Yamāntaka gesegnet worden in Ostbengalen. Kalalibhe ist sein Name. Vor dem Lama verneige ich mich.« (s. II-170)

Rechts oben thront auf einem Sitzkissen, über das ein Tierfell gebreitet ist, der Gelehrte Śabaripa, dem eine Vision zuteil wird. Im Hintergrund sehen wir ihn zusammen mit einigen Yogis vor einem Buddha-Bildnis in einem Stūpa Opfergaben darbringen. Die Inschrift lautet: »Er war ein Asket aus Bengalen, dem in Bodhgayā eine Vision zuteil wurde. Śabaripa ist sein Name...«

Rechts unten sehen wir in einer einsamen Gebirgslandschaft einen Yogi; davor ist eine Leichenackerszene dargestellt. Er sitzt auf einem Leopardenfell und trägt ein weißes Baumwollgewand. Während er hier über die Vergänglichkeit des Daseins meditiert, hat er eine Vision der Vajrayoginī. Gleichzeitig erscheint, eingehüllt in eine dunkle Wolke, ein Drache, dem sein Diener eine goldene Schale darreicht. Die Inschrift lautet: »Auf einem Leichenacker in Uḍyāna hat er höchste Siddhaschaft erlangt durch eine Vision der Vajrayoginī. Parbuse ist sein Name...«

Links unten sehen wir den Yogi Bhayaṇi unter zwei Sandelholzbäumen meditieren, wobei er eine Vision von Khasarpāṇi hat. Aus seiner mit Nektar gefüllten Schädelschale bringt er ihm ein rituelles Opfer dar. Die Inschrift lautet: »Er war ein im Sandelholzwald lebender Asket, dem Khasarpāṇi erschienen ist. Bhayaṇi ist sein Name...«

I-54 Die Mahāsiddhas Kārupa, Ānanda, Sengepa und Dhasaripa

Abb. S. 96

Dubchen Shi (grub-chen-bshi)
Tibet, 18. Jh.; 84 x 56 cm (→ II-**154**)

Links oben sehen wir einen Yogi, der vier Personen über den Fluß rudert. Die Inschrift auf dem aus Lederhäuten gefertigten Boot lautet: »Er war ein Fährmann aus der Śūdra-Kaste und meditierte über das Überqueren des Leidensozeans, wodurch er höchste Siddhaschaft erlangte. Kārupa ist sein Name. Vor dem Lama verneige ich mich.«

Rechts oben sehen wir einen meditierenden Yogi, der sich in die Bergeinsamkeit zurückgezogen hat. Zwischen Körper und Arm gelehnt hält er ein Khaṭvāṅga, einen tantrischen Stab, als Zeichen seiner Herrschaft über die drei Zeiten, mit seiner Rechten hält er eine Schädelschale empor, die von einem am Himmel erscheinenden Drachen mit dem Nektar der Unsterblichkeit (amṛta) gefüllt wird. Die Inschrift hierzu lautet: »Er war brahmanischer Herkunft und übte tantrische Praktiken aus, wobei er die vollständige Herrschaft über sein Bewußtsein erlangte. Ānanda ist sein Name...«

Rechts unten sehen wir einen Yogi auf einem Thronsessel. Er sitzt, von einer Menschenhaut umschlungen, auf einem Tigerfell. Er hält Pfauenfedern und eine mit Blumen geschmückte Vase (kalaśa) in Händen. Auf einer Wolke schwebt eine goldene Bodhisattva-Gestalt herbei. Vor ihm kniet ein Schüler. Die Inschrift lautet: »Er war gesegnet von Avalokiteśvara und hat durch das Wasser der Kalaśa seine Befleckung (kleśa) abgewaschen. Sengepa ist sein Name...«

Links unten sehen wir einen Siddha von einer weißen Wolke in die Lüfte emporgetragen. Farbige Glücksschleifen umwehen ihn. Er hält eine Schädelschale in seiner Linken und ein Kultmesser (karttṛkā) in seiner erhobenen Rechten als Zeichen dafür, daß er Leidenschaft und Unwissenheit überwunden hat. Die Inschrift lautet: »Er war ein Gelehrter aller vier tantrischen Schulen, und nach dem Erreichen der vier höchsten Initiationsstufen flog er in die Luft. Dhasaripa ist sein Name...«

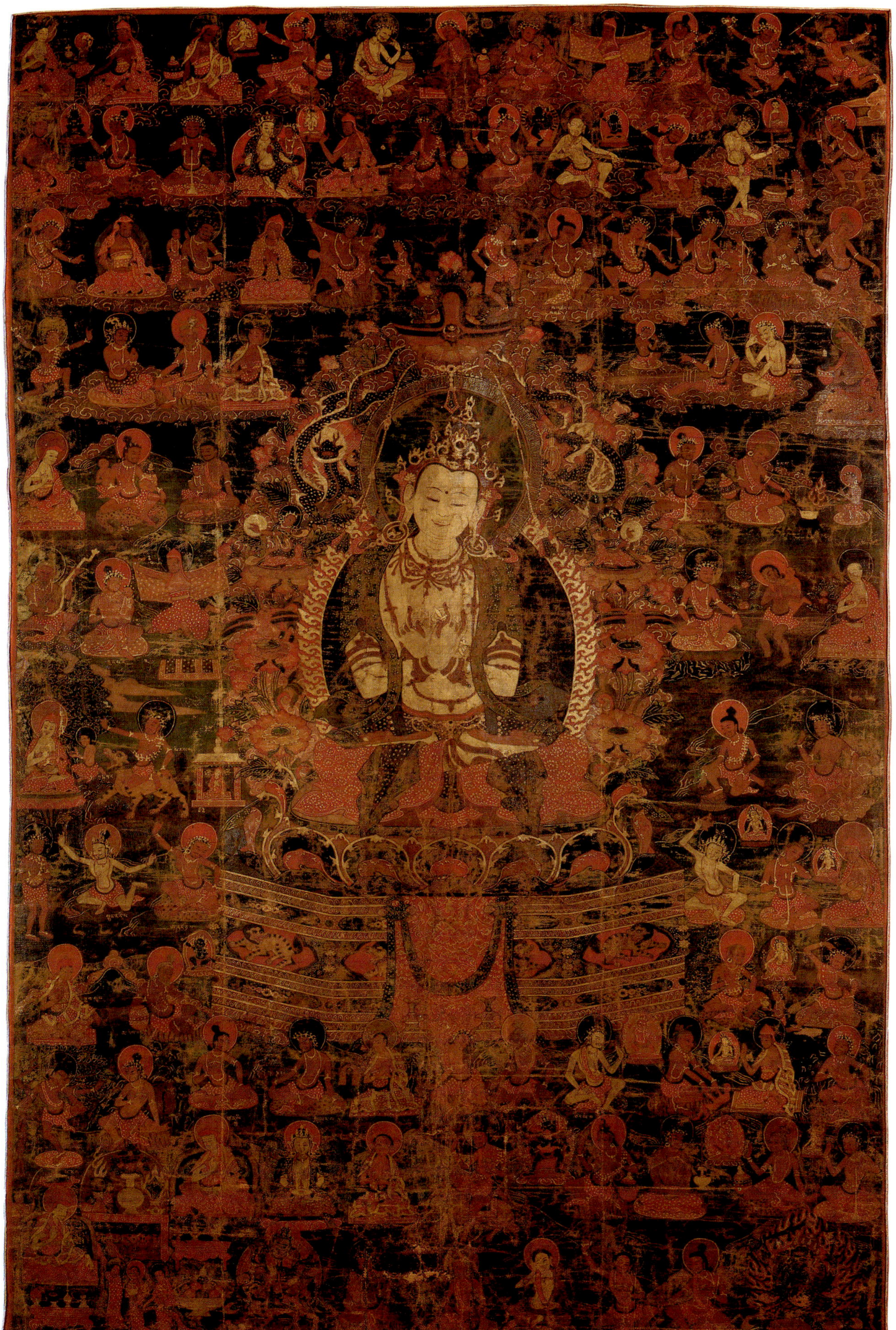

51

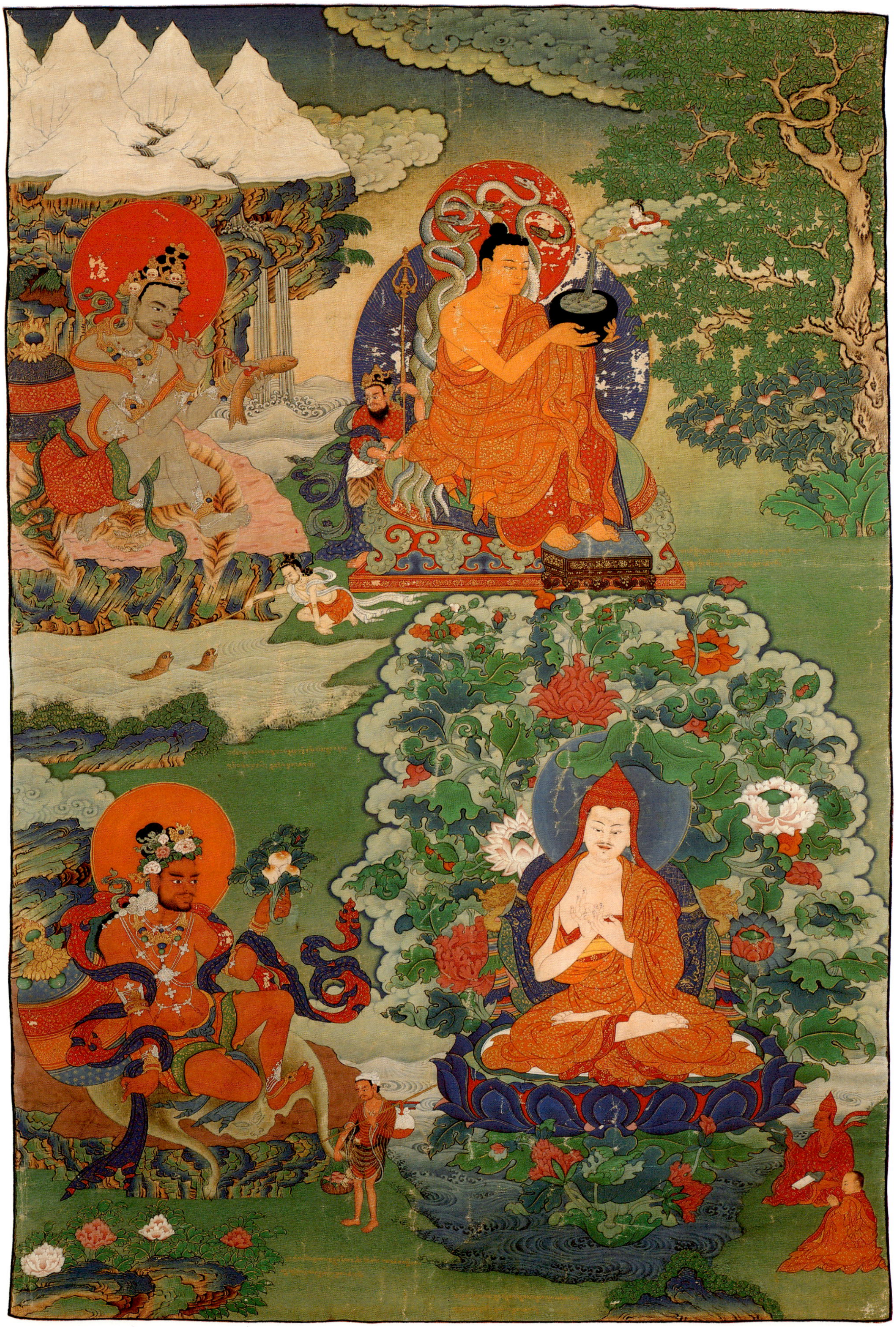

52

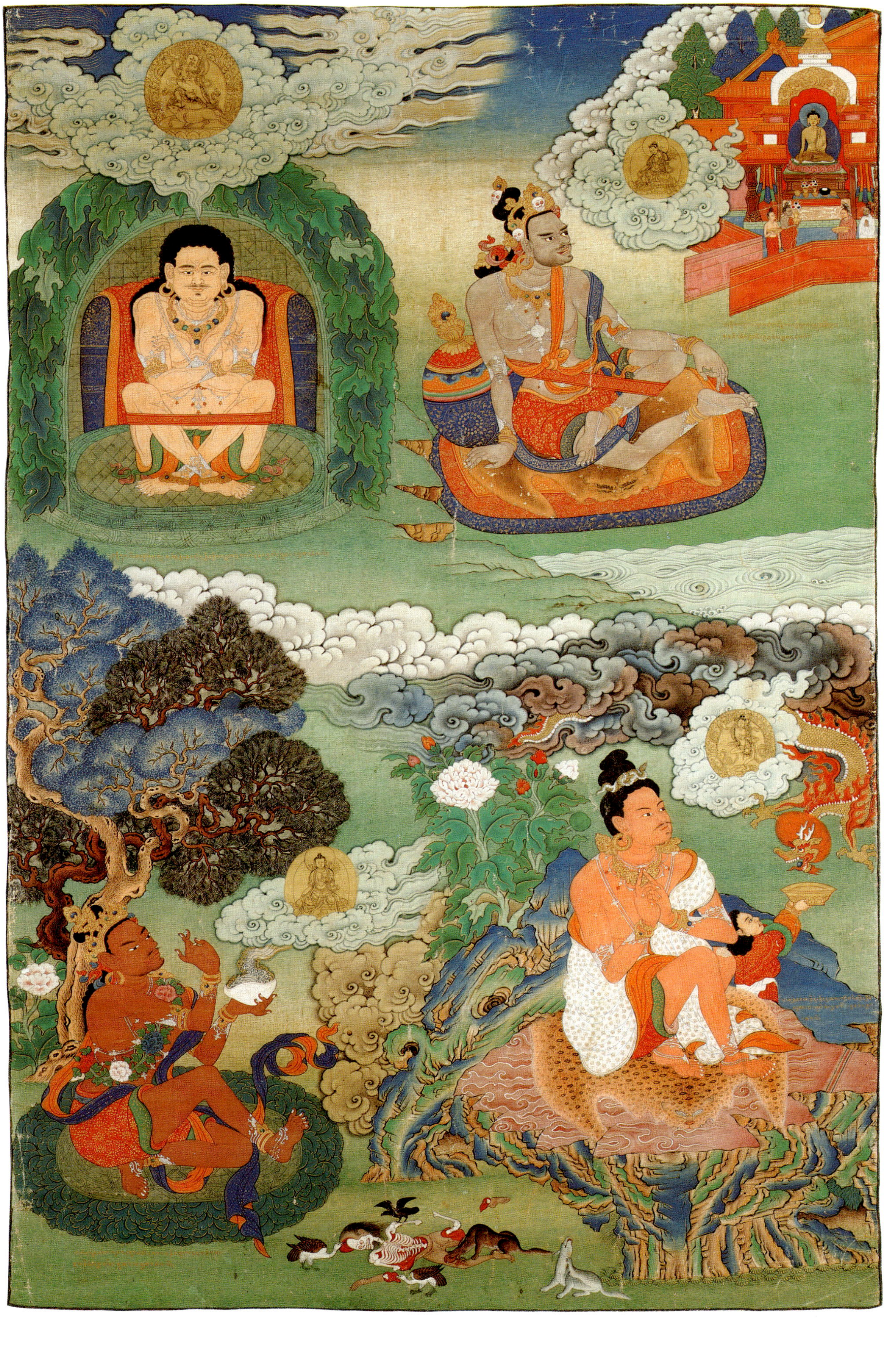

53

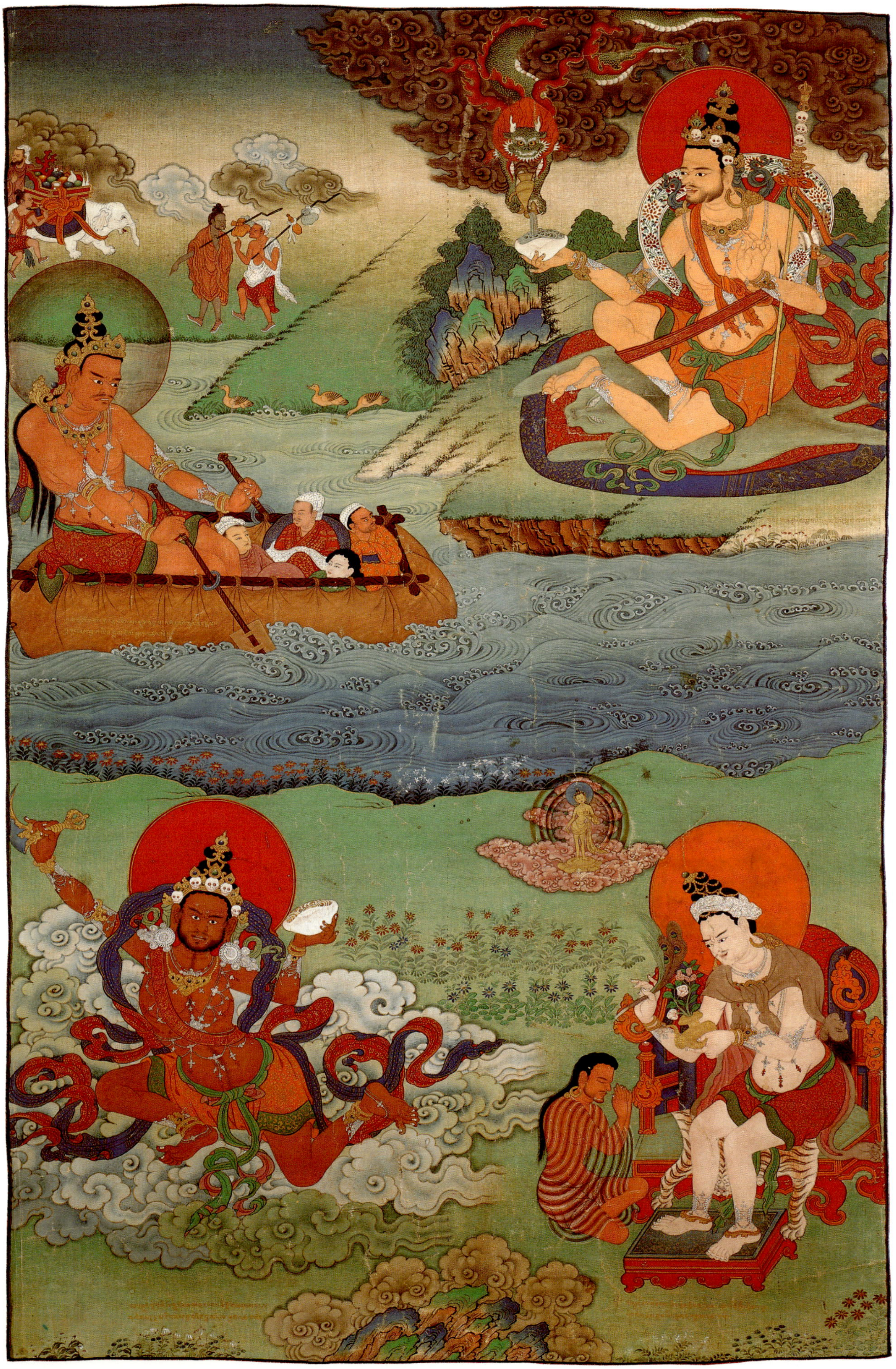

54

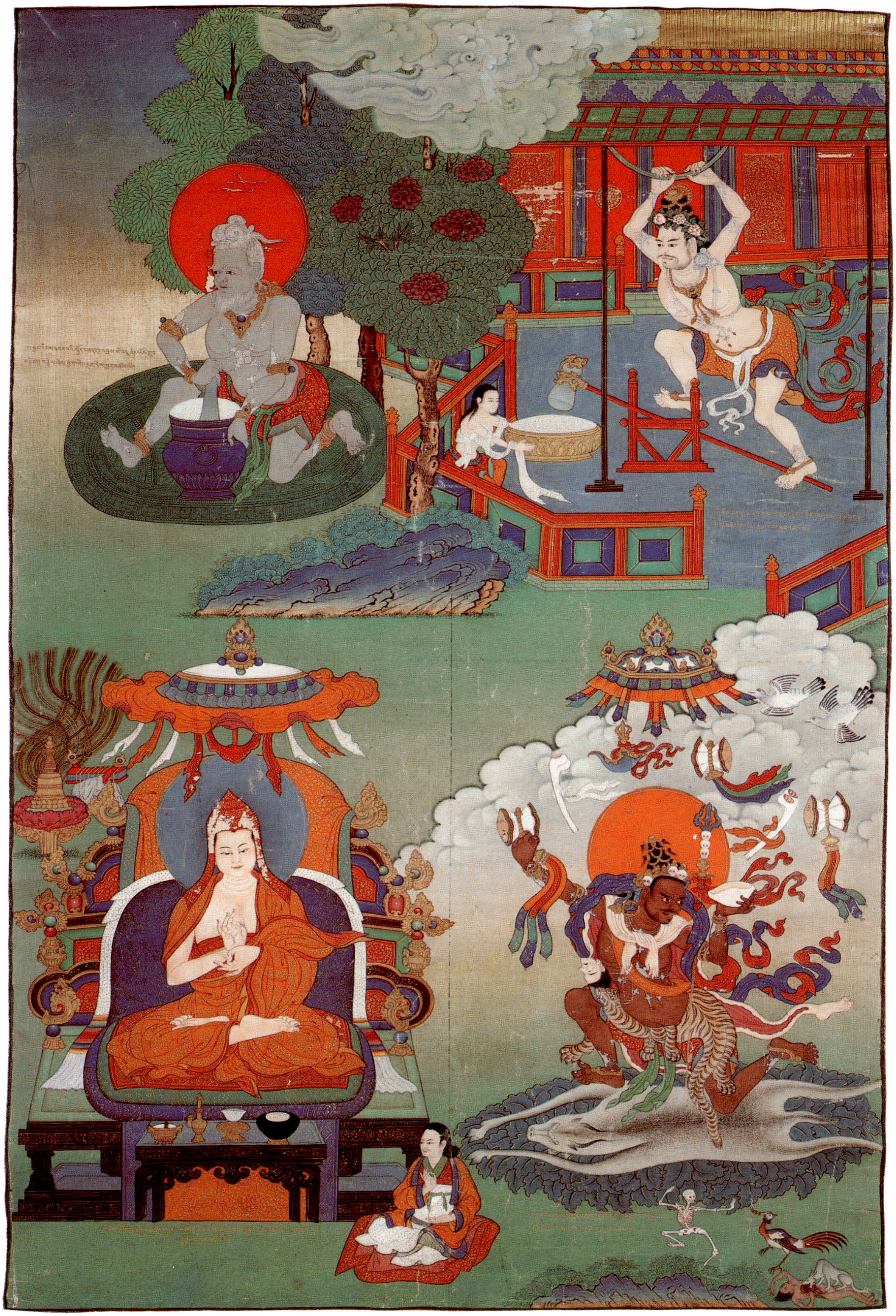

55

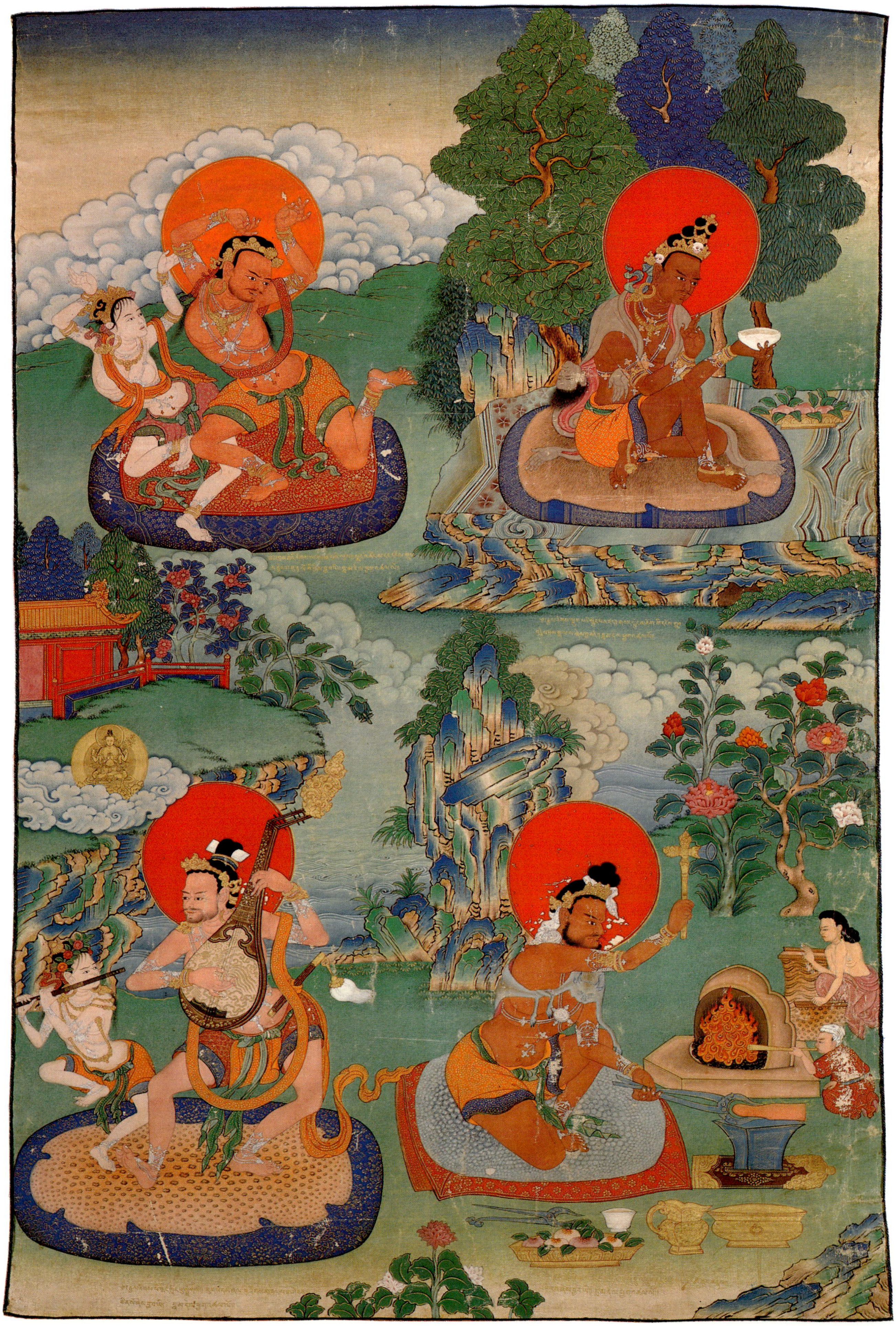

56

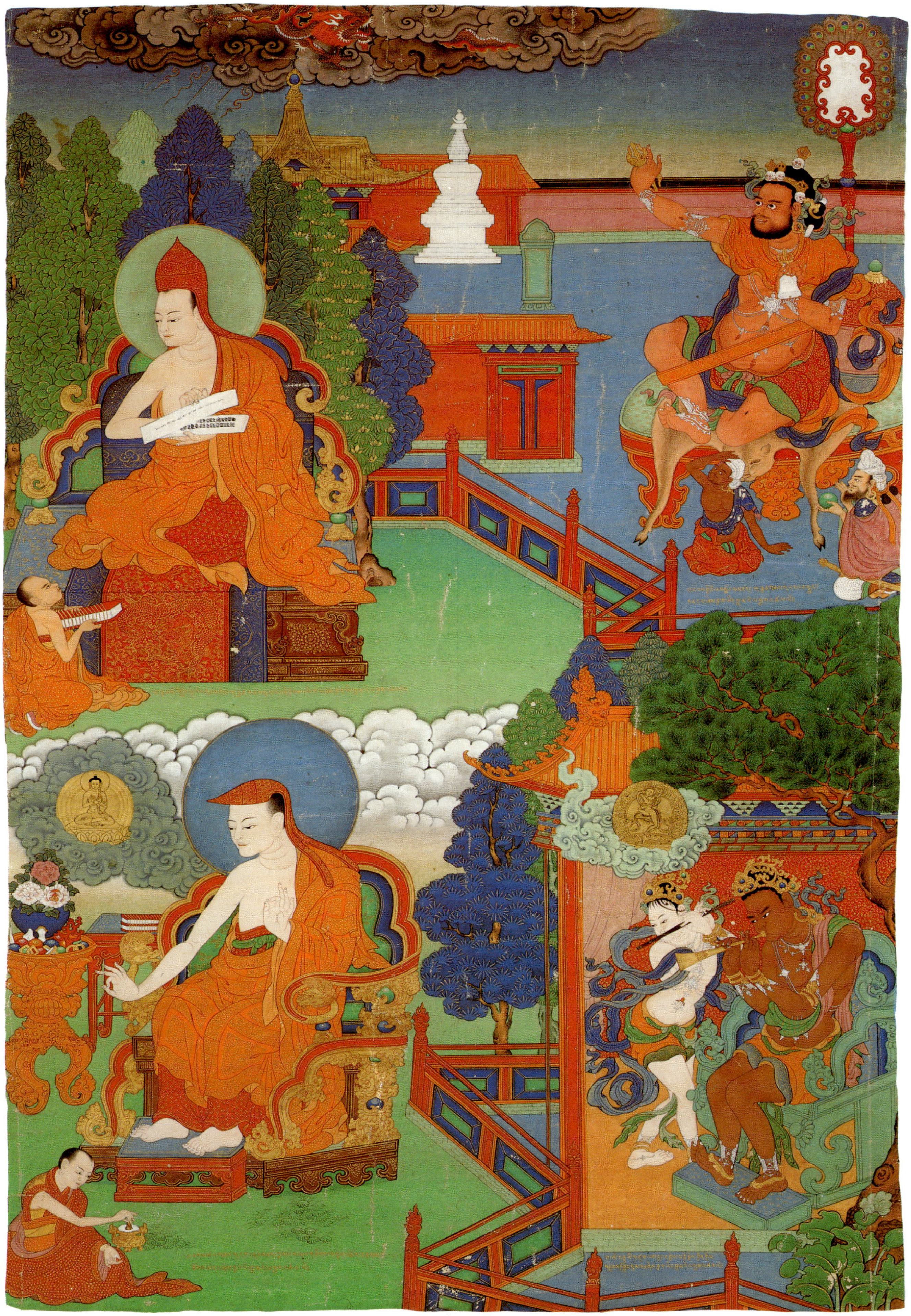

57

Die vier hier in knapper Form dargestellten Heiligenlegenden eines Fährmanns, eines Einsiedlers, eines Gelehrten und eines Yogi zeigen uns gleichsam vier Richtungen und Aspekte des geistigen Weges, nämlich die eigene Aktivität entfaltend (links) oder empfangend (rechts), entweder der Welt und dem Dienst am anderen zugewandt oder auf die eigene Vollkommenheit gerichtet. So kann man die Bildfolge Asket, Gelehrter und Yogi auch als die Entwicklung der buddhistischen Lehre vom Hīnayāna über den Mahāyāna zum Vajrayāna lesen. Nach tantrischer Anschauung ist es aber entscheidend, daß der schlichte Fährmann zugleich ihrer aller Vorbild ist.

I-55 Die Mahāsiddhas Kantepa, Telopa, Kṛṣṇācārin (Nagpokyöpa) und Atīśa (Marme Zä)

Dubchen Shi (grub-chen-bshi) *Abb. S. 97*
Tibet, 18. Jh.; 84 x 56 cm (→ **II-155**)

Links oben sehen wir einen Yogi auf einer einfachen Bastmatte sitzen und in einem Bottich rühren. Von ihm heißt es: »Er war königlicher Herkunft und hat niedrige Arbeit verrichtet. Beim Reisschälen erlangte er höchste Siddhaschaft. Kantepa ist sein Name. Vor dem Lama verneige ich mich.«

Rechts oben sehen wir vor einem herrschaftlichen Haus einen Yogi, der mit einer Dienerin mit Hilfe einer Wippe Öl preßt. Es handelt sich hier um den berühmten indischen Mahāsiddha Telopa (Tilopa), der von 928 bis 1009 lebte (s. I-59). Er ist der erste tantrische Meister, auf den sich die Kagyü-Tradition zurückführt. Die Inschrift lautet: »Beim Pressen von Sesamöl erlangte er Siddhaschaft. In Bengalen ist ihm Buddha begegnet. Telopa ist sein Name...«

Rechts unten sehen wir einen Yogi in ekstatischer Gebärde auf einem Gazellenfell tanzen. Über ihm schweben ein Ehrenschirm und verschiedene Ritualgegenstände – Handtrommel, Knochenhörner, Kultmesser –, so als wolle er sie alle gleichzeitig handhaben. Vor ihm sehen wir eine Leichenackerszene mit einem tanzenden Friedhofswächter (śmaśānapati). Im Text heißt es hierzu: »Der Anweisung seines Lehrers widersetzte er sich und praktizierte (heimlich) Tantra. Erst im Bardo hat er Buddhaschaft erlangt. Nagpokyöpa (Kṛṣṇācārin) ist sein Name...« (s. I-61 und II-171).

Links unten auf einem reichverzierten Thronsitz sehen wir einen weiteren berühmten Mahāsiddha, den indischen Gelehrten Atīśa (982–1054). Auf Einladung der westtibetischen Könige kam er 1042 nach Tibet. Auf seine Lehren gründet sich die Schule der Kadampa (bka'-gdams-pa), deren erster Abt Domtön ('brom-ston) war, der hier neben dem Thron Atīśas sitzt. Die Inschrift lautet:
»Sein Wissen blühte in den fünf Wissensgebieten, und er liebte alle anderen wie sich selbst. Marme Zä ist sein Name...«

I-56 Die Mahāsiddhas Putaloki, Saghala, Tampaka und Binaso

Dubchen Shi (grub-chen-bshi) *Abb. S. 98*
Tibet, 18. Jh.; 84 x 56 cm (→ **II-156**)

Wir sehen links oben einen Yogi in ekstatischer Gebärde zusammen mit einer Yoginī. Die Inschrift lautet: »Die Brahmanenkaste ist seine Herkunft. Er lebte wie ein Angehöriger einer niedrigen Kaste. Höchste Siddhaschaft erlangte er mit einer Prostituierten. Putaloki ist sein Name. Vor dem Lama verneige ich mich.«

Rechts oben sehen wir einen Yogi, der sich in eine einsame Gebirgslandschaft zurückgezogen hat. Er sitzt auf einem Fell und hat eine Menschenhaut über die Schultern geschlungen. In seiner Linken hält er eine Schädelschale, mit der rechten Hand besprengt er Opfergaben. Die Inschrift lautet: »Er war königlichen Geschlechts. Er stellte sich stumm. Durch seine geheimen Praktiken erlangte er die höchste Siddhaschaft. Saghala ist sein Name...«

Rechts unten sehen wir einen Yogi, der auf einem Amboß schmiedet, während seine zwei Gehilfen das Feuer mit Blasebalg und Blasrohr unterhalten. Die Inschrift lautet: »Er war brahmanischen Geschlechts. [Dennoch] übte er das Handwerk eines Kupferschmiedes aus. Er erlangte die übernatürlichen Kräfte des Schnellgehens. Tampaka ist sein Name...« Wer diese Fähigkeit des Schnellgehens über weite Strekken, Kangjog (rkaṅ-mgyogs), erworben hatte, wurde in Tibet ein Tsalungkhen (rtsa-rluṅ-mkhan) genannt.

Links unten sehen wir einen Yogi auf einer Laute (vīṇā) musizieren, während seine Yoginī auf einer Querflöte bläst. Beide bewegen sich dazu im Tanz. Über ihnen in den Wolken erscheint Ṣaḍakṣarī. Die Inschrift lautet: »Er war königlicher Herkunft, und er musizierte gerne. Dabei hatte er die Erscheinung seines Yidam. Er flog davon. Binaso ist sein Name...«

I-57 Die Mahāsiddhas Yigepa, Taṇḍapa, Lingbupa und Asaṅga (Thogme)

Dubchen Shi (grub-chen-bshi) *Abb. S. 99*
Tibet, 18. Jh.; 84 x 56 cm (→ **II-158**)

Links oben thront auf einem mit Teppichen bedeckten Sitz ein Gelehrter. Er blättert in einem Buch, um einen jungen Mönch zu unterrichten. Die Inschrift lautet: »Er hat seine Askese auf einer Insel vollzogen. In Uḍyāna hat er die vier Weihegrade erhalten. Yigepa (Schreiber) ist sein Name. Vor dem Lama verneige ich mich.«

Rechts oben sehen wir im Vorhof eines Tempels einen Yogi sitzen. Er hält Ritualzepter und Glocke in Händen. Zwei Diener knien zu seinen Füßen und schauen nach oben, wo über dem goldenen Dach des Tempels ein Drache erscheint. Die Inschrift lautet: »Er umkreiste einen heiligen Berg und vollzog seine Askese in Uḍyāna. Taṇḍapa ist sein Name...«

Rechts unten sehen wir in einem Pavillon einen Yogi mit seiner Yoginī musizieren. Er spielt ein oboenartiges Blasinstrument, sie spielt eine Flöte. Während des Musizierens erscheint ihnen ein Yidam mit seiner Partnerin (prajñā) in einer goldenen Aureole. Die Inschrift lautet: »Er wurde gesegnet von Hevajra im Tempel von Otantra. Lingbupa (Flötenspieler) ist sein Name...«

Links unten sehen wir auf einem reichgeschnitzten, vergoldeten Thron einen Gelehrten sitzen. Während ein Mönch ein Rauchopfer vorbereitet, erscheint über der mit Lotosblüten gefüllten Almosenschale der Buddha Maitreya. Die Inschrift lautet: »Er übte Askese in einem bewaldeten Ort, wo ihm Maitreya erschien. Er verfaßte viele philosophische Werke. Thogme ist sein Name...« Thogme ist der tibetische Name für Asaṅga, der zusammen mit Vasubandhu um 400 n. Ch. die Yogācāra-Schule gründete. Die beiden Gelehrten werden zu den ›Sechs Kronen der Weisheit‹ Indiens gezählt.

I-58 Die Mahāsiddhas Dharmakīrti, Nilapa, Tsembupa und Kumāripa

Dubchen Shi (grub-chen-bshi)
Tibet, 18. Jh.; 84 x 56 cm (→ **II-159**)

Links oben sehen wir in einer lieblichen Landschaft einen Gelehrten in heftigem Disput mit einem Yogi. Ein Mönch hält einen Ehrenschirm über dem Sitzenden, vor dem eine Bettelschale mit Wunschjuwelen aufgestellt ist. Die Inschrift lautet: »Als ursprünglich Andersgläubiger und als ein Meister in Grammatik und Logik hat er gesiegt über die Andersgläubigen. Er flog in den Himmel. Dharmakīrti ist sein Name. Vor dem Lama verneige ich mich.« Dharmakīrti lebte im 7. Jahrhundert. Er war der fünfte Patriarch der Universität Nālandā. Er zählt zusammen mit den anderen großen Lehrern des Mahāyāna zu den ›Sechs Zierden‹ oder ›Sechs Kronen der Weisheit Indiens‹.

Rechts oben sehen wir einen Mönch vor einer Höhle meditieren. Neben ihm befindet sich ein Rundkorb (za-ma-thog), Symbol für die geistige Nahrung der drei heiligen Schriften, Tripiṭaka, die von der Disziplin, allgemeinen Lehre und hohen Erkenntnis handeln. Die Inschrift lautet: »Er sammelte wildes Getreide gemäß seiner Kaste. Er lebte als Mönch des ersten Weihegrades im Zölibat in Uḍyāna. Nilapa ist sein Name...«

Rechts unten sehen wir einen Mönch mit einer Frau auf dem Rücken in einer Wolke über einen Fluß fliegen. Normalerweise ist es einem Mönch streng verboten, eine Frau zu berühren. Die Inschrift gibt uns die Auskunft: »Als Novize trägt er eine leprakranke Frau und fliegt über den Ganges. Tsembupa ist sein Name...«

Links unten sehen wir einen Yogi, der, nur mit einem Lendentuch bekleidet, auf einer Matte und einem Gazellenfell sitzt. Er hält einen Schuh und eine Nadel in Händen, während eine Gehilfin ihm einen Faden zureicht. Die Inschrift lautet: »Er war ein Schuster von Herkunft, und er war ein großer Glückspilz. Er erlangte seine geistige Erfüllung an einer Leichenstätte. Kumāripa ist sein Name...«

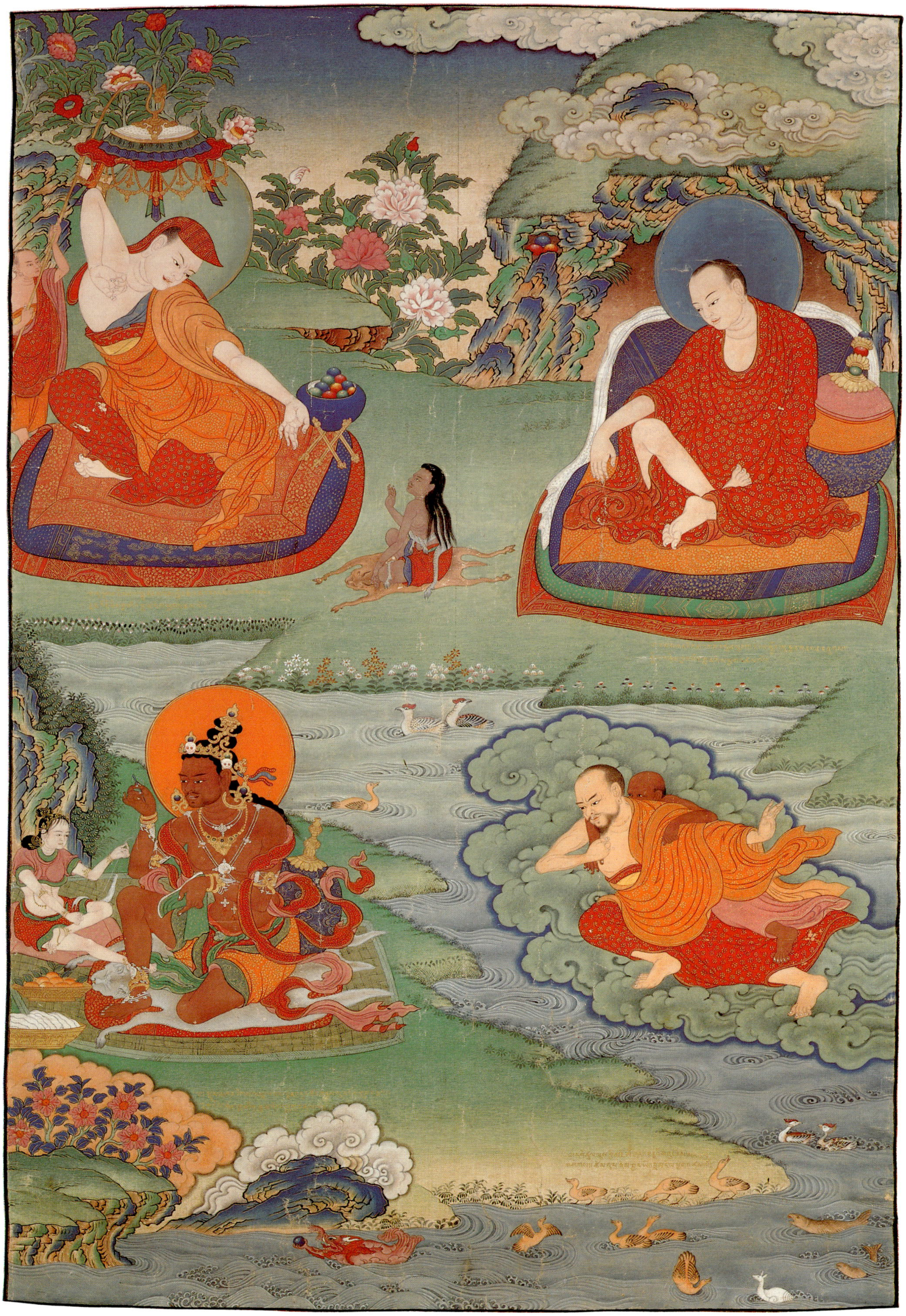

58

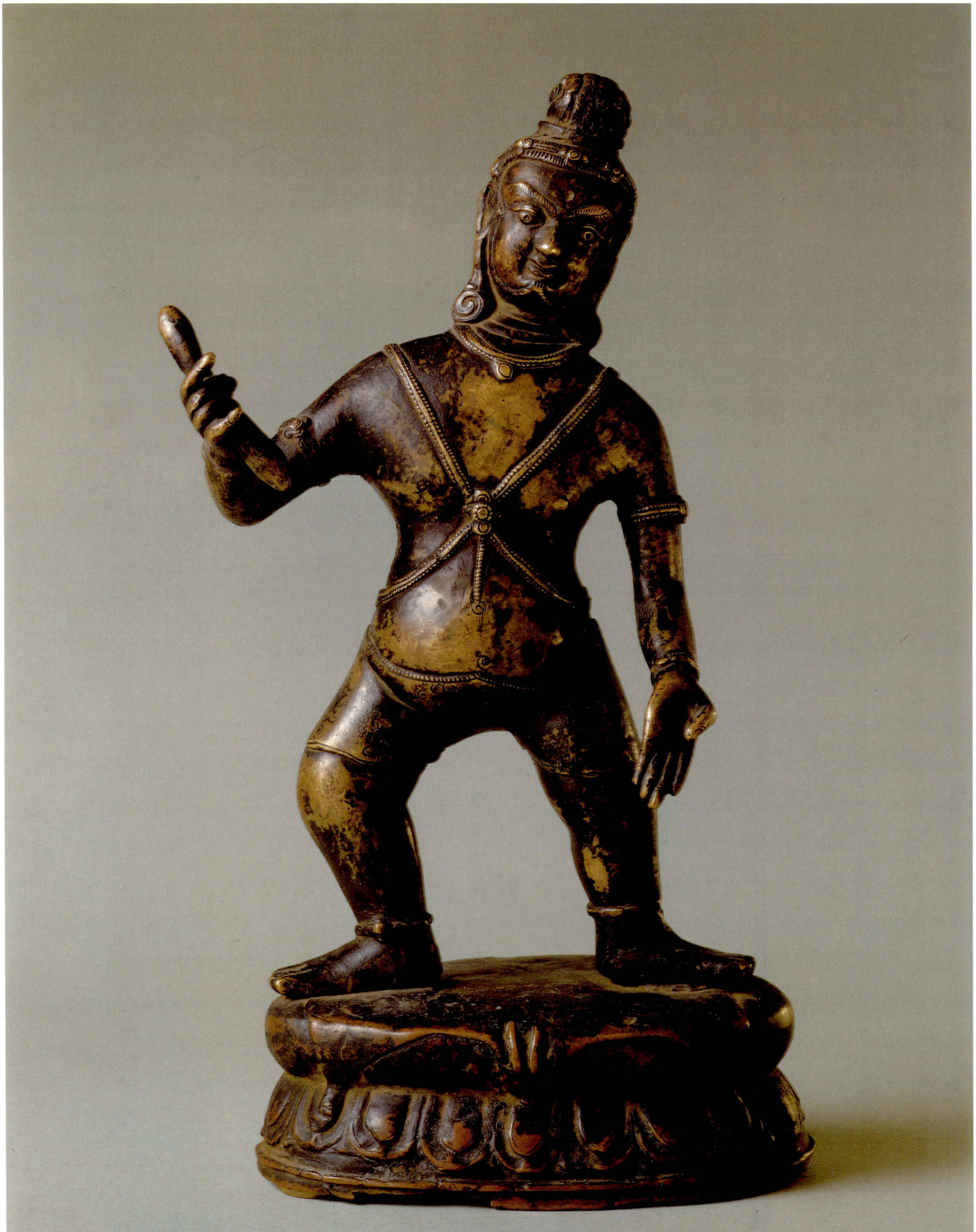

59

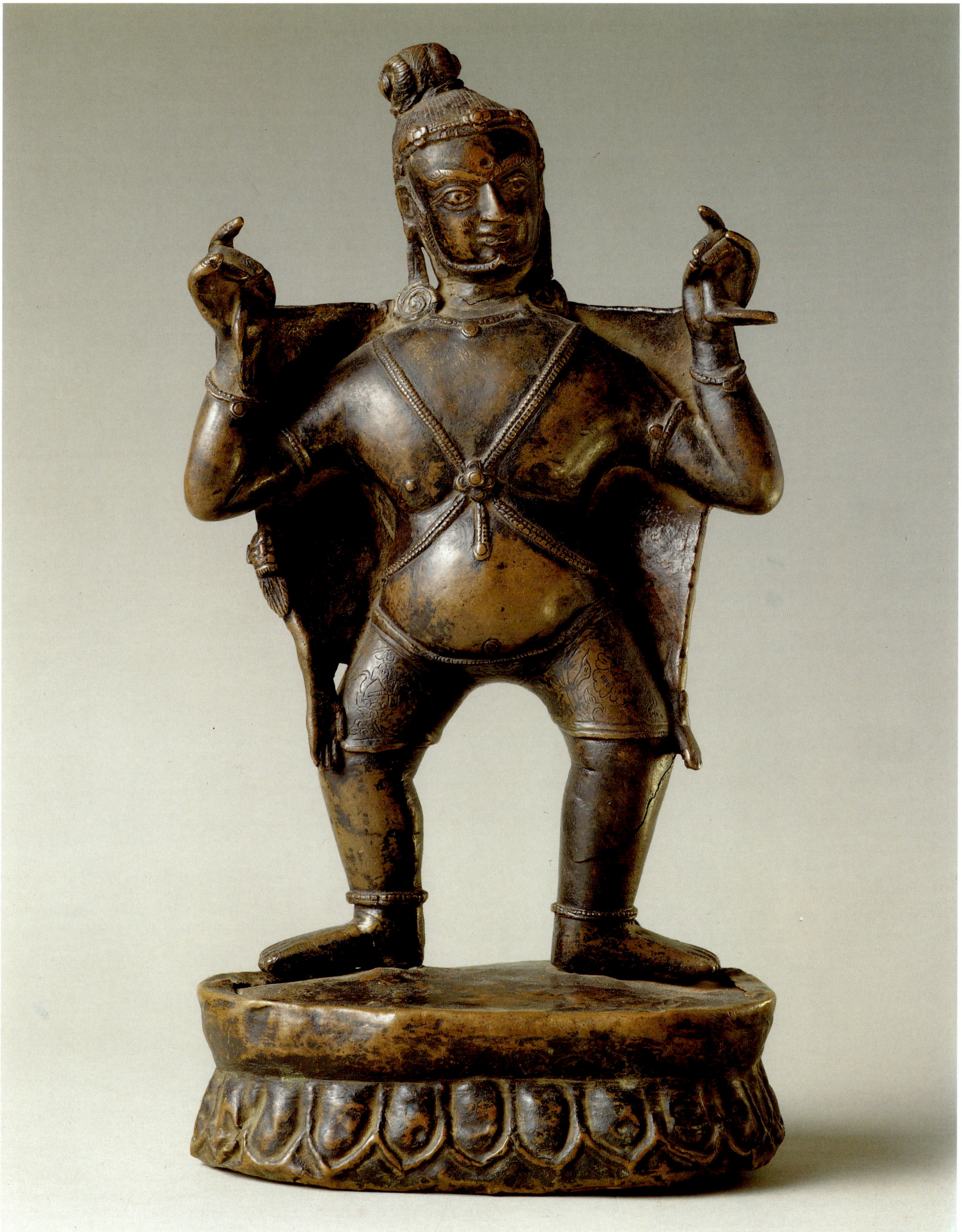

60

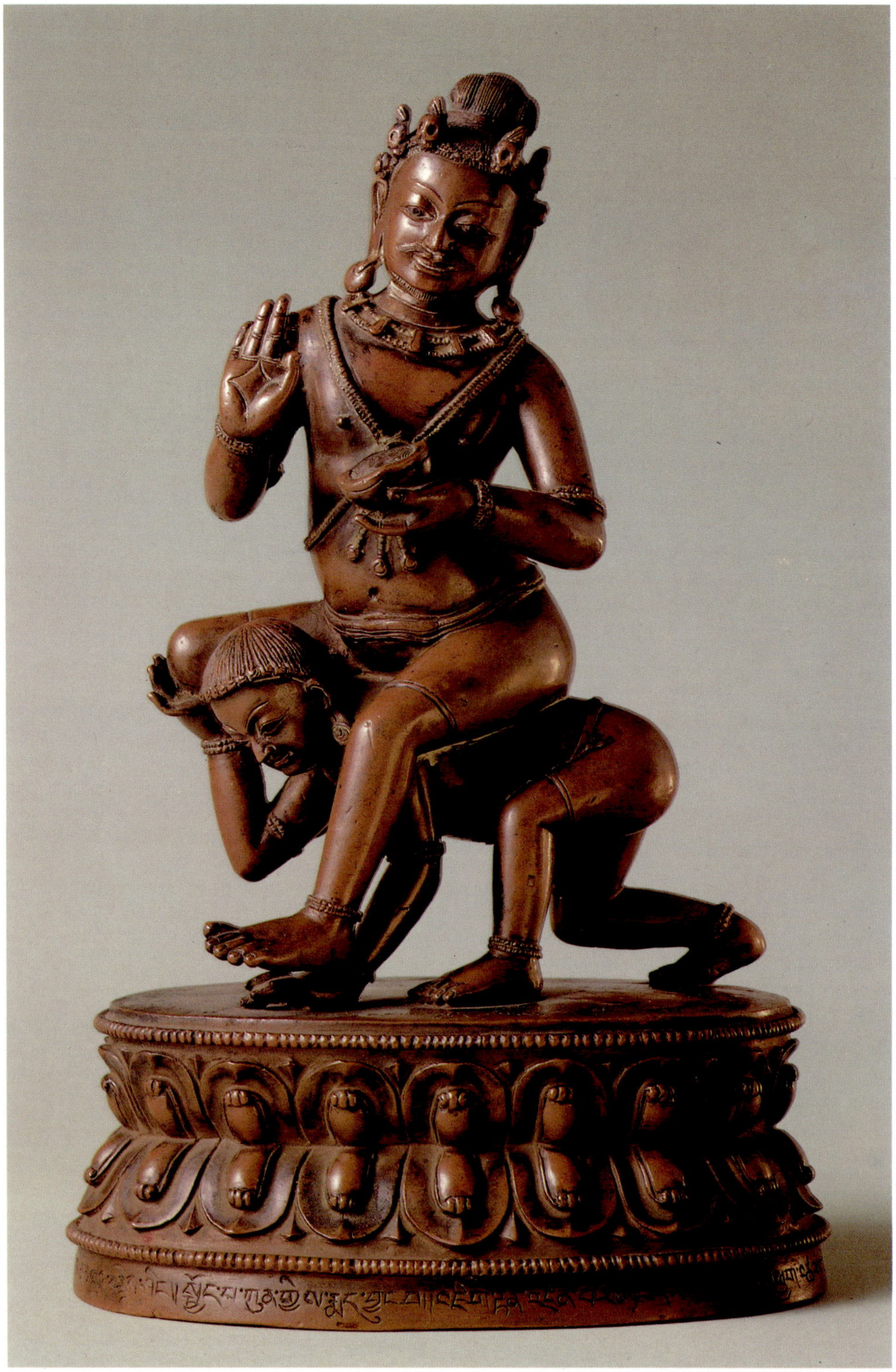

61

I-59 Tilopa

Abb. S. 102

Tibet, 11./12. Jh.; Höhe: 30 cm (→II-**164**)

Der Mahāsiddha Tilopa (928-1009), der aus einer Brahmannenfamilie stammte, war ein Schüler von Nāgārjuna. Er unterzog sich langjährigen Meditationsübungen und wurde später Abt des Klosters Odantapura. Er war als Lehrer ein strenger Meister. Wie berichtet wird, mußte Nāropa zwölf Jahre lang warten, ehe er von ihm als Schüler angenommen wurde. Der tibetische Kanon enthält neun Werke Tilopas. Zu ihnen gehört vor allem das ›Große Siegel‹ (Mahāmudrā; tib. Chagya Chenpo, phag-rgya-chen-po). Tilopa wird in Tibet als der erste Patriarch der Kagyü-Schule (bka'-brgyud-pa) verehrt.

Tilopa steht im Ausfallschritt (pratyālīḍhāsana) auf einem Lotosthron, auf dem ein Gazellenfell liegt. Er ist nur mit einem Schurz bekleidet und mit Knochenschmuck geschmückt. Sein Haar trägt er nach Asketenart hochgebunden. In seiner erhobenen Rechten hält er einen Stößel, das Zeichen eines Ölmüllers (s. I-55). Die gedrungene Gestalt, die wilde, ausdrucksstarke Physiognomie lassen den Siddha nicht als einen Gelehrten, sondern als einen Mann aus dem Volke erscheinen.

I-60 Nāropa

Abb. S. 103

Tibet, 11./12. Jh.; Höhe: 28,5 cm (→II-**165**)

Der Mahāsiddha Nāropa (956-1040 oder 1016-1100) entstammte der Brahmanenkaste, in der Gelehrsamkeit traditionell gepflegt wurde. Als langjähriger Schüler von Tilopa wurde er dessen Nachfolger als Abt der berühmten Klosteruniversität von Nālandā. Die nach ihm benannten ›Sechs Doktrinen des Nāropa‹ (nā-ro-chos-drug) gelangten über seinen tibetischen Schüler Marpa (1012-1097) nach Tibet und bilden noch heute die geistige Grundlage der Kagyü-Schule (bka'-brgyud). Nāropa ist hier ebenfalls als Yogi dargestellt. Er hat eine Menschenhaut hinter sich aufgespannt als Zeichen für die Überwindung der vier Māras oder Teufel: skandhamāra (Herr des Anhaftens), kleśamāra (Herr der Leiden), mātyupatimāra (Herr des Todes), devaputramāra (Herr der Lüste).

Andere Darstellungen zeigen Nāropa mit der tantrischen Schädelschale (kapāla) und der Lehrdarlegungsgeste (vitarka-mudrā). Vgl. II-166.

I-61 Kṛṣṇācārin

Nagpokyöpa (nag-po-spyod-pa)
Tibet, 16. Jh.; Höhe: 22,5 cm (→II-**171**)

Der Mahāsiddha Kṛṣṇācārin (s. I-55 und II-155), der im 8. Jahrhundert lebte, stammte aus Oḍiviśa, dem heutigen Orissa. Er war brahmanischer Herkunft und wurde durch den Mahāsiddha Jālandaripā in die geheimen tantrischen Lehren eingeweiht. Kṛṣṇācārin war Dichter und Gelehrter; er verfaßte mystische Gesänge (dohā) sowie Kommentare zum Hevajra-Tantra.

Der mit einer Schädelkrone und Knochenschmuck geschmückte Siddha reitet auf dem Körper eines Verstorbenen (Rolang, ro-laṅs), der nicht zur Ruhe kommt, weil er von einem Dämon besessen ist. Möglicherweise ist dies nicht nur ein Hinweis auf die Fähigkeit Kṛṣṇācārins, Dämonen zu bändigen, sondern eine symbolische Anspielung auf sein eigenes Schicksal; denn es heißt, daß er erst im Bardo, im Nachtod-Zustand, Befreiung erlangt habe wegen Ungehorsams gegenüber seinem Lehrmeister, der ihm tantrische Praktiken verboten hatte. In seiner Linken hält er eine Schädelschale (kapāla), die bei tantrischen Riten benutzt wird. Seine zum Betrachter erhobene Rechte zeigt die Geste der Furchtlosigkeit und Ermutigung (abhayamudrā). Auch in seinem liebevoll lächelnden Gesicht zeigt sich die Hinwendung zu allen noch in der Welt des Leidens (saṃsāra) verhafteten Lebewesen. Die unterhalb des hohen Lotosthrons eingravierte Weiheinschrift nennt Kṛṣṇācārin huldigend einen ›Wegweiser aller Lebewesen‹.

I-**62** Ḍamarupa

Tibet, erste Hälfte 19. Jh.;
Höhe: 13,5 cm (→ II-**175**)

Der Mahāsiddha Ḍamarupa thront in lockerer Sitzhaltung (līlāsana) auf einem doppelt umlaufenden Lotos und einem Gazellenfell. In seiner erhobenen Rechten hält er eine Handtrommel (ḍamaru), die u.a. beim Rezitieren von heiligen Silben und Segenssprüchen (mantra und dhāraṇī) verwendet wird. In seiner Linken hält er die tantrische Schädelschale (kapāla), die bei Initiationen eine wichtige Rolle spielt. Er trägt eine dreifache Schädelkrone, die ihn als Eingeweihten kennzeichnet. Ḍamarupa war Schüler von Nagpopa (s. II-168), von dem er in das Hevajra-Tantra eingeweiht wurde. Das Band am linken Arm ist mit einem Klostersiegel versehen.

(Es könnte sich bei dieser Bronze auch um den Mahāsiddha Tilopa, 928-1009, handeln, der ebenfalls mit Handtrommel und Schädelschale dargestellt wird.)

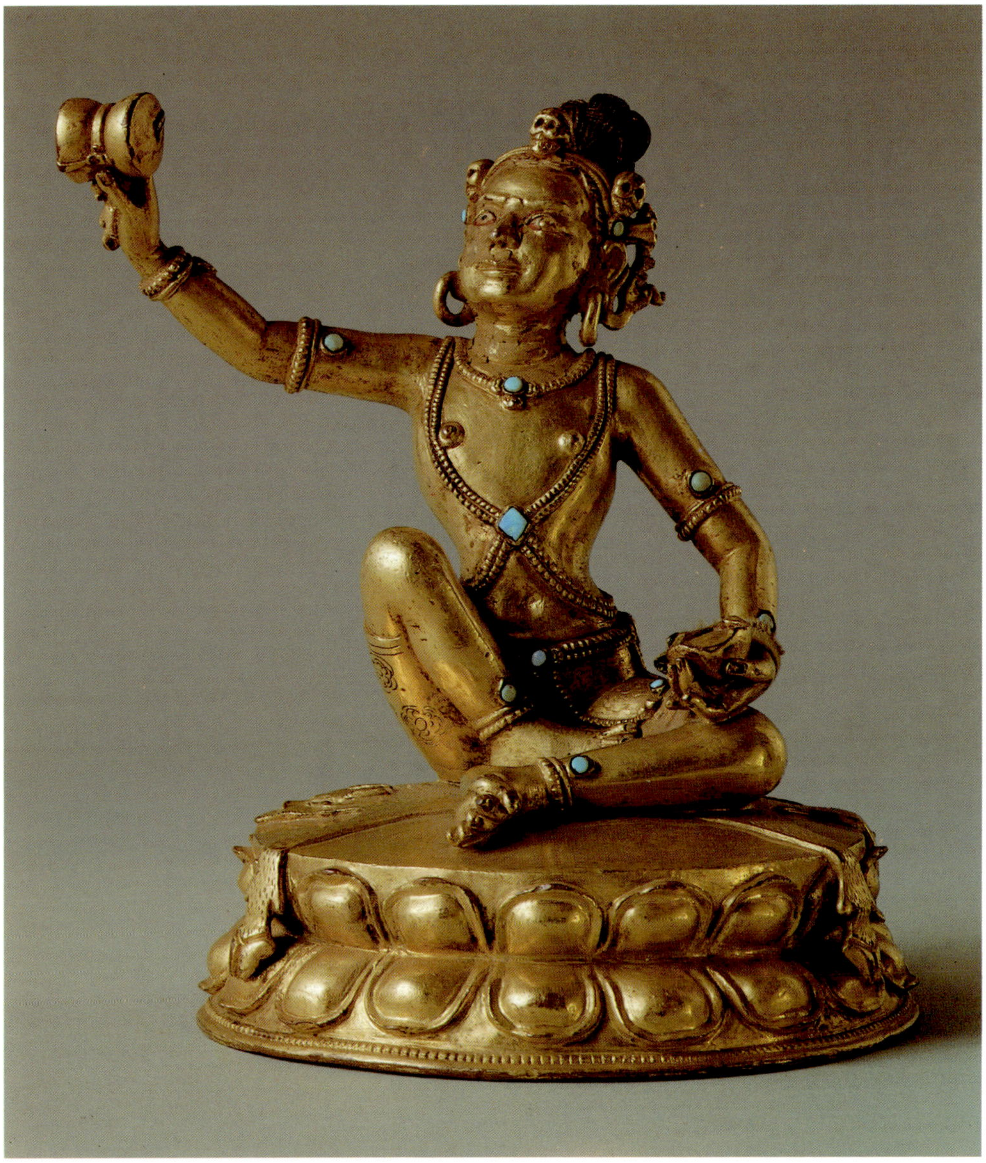

62

KAPITEL IX

Stifter und Lehrmeister der tibetischen Tradition

Padmasambhava, der ›Lotosgeborene‹

Der berühmte indische Gelehrte und Tantriker, der im 8. Jh. lebte, stammte aus Uḍyāna im nordwestlichen Kaschmir. In dieser Gegend haben sich seit dem Zug Alexanders des Großen nach Indien im 4. Jh. v. Chr. verschiedene religiöse Strömungen aus dem Westen und Osten überlagert. Vor allem scheinen spätantike, gnostische Elemente Eingang in den Buddhismus gefunden und zur Entwicklung einer esoterischen Überlieferung beigetragen zu haben.

Über Padmasambhavas Leben wissen wir in erster Linie durch die von seiner Schülerin Yeshe Tsogyal verfaßte Biographie. Dieses *Pemakathang* (padma-bka'-thaṅ-yid) genannte Werk gehört zu den absichtlich verborgenen ›Schätzen‹ (Terma, gter-ma). Es wurde im 14. Jh. durch den Schatzentdecker (Tertön, gter-ston) Orgyan Lingpa (o-rgyan-gliṅ-pa, 1323-1360) im Yarlung-Tal wiederentdeckt. Die Biographie schildert uns die wunderbare Geburt und Auffindung Padmasambhavas in einem Lotossee, seine Annahme an Sohnes statt durch den König Indrabhūti, sein unstetes Wanderleben, das ihn zu den verschiedensten Lehrern und Meditationsstätten führte, und vor allem seine zahlreichen Wundertaten, durch die er die ihm in den Weg tretenden Dämonen bannte und die Menschen zur Lehre Buddhas bekehrte. Die Schilderung des Lebensweges von Padmasambhava weist manche Parallelen zu Buddhas Lebensweg auf. Auf Grund des legendären Stils des *Pemakathang* ziehen einige Forscher, wie F. Bischoff, die historische Existenz Padmasambhavas überhaupt in Zweifel. Dagegen sprechen unter anderem folgende Quellen: die Mitteilung einer in den Höhlen von Tun-huang entdeckten Schrift aus dem 8./10. Jh., daß Padmasambhava die ›Sammlung der hunderttausend Phurbu[texte]‹ (phur-bu'i-'bum-sde) von Nālandā nach Nepal gebracht habe; und die *Blauen Annalen* (deb-ther-sňon-po) des Gelehren und Übersetzers Shongnu Pal (gshoṅ-nu-dpal, 1392-1481), in denen es heißt, daß der tibetische König Trisong Detsen (khri-sroṅ-lde'u-btsan, 742-798) auf Veranlassung des in Tibet weilenden indischen Gelehrten Śāntarakṣita den berühmten Tantriker Padmasambhava nach Tibet eingeladen habe, um die unheilstiftenden Dämonen zu bannen.

Gemäß tibetischer Tradition folgte Padmasambhava dieser Einladung und versammelte bald zahlreiche Schüler um sich, zu denen auch der König und seine Gemahlin Yeshe Tsogyal gehörten. Sie schloß sich später Padmasambhava als Begleiterin an. Im Tsangpo-Tal gründete Padmasambhava das erste tibetische Kloster Samye (bsams-yas), das 810 geweiht wurde. Der erste Abt war Śāntarakṣita. Im Zusammenhang mit der erfolgreichen Ausbreitung der buddhistischen Lehre durch Padmasambhava kamen auch andere bedeutende indische Gelehrte nach Tibet, die vor allem als Übersetzer buddhistischer Schriften tätig waren. Wie lange Padmasambhava in Tibet blieb, ist unsicher. Er soll zahlreiche ›Schatz-Schriften‹ verfaßt haben, die an geheimen Orten für künftige Zeiten aufbewahrt wurden. Zu diesen hochangesehenen Schriften gehört auch das *Tibetische Totenbuch*, Bardo Thödol (bar-do-thos-grol).

Den gemeinsamen Bemühungen von Trisong Detsen, Śāntarakṣita und Padmasambhava ist es zu verdanken, daß der Buddhismus in Tibet Wurzeln schlagen konnte. Padmasambhava gilt insbesondere als der Begründer der Nyingma-Schule, die ihn als zweiten Buddha verehrt. Diese später sogenannte ›Alte Schule‹ des tibetischen Buddhismus beruht vor allem auf den esoterischen Lehren der Tantras, die als Offenbarungen des Ādibuddha Samantabhadra gelten, und auf der Überlieferung der Termas, der wiederentdeckten Schriften.

Entsprechend dem vielfältigen Wirken Padmasambhavas und der hohen Verehrung, die er genießt, wird er in der tibetischen Kunst in unterschiedlicher Weise dargestellt und mit unterschiedlichen Insignien und Attributen versehen. Eine wichtige Rolle in der Ikonographie spielen seine ›Acht Erscheinungsformen‹, die sich auf seine verschiedenen Aktivitäten und Lebensstationen beziehen. Sie werden hier nur in einzelnen Beispielen vorgestellt. Eine gesonderte Publikation soll dieses Thema ausführlich behandeln.

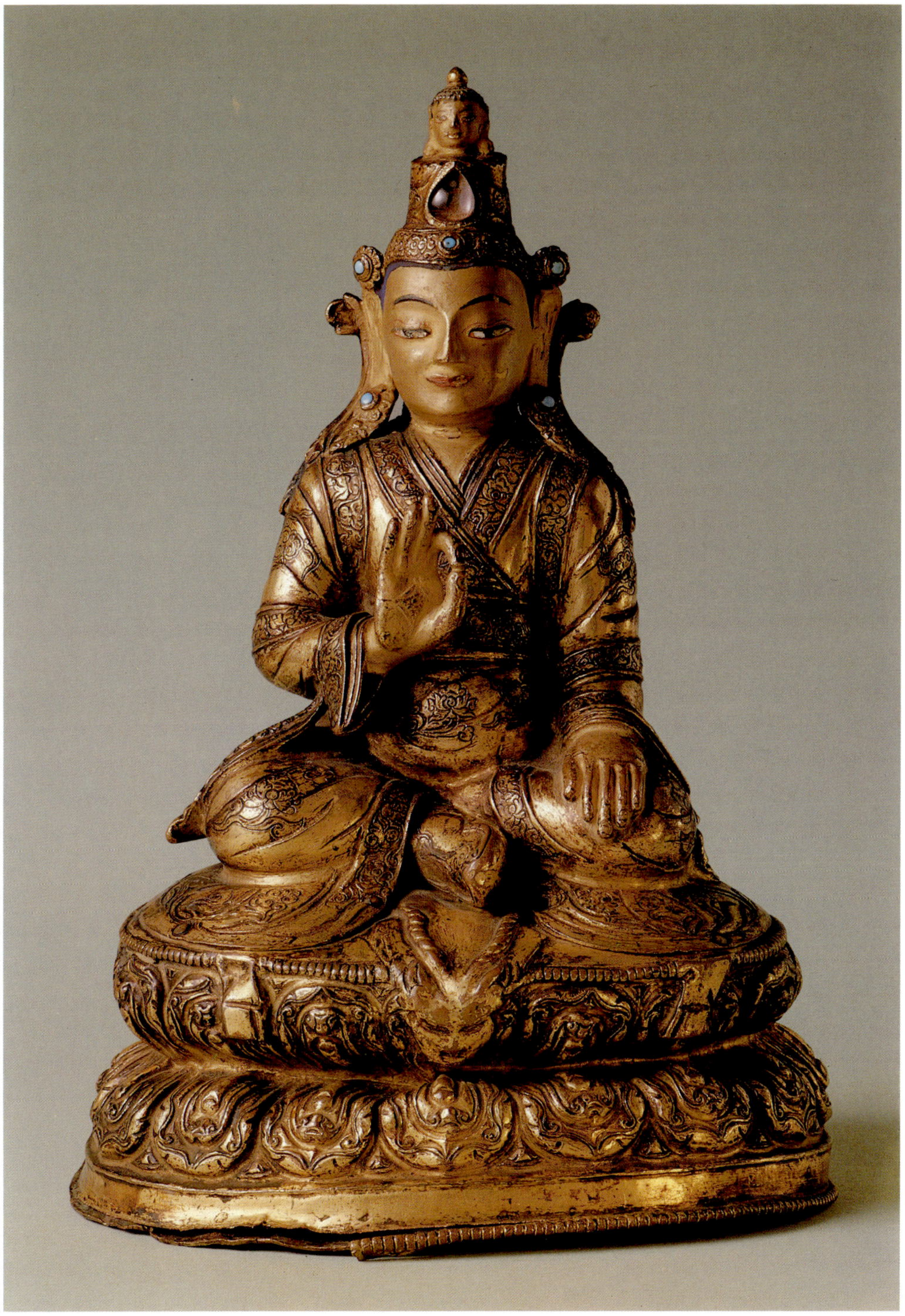

63

I-**63** Songtsen Gampo

(sroṅ-btsan-sgam-po)
Tibet, 14. Jh.; Höhe: 27 cm (→ II-**178**)

Der aus dem Yarlung-Tal stammende König Songtsen Gampo (617-649) ist die bedeutendste Herrscherpersönlichkeit Tibets. Sein Reich erstreckte sich von der südlichen Mongolei bis in die südlichen Ausläufer des Himalaya. Er einigte die untereinander zerstrittenen tibetischen Stammesfürsten und machte Rasa, ›Ziegenplatz‹, zur Hauptstadt, die Lhasa, ›Ort der Götter‹, benannt wurde. Er erbaute den ersten Potala-Palast, die ›Rote Burg‹ (Phodang Marpo, pho-braṅ-dmar-po). In seine Regierungszeit fällt die intensive Bemühung, den Buddhismus in Tibet einzuführen. Nach seiner Heirat mit der nepalesischen Prinzessin Bhṛkutī, die ihren buddhistischen Glauben aus dem Heimatland des Buddhismus mitbrachte, nahm er deren Religion an und erbaute für sie den Ramoche, den ersten Tempel von Lhasa. Er heiratete auch die chinesische Prinzessin Wen ch'eng (Wen-ch'eng), die ebenfalls fromme Buddhistin war. Sie brachte die große Tempelstatue des Jowo (s. I-1) als Geschenk des Kaisers von China mit, die Songtsen Gampo im ebenfalls von ihm erbauten Haupttempel von Lhasa, im Jokhang, aufstellen ließ. Eine der folgenreichsten kulturellen Leistungen des Königs war die Einführung einer neuen tibetischen Schrift, die von einem tibetischen Gelehrten, dem Minister Thönmi Sambhoṭa (thon-mi-sam-bho-ṭa) nach dem Muster des Sanskrit entwickelt wurde. Auf diese Weise konnten die indischen Bücher des buddhistischen Kanons ins Tibetische übersetzt und studiert werden.

Songtsen Gampo gilt als geistiger Sohn Amitābhas, dessen Haupt deshalb über seinem Königsturban erscheint. Mit kostbaren Brokatgewändern bekleidet sitzt der König in lockerer Sitzhaltung (līlāsana) auf einem doppelt umlaufenden Lotosthron und einem Gazellenfell, einem Attribut Avalokiteśvaras, als dessen Inkarnation er verstanden wird. Seine Rechte ist zur Geste der Lehrdarlegung (vitarka-mudrā) erhoben. Seine Linke liegt über dem linken Knie und zeigt die Geste der Gelassenheit, Semnyi Ngälso (sems-ñid-ṅal-gso). Sein sorgfältig bemaltes Gesicht zeigt einen würdevoll freundlichen Ausdruck, gleich dem eines Bodhisattva. Hinter dem Bergkristall auf dem Königsturban befindet sich eine Reliquie, Ringsel (riṅ-bsrel). Es ist eine bei der Einäscherung des Heiligen entstandene Perle.

64 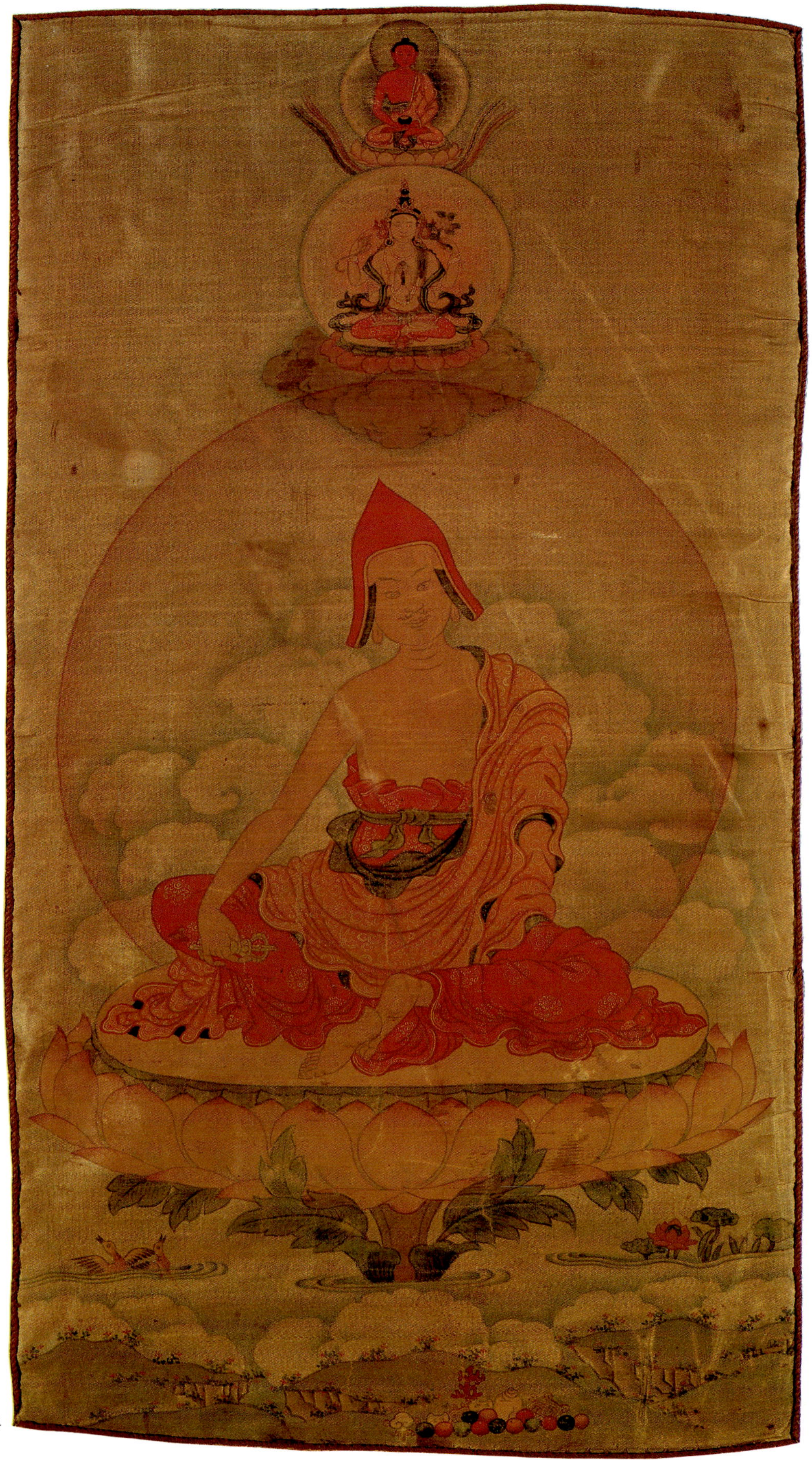

I-64 Pemasambha

(padma-sambha)
Osttibet, 17. Jh.; 36 x 19 cm (→II-**181**)

Vor einer angedeuteten paradiesischen Landschaft sehen wir in einer visionären Erscheinung Padmasambhava als Trikāya-Lama, d.h. in seiner dreifachen Verkörperung auf den drei Seinsebenen. Im Zentrum, auf der irdischen Ebene (Nirmāṇakāya), ist er als Pemasambha dargestellt, als indischer Paṇḍita mit Mönchsrobe und Gelehrtenhut. Mit seiner Rechten hält er ein goldenes Zepter (vajra), das tantrische Ritualgerät der Lamas, mit der Linken stützt er sich auf die weiße Lotosblüte, die als gewaltiger, überirdischer Thron aus einem lieblichen Gewässer emporwächst. Seine ganze Gestalt ist von einer durchsichtigen, kreisförmigen Strahlenaureole umgeben. Über seinem Haupt schwebt auf einer Wolke Padmasambhava in Gestalt des vierarmigen Avalokiteśvara-Ṣaḍakṣarī, als ›gnädig herabblickender Herr der sechs Silben‹. Diese visionäre Ebene wird ›Körper des Entzückens und der Weisheitsschau‹ (Sambhogakāya) genannt. Auch diese Gestalt ist von einer lichten Strahlenaureole umgeben. Über ihr thront auf einem Regenbogen Padmasambhava in Gestalt des roten Amitābha, des Buddha des ›unermeßlichen Lichtes‹, des Herrn des reinen Landes oder westlichen Paradieses (Sukhāvatī). Diese transzendente Ebene wird ›Körper der großen Ordnung‹ (Dharmakāya) genannt. In der hierarchischen Anordnung der Gestalten wird die aus dem Absoluten, aus dem strahlenden Dharma heraus wirkende und sich verwandelnde geistige Kraft, die sich in Padmasambhava manifestiert, anschaulich gemacht. Für den Meditierenden verschmelzen so die drei Strahlenkreise zu einem einzigen Punkt, der genau in der Mitte des Bildes, im Herzen Pemasambhas liegt. Vor ihm sind von dem Maler als Zeichen seiner persönlichen Verehrung die sieben königlichen Symbole (saptaratna) und vielfarbige Wunschjuwelen dargestellt.

Das auf goldfarbene Seide in zarten Farben gemalte Bild trägt die künstlerische Handschrift des X. Karmapa, Chöying Dorje (chos-dbyiṅ-rdo-rje, 1604-1674), der ein berühmter Maler war. Es gehört stilistisch zur Karmagardi-Malschule.

I-65 Padmasambhava mit zwei Begleiterinnen

Pema Djungne (padma-'byuṅ-gnas)
Tibet, 17. Jh.; Höhe: 32 cm (→II-**183**)

Der berühmte tantrische Gelehrte Padmasambhava, der im 8. Jh. lebte und aus Uḍyāna im nordwestlichen Kaschmir stammte, ist hier als Guru Rinpoche, ›Kostbarer Lehrer‹, dargestellt. Er ist umgeben von seinen beiden Schülerinnen und Yoginīs, der indischen Prinzessin Mandāravā zu seiner Rechten und der Tibeterin Yeshe Tsogyal (ye-shes-mtzo-rgyal) zu seiner Linken. Die Inderin ist mit einem Sari bekleidet, die Tibeterin trägt Jacke und Käppchen. Padmasambhava thront auf einem hoch aufragenden Lotos, der sich aus einem See erhebt, wie die

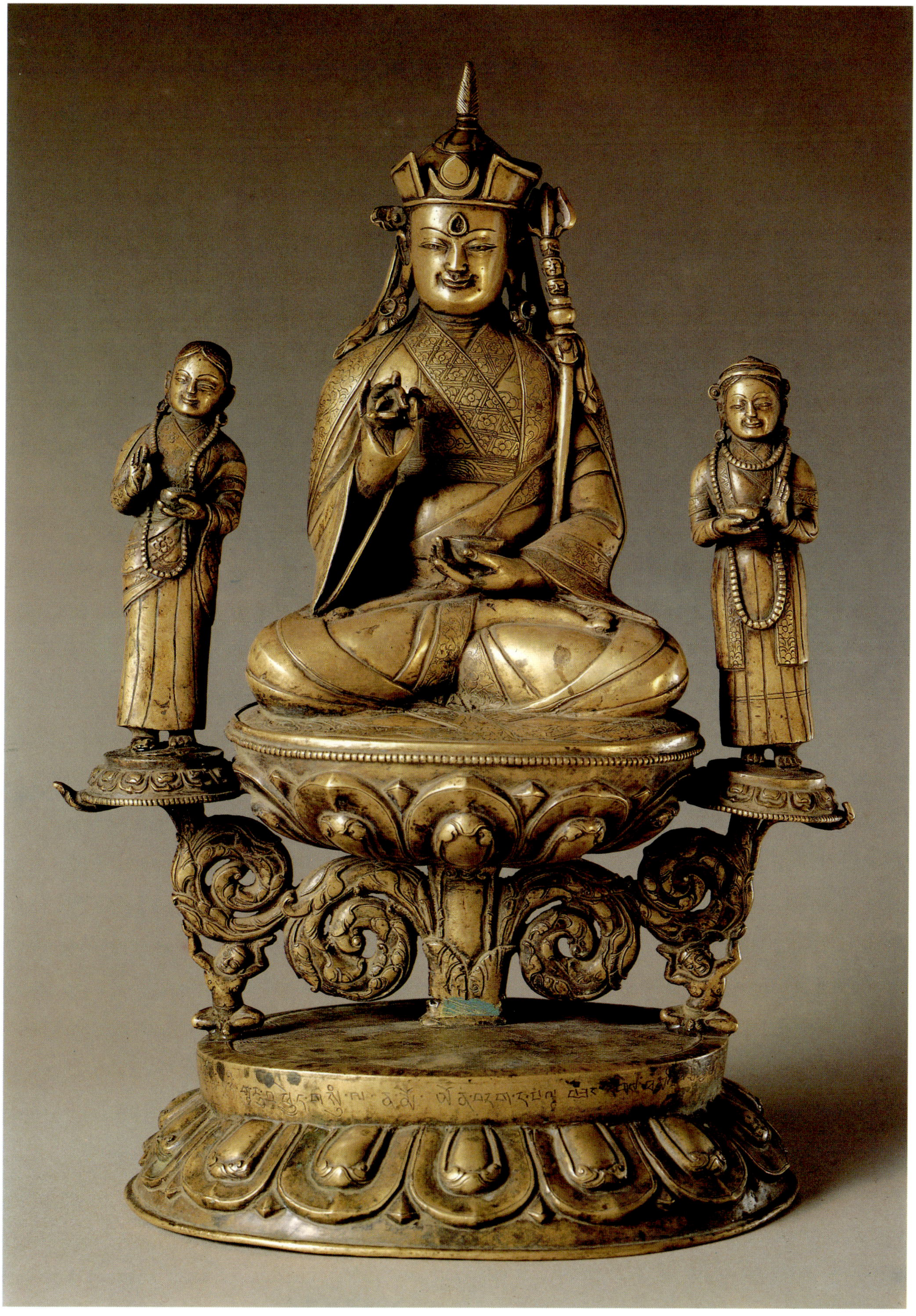

65

eingravierten Wellen zeigen: eine Anspielung auf seine wunderbare Geburt aus dem Dhanakośa-See, von der die Legende berichtet. Padmasambhava trägt ein kostbares, königliches Gewand und einen Lotoshut, Päsha (pad-shwa), der mit einer Adlerfeder und den Symbolen von Sonne und Mond geschmückt ist. In seiner zur Brust erhobenen Rechten hält er das Diamantzepter, in seiner Linken – ebenso wie seine Schülerinnen – die mit Nektar gefüllte Schädelschale als Zeichen dafür, daß der in die esoterischen Lehren der Tantras Eingeweihte die Bitterkeit des Todes nicht schmeckt und unmittelbar ins Nirvāṇa eingeht. In seiner Armbeuge hält er einen Dreizackstab (khaṭvāṅga) als geheimes Sinnbild für seine tantrische Partnerin (yum). Der dreifache obere Lotosthron wird von zwei Riesen, Gyä (gyad), getragen.

Auf dem unteren umlaufenden Lotosthron befindet sich eine Weiheinschrift des Stifters.

I-66 Padmasambhava mit seinen acht Erscheinungsformen

Guru Tsengye (gu-ru-mtzan-brgyad)
Tibet, 18. Jh.; 80 x 57 cm (→**II-188**)

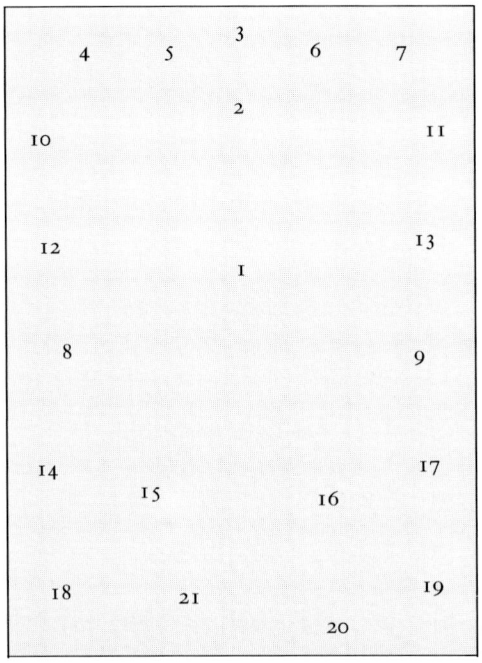

Aus einem See erheben sich zahlreiche Lotosblüten bis in den Himmel, auf denen die verschiedenen Erscheinungsformen Padmasambhavas thronen. Alle sind von goldener, überirdischer Gestalt. Im Zentrum des Bildes sehen wir auf einem vielfarbigen Lotosthron sitzend Padmasambhava als ›Kostbaren Lehrer‹, Guru Rinpoche (1). Über ihm thront Amitābha (2) und ganz oben Samantabhadra (3). Padmasambhava erscheint hier in dreifacher Gestalt als Trikāya-Lama, wie er sich jeweils auf den drei Seinsebenen manifestiert. In der oberen Reihe sehen wir außerdem einen Yogi (4), den Bodhisattva Padmapāṇi (5), einen tantrischen Gelehrten (6) und einen ›Repa‹ genannten weißgewandeten Yogi (7) aus der Kagyü-Schule, aus der vermutlich auch dieses Thangka stammt. Padmasambhava trägt kostbare Zeremonialgewänder. Eine fünffache Lotoskrone und der für ihn typische rote Lotoshut zieren sein Haupt. Sein Gesicht zeigt ein freundliches Lächeln. Goldene Strahlen der Weisheit gehen in alle Richtungen von ihm aus. Neben ihm thronen auf einem weißen Lotos seine beiden Schülerinnen, die ihn auf seinen Reisen stets begleiteten, zu seiner Rechten seine Hauptyoginī Mandāravā (8) und zu seiner Linken Yeshe Tsogyal (9). Beide sind hier in gleicher Weise dargestellt. Etwas höher sehen wir zwei ebenfalls ihrem tantrischen Meister zugewandte Yogis auf roten Lotosblüten sitzen.

Die sogenannten acht Erscheinungsformen Padmasambhavas, die sich auf die Stationen seiner Lehrtätigkeit und auf seine verschiedenen Initiations-Namen beziehen, sind hier zu einer Gruppe (10-17) zusammengefaßt. Wir sehen diese acht Gestalten rings um die Zentralfigur angeordnet: Padma Gyalpo (padma-rgyal po), Padmasambhava als lotosgeborener König (10), Nyima Öser (ñi-ma-'od-zer), als Siddha und Yogi (11), Pemasambha (padma-sambha), als buddhistischer Paṇḍita (12), Loden Chogse (blo-ldan-mchog-sred), als Weisheitsverkünder (13), Senge Dadog (seṅ-ge-sgra-sgrogs), als mächtiger Yidam (14), Tzokye Dorje (mtzo-skyes-rdo-rje), als Ādibuddha in Yab-Yum (15), Dorje Dolö (rdo-rje-gro-lod), als Dämonenbezwinger (16), und schließlich Śākya Senge (śākya-seṅ-ge), Padmasambhava als zweiter Buddha (17).

Am unteren Bildrand erscheinen zwei weitere von Flammen umlohte, zornvolle Erscheinungsformen des Meisters: links (18) der Yidam Guru Dragpo (gu-ru-drag-po), rechts (19) die Ḍākinī Siṃhamukhā (Sengi Dongchen, seṅge'i-gdoṅ-čan). Sie bilden mit der Zentralfigur eine Dreiergruppe, die Padmasambhava jeweils in seiner Erscheinung als Lama, Yidam und Ḍākinī zeigt.

Das ganze Bild ist als eine stufenweise Visualisierung der verschiedenen Erscheinungsformen Padmasambhavas zu verstehen, die der weißgewandete Repa (20) vollzieht. Er sitzt rechts unten vor einem Altar und bringt dem rituell herbeigerufenen Padmasambhava auf einer roten Lotosblüte ein goldenes Dharmacakra und Wunschjuwelen als Opfergaben dar. Dieser Repa mag mit dem Maler oder Stifter des Thangkas identisch sein. Das mit der Herstellung des Bildes erworbene Verdienst läßt ihn ein langes Leben und eine glückliche Wiedergeburt im Paradies Padmasambhavas erhoffen, wie es auf der kleinen Lotosblüte (21) dargestellt ist.

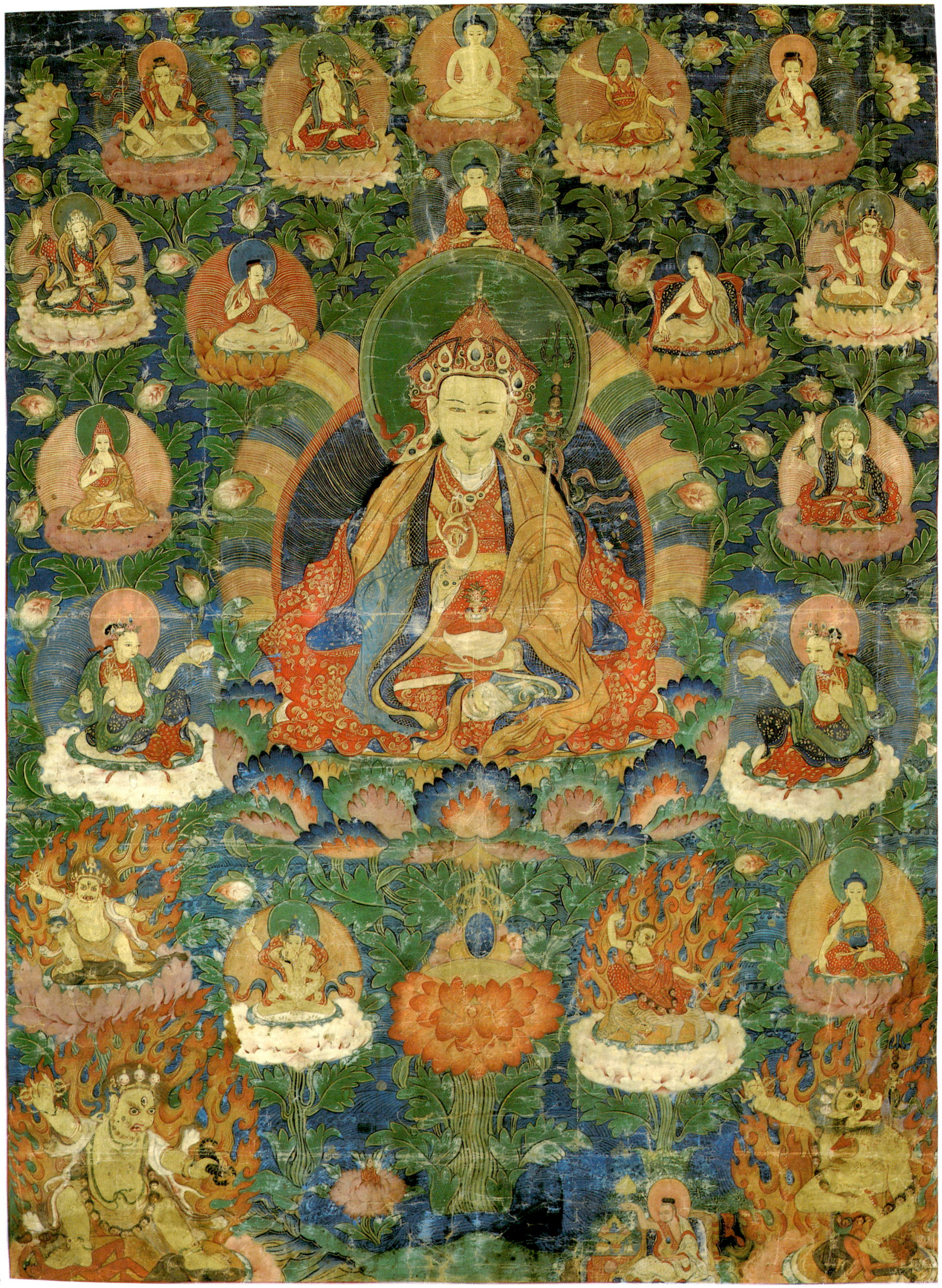

66

I-67 Guru Dudul Dragpo Tsal (Wilder, Māra vernichtender Guru)

(gu-ru-bdud-'dul-drag-po-rtsal)
Tibet, 18. Jh.; 51 x 36,5 cm (→II-**193**)

Der Betrachter des Bildes wird in eine weiträumige, phantastische Gebirgslandschaft hinein versetzt, in der an verschiedenen Orten visionäre Ereignisse stattfinden. Es herrscht eine spannungsgeladene Atmosphäre zwischen Himmel und Erde, die durch dunkle Wolken und helles Licht angedeutet wird. Die Szenerie läßt sich als eine Visualisierung und innere Schaubildentfaltung des meditierenden Yogi verstehen, den wir rechts unten inmitten eines von wilden Tieren bevölkerten Leichenackers bei einem Stūpa sitzen sehen. Dem meditativen Zweck des Bildes entsprechend sind die verschiedenen Erscheinungen wie in einem Maṇḍala angeordnet. Die kosmische Dimension des hier visualisierten dramatischen Geschehens wird so sichtbar gemacht. Durch die Meditation über dieses maṇḍalaähnliche Bild soll ein Weg zur Befreiung aus der vergänglichen Welt des Saṃsāra aufgezeigt werden, indem sich der Meditierende mit der im Zentrum dargestellten Gestalt identifiziert.

Im Zentrum des Bildes sehen wir den machtvollen, dunkelblauen und von Flammen umlohten Guru Dudul Dragpo Tsal, den ›wilden, Māra vernichtenden Guru‹, wie er in der rückseitigen Inschrift genannt wird. Er ist eine zornvolle Erscheinungsform Padmasambhavas und vereinigt in sich, wie die Inschrift besagt, drei Aspekte: den aller Lamas, aller Yidams und aller Ḍākinīs. Diese drei Wurzeln (rtsa-ba-gsum) des Vajrayāna entsprechen den drei Kostbarkeiten (dkon-mchog-gsum) des Hīnayāna und Mahāyāna. Die Vereinigung aller buddhistischen Schulen in der Gestalt von Guru Dragpo Tsal kommt auch in seinen verschiedenen Gewändern zum Ausdruck. Über einen weißen Unterkleid, dem sogenannten ›geheimen Gewand‹ trägt er eine blaugrüne, königliche Robe, die ihm einst der König von Zahor aus Dankbarkeit geschenkt hat. Sie kennzeichnet ihn als Lehrer des Mahāyāna. Ferner trägt er ein orangefarbenes und ein rotes Mönchsgewand. Dies kennzeichnet ihn als Lehrer des Hīnayāna. Darüber trägt er drei verschiedene Häute, die eines Menschen, eines Elefanten und ein Tigerfell. Diese kennzeichnen ihn als tantrischen Yidam und als Vertreter des Vajrayāna.

Seine von einer grünen Schlange umschlungene, auf blutigem Gedärm aufgezogene Kette von Menschenköpfen ist Zeichen dafür, daß er die drei Gifte – Unwissenheit (Gedärm), Leidenschaft (Blut) und Haß (Schlange) – überwunden hat.

Die unterschiedliche Farbigkeit der Menschenköpfe ist ähnlich wie bei dem khaṭvāṅga Zeichen dafür, daß er als Herr und Beschützer aller Lebewesen der drei Zeiten gilt. Die Spitze seines Lotoshutes ist mit drei Pfauenfedern verziert. Sie gelten wegen ihres vielfarbigen Glanzes als Reinigungssymbole und deuten noch einmal auf das Freisein von den drei Giften. Guru Dudul Dragpo Tsal bewegt sich in wildem Tanz auf einer Sonnenscheibe, während goldene Weisheitsstrahlen von seinem Körper ausgehen, deren Hitze alles Übel verbrennt. In jeder Hand hält er einen Phurbu, den magischen Dolch der Tantriker. Mit dem linken vernichtet er verschiedene Geister und entzündet den Wald, in dem sie hausen. Mit dem rechten Phurbu, der einen dreigesichtigen Knauf hat, führt er regenbogenfarbige Strahlen zur Erde herab, die die Menschen innerlich reinigen sollen. Gleichsam als Bestätigung dafür schwebt ein feuriger Garuḍa als Verkörperung der transzendenten Weisheit vom Himmel herab. Er zerbeißt eine Schlange, die Verkörperung von Haß und Feindschaft. Dieser mythische Vogel, dessen Wohnort der Weltenberg Meru, bzw. der heilige Berg Kailāsa ist, ist hier ein Sendbote aus der himmlischen Welt, in der Padmasambhava als Buddha Śākyamuni von einem kosmischen Strahlenkranz umgeben thront. Der goldene Kreis über Śākyamuni symbolisiert Amitābha; der blaue Kreis darüber Samantabhadra. Padmasambhava wird hier als Trikāya-Lama visionär geschaut. Die fünf blauen und die drei roten ihn umgebenden Kreise bedeuten seine acht Manifestationen.

Die visonäre Erscheinung des Guru Dudul Dragpo Tsal hat sich auf einem eisernen Berg von der Gestalt eines Phurbu niedergelassen. Dieser eiserne Berg erhebt sich aus dem Muleting-See, dessen Ufer mit Schädeln und Gedärm gesäumt sind. Der blutrote See ist hier ein Sinnbild für Blutvergießen und Krieg. Wir sehen, wie dieser eiserne Berg gleich einem von Weisheitsflammen entzündeten Phurbu von den Rändern her zu glühen anfängt, um den aufschäumenden See zu verdunsten. Auf dem dreieckigen Gipfel des Berges wird ebenfalls ein Blutsee sichtbar, auf dem bleiche, menschliche Skelette treiben. Sie liegen unter einer vielzackigen Wurfscheibe. Es sind die Leichen gefallener Krieger, die von ihrem Haß zermalmt wurden. Darüber sehen wir eine ähnliche Szene: diesmal sind es verschiedene Dämonen, welche die Menschen zu Unfrieden anstiften. Sie werden von dem weißen Lotos der Reinheit, die von allem schlechten Karma befreit, zertreten. Auf dem Lotos liegt eine strahlende, goldene Sonnenscheibe. Auf ihr, unter den Füßen Dudul Dragpo Tsals, sehen wir vier Teufel (māra), die Verursacher allen Übels. Diese vier untereinander gestaffelten Szenen führen uns noch einmal das machtvolle, friedenstiftende Wirken des ›wilden, Māra vernichtenden Guru‹ vor Augen.

Mit der Erscheinung des Guru Dudul Dragpo Tsal werden gleichzeitig zwei hohe tantrische Lamas visionär sichtbar. Links oben thront auf dem roten Maṇḍala der Vajrayoginī Karma Pakṣi, der II. Karmapa (1204-1282), der eine Zeitlang Lehrer von Kubilai Khan (1215-1294) war. Rechts sehen wir auf einem gekreuzten Zepter (viśvavajra) der Schatzentdecker (Tertön) Yungdung Lingpa (gyuṅ-druṅ-gliṅ-pa). Beide halten jeweils ein goldenes Zepter in der Rechten und einen eisernen Zeremonialdoch in ihrer Linken. Diese Ritualgeräte veranschaulichen noch einmal den Doppelaspekt des tantrischen Rituals; seine sowohl befreiende wie bannende Kraft. Die beiden Lamas sind nicht nur Vermittler der tantrischen Riten und Meditationspraktiken, die hier dargestellt sind, sondern sie sind ebenso wie Padmasambhava als Guru Dudul Dragpo Tsal Wächter des Friedens. Diese Verbindung zur Erde wird angedeutet durch die Wolken, die zu den Gipfeln der Schneeberge herabziehen. Mit der Berglandschaft, die wir ringsum sehen, ist Tibet gemeint. Der feuerspeiende Himmelsdrache mit den beiden Perlen in den Klauen gilt als Hüter der Geheimnisse und Glücksbringer. Als Beschützer des Landes erscheinen ferner links auf einem Pferd der Mahākāla Bernagchen (ber-nag-'can), vereinigt mit seiner Partnerin (yab-yum), und rechts der löwenköpfige Dharmapāla Shingkyong Sengi Dongchen (shiṅ-skyoṅ-seṅ-ge'i-gdoṅ-'can) mit seiner Partnerin, die beide drohend ihre Säbel schwingen. Drei gefüllte Schädelschalen sind als symbolische Opfergaben vor Guru Dudul Dragpo Tsal aufgestellt.

Der besondere Zweck dieses ikonographisch ungewöhnlichen Bildes und des ihm zugrunde liegenden tantrischen Rituals liegt offenbar darin, kriegerische Gefahren zu bannen und den Frieden im Lande zu erhalten – ein in Tibet stets aktuelles Anliegen. Dieser Friede wird symbolisch dargestellt durch die Schneelöwin, die friedlich mit ihrem Jungen in den Bergen lebt.

Das Thangka gehört, wie die beiden oberen Lamas erkennen lassen, in die Tradition der Kagyü-Schule und beruht möglicherweise auf einem Terma, einem wiedergefundenen, geheimen Ritualtext des Padmasambhava.

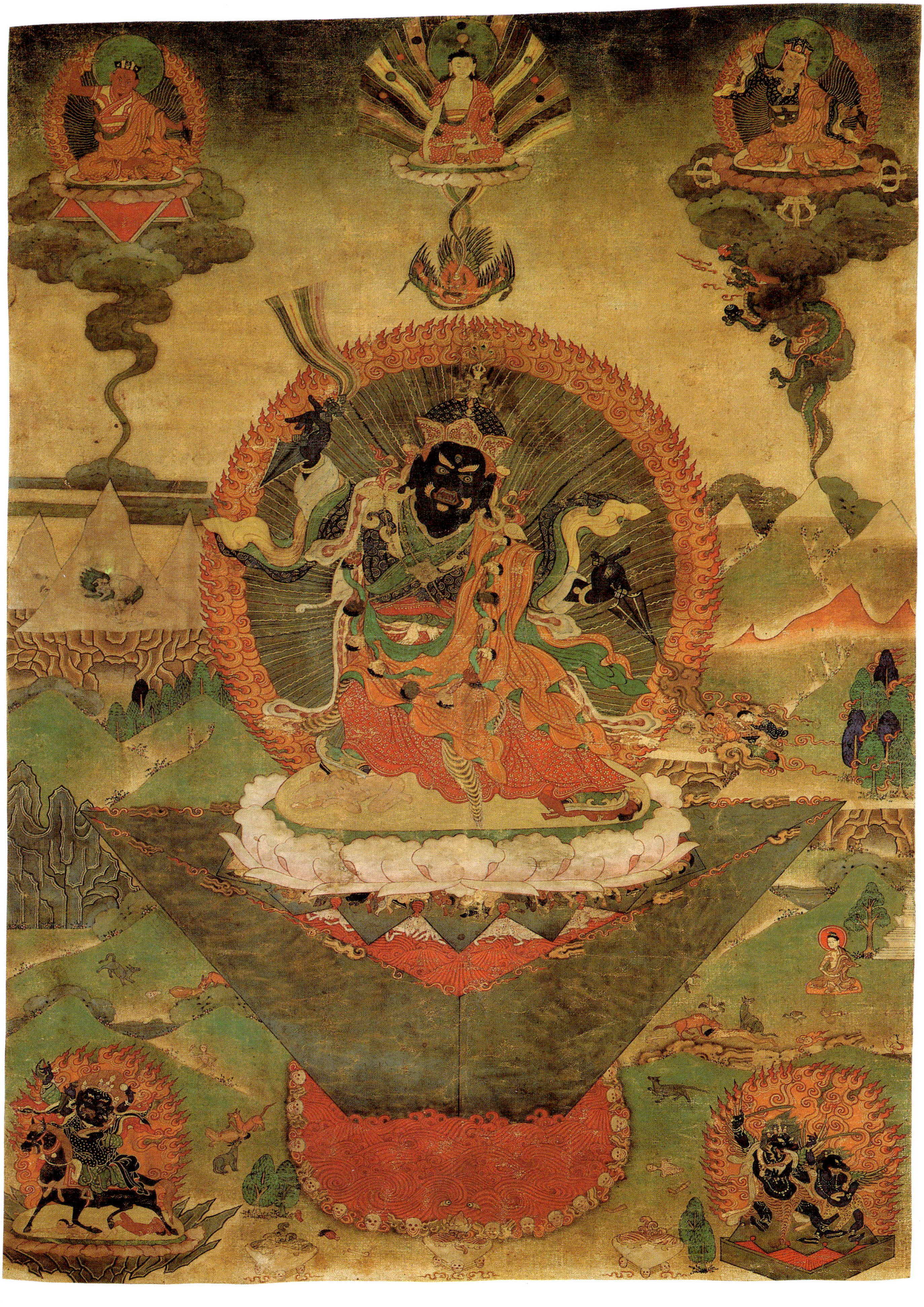

67

KAPITEL X

Lamas – die Lehrer der vier lamaistischen Hauptschulen

Die wichtigsten Schulen und Ordensgemeinschaften Tibets

Indien ist der gemeinsame Ausgangspunkt für die Lehrüberlieferung aller tibetischen Schulen. In den ersten Jahrhunderten unserer Zeitrechnung hatten die großen buddhistischen Gelehrten Indiens – Nāgārjuna, Āryadeva, Asaṅga, Vasubandhu, Dignāga und Dharmakīrti, die auch die ›Sechs Kronen der Weisheit‹ genannt werden – die Verkündigung Buddhas in Form bestimmter Lehrsysteme zusammengefaßt, welche die philosophische Grundlage des Mahāyāna bildeten. Neben diesen mehr philosophisch ausgerichteten Lehrsystemen sind es vor allem die esoterischen Schriften der Tantras, die schließlich zur Ausbildung des Vajrayāna führten. In der meditativen Praxis der Mahāsiddhas spielten sie eine wichtige Rolle. Etliche dieser großen Yogis waren zugleich Lehrer an den berühmten Universitäten Indiens wie Nālandā, Taxila, Odantapura und Vikramaśīla, an denen später auch tibetische Mönche studierten. Einige tibetische Schulen führen ihre Lehren direkt auf die Mahāsiddhas zurück, die auf diese Weise ein wichtiges Bindeglied zwischen dem indischen und tibetischen Buddhismus geworden sind.

Die Entstehung und Fortentwicklung der tibetischen Schulen und Unterschulen kann hier nicht im einzelnen verfolgt werden. Nur auf die Besonderheiten der Hauptschulen sei näher eingegangen, die sich aus der gemeinsamen Grundlage der drei ›Fahrzeuge‹ des Hīnayāna, Mahāyāna und Vajrayāna entwickelt haben. Die tibetischen Schulen werden allgemein eingeteilt in die Ngag Nyingma (sṅags-rñiṅ-ma), d.h. die des Alten-Mantra-Fahrzeuges, und die Ngag Sarma (sṅags-gsarma), die Schulen des Neuen-Mantra-Fahrzeuges. Zu ersteren gehört die später sogenannte ›Schule der Alten‹, Nyingmapa, zu den Ngag Sarma gehören alle anderen Schulen, die nach der Verfolgung des Buddhismus durch den tibetischen König Langdarma (glaṅ-dar-ma, 803-842) neu entstanden sind.

I. Die Nyingma-Schule (rñiṅ-ma)

Diese älteste tibetische Schule geht auf den kaschmirischen Gelehrten und Tantriker Padmasambhava zurück, der zusammen mit dem indischen Gelehrten Śāntarakṣita im 8. Jh. nach Tibet kam und mit der Gründung des ersten buddhistischen Klosters Samye (bsam-yas) im Jahre 775 den Grundstein für die Ausbreitung des Buddhismus in Tibet legte. Die nach tibetischer Anschauung von den Ḍākinīs übermittelten esoterischen Lehren der Nyingmapa gelten als Offenbarungen des Ādibuddha Samantabhadra und damit als höchste, endgültige Unterweisungen Buddhas. Diese Lehren werden in neun Abteilungen, Thegpa Rim Gu (theg-pa-rim-dgu) unterteilt:

1	Śrāvakayāna	Nyenthökyi Tegpa	(ñan-thos-kyi-theg-pa)
2	Pratyekabuddhayāna	Ranggyalgyi Tegpa	(raṅ-rgyal-gyi-theg-pa)
3	Bodhisattvayāna	Changsemkyi Tegpa	(byaṅ-sems-kyi-theg-pa)
4	Krīyā-Tantra	Djagyü	(bya-rgyud)
5	Upayoga-Tantra	Kyögyü	(spyod-rgyud)
6	Yoga-Tantra	Neldjorgyü	(rnal-'byor-rgyud)
7	Mahāyoga-Tantra	Phagyü	(pha-rgyud)
8	Anuyoga-Tantra	Magyü	(ma-rgyud)
9	Atiyoga-Tantra	Nyimegyü	(gñis-med-rgyud)

Dieser stufenweise Ausbildungs- und Meditationsweg wird Dzogchen (rdzog-chen), die ›Große Vollendung‹, genannt. Eine wichtige Rolle in dieser Schule spielen auch die Termas (gter-ma), Schriften, die an geheimen Orten versteckt und später von einem ›Schatzentdecker‹, Tertön (gter-ston), wiederaufgefunden wurden. Zu diesen ›Schätzen‹ gehören u.a. die Biographie Padmasambhavas, *Pemakathang* (padma-bka'i-thaṅ-yig), und das *Tibetische Totenbuch*, Bardo Thödol (bar-do-thos-grol), die beide im 14. Jh. entdeckt wurden. Die zahlreichen Termas gehören nicht zum offiziellen Kanon des tibetischen Buddhismus; ihm gehören nur Werke aus der zweiten Verbreitung der Lehre an. Da die Lamas der Nyingma-Schule zumeist verheiratet sind, tritt jeweils einer der Söhne die Nachfolge des Vaters innerhalb eines Klosters an.

Die unter dem tibetischen König Langdarma im 9. Jh. einsetzende Verfolgung der buddhistischen Mönche und die Zerstörung ihrer Klöster führte dazu, daß der Buddhismus der ersten Lehrverbreitung weitgehend verdrängt wurde, z. B. nach Osttibet; für zwei Jahrhunderte herrschte wieder das alttibetische Bön-Priestertum. Mit dem Wirken des indischen Gelehrten Atīśa (982-1055) und des tibetischen Übersetzers Rinchen Zangpo (958-1052) erfolgt schließlich eine Wiederbelebung des Buddhismus, die ausgeht von Westtibet und in deren Mittelpunkt das Kloster Toling (stod-gliṅ) steht. So entstehen im 11. Jh. drei bedeutende tibetische Schulen, die wieder unmittelbar an die indische Tradition anknüpfen.

II. Kadam-Schule (bka'-gdams)

Einer der bedeutendsten Schüler Atīśas war der tibetische Gelehrte Domtön ('brom-ston, 1005-1064), der im Jahre 1056 das Kloster Reting (rwa-sgreṅ) gründete. Es wurde zum Mutterkloster des Kadam-Ordens. Der Name ›Kadam‹ bedeutet ›Tripiṭaka-Rat‹ oder ›Unterweisung im Wort Buddhas‹. Das 1153 in Südtibet gegründete Kadam-Kloster Narthang (snar-thaṅ) entwickelte sich zu einer bedeutenden Druckwerkstätte, in der die kanonischen Schriften des Kanjur (bka'-'gyur) und Tenjur (bstan-'gyur) – s. Einleitung Kap. III – in Blockdrucken hergestellt und veröffentlicht wurden. Die Kadam-Schule ist im 14. Jh. in der Gelug-Schule aufgegangen.

III. Sakya-Schule (sa-skya)

Ebenfalls in die zweite Gründerzeit fällt die Entstehung des Sakya-Ordens, der aus der Wirksamkeit des tibetischen Übersetzers Dogmi ('brog-mi, 992-1072) hervorgegangen ist. Diese Schule trägt ihren Namen nach dem Mutterkloster Sakya (sa-skya), ›Zur grauen Erde‹, das 1073 von einem Schüler Dogmis, Khön Köncho Gyalpo ('khon-dkon-mchog-rgyal-po, 1034-1102), in Südtibet gegründet wurde. Sein Sohn, Sachen Kunga Nyingpo (sa-chen-kun-dga'-sñiṅ-po, 1092-1158), war der erste Abt dieses Klosters. Die Nachfolge dieses Amtes, das mit der Leitung des Ordens verbunden ist, tritt jeweils der älteste Sohn oder Neffe des Vorgängers an. So bleibt die Nachfolge immer in einer Familie. Die Mönche selbst sind unverheiratet. Unter der energischen Führung der Großäbte, die zum Teil bedeutende Gelehrte waren, konnte sich der Sakya-Orden im 12. und 13. Jh. auch politisch eine Vormachtstellung in Tibet sichern. Zweien seiner hervorragendsten Vertreter, Sakya Paṇḍita (1182-1251) und Phagpa ('phags-pa, 1235-1280), gelang es durch ihre Beziehungen zu den Mongolenherrschern, geistliche und weltliche Macht in Tibet erstmalig zu vereinen. Die Lehrüberlieferung der Sakyapa geht zurück auf den südindischen Mahāsiddha Virūpa, der im 9. Jh. lebte. Kern dieser Überlieferung ist das Hevajra-Tantra und die Lehre von ›Weg und Frucht‹, Lamdä (lam-'bras).
Als eine wichtige Unterschule der Sakyapa entstand im 15. Jh. die Ṅor-Schule, deren Zentrum das südtibetische Kloster Ṅor war. Es wurde von Ṅorchen Kunga Zangpo (ṅor-chen-kun-dga'-bzaṅ-po, 1382-1444) gegründet. Hier entwickelte sich unter dem Einfluß nepalesischer und indischer Künstler bald eine eigenständige tibetische Malschule.

IV. Kagyü-Schule (bka'-brgyud)

Der Begründer dieses später mehrfach verzweigten Ordens ist Marpa (1012-1097). Seine Lehrüberlieferung geht hauptsächlich auf Nāropa (ca. 1016-1100) und dessen Lehrer Tilopa zurück. Marpa war eine Zeitlang Schüler von Dogmi und danach viele Jahre von Nāropa, dem Abt des Klosters Nālandā. Der Name ›Kagyü‹ bedeutet ›Ununterbrochene, fortlaufende Unterweisung‹. Dadurch wird zum Ausdruck gebracht, daß diese esoterische Überlieferung jeweils von einem Meister an seine Hauptschüler mündlich weitergegeben wird und bis zu Buddha zurückreicht, der sie als Ādibuddha Vajradhara offenbart hat. Der Hauptmeditationsweg ist ›Mahāmudrā‹, ›Großes Siegel‹; der Name weist auf den geheimen Charakter dieser tantrischen Tradition hin. Eine wichtige Rolle spielen die sechs Yoga-Praktiken des Nāro Chödug (nā-ro'i-chos-drug):

1. Mystische Wärme	Tummo	(gtum-mo)
2. Scheinkörper	Gyulü	(sgyu-lus)
3. Traumzustand	Milam	(rmi-lam)
4. Klares Licht	Ösäl	('od-gsal)
5. Bewußtseinsübertragung	Phowa	('pho-ba)
6. Nachtodzustand	Bardo	(bar-do)

Der bedeutendste Schüler von Marpa war Milarepa (mi-la-ras-pa, 1040-1123), der seine als Einsiedler gesammelten meditativen Erfahrungen in Form von Gesängen niedergelegt hat. Seine *Hunderttausend Gesänge* (mi-la-mgur-'bum) sind berühmt geworden. Milarepa gab seine Lehren an seine beiden Hauptschüler, Rechungpa (ras-chuṅ-pa, 1084-1161) und Gampopa (gam-po-pa, 1079-1153), weiter. Im Kagyü Orden wird die Meditation besonders gepflegt. Ihr wird sogar eine höhere Aufgabe beigemessen als der Gelehrsamkeit.

V. Gelug-Schule (dge-lugs)

Der letzte große Orden, der im frühen 15. Jh. entstand, geht auf Tsongkhapa (1357-1419) zurück. Dieser war nicht nur ein bedeutender Gelehrter, der zahlreiche Schüler an sich zog, sondern er suchte auch die Lehre in ihrer ursprünglichen Form wiederherzustellen und eine strenge Ordensdisziplin, wozu auch die Einhaltung des Zölibats gehörte, für alle Mönche verpflichtend zu fordern. Er gründete das Kloster Gaden (dga'-ldan), dessen erster Abt er war. Der Name ›Gelug‹ (dge-lugs), ›Tugendtradition‹, ist von dem Namen des Klosters abgeleitet. Bald darauf entstanden zwei weitere Klöster, Drepung ('bras-spuṅ) im Jahre 1416 und Sera (se-ra) 1419. Diese drei Stammklöster gelten als die ›Drei Säulen des Ordens‹. Tsongkhapas Hauptwerk, *Der Stufenweg zur Erleuchtung* (Changchub Lamrim, byaṅ-chub-lam-rim), wurde zur geistigen Richtschnur der Schule. Zu einer wichtigen Institution innerhalb des Ordens entwickelte sich die Regelung der Nachfolgeschaft durch die Wiederentdeckung der reinkarnierten Großlamas mit Hilfe des Staatsorakels und anderer Hinweise. So entstanden die Inkarnationsreihen der Dalai Lamas und der Panchen Lamas, die sich bis in die Gegenwart fortgesetzt haben. Die Dalai Lamas gelten darüber hinaus als Verkörperungen des Bodhisattva Avalokiteśvara, die Panchen Lamas als Verkörperungen des Amitābha. Durch den großen V. Dalai Lama, Ngawang Lobzang Gyatso (1617-1682), der von dem Mongolenfürsten Gushri Khan zum Oberhaupt von ganz Tibet eingesetzt wird, entsteht schließlich der ›Kirchenstaat‹, in dem der Gelugpa-Orden der herrschende Orden wird.

Das Verhältnis der Orden zueinander war im Laufe der

wechselnden politischen Vormachtstellungen nicht immer ungetrübt und manchmal von Rivalitäten um die Gunst mächtiger Fürsten und Nachbarn geprägt. Als versöhnendes Band hat sich stets die zu Frieden und Gewaltlosigkeit mahnende Lehre Buddhas erwiesen. Auch waren die bedeutenden Lehrer aller Schulen insgeheim miteinander verbunden durch tantrische Initiationen und die damit verbundene meditative Praxis.

Im 19. Jh. entstand in Osttibet die ›Rime‹ (ris-med) genannte ›unparteiische‹ Schule. Diese ›ökumenische‹ Bewegung, die den Lehrgehalt aller tibetischen Schulen einschließlich einiger Elemente der systematisierten Bön-Lehren zusammenzufassen und neu zu ordnen sucht, geht auf drei bedeutende Gelehrte zurück: auf den Sakya-Lama Jamyang Khyentse ('jam-dbyaṅ-mkhyen-brtse, 1820-1892), aus dem Zongsar-Kloster, auf den Nyingma-Tertön Chogdjur Lingpa (mchog-gyur-gliṅ-pa; 1829-1870), aus dem Tsike-Kloster und auf den Kagyü-Lama Jamgon Kongtul ('jam-mgon-koṅ-sprul; 1813-1899), aus dem Palpung-Kloster. Diese drei Gründer-Lamas und ihre Nachfolger werden jeweils als Inkarnationen der Bodhisattvas Mañjuśrī, Avalokiteśvara und Vajrapāṇi betrachtet. Heute hat die übergreifende Rime-Bewegung durch die weltweite Begegnung mit dem tibetischen Buddhismus eine wichtige Aufgabe erhalten.

Seit der Besetzung Tibets durch die Chinesen 1959 gilt der 1935 geborene und heute im indischen Exil lebende XIV. Dalai Lama, Ngagwang Lobzang Tenzin Gyatso (ṅag-dbaṅ-blo-bzaṅ-bstan-'dzin-rgya-mtzo), allgemein als Oberhaupt aller tibetischen Schulen. Er ist als Inkarnation Avalokiteśvaras für alle Tibeter höchste religiöse Autorität. Auch die Hoffnung auf eine nationale Identität Tibets ist eng mit seiner Person verknüpft.

Die vier Lamaistischen Hauptschulen Tibets
und ihre derzeitigen Hierarchen

Orden	*Gründer*	*Mutterklöster*	*Hauptmeditationswege*	*Nominelles Oberhaupt*	*Regenten*
Nyingmapa (rñiṅ-ma-pa)	Padma-sambhava *8. Jh.*	Samye (bsam-yas) geweiht 810 heute: Mindoling (smin-grol-gliṅ) *gegr. 1670*	Dzogchen (rdzogschen) Atiyoga Große Vollendung	Minling Trichen (smin-gliṅ-khri-chen)	Dilgo Khyentse (dil-mgo-mkhyen-rtse)
Sakyapa (sa-skya-pa)	Könchog Gyalpo (dkon-mchog-rgyal-po) *1034-1102*	Sakya (sa-skya) *gegr. 1073*	Lamdä (lam-'bras) Weg und Frucht	Sakya Trizin (sa-skya-khri-rdzin)	Chogye Trichen (bčo-brygad-khri-chen)
Kagyüpa (bka'-brgyud-pa)	Marpa (mar-pa) *1012-1097*	Tsurphu (mtsur-phu) *gegr. 1184/89*	Chagchen (phyag-chen) Mahāmudrā Großes Siegel	Karmapa *1924-1982*	Shamarpa, Gyaltsab, Tai Situ Kongtul (sha-dmar-pa rgyal-tzab, tai-situ 'jam-mgon-koṅ-sprul)
Gelugpa (dge-lugs-pa)	Tsongkhapa (tsoṅ-kha-pa) *1357-1419*	Gaden (dga'-ldan) *gegr. 1409*	Lamrim (lam-rim) Stufenweg	Gaden Tripa (dga'-ldan-khri-pa)	

I-**68** Kyergangpa

(skyer-sgaṅ-pa)
Tibet, 17. Jh.; 54 x 38 cm (→II-**203**)

Im Zentrum des Bildes sehen wir einen hohen Lama bei einer Einweihungszeremonie; wahrscheinlich ist es Kyergangpa, der im 13. Jh. lebte. Es handelt es sich um die Langleben-Initiation, wie an Amitāyus, dem Buddha des ›unermeßlichen Lebens‹, über dem Haupt des Lamas ersichtlich ist. Amitāyus ist die spezielle Initiationsgottheit, der Yidam dieses Rituals. Als spirituelle Helferin erscheint links unten die löwenköpfige Ḍākinī Siṃhamukhā (Sengdongma, seṅ-gdoṅ-ma) und in der Mitte der zornvolle, dreigesichtige Hayagrīva, Tamdin (rta-mgrin), der als Beseitiger von Hindernissen angerufen wird. Rechts unten sehen wir die auf einem Schneelöwen reitende Berggöttin Tseringma (tze-riṅ-ma), die einen goldenen Vajra in ihrer Rechten und ein Gefäß (kalaśa) mit Lebenswasser (amṛta) in ihrer Linken hält, die beiden wichtigsten Kultgeräte für diese Zeremonie. Der Meister erteilt dem vor ihm sitzenden Initianden die Weihen, wobei er den Kopf des religiösen Schülers, Lobma (slob-ma), mit vajra und kalaśa berührt.

Im oberen Bereich des Bildes werden die wichtigsten Lamas und Yogis dargestellt, die als Vermittler des Langleben-Rituals gelten, das seinen Ursprung in Indien hat. Rechungpa (raschuṅ-pa), den wir rechts neben dem Thronsitz auf einer Wolke sehen, soll diese Initiation während einer Indienreise von einer Yoginī erhalten haben, die er aufsuchte, weil ihm sein baldiger Tod prophezeit worden war. Er hat dieses Ritual an den indischen Siddha Tiphupa und an seinen Lehrer Milarepa (mi-la-ras-pa) weitergegeben. Beide sieht man links oben in der zweiten Reihe.

Da das Thangka keine Inschriften aufweist, können die weiteren Übermittler dieser Tradition nicht identifiziert werden. Nur der Mahāsiddha Saraha mit Pfeil und Bogen ist rechts oben an seinen Attributen zu erkennen. Das Langleben-Ritual spielt in allen Schulen Tibets eine wichtige Rolle. Von Kyergangpa stammen zahlreiche liturgische Texte; besonders bekannt wurde eine Liturgie zur Hayagrīva-Initiation.

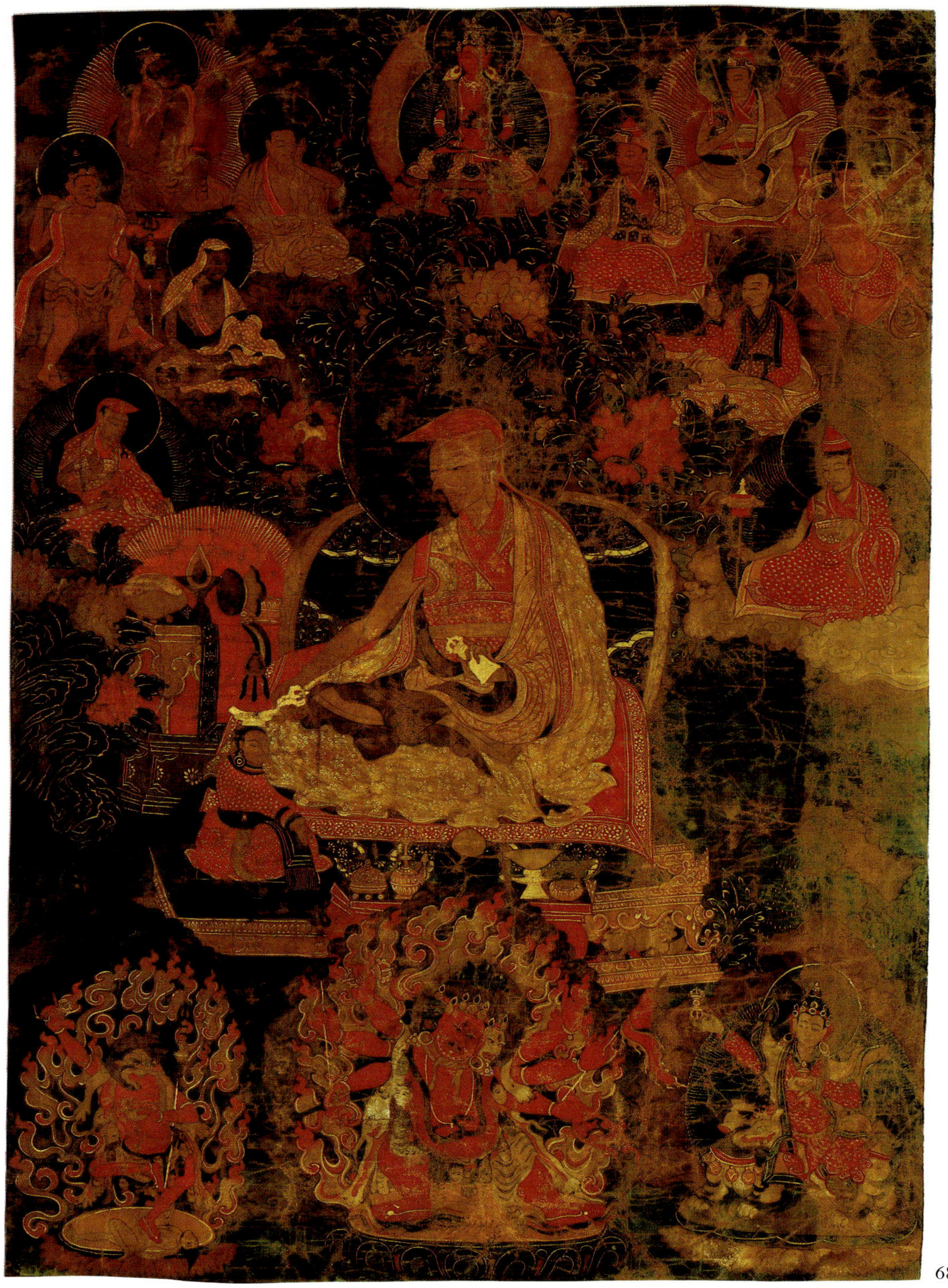

68

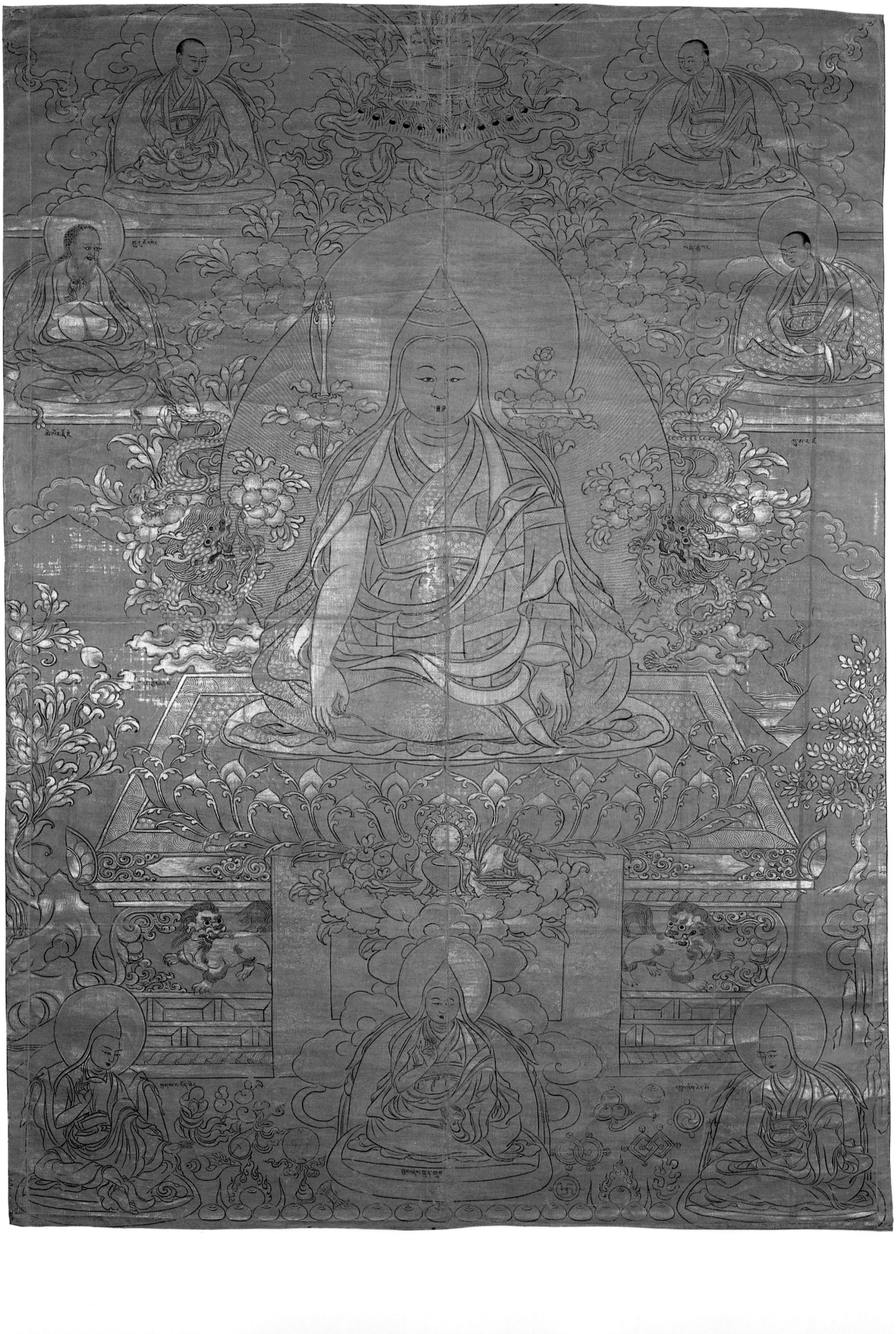

69

I-69 Longchen Rabjam

(kloṅ-chen-rab-'byams)
Tibet, 18. Jh.; 75 x 54 cm (→ II-**204**)

Die Tibeter nennen ein solches, nur mit Umrißlinien auf Goldgrund gemaltes Thangka ›Serthang‹ (gser-thaṅ). Es wird für hochgeehrte Persönlichkeiten und Buddha-Gestalten hergestellt.

Im Zentrum des Bildes sehen wir den tibetischen Gelehrten Longchen Rabjam (1308-1363) aus der Nyingma-Schule. Er ist ein Nachkomme von Gyalwa Chogyang (rgyal-bamchog-dbyaṅs), einem der fünfundzwanzig Schüler Padmasambhavas. Die Legende berichtet von einem Traum seiner Mutter, den sie vor seiner Geburt hatte: ein Löwe mit einer Sonne auf der Stirn ging in sie ein. Den ersten Unterricht erhielt Longchen Rabjam von seinem Vater, der ein bekannter Gelehrter war. Dann wurde er Mönch in Samye. Er reiste viel umher und absolvierte alle Schulen Tibets. Deshalb erhielt er den Ehrentitel ›Großer Allwissender‹, Künchen Chenpo (kun-mkhyan-chen-po). Er starb in seinem Heimatkloster Samye. Er hinterließ ein mehrbändiges philosophisches und liturgisches Werk, u.a. ein Kompendium über Yoga-Lehren: *Nyingthig* (sñiṅ-thig), *Öffnung der Herztüre*.

Wir sehen ihn vor einer angedeuteten Gebirgslandschaft auf einem von Schneelöwen getragenen Lotosthron sitzen. Seine beiden herabgehaltenen Hände zeigen die Geste der Gelassenheit und des Gleichmuts, Semnyi Ngälso (sems-ñid-ṅal-gso). Er hält die Stengel zweier Lotosblüten, auf denen wir Schwert und Buch, die Attribute Mañjuśrīs, des Bodhisattva der Weisheit, sehen. Über dem von zwei Drachen beschützten Thronsitz erscheint ein großer Ehrenschirm (chattra) mit Pfauenfedern. Longchen Rabjam ist von vier namentlich genannten Gelehrten der Nyingma-Tradition umgeben sowie von dreien seiner Hauptschüler, die in der unteren Reihe sitzen. Vor dem Thron und am unteren Bildrand sehen wir Opfergaben als Zeichen der Verehrung: eine Reihe von Wunschjuwelen (ratna; nor-bu); die die fünf Sinne versinnbildlichenden Gegenstände (Döyön Nga, 'dod-yonlṅa) sowie die sieben königlichen Juwelen (saptaratna), die einen Weltenherrscher (cakravartin) oder einen Buddha auszeichnen.

Der Maler hat den Goldgrund des Bildes teilweise mit einem Stein poliert, um Licht und Schatten anzudeuten. Die farbliche Hervorhebung der Augen ist als kultische Weihung und als Beseelung der Gestalten mit Weisheit zu verstehen.

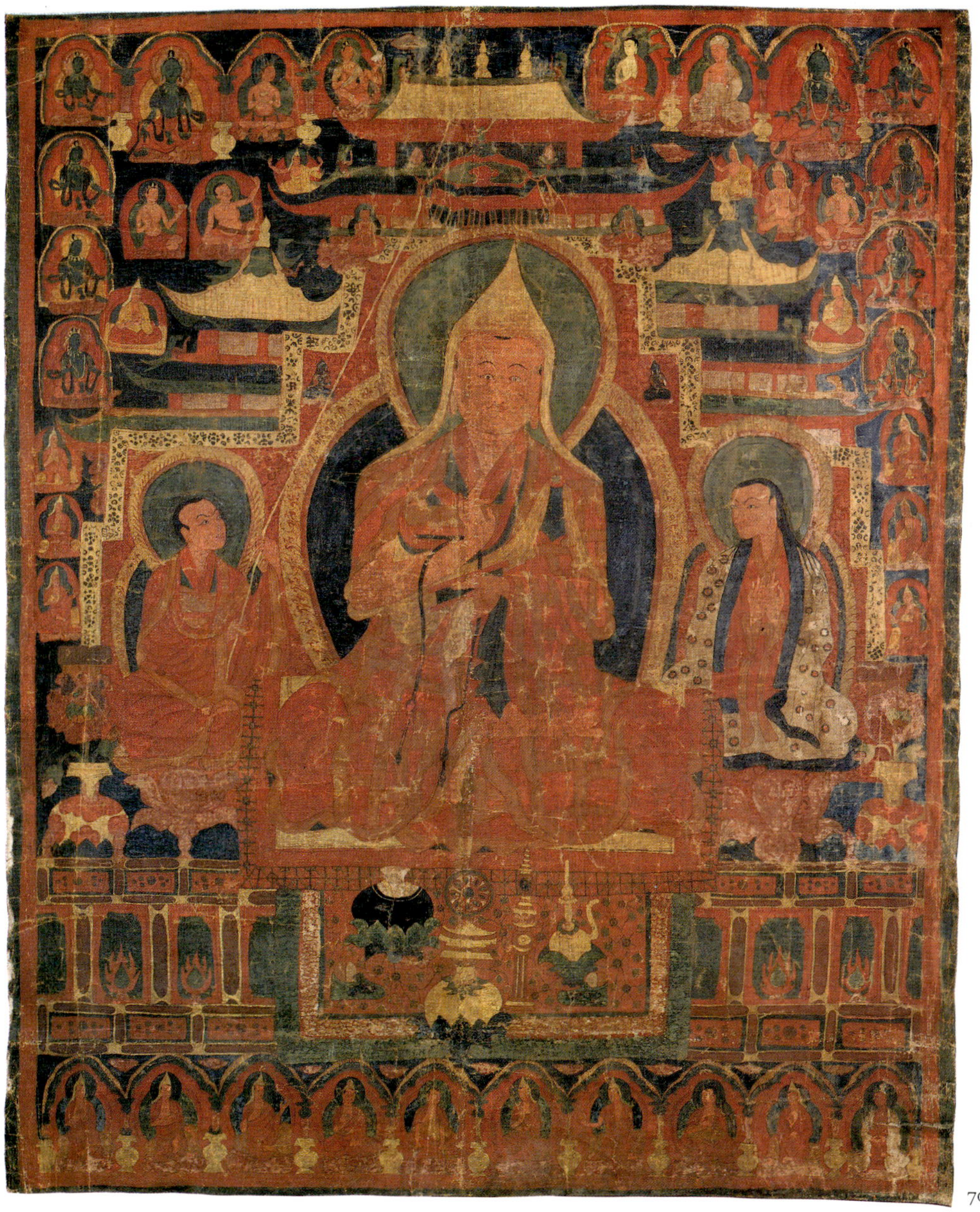

70

I-70 Rinchen Zangpo

(rin-chen-bzaṅ-po)
Ladakh, ca. 14. Jh.; 100 x 80 cm (→ II-**207**)

Der im Zentrum des Bildes thronende Rinchen Zangpo (958-1052) war ein ›großer Übersetzer‹ mit dem Ehrentitel ›Lochen‹ (lo-chen). Sein Wirken ist ebenso wie das des indischen Gelehrten Atīśa (982-1054) aufs engste mit der sogenannten zweiten Verbreitung des Buddhismus in Tibet verbunden, die von dem westtibetischen Königreich Guge ausging. Nachdem der Buddhismus in Tibet durch Verfolgung und innerpolitische Wirren fast zweihundert Jahre lang keine Wirkungsmöglichkeit mehr hatte entfalten können, wurden jetzt wieder enge Kontakte mit den Zentren des Buddhismus in Indien angeknüpft. So sandte der westtibetische Mönchskönig Lha Lama Yeshe Ö (lha-bla-ma-ye-śes-'od, um 1000 n. Chr.), der auf dem Bild in der oberen Reihe mit Lamagewand und Turban bekleidet thront, Rinchen Zangpo zum Studium der buddhistischen Schriften nach Kaschmir. Viele Schriften brachte er nach Guge mit zurück und übersetzte sie. In der Folgezeit wurden unter seiner Leitung zahlreiche neue buddhistische Tempel (Lhakhang, lha-khaṅ) und Klöster (Gönpa, dgon-pa) in Ladakh und Westtibet erbaut, an deren Ausgestaltung auch Künstler aus Kaschmir mitwirkten. Es sollen insgesamt 108 Tempel gewesen sein, zu denen u.a. Lamayuru, Alchi, Mangyu, Wanla und Tholing gehören. Einer dieser Tempel könnte hier dargestellt sein.

Rinchen Zangpo hält in seiner Linken ein Buch, dessen Umhüllung er abgenommen hat, während seine Rechte, über der eine lange Buchschnur liegt, die Geste der Lehrdarlegung (vitarka-mudrā) zeigt. Ein Mönchsschüler rechts hält einen großen Ehrenschirm über ihn. Links sehen wir Domtön ('brom-ston, 1005-1064), einen Schüler des Atīśa, der im Jahre 1056 das Kloster Reting (rwa-sgreṅ) gründete. Dieses wurde zum Stammkloster der Kadampa-Schule (bka'-gdams-pa), die im 15. Jh. in der Gelugpa-Schule aufging. Vor Rinchen Zangpo sind verschiedene Kult- und Altargeräte aufgestellt, u.a.

ein mit Opfergaben gefülltes Paar Schuhe - vielleicht ein symbolischer Hinweis auf seine zahlreichen Reisen.

Wir sehen Rinchen Zangpo noch zwanzigmal in kleinerer Gestalt und unterschiedlichen Gesten ringsum abgebildet. Diese Aufzählung soll auf sein vielfältiges, segensreiches Wirken verweisen. Auch die grüne Tārā, die Retterin aus Gefahren, erscheint mehrfach als Randfigur, teils von Bittenden umgeben. Oberhalb des Tempels thronen Siddhas und Bodhisattvas. Als vierten von rechts sehen wir den indischen Gelehrten Nāgārjuna in goldener Gestalt.

Die etwas grobe, flächige Malerei erinnert nur noch entfernt an den detailreichen, eleganten Stil kaschmirischer Vorbilder.

I-**71** Dogmi

('brog-mi)
Tibet, 16. Jh.; Höhe: 38 cm (→ II-**211**)

Der tibetische Gelehrte Dogmi (gest. 1074) war ein Schüler des indischen Siddha Gayadhara. Während seiner Ausbildungszeit in Bengalen und Nepal wurde Dogmi vor allem in das Hevajra-Tantra und in die Lehren von *Weg und Frucht* (lam-'bras) eingeweiht. Dogmi war ein bedeutender Übersetzer indischer Literatur des Buddhismus ins Tibetische. Die Inschrift auf der Bronze nennt ihn Lachen Dogmi, ›der große Lama Dogmi‹. Er ist der geistige Ahnherr der zweiten großen Schule des tibetischen Buddhismus, der Sakyapa. Sein Schüler Khön Könchog Gyalpo ('khon-dkon-mchog-rgyal-po, 1034-1102) gründete 1073 in Südtibet das Kloster ›Zur grauen Erde‹, Sakya (sa-skya), welches das Stammkloster dieses Ordens wurde und sich zu einem berühmten Zentrum der Gelehrsamkeit, bildenden Kunst und Dichtung entwickelte.

Dogmi sitzt in Meditationshaltung auf einem Sitzkissen. Seine Hände zeigen die Geste des Gleichmuts, Semnyi Ngälso (sems-ñid-ñal-gso). Überraschend ist die Porträtähnlichkeit. Offenbar standen dem Künstler alte Vorlagen zur Verfügung. Es ist ihm auch gelungen, diesem Bildnis eines Lama durch kraftvolle Erscheinung, gelassene Haltung, den gesammelten und freundlichen Gesichtsausdruck den Eindruck von Menschlichkeit und Würde zu verleihen.

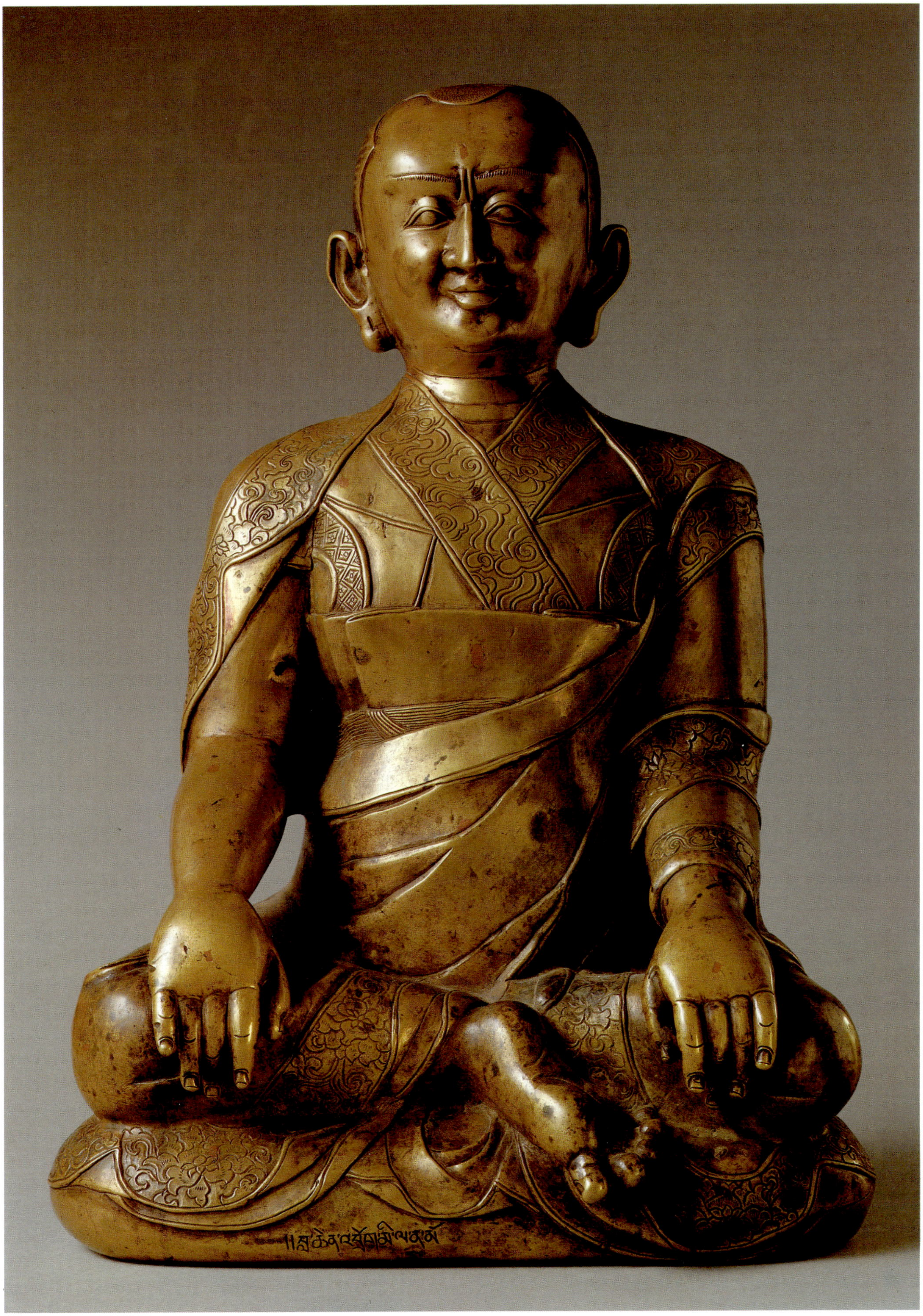

71

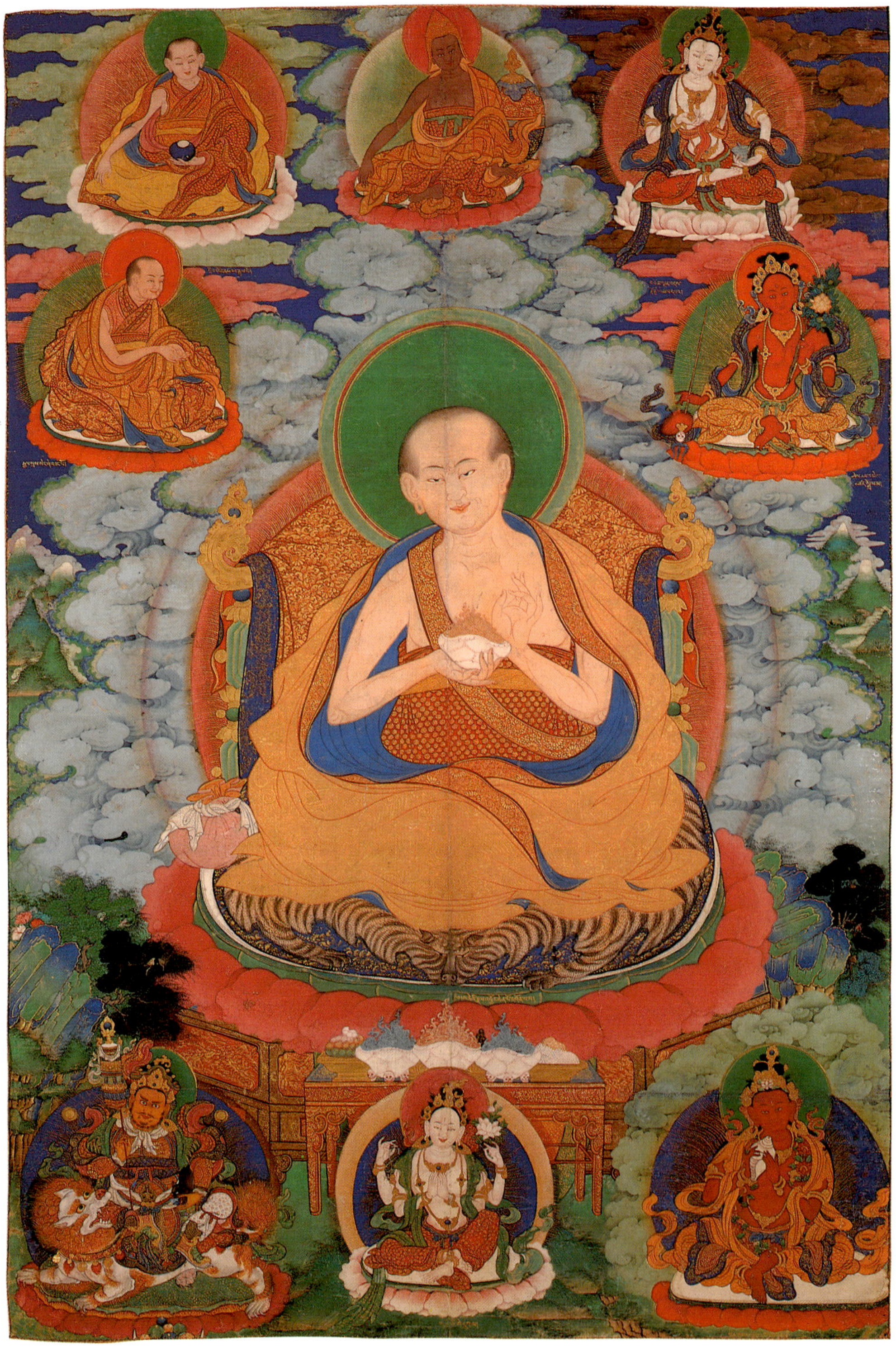

72

I-72 Gönpawa

(dgon-pa-ba)
Tibet, 19. Jh.; 77 x 52 cm (→ II-**212**)

Vor der von Wolken verhangenen Gebirgslandschaft Kaschmirs sehen wir im Zentrum des Bildes Gönpawa (geb. 1055). Er wird inschriftlich als ein großer Yogi aus Kaschmir bezeichnet. Vermutlich war er ein Schüler von Dogmi, dem er achtzehn Jahre lang diente und von dem er Unterweisungen erhielt. Gönpawa sitzt auf einem Lotosthron, über den ein Tigerfell und ein blumengeschmücktes Lama-Sitzkissen (Dingwa, gdiṅ-ba) gebreitet sind. Auf der Rükkenlehne des Thronsitzes liegt ein kostbares Brokattuch. Er ist in ein goldfarbenes Lama-Gewand gehüllt und trägt über der freien, rechten Schulter einen Meditationsgurt. In seiner Rechten hält er die mit Nektar gefüllte Schädelschale, während seine Linke die Geste der Lehrdarlegung (vitarka-mudrā) zeigt. Neben ihm liegt ein kleiner, verschnürter Beutel mit seinen geringen Habseligkeiten.

Links und über Gönpawa sehen wir inschriftlich bezeichnet drei seiner Lehrer: den kaschmirischen Yogi Khache Rinchen Dorje, den Lama Lobpön Namkha Gyalpo mit einer Almosenschale und den Lama Gyalse Senge Zangpo. Außerdem sehen wir den als Tathāgata bezeichneten weißen Vajrasattva und die selten erscheinende rote Tārā, die als Initiationsgöttin (yidam) und als Weisheitsvermehrerin verehrt wird. Mit ihrem nach unten gewendeten Dreizackstab (triśūla) vernichtet sie symbolisch die Unwissenheit. Unterhalb des Thrones sehen wir v.l.n.r. den Reichtumsgott Vaiśravaṇa auf einem Schneelöwen reitend, den in weiblicher Gestalt als Avalokiteśvarī vorgestellten Bodhisattva des Mitleids und den ein Muschelhorn haltenden roten Vaiśravaṇa, der als Ruhmvermehrer gilt. Auf einem Altartisch in der Mitte sind drei Schädelschalen und zwei Schalen mit Früchten aufgestellt. Die mittlere Schädelschale enthält Tee, die beiden anderen Bier (chang, chaṅ).

Das in leuchtenden Farben gemalte Bild läßt erkennen, daß sich der Künstler bei der Farbgebung der Wolken und Lotosblüten eine gewisse Freiheit genommen hat. Die Farbigkeit selbst jedoch gehört zum Charakter dieser Landschaft.

73 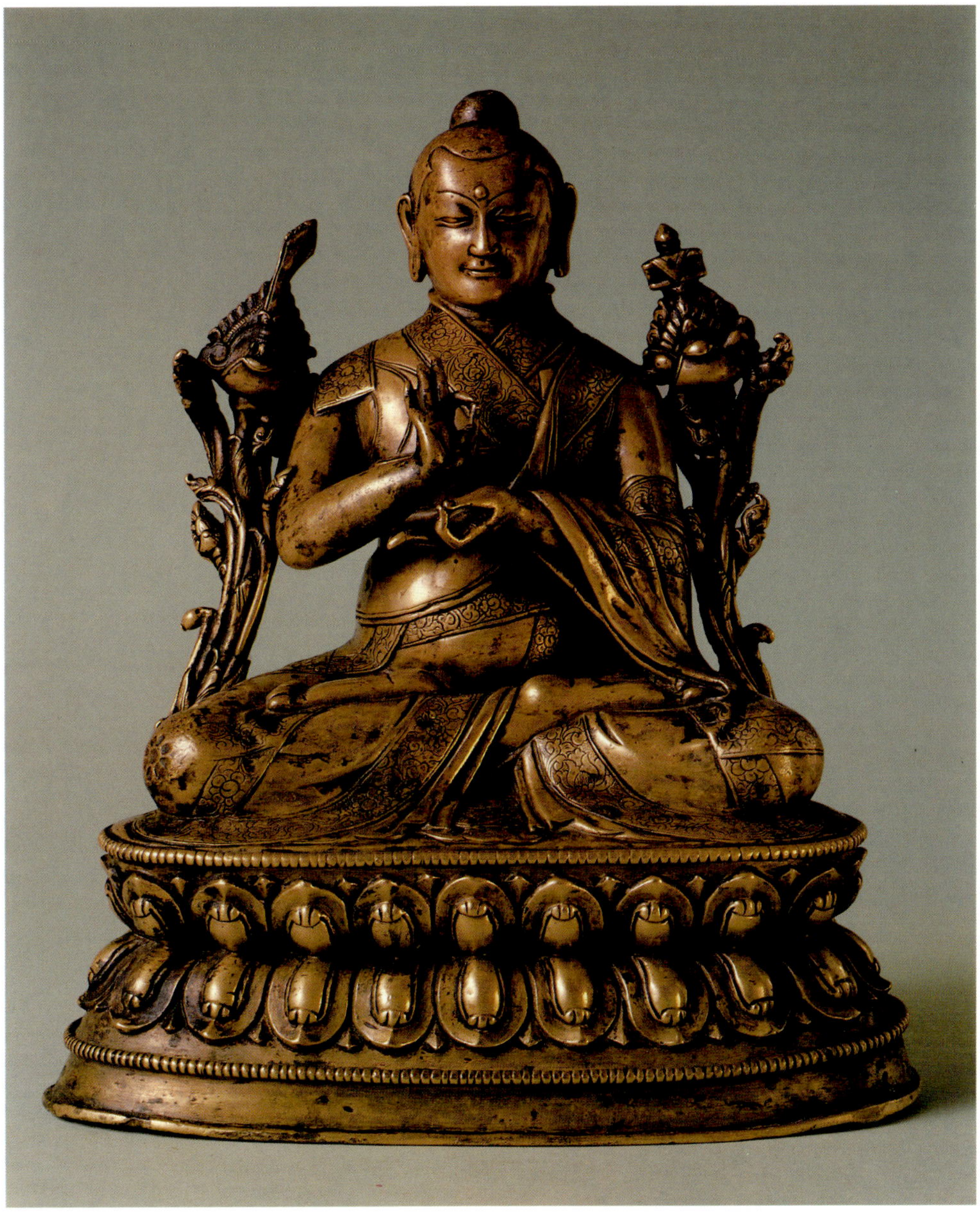

I-**73** Sakya Paṇḍita

(sa-skya-paṇḍita)
Kunga Gyaltsen (kun-dga'-rgyal-mtzan)
Tibet, 15. Jh.; Höhe: 37 cm (→ II-**216**)

Sakya Paṇḍita, der ›Sakya-Gelehrte‹ Kunga Gyaltsen (1182-125), war eine vielseitig befähigte, auch politisch bedeutsame Persönlichkeit. Er beherrschte mehrere Sprachen und war in den verschiedenen Lehrrichtungen seiner Zeit ausgebildet. Seine philosophische Abhandlung über Logik wurde schon zu seinen Lebzeiten ins Sanskrit übersetzt. Neben religiösen Werken verfaßte er eine Sammlung von Weisheitssprüchen, Sapen Legshe (sa-pan-leg-bshad), die sich großer Beliebtheit erfreute. Er war auch ein großer Förderer der Künste. So wurden damals auch zahlreiche Künstler aus Nepal zur Ausgestaltung der Sakya-Klöster herangezogen.

Eine wichtige Rolle spielte Sakya Paṇḍita bei den Konflikten mit den mächtigen Nachbarn im Norden, den Mongolen, als es ihm gelang, den Mongolenherrscher Chinggis Khan (1155-1227) durch Tributzahlungen von einer Plünderung Tibets abzuhalten. Die Großäbte der Sakyapa gewannen zunehmend das Vertrauen der Mongolen und waren als geistliche Berater am Hofe der toleranten Herrscher bald sehr geschätzt. Zusammen mit seinem Neffen Phagpa entwikkelte er aus der Uiguren-Schrift eine mongolische Schrift, mit der es möglich wurde, die buddhistischen Texte ins Mongolische zu übersetzen, was zur Ausbreitung des Buddhismus unter den Mongolen wesentlich beitrug. Die freundschaftlichen Beziehungen zu ihnen befestigte die Vorrangstellung der Sakya-Dynastie gegenüber den anderen Orden (vgl. I-74).

Sakya Paṇḍita sitzt mit gekreuzten Beinen (vajrāsana) auf einem hohen, doppelt umlaufenden Lotosthron. Seine Hände drehen symbolisch das Rad der Lehre (dharmacakra-mudrā). Sein Haupt hat – wie bei Buddha-Gestalten – einen kleinen Schädelauswuchs (uṣṇīṣa), eine Stirnlocke (ūrṇā) und lange Ohren. Auf den hohen, ihn umgebenden Lotosblüten sehen wir das Schwert der Erkenntnis und das Buch der vollkommenen Weisheit (prajñāpāramitā), die Symbole Mañjuśrīs, als dessen Inkarnation er gilt.

I-74 Chögyal Phagpa Lodrö Gyaltsen

(chos-rgyal-'phags-pa-blo-gros-rgyal-mtzan)
Südtibet, 17. Jh.; 70 x 56 cm (→II-**217**)

Im Zentrum des Bildes thront unter einem Ehrenschirm Chögyal Phagpa, der ›edle Dharma-König‹ Lodrö Gyaltsen (1235-1280), meist nur ›Phagpa‹, der ›Edle‹, genannt. Er war der Neffe und Nachfolger von Sakya Paṇḍita, der hier im Nimbus von Phagpa erscheint. Phagpa verbrachte längere Zeit am Hofe des Mongolenherrschers Khubilai Khan (1215-1294) und führte ihn u. a. in das Hevajra-Tantra ein. 1264 verleiht Khubilai Khan dem Phagpa Lodrö Gyaltsen den Titel eines Vizekönigs (tishri) von Tibet, wodurch erstmalig eine Verbindung von geistlicher und weltlicher Macht in Tibet entsteht. Die Verwaltung des Landes wurde nun in Sakya eingerichtet, und die Großäbte des Sakya-Klosters rückten zu politischen Oberhäuptern auf. 1279 wurde Khubilai Khan Kaiser von China. Die Reichtümer, die den Sakyapas fortan aus China zuflossen, dienten vor allem zur Vergrößerung und Verschönerung des Sakya-Klosters.

Phagpa ist hier als Großabt und Verkünder des Dharma dargestellt. Er sitzt auf einem prachtvoll geschmückten Thron und hält zwei Lotosstiele in Händen, auf deren Blüten nicht nur die Symbole Mañjuśrīs, Schwert und Buch, sondern auch Zepter und Glocke erscheinen. Vor seinem Thron sind Ritualgeräte und Opfergaben aufgestellt. Er ist umgeben von mehreren Lamas aus der Nyingma Schule, die man an ihren federgeschmückten Lotoshüten, Päsha (padshwa), erkennt, und von mehreren Sakya-Lamas, die den Kyangshu (bkyang-shu), den charakteristischen Hut mit den langen ›Ohren‹, Shana (shwa-rna), tragen, den auch Phagpa trägt. Auch im himmlischen Bereich wird auf die Traditionslinie hingewiesen: einerseits auf die Lehrüberlieferung der Schule der Alten, vertreten durch Tzokye Dorje, Padmasambhava und Guru Dragpo – sie erscheinen zur Rechten des blauen Ādibuddhas Samantabhadra –, andererseits auf die eigene, tantrische Lehrüberlieferung, die sich von Virūpa, Dogmi und Vajrapāṇi herleitet und zur Linken dargestellt ist. Am unteren Bildrand sehen wir rechts zwei Schutzgottheiten: den vierarmigen Mahākāla in Yab-Yum sowie den vielköpfigen Planetengott Rāhula. Links unter einem Baum sehen wir einen Sakya-Lama mit zwei Mönchen ein Ritual ausführen, bei dem der Reichtumsgott Jambhala erscheint. Möglicherweise handelt es sich bei diesem Lama um den Stifter des Bildes.

Der betont symmetrische Bildaufbau und die Vielfalt ornamentaler Elemente sind charakteristisch für den von der südtibetischen Ṅor-Schule geprägten Malstil.

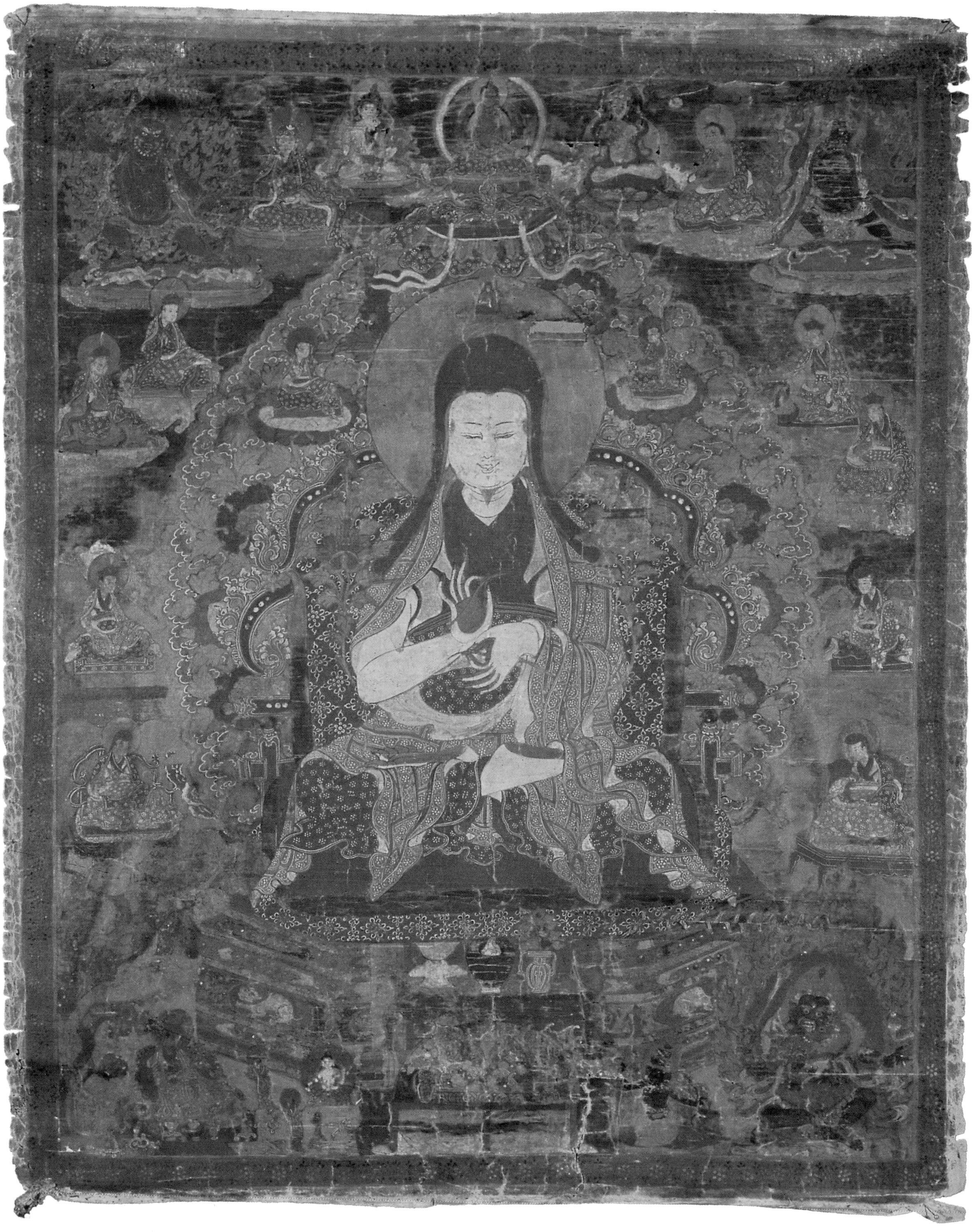

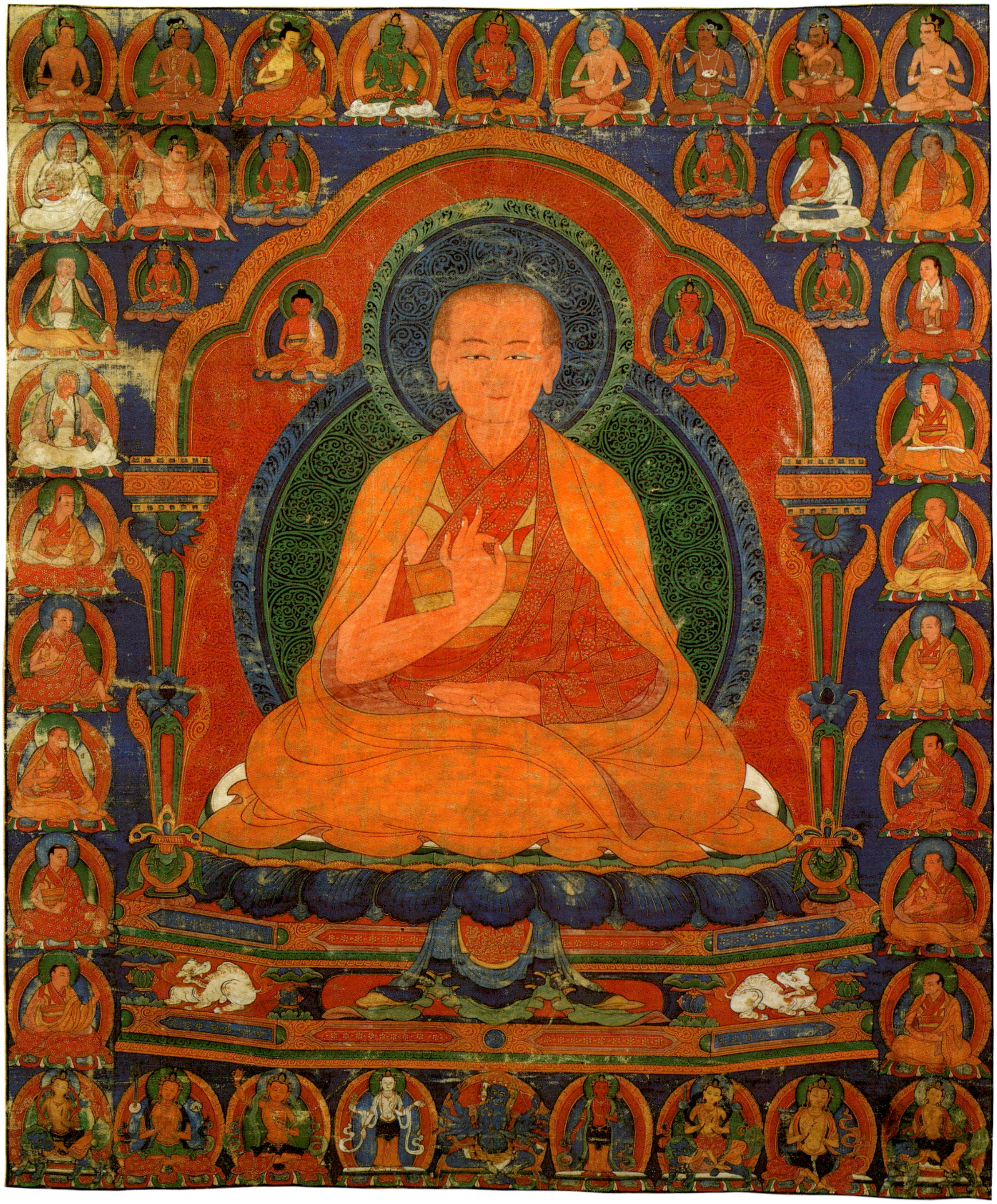

75

I-**75** Nabsa Dagphugpa

(na-bza'-brag-phug-pa)
Südtibet, 16. Jh.; 78 x 66,5 cm (→II-**220**)

Im Zentrum des streng symmetrisch aufgebauten Bildes thront Nabsa Dagphugpa (1277-1350). Er war ein Schüler von Shang Könchogpäl (shaṅ-dkon-mchog-dpal), der seinerseits Hauptschüler von Phagpa (1235-1280) war. Nabsa Dagphugpa gilt als ein großer Gelehrter im Bereich der indischen Philosophie und Tantra-Literatur. Er lebte zeitweilig als Einsiedler, wie sein Name Dagphugpa, der ›Höhlenbewohner‹, besagt. Er wurde später Abt des Ṅor-Klosters in Südtibet, dem geistigen Zentrum der Ṅor-Schule (ṅor), einer Unterschule der Sakyapa. Nabsa Dagphugpa muß eine große Anhängerschaft gehabt haben, denn er stiftete, wie es heißt, eine Menge Gold für die Ausschmückung von Tempeln in Lhasa und Sakya. Das Kloster Ṅor war eine bedeutende Pflegestätte der Künste. Anfang des 17. Jh.s entwickelte sich hier ein eigener, nach dem Namen des Klosters benannter Malstil, der von nepalesischen Künstlern geprägt ist und an indische Vorbilder anknüpft. Dieses Thangka ist ein typisches Beispiel für den Ṅor-Stil. Es gehört in eine Serie von porträtmäßigen Bildnissen der Äbte des Ṅor-Klosters.

Nabsa Dagphugpa sitzt dem Betrachter zugewandt, die Rechte zur Geste der Lehrdarlegung (vitarka-mudrā) erhoben, auf einem prunkvollen, von Schneelöwen und schlanken Lotossäulen getragenen Thron. Rückenlehne und Mandorla sind mit feinen Rankenornamenten geschmückt. Er ist von verschiedenen Gottheiten und den sogenannten Gyüpi-Lamas (brgyud-pa'i-bla-ma) umgeben, den Trägern der durch Initiation weitergegebenen geistlichen Vollmacht. Die Plazierung ihrer Bildnisse folgt einer hierarchischen Ordnung. Ihre Gesichter sind der Zentralfigur zugewandt. Durch den streng geometrischen Bildaufbau, den Verzicht auf räumliche Perspektive und die intensive Farbigkeit bekommt das Bild einen ikonenhaften Charakter. Rund um die überhöht dargestellte Zentralfigur des Nabsa Dagphugpa erscheinen vier Bildnisse von Amitāyus und eines von Amitābha, die als Wunsch und Hoffnung zu verstehen sind, daß ihm ein langes Leben und eine glückliche Wiedergeburt im Paradies des Amitābha beschieden sein mögen.

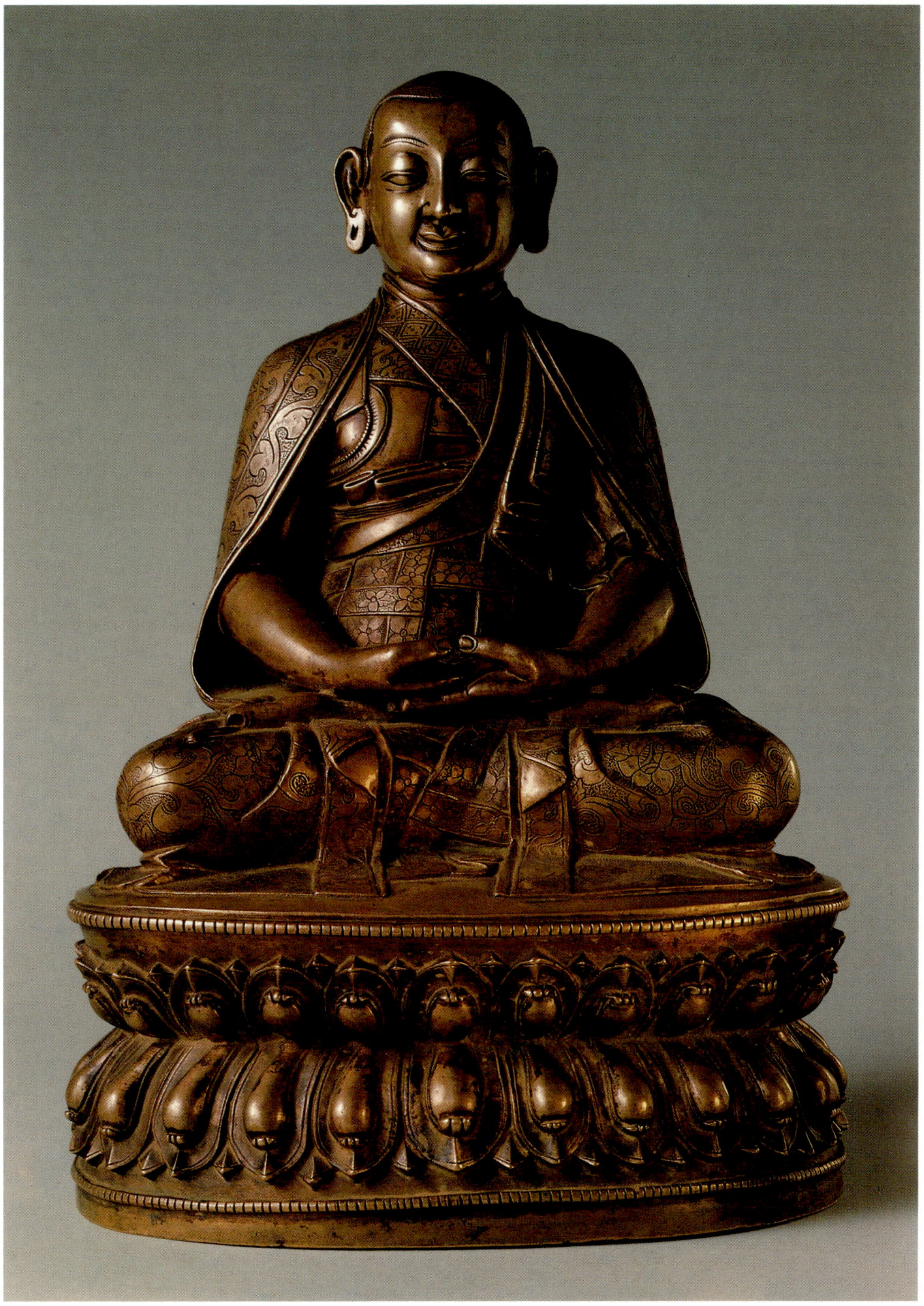

76

I-**76** Künpang Chadäl Chödje

(kun-spaṅs-bya-bral-chos-rje)
Tibet, 16. Jh.; Höhe: 28 cm (→ II-**226**)

Die Darstellungen berühmter Lamas, die als Übermittler der Lehrtraditionen gelten, spielen in allen Schulen Tibets eine wichtige Rolle. Dabei finden wir bei Einzelbildnissen wie z. B. in Bronze oft überraschend porträtartige Züge. Es ist daher zu vermuten, daß schon zu Lebzeiten oder bald nach dem Tode des Betreffenden einige Bildnisse als Geschenke und Erinnerungsstücke angefertigt worden sind, die dann späteren Darstellungen als Vorbilder dienten. Die Absicht der Künstler war es, nicht nur ein individuelles, sondern eher ein idealtypisches Porträt zu liefern, das zweierlei zum Ausdruck bringen sollte: die Persönlichkeit des Amtsinhabers mit seiner ihm eigenen Physiognomie und zum anderen durch die ikonographisch festgelegte Haltung, die Bekleidung und Insignien dessen hohen geistlichen Rang. Den großen Künstlern gelang es, beides zu einer Einheit zu verschmelzen, wie es die Kultbronze dieses Sakya-Lama beweist.

Künpang Chadäl Chödje (1449–1524) war schon zu Lebzeiten eine anerkannte Wiedergeburt von Phagmo Dupa (1110–1170), eines berühmten Kagyü-Lama (s. II-243). Er wuchs als junger Tulku (sprul-ku), wie es noch heute üblich ist, unter der Obhut eines Lama auf. Dieser war Norchen Kunga Zangpo (1382–1456). Er gab dem Künpang Chadäl Chödje Unterweisungen, und nach seinem Tod kehrte dieser zu seiner Familie zurück. Seine weitere Ausbildung erhielt er am Hofe des Norbu Sangpo aus der Rinpung-Dynastie, die 130 Jahre lang über Tibet herrschte. Als dieser 1464 starb, wurde ihm auf Grund seiner staatsmännischen Begabung die Regentschaft übertragen, die er zusammen mit den Nachkommen ausübte. Später entschloß er sich, Mönch zu werden und trat in die Sakya-Schule ein. Er erhielt Einweihungen von den großen Meistern aller Schulen und war für seine religiöse Toleranz bekannt. Er verfaßte zahlreiche Schriften und hatte viele Schüler aus allen Orden, unter ihnen den durch sein außergewöhnliches Leben und seine dichterischen Gesänge, Gur (mgur), berühmt gewordenen Drukpa Künleg ('brug-pa-kun-legs).

Künpang Chadäl Chödje thront in Meditationshaltung und -geste auf einem hohen, doppelten Lotosthron. Er ist ohne besondere Insignien dargestellt; umso stärker wird der Blick des Betrachters auf den würdevollen, freundlich lächelnden Gesichtsausdruck des Lama gelenkt, der Weisheit und Mitleid erkennen läßt.

I-**77** Marpa

Abb. S. 128

(mar-pa)
Tibet, 18. Jh.; 67 x 47 cm (→ II-**233**)

Eine gebirgige Landschaft und ein weiter Himmel bilden den Hintergrund von Ereignissen, die sich teils real, teils im visionären Bereich abspielen. Im Zentrum des Bildes thront symbo-

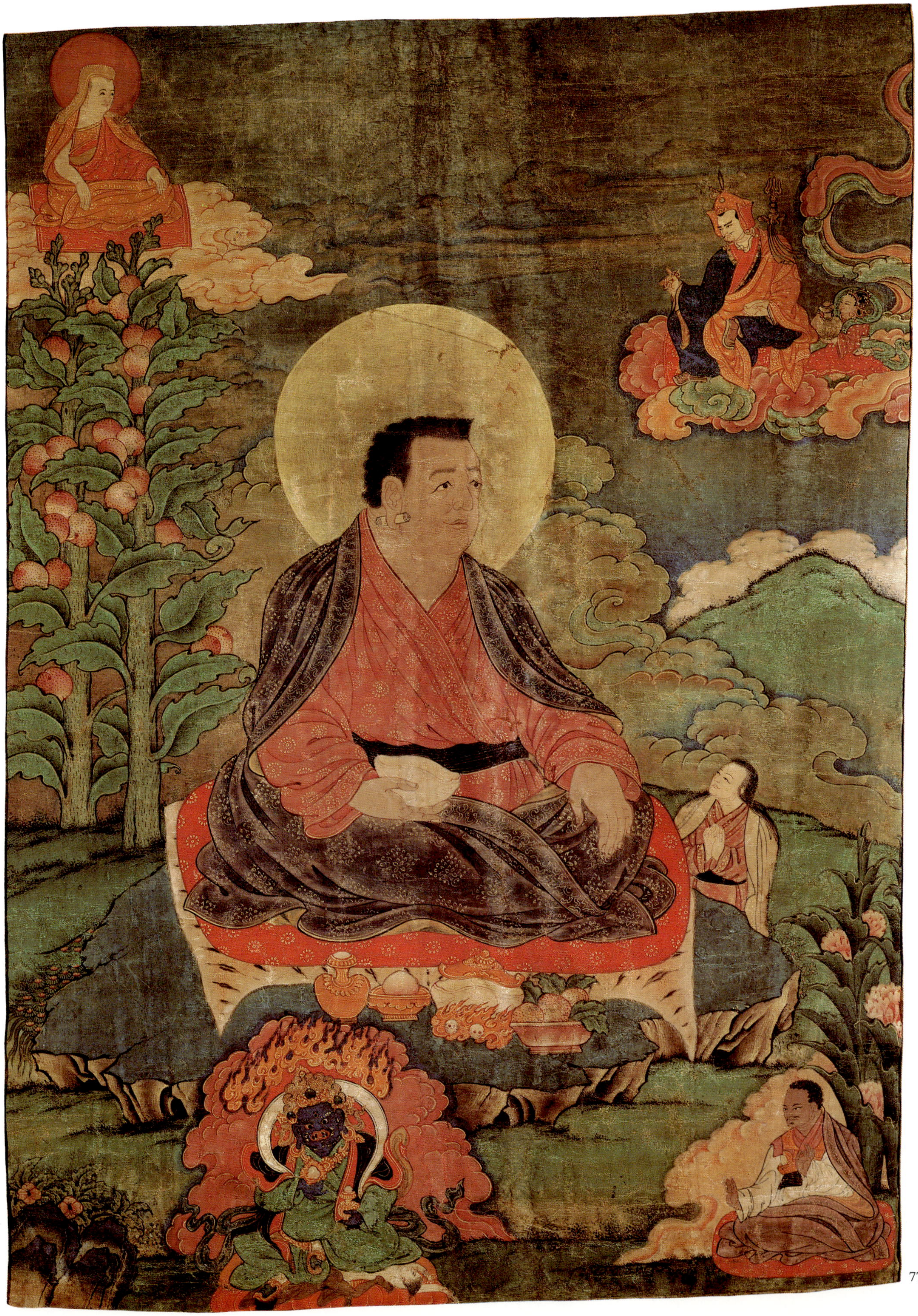

77

lisch erhöht auf einem Felsen und einem Tigerfell Marpa (1012-1097), der Begründer des dritten großen Ordens, der Kagyü-Schule (bka'-brgyud). Marpa stammt aus Lhodag (lho-brag), ›Fels des Südens‹, in Südtibet. Er hatte eine unglückliche Kindheit und wird als Mensch von schwierigem Charakter geschildert. Er war zunächst Schüler von Dogmi (gest. 1074) – links oben in den Wolken –, um sich als Übersetzer (Lotsawa, lo-tsa-ba) von den in Sanskrit verfaßten buddhistischen Schriften ins Tibetische ausbilden zu lassen. Danach reiste er nach Indien, wo er als Schüler von Nāropa (956-1040) viele Jahre lang Dharma und Tantra studierte und meditierte. Später kehrte er noch mehrfach nach Indien zurück, insbesondere um von dort heilige Bücher des Buddhismus sowie nur mündlich überliefertes Wissen mitzubringen. Wir sehen in seinem Ohrläppchen eine kleine Schriftrolle, die möglicherweise aus Indien stammt. In einer Vision erscheint ihm rechts oben im Bild Padmasambhava mit einer Yoginī und erteilt ihm mit einem Vajra eine tantrische Einweihung. Hiermit wird die geistige Verbindung der Kagyü-Schule zur ›Schule der Alten‹, Nyingma, zum Ausdruck gebracht. Neben Marpa sehen wir, klein dargestellt, seine Frau und tantrische Gefährtin Dagmema (bdag-med-ma). Hinter ihm stehen zwei große Granatapfelbäume als Hinweis auf das lange Leben, das ihm beschieden war. Marpa blieb Zeit seines Lebens ein Laie, wie an seinem Ärmelgewand erkennbar ist. Er übte tantrische Praktiken aus, wie die Schädelschale (kapāla) in seiner Rechten und die vor ihm aufgestellte Schädelschale zeigen, unter der ein Feuer brennt, während der Deckel darüber schwebt. Dies ist eine Anspielung auf die Kraft seines Geistes und die geistige Nahrung, von der er vor allem lebt. Sein markanter Kopf ist von einem goldenen Nimbus umgeben als Zeichen seiner Erleuchtung. Rechts unten sitzt Ngogtön Chökyi Dorje (rṅog-ston-chos-kyi-rdo-rje, 1036-1102), einer der vier Hauptschüler Marpas, die als die ›Vier Säulen der Kagyüpa‹ angesehen werden (s. I-80, I-81). Er ist ebenfalls ein Laie. Seine Rechte zeigt die Geste des Verzichts (śrāmaṇa-mudrā). Im Vordergrund sehen wir eine Leichenackerszene und eine Schutzgottheit, den Mahākāla Shanglon Nagpo (shaṅ-blon-nag-po) (vgl. I-11). Er ist von Flammen und roten Wolken umgeben, trägt eine weiße Schärpe und hält eine goldene Vase (kalaśa) sowie ein flammendes Juwel (cintāmaṇi) in Händen.

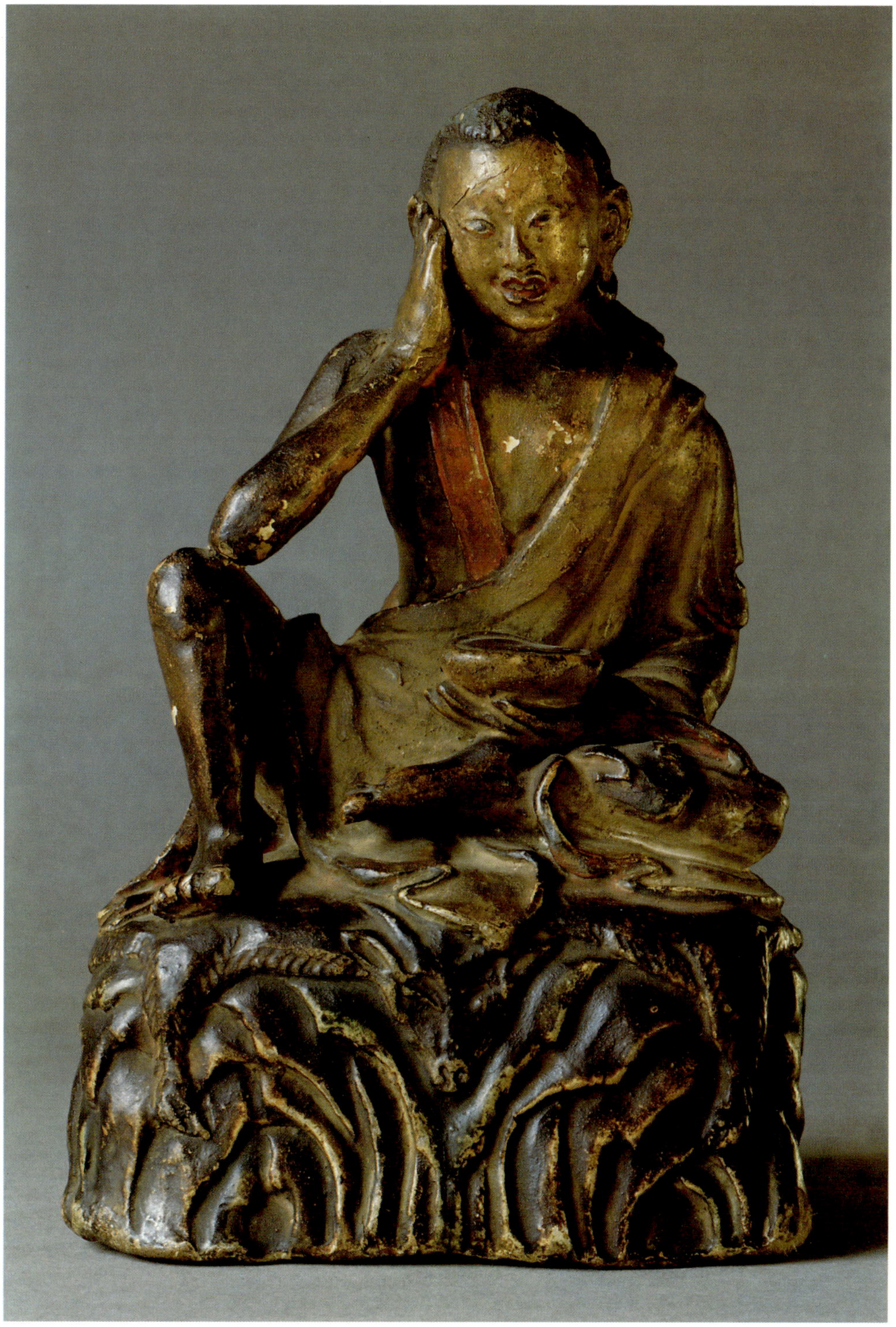

78

I-78 Milarepa

(mi-la-ras-pa)
Tibet, 18. Jh.; Höhe: 16 cm (→ II-**235**)

Die aus Papiermaché hergestellte Plastik zeigt den berühmten tibetischen Yogi und Mystiker Milarepa (1040-1123). Er sitzt mit aufgestelltem Knie, den Kopf nachdenklich auf die Hand gestützt, auf einem Felsen und einem Gazellenfell. In seiner Linken hält er eine gefüllte Schädelschale (kapāla), die ihn als tantrischen Eingeweihten kennzeichnet. Er trägt einen Meditationsgurt (yogapaṭṭa) und ein weißes Baumwollgewand, das ihm den Beinamen Repa (ras-pa), der ›Baumwollgewandete‹, eintrug. Dieses Gewand wurde später von allen Yogis der Kagyü-Schule getragen. Sein Mund ist geöffnet, als wolle er gerade zum Gesang anheben.

Milarepa war ein Schüler von Marpa, der ihn erst nach einer langen, harten Prüfungszeit annahm. Nachdem er schließlich von Marpa die tantrischen Einweihungen erhalten hatte, verbrachte er neun Jahre lang eingemauert in einer Felsenhöhle, um ungestört meditieren zu können.

Milarepa ist vor allem durch seine *Hunderttausend Lieder,* Gurbum (mgur-'bum) bekannt geworden, in denen er seine inneren Erfahrungen und sein Erleuchtungswissen dichterisch darlegt. Sein Lieblingsschüler Rechungpa (ras-chuṅ-pa) hat diese Gedichte niedergeschrieben.

I-79 Milarepa

(mi-la-ras-pa)
Osttibet, 19. Jh.; 81 x 51 cm (→II-**237**)

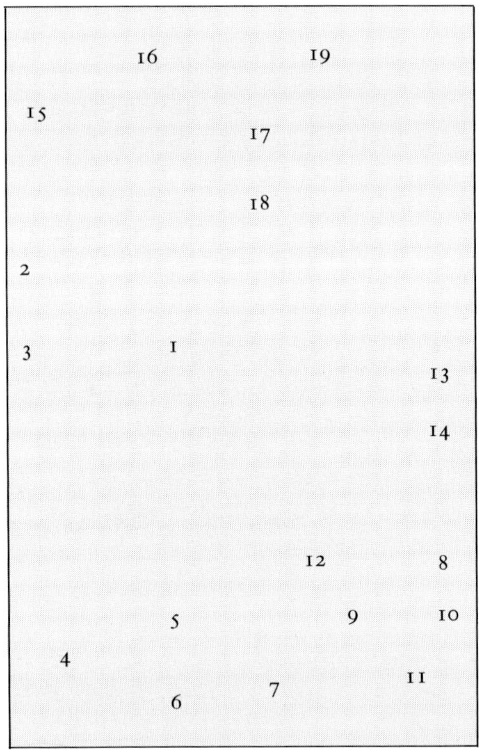

Das Thangka gehört ebenso wie auch die folgenden zu einer größeren Serie, die das bewegte und beispielhafte Leben des Milarepa (1040-1123) schildern, wie es von seinem Schüler Rechungpa (ras-chuṅ-pa, 1084-1161) in der Biographie *Milä Namthar* (mi-la'i-rnam-thar) des in Tibet hochverehrten Heiligen beschrieben ist. Im Mittelpunkt der Thangkas dieser Bildfolge sitzt jeweils Milarepa, umgeben von fortlaufenden Szenen aus seinem Leben, so daß er selbst wie der Erzähler erscheint; auch die Biographie ist teilweise in Ich-Form abgefaßt.

Dieses Thangka ist vermutlich das zweite in der Folge. Es schildert uns einen Abschnitt aus der unglücklichen Jugendzeit Milarepas, nämlich seinen verhängnisvollen Entschluß, die schwarze Magie zu erlernen, um sich für das seiner Familie zugefügte Unrecht zu rächen. Nach dem frühen Tod des Vaters war die wohlhabende Familie Milarepas in Armut und Abhängigkeit geraten. Sein Onkel und seine Tante hatten sich geweigert, das Erbe, das sie für ihn verwalteten und das ihm bei seiner Volljährigkeit zustand, herauszugeben. Um dem Elend ein Ende zu machen, hatte die Mutter Milarepa unter Drohungen überredet, fortzuziehen und bei einem dafür geeigneten Lehrer die Zauberkräfte zu erlernen.

1 Im Zentrum des Bildes sehen wir Milarepa vor einem steinernen Tisch mit Zeremonialgeräten, in sein weißes Baumwollgewand gehüllt, wie er dem vor ihm sitzenden Rechungpa diese Ereignisse in Gesangform vorträgt. Rechungpa hat die Hand ans Ohr gelegt und hört ihm aufmerksam zu. Er ist seinem Lehrer Milarepa schon in jugendlichen Alter begegnet und begleitete ihn fortan.

2 Milarepa kommt zum Hause des Lama Yungtön in Kyorpa. Er erzählt ihm sein Geschick und bittet ihn um Unterweisung im Gebrauch magischer Kräfte, doch dieser schickt ihn weiter zu einem befreundeten Lama.

3 Milarepa beschwört in einer einsam gelegenen Meditationshütte die magische Kraft der Mantras, die Zerstörung bewirken.

4 Zur gleichen Zeit findet im Hause seines Onkels und seiner Tante eine Hochzeitsfeier statt, zu der viele Feinde seiner Familie zu Gast geladen sind. Im geräumigen Stall des vielstökkigen Hauses erscheint plötzlich ein riesiger, schwarzer Skorpion, der die Pferde derart in Panik versetzt, daß sie mit ihren Hufen die tragenden Pfeiler des Hauses zerschlagen, so daß es einstürzt und fünfunddreißig Menschen unter sich begräbt.

5 Nur Onkel und Tante, die sich zu dem Zeitpunkt im Freien aufhalten, bleiben verschont.

6 Eine ehemalige Dienerin der Familie Milarepas, die gerade vom Wasserholen kommt, wird Zeugin des schrecklichen Geschehens.

7 Die Dorfbewohner beklagen das große Unglück.

8 Milarepas Schwester Peta zeigt der Mutter, was geschehen ist. Vor Freude darüber schwenkt sie eine Fahne auf dem Dach ihres Hauses und preist sich glücklich, diesen Tag der Rache zu erleben.

9 Wutentbrannt stürmt der Onkel herbei, um die Mutter zu töten. Doch die Dorfbewohner halten ihn davon ab.

10 Die ehemalige Dienerin rät der Mutter, sich vor den Dorfbewohnern in acht zu nehmen.

11 Die Mutter bewirtet einen auf der Durchreise befindlichen Yogi und bittet ihn, ihrem Sohn Milarepa einen Brief zu überbringen.

12 Die Mutter verabschiedet den Yogi, in dessen weißen Mantel sie heimlich sieben Goldstücke für Milarepa eingenäht hat. Den Brief hat sie vorsorglich verschlüsselt.

13 Milarepa ist traurig, da er den Brief der Mutter nicht versteht und fragt schließlich den Lama, bei dem er wohnt, um Rat.

14 Die Frau des Lama ist eine hellsichtige Ḍākiṇī. Sie entzündet vor dem Haus ein Feuer, bietet dem Yogi reichlich Bier an und beginnt zu tanzen. Dabei entwendet sie ihm den Mantel, verschwindet für eine Weile damit, um die Goldstücke zu entnehmen, die der Lama dem Milarepa dann aushändigt.

15 Mit dem Gold begibt sich Milarepa wieder zu dem Lama Yungtön (2) und erlernt bei ihm die Fähigkeit, Sturm und Hagel zu erzeugen, wie seine Mutter es ihm in ihrem Brief befohlen hatte. Während Milarepa ein Zauberhorn öffnet, stürzt Hagel auf die Felder des Dorfes und vernichtet das reife Korn.

16 Milarepa und ein Gefährte, den der Lama ihm vorsorglich mitgegeben hat, suchen vor dem Sturm Schutz in einer Höhle und wärmen sich an einem Feuer.

17 Vier Männer aus dem Dorf, die mit Beute für das bevorstehende Erntefest beladen von der Jagd heimkehren, haben den Rauch bemerkt und unterrichten die Dorfbewohner.

18 Sie kehren bewaffnet zurück, um Milarepa aufzustöbern. Doch sein Gefährte, der sich für Milarepa ausgibt, täuscht sie und läuft mit Riesenschritten davon.

19 Milarepa und sein Gefährte treffen sich, wie verabredet, wieder in einem Dorf, wo gerade ein Bierfest stattfindet. Der Gefährte leiht sich bei einem Wirt einen Krug, um mitzufeiern. Milarepa zeigt ihm sein Bein, in das ein Hund gebissen hat. Die Inschrift an dieser Stelle lautet: »Nachdem er Hagel hatte niedergehen lassen, trifft er sich mit Freunden, und sie gehen gemeinsam nach Zentraltibet.«

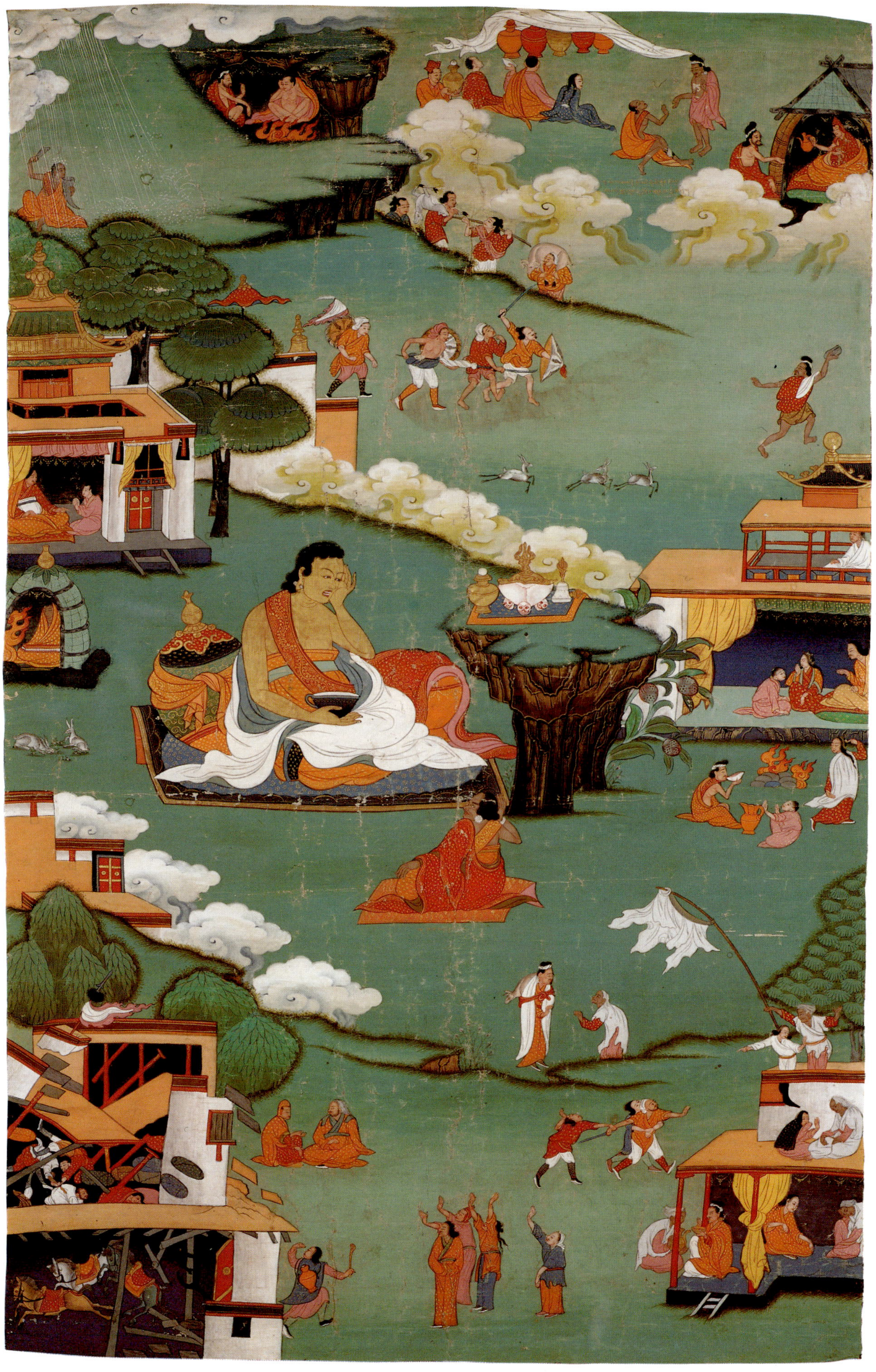

79

I-80 Milarepa

(mi-la-ras-pa)
Osttibet, 19. Jh.; 81 x 51 cm (→ II-238)

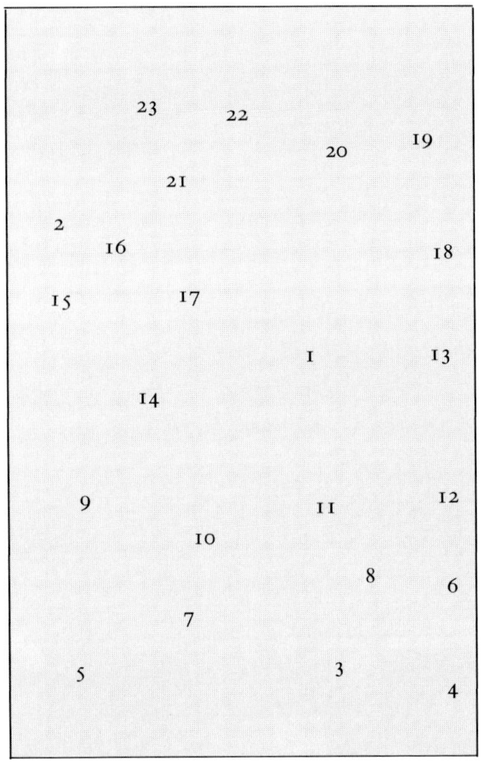

1 Inmitten einer hügeligen Landschaft thront Milarepa alleine auf einem Berggipfel. Er überschaut gewissermaßen sein bewegtes Leben, doch seine rechte Hand zeigt die Geste der Gelassenheit.

2 Im Hintergrund sehen wir den zehnstöckigen Turm und den Säulengang, Bauten, die Milarepa im Auftrage seines Lehrers Marpas errichten mußte. Vorher hatte er schon einen kreisförmigen, einen halbkreisförmigen, einen dreieckigen und einen quadratischen Turm eigenhändig bauen und jedesmal wieder abreißen müssen, ohne an das Ziel seiner Wünsche zu gelangen, endlich von seinem Meister Einweihung zu erhalten. Diese schweren Arbeiten hatte Marpa dem Milarepa nicht nur wegen dessen früherer Verfehlungen auferlegt (s. I-79), sondern um seine geistige Reife zu prüfen; denn all diese praktischen Arbeiten haben einen geheimen Sinn: sich selbst in seinem Werk zu erkennen. So ist der zehnstöckige Turm auch Symbol für den zehnfachen Stufenweg zur Erleuchtung.

Noch hatte Marpa freilich nicht zu erkennen gegeben, was er mit seinem Schüler vorhat. Er schließt ihn von allen Einweihungszeremonien aus, obwohl Milarepa alles Verlangte getan hatte. Marpa erschien allen hartherzig, doch insgeheim weinte er über Milarepa, wie es im Text heißt. Marpas Frau Dagmema wollte den verzweifelten Milarepa trösten und ersann eine List. Heimlich entwendete sie aus Marpas Besitz kostbare Reliquien von Nāropa, Juwelen und Gebetskette (mālā), übergab sie Milarepa und schickte ihn mit einem gefälschten Empfehlungsschreiben Marpas zu dem Lama Ngogtön Chökyi Dorje (rṅog-ston-chos-kyi-rdo-rje, 1036-1102), der ein Hauptschüler von Marpa war und in Riwo Chöding (ri-bo-chos-sdiṅ) in Zentraltibet lebte. Hier beginnt nun die Bilderzählung des Thangkas.

3 Lama Ngogtön thront in einer von einer Muschel gekrönten Lehrhütte und gibt seinen Schülern Unterweisungen im Hevajra-Tantra. Als er gerade den Vers rezitiert »... Ich bin der Guru, ich bin der Dharma, / und ich bin die Gemeinschaft der Schüler. / Ich bin das Ziel und der Lehrer der Welt. / Ich bin von der Welt / wie auch jenseits von ihr. / Ich bin das Wesen / übereinstimmender Freude ...«, erscheint Milarepa, was als gutes Omen gedeutet wird.

4 In weiter Entfernung von dem Lama wirft sich Milarepa nieder. Ein Schüler fragt nach seinem Begehren. Später wurde dieser Platz ›Grat der Niederwerfung‹ genannt.

5 Der Lama Ngogtön ist hocherfreut über die vermeintlichen Geschenke seines ehemaligen Lehrers, die Reliquien Nāropas werden unter einem Ehrenschirm und mit Musikbegleitung in das Kloster getragen, und Milarepa überreicht ihm die kostbaren Gaben.

6 Er wird von Lama Ngogtön als Schüler angenommen und quartiert sich bei einer Alten ein.

7 Lama Ngogtön bittet den ›Großen Magier‹, wie Milarepa genannt wird, Hagel auszusenden, da Räuber die Umgebung des Klosters unsicher machen. Widerstrebend willigt er ein. Wir sehen hinter dem Kloster dunkle Wolken aufziehen und dicke Hagelkörner niederprasseln.

6 Die alte Frau bricht in Tränen aus, als sie das Unheil auf ihr Feld zukommen sieht. Milarepa bittet sie, schnell eine Skizze von ihrem Feld anzufertigen. Er legt eine Pfanne über die Skizze. So bleibt das Feld der Frau bis auf eine kleine, vorstehende Ecke verschont.

8 Tief betroffen von dem Schaden, den das Unwetter angerichtet hat, sammelt Milarepa die toten Vögel und Mäuse von den Feldern und legt sie in seine Schürze.

9 Er bringt die Tiere zu Ngogtön, und dieser erweckt sie durch ein Schnippen mit seinen Fingern wieder zum Leben.

10 Lama Ngogtön erteilt Milarepa die erbetene Hevajra-Initiation, indem er Nektar (amṛta) aus einer Kanne (kalaśa) über ihn sprengt.

11 Ngogtön besucht Milarepa in einer zugemauerten Felsenhöhle, in die er sich zur Meditation zurückgezogen hat, und fragt ihn nach seinen inneren Erfahrungen. Milarepa jedoch kann ihm nichts berichten.

12 Ein Bote bringt Milarepa einen Würfel aus Ton, den Dagmema geschickt hat. Milarepa erinnert sich an das Unheil, das das Würfelspiel einst über seine Vorfahren gebracht hatte. Er schleudert den Würfel zu Boden und findet in den Scherben die Nachricht von Dagmema: »Mein Sohn, es ist so weit, der Lama wird dir Einweihung und Unterweisung erteilen.«

13 Auch Ngogtön hat von Marpa eine Einladung zum Turmweihfest erhalten mit der Weisung, daß er den »Strolch, der eigentlich mir gehört und zur Zeit bei dir weilt« mitbringen solle. Er macht sich mit all seiner Habe auf den Weg zu Marpa. Nur eine alte, kranke Ziege läßt er zu Hause.

14 Dagmema kommt ihnen mit einem großen Bierkrug entgegen und begrüßt den Lama und sein Gefolge.

15 Milarepa ist voraus gegangen, um ihre Ankunft zu melden, doch Marpa wendet ihm wortlos den Rücken zu.

16 Marpa singt vor dem versammelten Volk aus Lhodag ein Preislied auf die segenbringende Kraft seiner Übertragungslinie der Kagyüpa. Milarepa sitzt ganz hinten in der Ecke.

17 Als er geendet hat, übergibt ihm Lama Ngogtön Yaks und Schafe, Seidenballen und andere Kostbarkeiten, die er als Geschenke mitgebracht hat. Marpa besteht darauf, daß er ihm auch noch die alte Ziege bringen soll.

18 Lama Ngogtön bringt Marpa, wie verlangt, die alte, dreibeinige Ziege.

19 Marpa stellt Ngogtön zur Rede, weil er Milarepa Einweihung erteilt hat. Dann fragt er Milarepa, wie die Reliquien Nāropas in seine Hände gekommen seien.

20 Als er erfährt, daß Dagmema sie ihm gab, wird er wütend und will seine Frau mit einem Stock verprügeln.

21 Dagmema hat das vorausgesehen, sie läuft fort und schließt sich in dem Andachtsraum ein.

22 Milarepa ist todunglücklich und will sich das Leben nehmen.

23 Lama Ngogtön hält ihn davon ab, indem er ihm erklärt, daß es eines der schwersten Verbrechen sei, den kostbaren Körper vorzeitig zu zerstören. Alle, die den unglücklichen Milarepa sehen, müssen weinen.

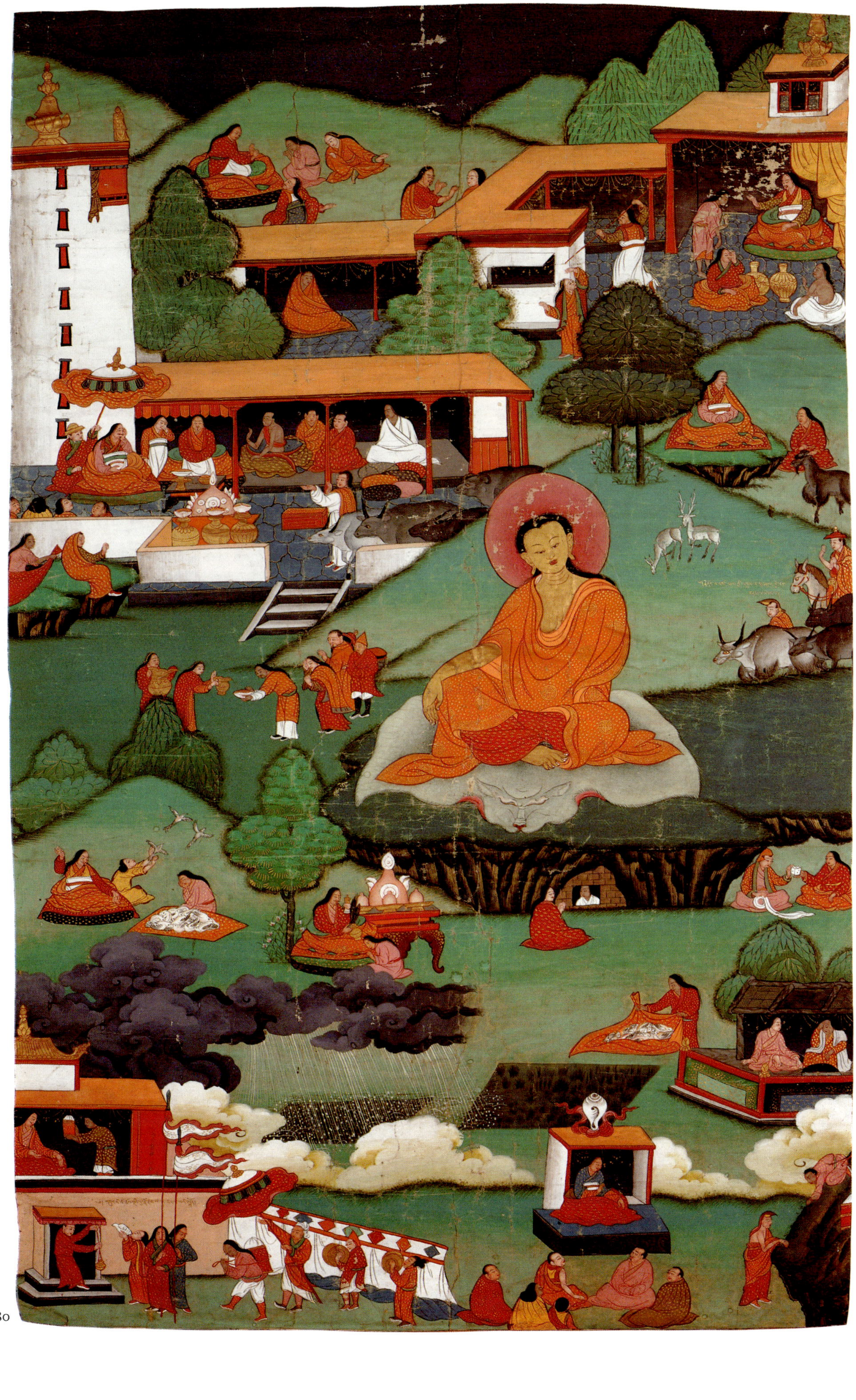

80

I-**81** Milarepa

(mi-la-ras-pa)
Osttibet, 19. Jh.; 81 x 51 cm (→ II-**239**)

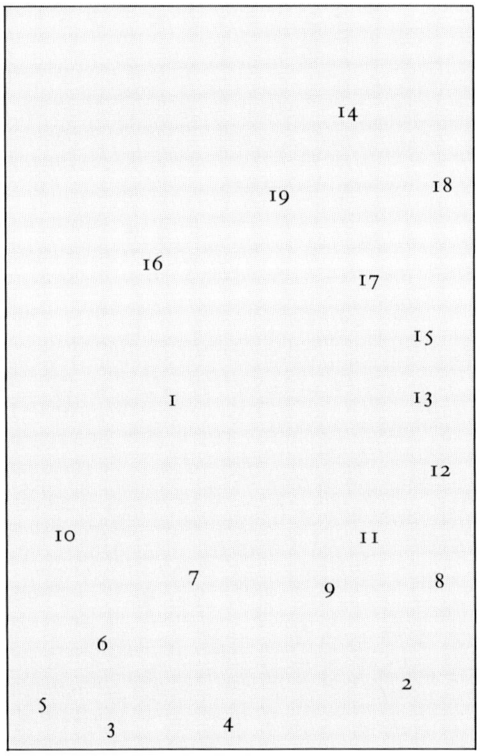

Die mehrfach gestaffelte, von unten nach oben verlaufende Bilderzählung dieses Thangkas schließt unmittelbar an die Ereignisse an, die im vorigen Thangka geschildert wurden.

1 Im Zentrum des Bildes sehen wir wieder Milarepa. Er thront auf einem Sitzkissen und einem Bärenfell und trägt den Meditationsgurt der Yogis. Seine Ritualgeräte und verschiedenen Reiseutensilien hat er an einem großen Baum befestigt, der ihm im Freien Schutz bietet.

2 Marpa hat im Hause seine Frau und seine Schüler versammelt. Marpa erklärt ihnen sein schroffes Verhalten gegenüber Milarepa und weshalb dieser so lange leiden mußte. Jetzt aber sei der Zeitpunkt gekommen, da er ihm Einweihung erteilen wolle. Als Milarepa dieses hört, wirft er sich überglücklich seinem Lehrer zu Füßen, und auch die anderen Schüler verehren ihren Meister wegen seiner großen Güte und Weisheit.

3 Marpa schneidet Milarepa die Haare ab, läßt ihn die Kleider wechseln und gibt ihm den Namen ›Mila Dorje Gyaltsen‹, ›Mila Vajra Siegesbanner‹. Dieser Name war Marpa vor dem ersten Zusammentreffen mit Milarepa von seinem Lehrer Nāropa in einem Traum verkündet worden.

4 Milarepa legt vor Marpa das Laiengelübde ab und wird von ihm zum upāsaka (tib. Genyen, dge-bsñen) geweiht, der dem Bodhisattva-Pfad des Mahāyāna folgt.

5 Danach gibt Marpa seinem Schüler die besondere tantrische Einweihung und Kraftübertragung des Vajrayāna, indem er ihm eine große Schädelschale mit konsekriertem Bier überreicht, die Milarepa bis zur Neige leert.

6 Das Maṇḍala des Cakrasamvara (I-103, II-306) wird aus buntem Sand errichtet. Rundherum sind Butterlampen und Opfergaben aufgestellt. Das Mönchsorchester begleitet die von Marpa geleitete Zeremonie. Marpa erklärt Milarepa die Bedeutung des Maṇḍalas als symbolisches Diagramm.

7 Während Marpa mit seinem Finger auf das wirkliche Maṇḍala im Himmel zeigt, sieht Milarepa in einer Vision die Gottheit Cakrasamvara mit ihrem Gefolge auf einer weißen Wolke herabschweben. Die Stimmen der Gottheiten vereinigen sich mit der seines Lehrers zu einem gewaltigen Chor, und sie übertragen ihm den geheimen Einweihungsnamen Pal Shepa Dorje (dpal-bshad-pa-rdo-rje), ›Strahlender lachender Vajra‹.

8 Gleich danach zieht sich Milarepa auf Geheiß seines Lehrers wieder in eine Höhle zurück, wo er elf Monate lang ununterbrochen meditiert. Dagmema überbringt ihm eine Einladung von Marpa und hilft ihm, sich aus der Einmauerung zu befreien.

9 Milarepa zögert ihr zu folgen.

10 Während Dagmema alles für ein gemeinsames Opfermahl vorbereitet, singt Milarepa ein Loblied auf seinen Lehrer, den er als Trikāya-Lama preist. Danach berichtet er ihm von seinen meditativen Erfahrungen. Marpa ist sehr erfreut darüber, daß sein geistiger Sohn alle in ihn gesetzten Hoffnungen erfüllt.

11 Eines Tages kommt Milarepa unaufgefordert zu Marpa und berichtet ihm, daß ihm im Traum eine Ḍākinī erschienen sei, die ihm erklärt habe, daß ihm noch eine wichtige Einweihung fehle, welche geistige Erweckung durch Bewußtseinsübertragung ermögliche.

12 Marpa bestätigt die Richtigkeit des Traumes. Sie suchen gemeinsam in den Büchern, die Marpa aus Indien mitgebracht hat, nach den Ritualtexten, die sich darauf beziehen, finden sie jedoch nicht. Marpa entschließt sich daher, trotz seines fortgeschrittenen Alters noch einmal nach Indien zu reisen. Diese Reise wird hier nicht geschildert.

13 Marpa hat seine Schüler aufgefordert, auf ihre Träume zu achten. Milarepa hat eines Nachts einen prophetischen Traum:

14 Er sieht einen gewaltigen Schneeberg, dessen Eisgipfel zum Himmel emporragen und in den vier Himmelsrichtungen jeweils eine Säule mit verschiedenen Tieren tragen – einem Löwen, einer Tigerin, einem Garuḍa und einem Geier. (Der Maler hat die vier Säulen mit den Tieren hier fortgelassen.)

15 Milarepa trägt Marpa und seinen Schülern diesen Traum in Gedichtform als Lied vor. Die Schüler bitten Marpa, ihnen die symbolische Bedeutung des Traumgesichts zu erklären. Marpa deutet die vier Säulen als Zeichen für seine vier Schüler, ihre geistigen Gaben und ihr künftiges Wirkungsfeld. Marpa glaubt, daß nun die Zeit gekommen sei, seine vier Hauptschüler, Ngölob, zu entlassen und gibt ihnen noch einmal letzte Anweisungen.

16 Marpa beobachtet seine vier Hauptschüler am frühen Morgen bei ihren Tätigkeiten: Ngogtön aus Shung sitzt vor seinem Zelt und ist damit beschäftigt, den Kommentar zum Hevajra-Tantra auszulegen. Tsurtön Wangde ('tzur-ston-dbaṅ-de) aus Döl praktiziert ›Bewußtseinsübertragung‹. Metön Tsönpo (mes-ston-tzon-po) aus Tsangrong ist in die Kontemplation des ›klaren Lichts‹ vertieft, das auch in der Finsternis des Bardo leuchtet, und Milarepa, der in einer Hütte sitzt, übt die Erzeugung des ›inneren Feuers‹ (gtum-mo).

17 Zum Abschiedsfest für die Schüler ist ein reichliches Tsog-Speiseopfer hergerichtet. Wir sehen Krüge mit Bier (chaṅ), geschlachtete Tiere, einen großen Opferkuchen (Tsogtor), Eier und Suppe. Marpa übergibt jedem seiner vier Hauptschüler Ritualgeräte und Reliquien mit entsprechenden Segnungen. Ngogtön erhält den indischen Text des Hevajra-Kommentars, ein Opferlöffelpaar für das Feuerritual sowie Nāropas Juwelen zum Geschenk, die er seinerzeit wieder hatte zurückgeben müssen. Milarepa erhält einige Kleider von Nāropa und Maitripa und den Zeremonialhut von Maitripa, einem Schüler von Nāropa. Tsurtön Wangde erhält die fünfblättrige Fünf-Tathāgata-Krone, Rigni Ugyen (rigs-lṅa'i-dbu-rgyan), sowie Beutel mit Medikamenten. Metön Tsönpo schließlich erhält die mit Perlen besetzte Schädelschale (kapāla), die Handtrommel (ḍamaru) sowie Ritualgeräte (vajra und ghaṇṭā) in ihrer Umhüllung von Nāropa zum Geschenk. Diese vier Hauptschüler gelten als die ›Vier großen Säulen‹ (ka-chen) der Kagyü Überlieferung.

18 Marpa hatte Milarepa als einzigen gebeten, noch einige Jahre bei ihm zu bleiben, damit er ihm noch besondere Einweihungen geben könne. Daraufhin zieht sich Milarepa wieder in eine Felsenhöhle zurück. Eines Morgens träumt er, in sein Heimatdorf zurückgekehrt zu sein, wo er alles verwüstet und die Mutter nicht mehr am Leben vorfindet.

19 Sogleich eilt er zu dem noch schlafenden Marpa. Er kauert neben ihm und singt ihm ein Lied, in dem er um Erlaubnis bittet, noch einmal seine Heimat und seine Mutter besuchen zu dürfen. Als der Lama in seinem Zimmer erwacht, fallen gerade die ersten Strahlen der Sonne herein, die oben über dem Berg sichtbar wird. Marpa deutet dies als gutes Vorzeichen für Milarepa, daß er die Lehre Buddhas zum Leuchten bringen werde. Weil Milarepa ihn aber schlafend angetroffen habe, sei er sicher, daß sie sich nicht mehr wiedersehen würden. So ist dies möglicherweise auch eine Abschiedsszene.

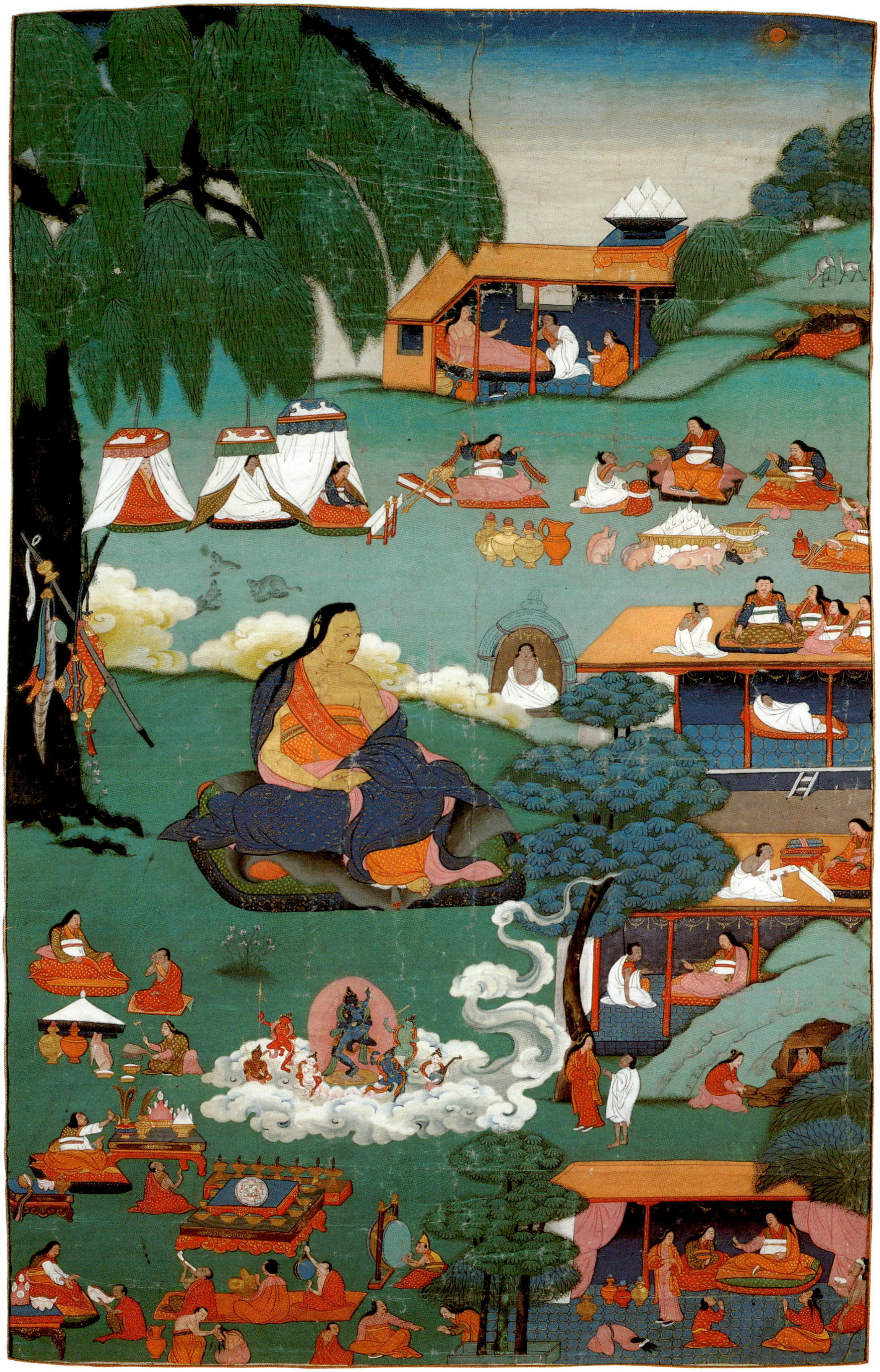

81

I-82 Milarepa

(mi-la-ras-pa)
Osttibet, 19. Jh.; 81 x 51 cm (→ II-**240**)

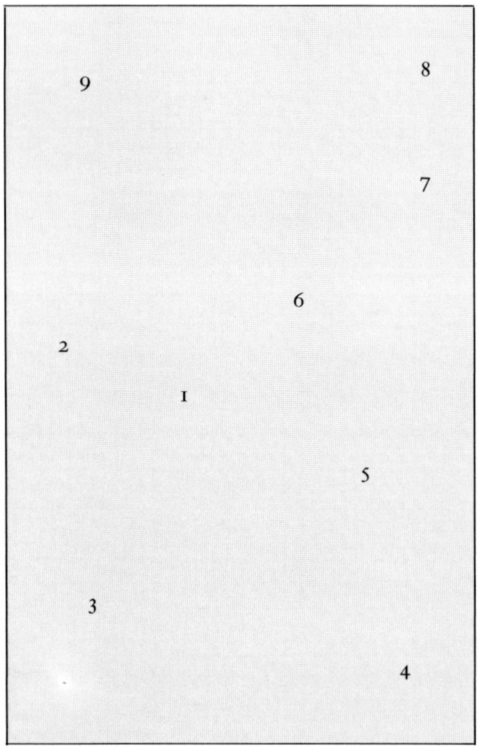

1 Milarepa sitzt vor seiner Einsiedlerklause in Meditationshaltung und singt ein Lied zu Ehren seines gütigen Vaters Marpa, der ihn den heiligen Dharma lehrte. Mit diesem Lobpreis beginnen die meisten Lieder Milarepas.

2 In seiner Klause, die ›Rotfelsenhöhle‹ genannt wird, sieht man seine Ritualgeräte, kapāla und ḍamaru, einen kleinen Beutel für Vorräte und sein weißes Baumwollgewand. In einem Kessel wird gerade eine Suppe gekocht. An der Wand der Höhle erscheint die magische Silbe HRĪḤ, die Keimsilbe (bīja; sa-bon) von Avalokiteśvara, als Zeichen, daß Milarepa hier über den Bodhisattva des Mitleids meditiert, indem er ihn mit Hilfe dieses Klangsymbols beschwört. Zwischen seinem Abschied von Marpa und den folgenden Ereignissen liegen viele Jahre der strengen Askese und Meditation in verschiedenen Höhlen des Himalaya.

3 Als Milarepa eines Tages im Tal Brennholz sammelt, überfällt ihn ein Sturmwind, der ihm den Mantel entreißt und ihn zu Boden wirft, wo er eine Weile ohnmächtig liegenbleibt.

4 Als er in seine Höhle zurückkehrt, findet er dort einen indischen Lehrer (ācārya) mit seinen Schülern, die sich häuslich niedergelassen haben. Er erkennt schnell, daß es sich um Dämonen handelt, die sein Einsiedlerdasein nachäffen und vertreibt sie, indem er ein Anrufungslied an seinen Lehrer Marpa singt.

5 Auf einem Bettelgang begegnet Milarepa einer schönen Frau namens Legse und ihrer Tochter Shendor. Sie laden ihn in ihr Haus ein, wo man gerade über ihn gesprochen hat, weil Dämonen in den Hochtälern ihr Unwesen treiben und die Herden beunruhigen. Als Milarepa gebeten wird, eine Weile in ihrem Dorf zu bleiben, lehnt er dies schroff ab.

6 Milarepa zieht weiter nach Zentraltibet. Als er an einen Bach kommt, schwillt dieser plötzlich zu einem reißenden Strom an und verwüstet alles. Die Göttin des benachbarten Berges eilt Milarepa zu Hilfe, wie es heißt, und zeigt ihm einen Weg am Berghang. Mit einer Drohgeste (tarjanī-mudrā) beschwichtigt Milarepa die Dämonen, die das Unheil bewirkt haben, und die Tiere auf den Almen können wieder friedlich weiden. Die angesammelten Wassermassen läßt er verschwinden, indem er einen langen Stab in die Erde steckt, so daß das Wasser abfließen kann. Der Boden bleibt jedoch sumpfig, weshalb diese Gegend später ›Teufelssumpf‹ (Mudzing, rmu-rdziṅ) genannt wird, wie die Inschrift erklärt.

7 Milarepa sitzt auf einem Felsen und schaut in Richtung des Drowo-Tales, der Heimat Marpas, wo gerade weiße Wolken aufziehen. Übermannt von der Sehnsucht nach seinem väterlichen Meister, stimmt Milarepa ein trauriges Lied an.

8 Als er geendet hat, erscheint Marpa auf einem Schneelöwen reitend in den Wolken und tröstet ihn, indem er sagt, daß sie ja nur äußerlich voneinander getrennt seien.

9 Der hohe Felsen und die drei Geier erinnern noch einmal an Milarepas prophetischen Traum (s. I-81), den Marpa so gedeutet hatte:
– Die große sich im Norden erhebende Säule ist Milarepa von Gungthang.
– Der auf der Säulenspitze sich ausbreitende Geier symbolisiert ihn in seiner geiergleichen Natur.
– Des Geiers sich weit ausbreitende Flügel zeigen, daß er in den Vorschriften der mündlichen Linie vollendet ist.
– Das mit dem Felsen verbundene Geiernest zeigt, daß sein Leben dauerhaft ist wie die Felsen.
– Der Geier, der sein Junges aufzieht, zeigt, daß er einen unvergleichlichen (geistigen) Sohn haben wird.
– Seine zum Himmel gerichteten Augen zeigen, daß er dem Leben im Saṃsāra (der endlosen Kette von Geburt und Tod) entsagt hat.
– Der in den Höhen schwebende Geier symbolisiert das Land der Freiheit, das er erlangt hat.

82

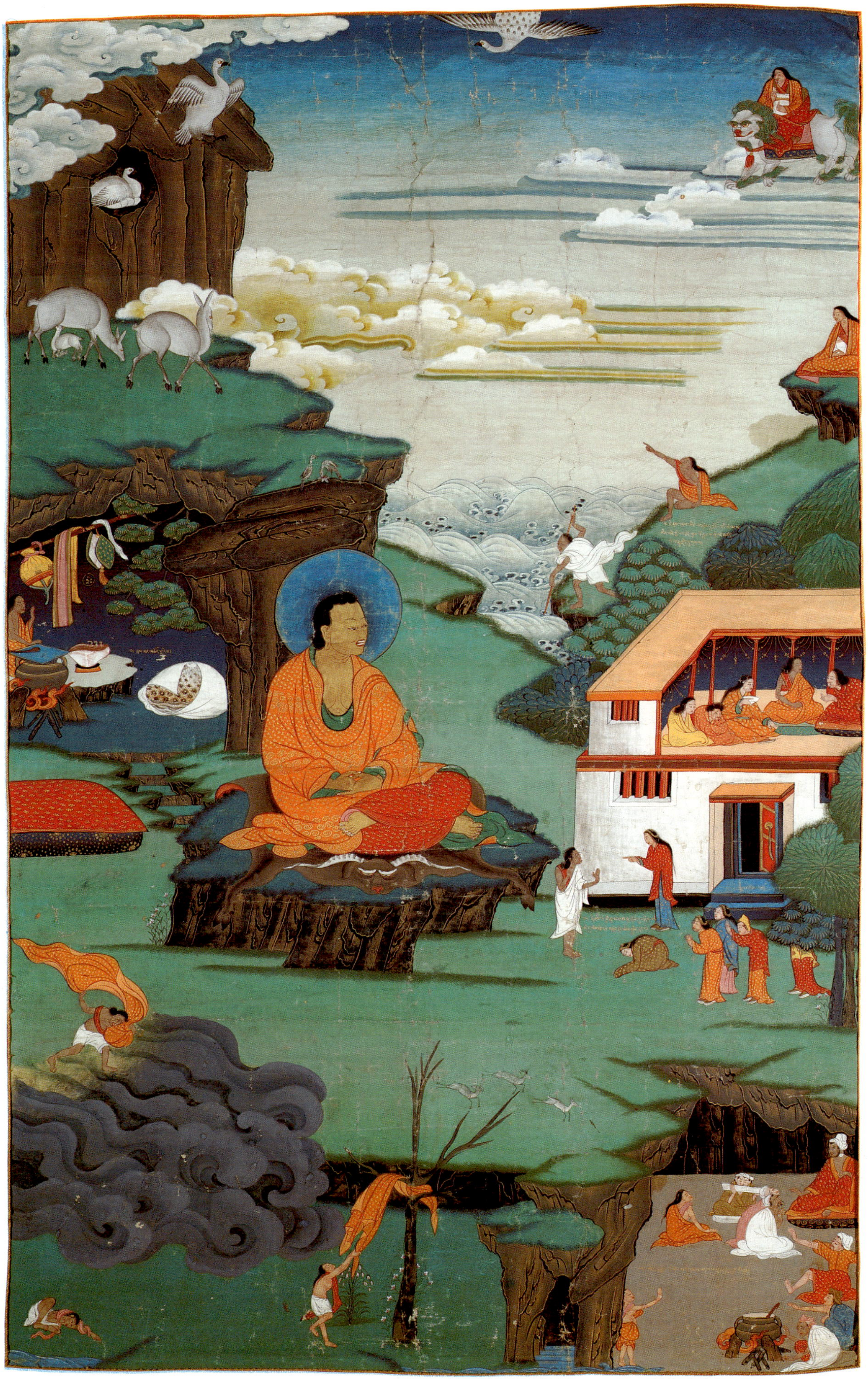

I-83 Milarepa

(mi-la-ras-pa)
Osttibet, 19. Jh.; 81 x 51 cm (→ II-241)

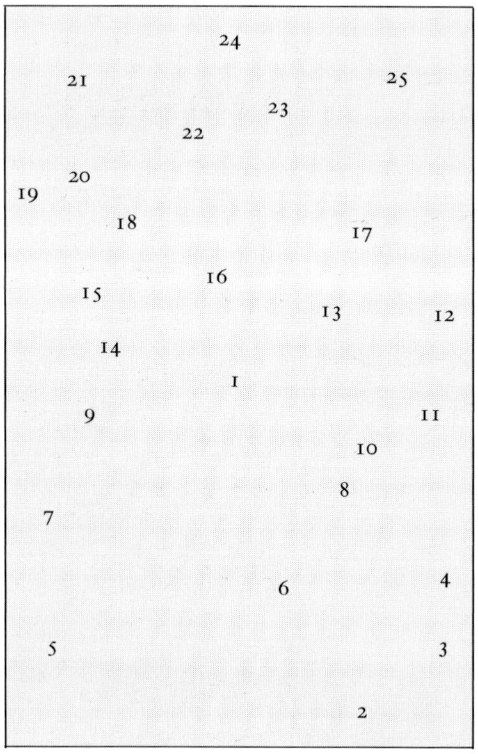

Historische Vorlage für die Bilderzählung dieses Thangkas ist ab Szene 9 nicht mehr die Biographie Milarepas, sondern die *Hunderttausend Gesänge*.

1 Im Zentrum des Bildes sehen wir Milarepa mit vajra und ghaṇṭā bei einer Zeremonie. Vor ihm sind zahlreiche Opfergaben, die er erhalten hat, und Opferkuchen (Torma) aufgestellt. Neben ihm erscheint seine Yoginī Rechungma mit einem Zauberhorn, Thungra (thuṅ-rwa), das in der Erzählung eine wichtige Rolle spielt.

2 Milarepa war getreu der Weisung seines Lehrers in den Norden gezogen und hatte jahrelang als Einsiedler in den Höhlen des Himalaya gelebt; dennoch konnte er es nicht verhindern, daß ihm bisweilen Menschen begegneten und ihn aufsuchten und daß sich sein Ruhm als Yogi und Siddha weit verbreitete. Als er eines Tages zu den fünf Seen zog, war die Kunde von seinem Kommen ihm vorausgeeilt, und eine große Gemeinde von Laien hatte sich versammelt. Darunter befand sich auch eine junge Frau, die ihn besonders verehrte. Sie singt ein Preislied auf Milarepa. Er nimmt sie als seine Schülerin an, da er erkennt, daß sie eine Ḍākinī in Menschengestalt ist.

3 Noch ein weiteres Mal kommen Frauen mit Opfergaben zu Milarepa, und er gibt ihnen wiederum Belehrungen und Anweisungen.

4 Da sich Milarepas Schülerin, der er den Namen Rechungma gibt, als vorzügliche Yoginī erweist, unterrichtet er sie in zahlreichen tantrischen Lehren und Praktiken. Sie ging, wie es heißt, noch in diesem Leben ins Land der Ḍākinīs ein.

5 Während Milarepa wieder in der Einsamkeit der Berge meditiert, stellt ihn die Berggöttin Tseringma auf die Probe. Eine Rotte furchterregender Dämonen fällt lärmend über ihn her, bewirft ihn mit Steinen, schießt Pfeile auf ihn und übergießt ihn mit Unrat. Fünf abscheuliche Dämoninnen tun sich dabei besonders hervor. Sie verspotten ihn und drohen ihn aufzufressen. Milarepa durchschaut sie als Gebilde seines immer noch Ich-verhafteten Denkens. Er singt ein Lied, in dem er ihnen seinen Körper als Opfer darbietet. Daraufhin lassen sie von ihm ab.

Der Maler hat dieses Ereignis, das sich gleichsam auf zwei Ebenen, einer äußeren und einer inneren, abspielt, als Konfrontation von Bewegung und Ruhe, Finsternis und Licht dargestellt. Dabei erweist sich das Feuer der Weisheit als machtvoller als die Angriffe der Dämonen.

6 Die fünf Dämoninnen erscheinen jetzt in ihrer wahren Gestalt als Ḍākinīs und huldigen dem großen Meister. Er erteilt ihnen Belehrungen und ermahnt sie, dem Bodhisattva-Pfad zu folgen.

7 Milarepa wird in ein Zelt zu einem kranken Mädchen gerufen, und er vollzieht ein Reinigungsritual zu dessen Gesundung.

8 Milarepa läßt sich auf einen öffentlichen Wettstreit mit einigen Lamas ein, die sich ihm auf Grund ihrer Buchgelehrsamkeit überlegen dünken und neidisch auf ihn sind. Er tanzt vor ihnen und singt ein Preislied auf die Praxislehren des Mahāmudrā.

9 Hier beginnt ein neuer Abschnitt der Bilderzählung. Milarepas ›mondgleicher‹ Schüler Rechungpa ist, zufrieden mit sich selbst, aus Indien zurückgekehrt. Er wirft sich vor seinem Meister nieder und überreicht ihm als Geschenk von Tiphupa einen hölzernen Yogistab.

10 Milarepa und Rechungpa kommen zu der Hochebene von Pälmo Pälthang. Unterwegs finden sie ein Yakhorn, dem Rechungpa keinen Wert beimißt. Milarepa aber hebt es auf.

11 Ein Unwetter bricht über sie herein, doch nirgendwo bietet sich ein Unterschlupf.

12 Als der Sturm nachgelassen hat, sucht Rechungpa seinen Meister. Er findet ihn schließlich wohlgelaunt in dem Yakhorn sitzen.

13 Milarepa tadelt seinen Schüler, weil er kein unbedingtes Vertrauen zu seinem Meister habe und sich von Launen beherrschen lasse.

14 Sie betteln vor dem Zelt einer alten Frau, doch diese jagt die Yogis unwirsch davon.

15 Daraufhin übernachten sie im Freien. Am nächsten Morgen finden sie die alte Frau tot in ihrem Zelt liegen.

16 Innerlich widerstrebend lädt Rechungpa den Leichnam auf seinen Rücken und trägt ihn zu einem Sumpf.

17 Bevor der Leichnam darin versinkt, berührt Milarepa die Herzgegend mit seinem Yogistab und befreit die Frau damit aus dem Kreislauf der Wiedergeburten.

18 Sie finden eine Einsiedelei, und Milarepa schickt Rechungpa zum Wasserholen. An der Quelle sieht Rechungpa plötzlich ein merkwürdiges, magisches Schauspiel: eine Wildeselstute gebiert ein Junges. Dieses gebiert sogleich wieder ein Junges und so fort, bis bald eine ganze Herde Wildesel über die Weide zieht. Gedankenverloren beobachtet Rechungpa die Tiere und vergißt seinen Auftrag.

19 Milarepa hat inzwischen ein Feuer entzündet und verbrennt die von Rechungpa aus Indien mitgebrachten heiligen Bücher, von denen er nicht viel hält. Als Rechungpa vom Wasserholen zurückkehrt und sieht, was inzwischen geschehen ist, will er Milarepa verlassen.

20 »Mein Sohn, verliere nicht gleich allen Glauben an mich«, sagt Milarepa zu Rechungpa und bittet ihn zu bleiben. Er erzeugt über seinem Kopf eine Vision von Marpa. Doch Rechungpa verharrt in seiner Trauer um die wertvollen Bücher.

21 Milarepa erhebt sich in die Lüfte und schwebt wie ein Vogel am Himmel. Doch bleibt Rechungpa auch davon unbeeindruckt.

22 Milarepa hebt einen Felsbrocken auf und wirft ihn in hohem Bogen ins Tal. Doch auch dies führt nicht dazu, daß Rechungpa das Vertrauen in die Kraft seines Lehrers wiedergewinnt.

23 Erst als Milarepa ihm ein Abschiedslied singt, begreift Rechungpa, daß er ohne seinen Lehrer verloren ist und alle Bücher ihm nichts nützen. Er klettert auf einen Felsen und stürzt sich in die Tiefe, doch wie durch ein Wunder bleibt er unversehrt.

24 Reumütig ruft er nach seinem Lehrer, doch er sieht nur seinen Schatten in der Höhe. Er klettert den Felsen hoch und sieht in einer Nische Milarepa in dreifacher Erscheinung. Er wirft sich dem wahren Milarepa, der in der Mitte sitzt, zu Füßen und bittet ihn um Vergebung.

25 Lehrer und Schüler ziehen gemeinsam zu einem Ort namens Potho, wo man Rechungpas Rückkehr aus Indien feiert. Bei dieser Gelegenheit prophezeit Milarepa das baldige Kommen seines ›sonnengleichen‹ Schülers Gampopa (s. II-242), das bereits Marpa vorausgesehen hatte.

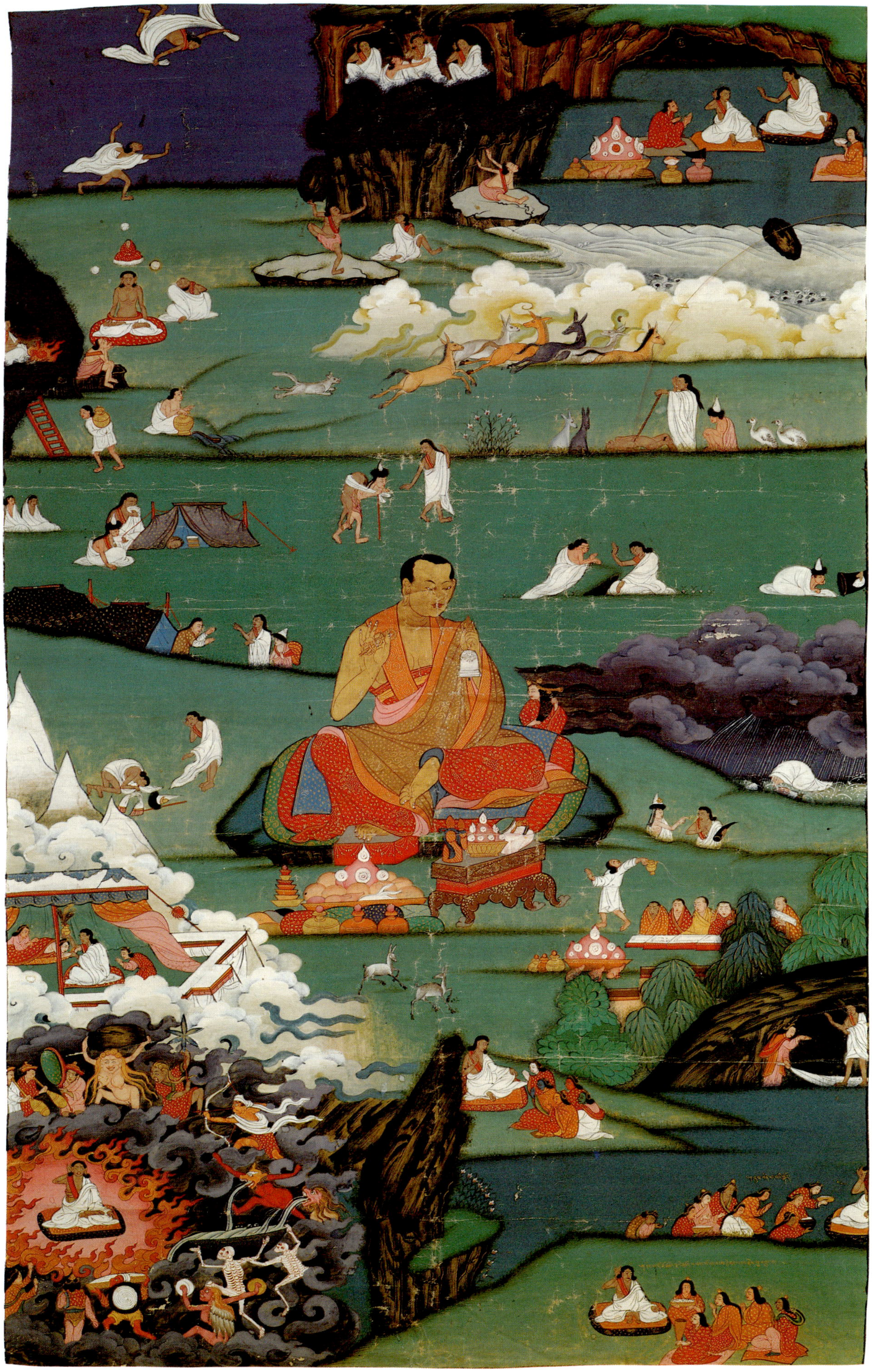

83

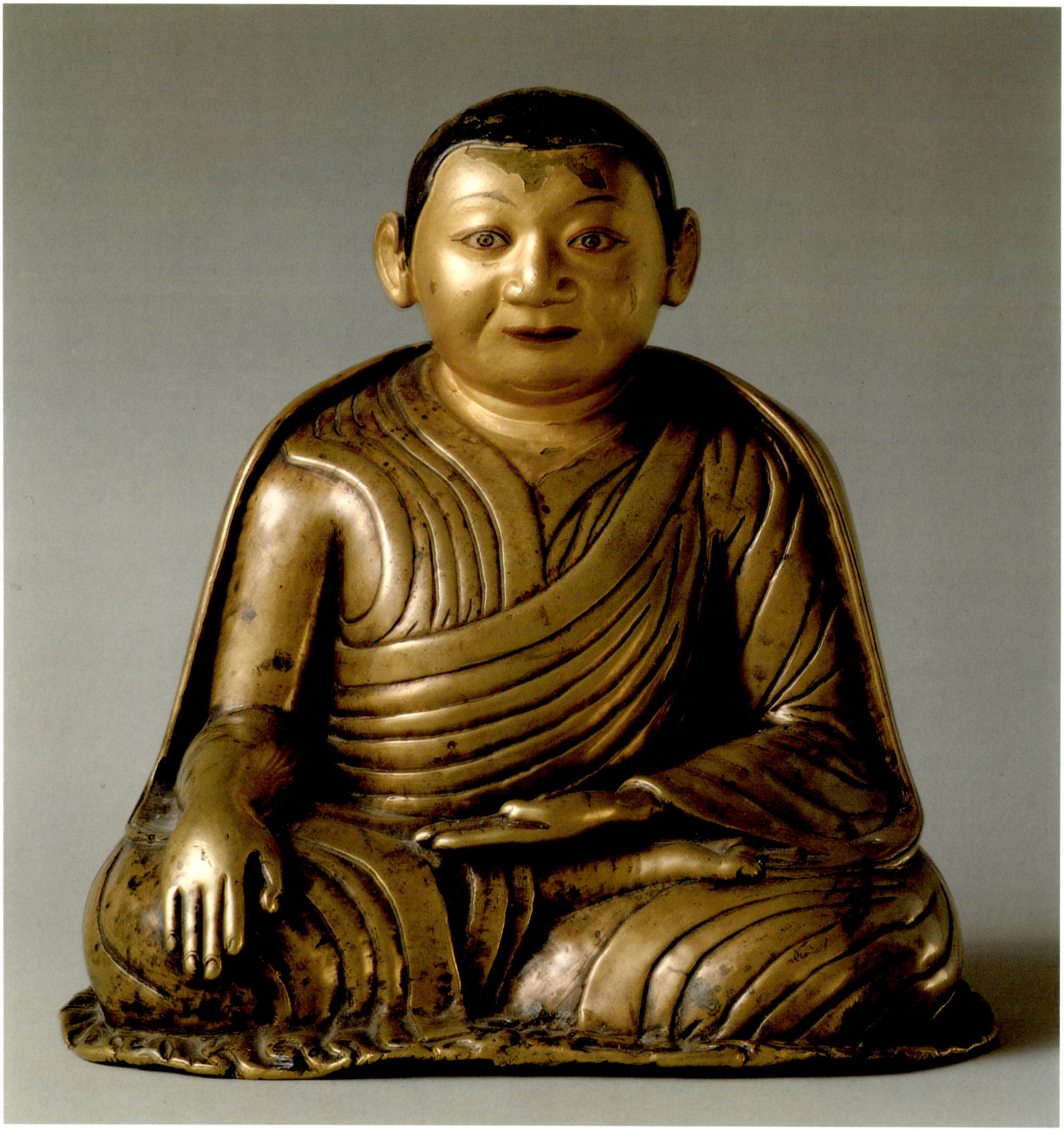

84

I-**84** Phagmo Dupa

(phag-mo-grub-pa)
Westtibet, 13./14. Jh.; Höhe: 22,8 cm (→ II-**243**)

Bei dieser porträtartigen Bronzefigur eines tibetischen Lamas handelt es sich um Phagmo Dupa (1110-1170), der sowohl ein Hauptschüler von Gampopa (1079-1153) als auch ein Schüler von Sachen Kunga Nyingpo (1092-1158; II-213 ff) war. Er sitzt im Lotos- oder Vajrasitz (padmāsana/vajrāsana) und trägt ein schlichtes Mönchsgewand. Seine auf dem Knie liegende Rechte zeigt die Geste der Gelassenheit (Semnyi Ngälso, sems-ñid-ṅal-gso), während seine auf dem Fuß ruhende Linke die Meditationsgeste (dhyāna-mudrā) zeigt. Das Gesicht ist mit Gold bemalt, wobei Augen und Mund besonders hervorgehoben sind. Diese kultische Bemalung erfolgt nicht aus ästhetischen Gründen, sondern um die Figur nach Fertigstellung zu beleben und für rituelle Zwecke nutzbar zu machen. Dem Künstler ging es offenbar nicht darum, den hohen Lama mit Statussymbolen auszustatten, sondern ihn als Meditationsmeister darzustellen und zugleich etwas von seinem freien und heiteren Wesen zum Ausdruck zu bringen, jener Tugend des Gleichmuts, in der sich ein Höchstmaß an Erkenntnis spiegelt, was im Buddhismus auch als Zustand des ›Nicht-mehr-Lernen-Müssens‹ bezeichnet wird.

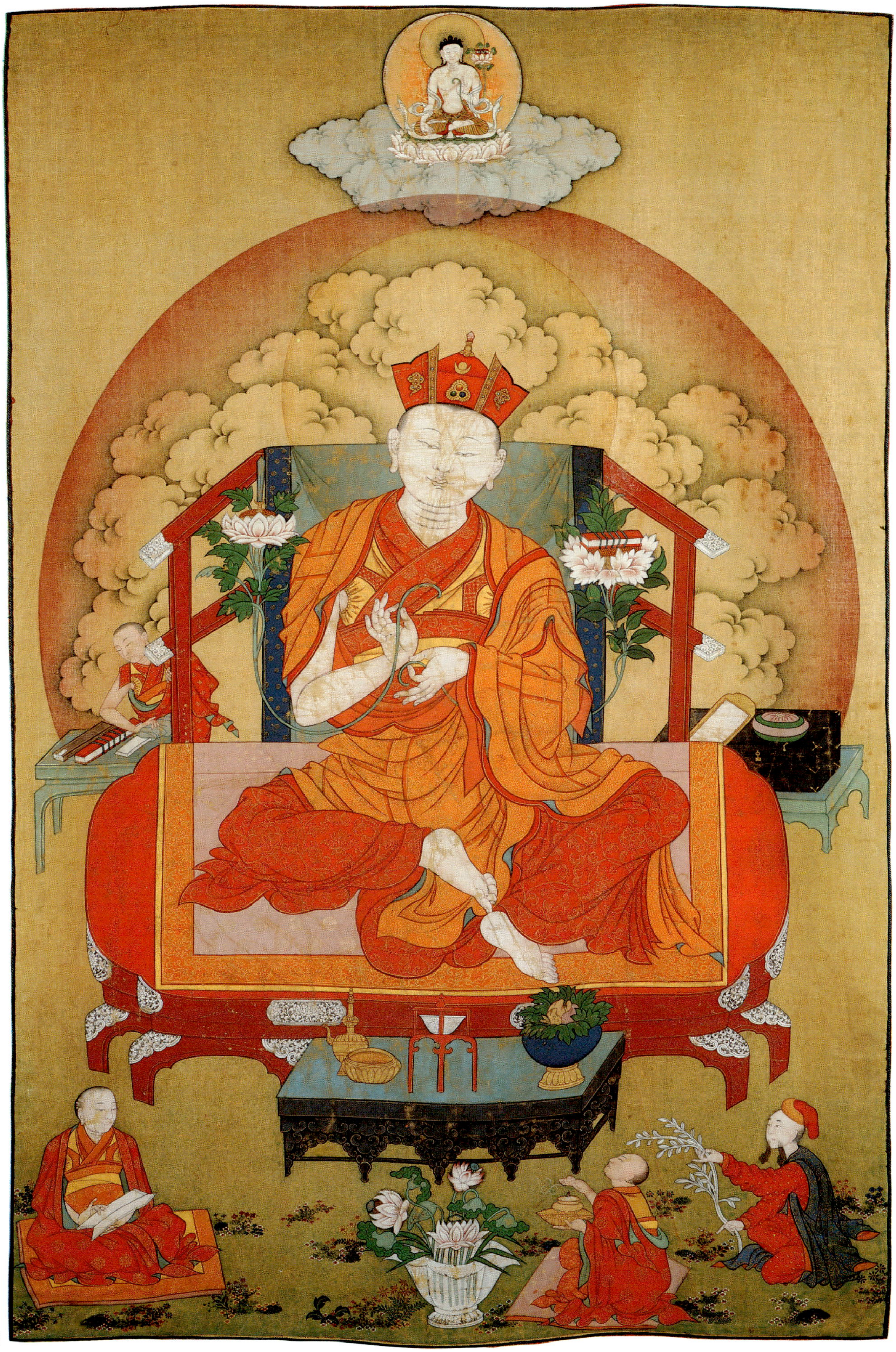

85

I-85 Garwang Chökyi Wangchuk

(gar-dbaṅ-chos-kyi-dbaṅ-phyug) *Abb. S. 141*
Osttibet, 17. Jh.; 79 x 53 cm (→ II-**246**)

Inmitten einer durch Wolken und Blumen angedeuteten Landschaft thront Garwang Chökyi Wangchuk, der VI. Shamarpa (1584-1630). Er wurde von dem IX. Karmapa Wangchuk Dorje (dbaṅ-phyug-rdo-rje, 1556-1603) als Wiedergeburt seines Vorgängers entdeckt und inthronisiert. Bereits im Alter von sechzehn Jahren soll Garwang Chökyi Wangchuk viele Bücher über Philosophie, Logik, Grammatik, Dichtung und Medizin auswendig gekannt haben, wie berichtet wird. So wird er hier auch als großer Gelehrter in gelockerter Sitzhaltung (ardhaparyaṅka) mit Schwert und Buch, den Attributen des Bodhisattva der Weisheit, Mañjuśrī, dargestellt. Über ihm in den Wolken erscheint eine zweiarmige Form der weißen Prajñāpāramitā, der vergöttlicht vorgestellten Lehre. Auf den beiden Tischen neben ihm sehen wir links ein chinesisches, ein tibetisches und ein indisches Buch, das ein Diener gerade herbeigeholt und aus der Umhüllung genommen hat, und rechts eine Rechentafel mit einem Säckchen voll Sand, ferner ein schwarzlackiertes Kästchen für medizinische Instrumente. Vor dem großen Meister, der die Geste des Lehrens (dharmacakra-mudrā) zeigt, sitzen zwei Mönche aus seiner Gefolgschaft sowie ein Laie, der einen Zweig zur Herstellung von Medizin oder Räucherwerk in Händen hält. Thronschemel, Tische, Teeständer und die weiße, dünne Porzellanschale stammen offensichtlich aus China.

Dem unbekannten Maler des Bildes, der der Karmagardi-Schule angehört, ging es darum, die geistige Ausstrahlung der Persönlichkeit und den privaten Bereich dieses Gelehrten mit wenigen Mitteln und sparsamer Farbgebung darzustellen. Damit wird zugleich der stille, meditative Charakter des Bildes, der auch in seiner Symmetrie zum Ausdruck kommt, betont.

I-86 Pälchen Chökyi Döndub

(dpal-chen-chos-kyi-don-grub)
Osttibet, frühes 18. Jh.; 98 x 60 cm (→ II-**247**)

Das im osttibetischen Karmagardi-Stil gemalte Thangka gehört wie auch die beiden folgenden zu einem Bildzyklus mit Darstellungen der Übermittler der Kagyü-Tradition. Diese ununterbrochene Initiationslinie wird ›Kagyü-Sertheng‹ (bka'-brgyud-gser-phreṅ), die ›Goldene Kette der Kagyüpa‹, genannt.

Hier handelt es sich um Pälchen Chökyi Döndub, den VIII. Shamarpa (1695-1732). Er wurde in Yolmo in Nepal geboren. Auf Grund einer Prophezeiung des XI. Karmapa Yeshe Dorje (1676-1702) wurde Pälchen Chökyi Döndub als Wiedergeburt seines 1694 verstorbenen Vorgängers bald nach seiner Geburt entdeckt. Der König von Nepal, Mantrasiṃha Malla, ließ den Knaben jedoch auf Rat der Hindu-Priester in Gewahrsam nehmen. Erst nach einer Intervention des damaligen Regenten von Tibet, Desrid Sangye Gyatso (sde-srid-saṅs-rgyas-rgya-mtzo, 1653-1705), wurde der Knabe freigegeben. Als Fünfjähriger wurde er 1700 im Mutterkloster Tsurphu von dem XI. Karmapa inthronisiert und mit dem roten Hut, Shamar (shwa-dmar), gekrönt, der mit Perlen tragenden Wolken, einem gekreuzten Diamantzepter (viśvavajra) und den Symbolen von Sonne und Mond verziert ist. Nach einer langjährigen und vielfältigen Ausbildung bereiste der VIII. Shamarpa Tibet und die Nachbarländer. Er griff auch in das politische Geschehen ein, als nach der Ermordung des Regenten in Tibet lange Zeit Unruhen herrschten. Auf einer Reise nach China ist er 37-jährig an den Folgen einer Pockenepedemie gestorben. Er hinterließ mehrere Kommentarwerke zu den Tantras, u. a. das Buch *Zabmo Nangdön* (zab-mo-naṅ-don), *Der tiefinnere Sinn*, das er hier in seiner Hand hält.

Pälchen Chökyi Döndub thront auf einem drachenverzierten Thron, der chinesische Stileinflüsse aufweist, und auf einem kostbaren Brokatkissen. Er trägt einen golddurchwirkten, mit Wolkenmustern verzierten Mantel. Ihm gegenüber sehen wir oben einen Gelehrten aus der Kagyü-Schule, Karma Thinle (kar-ma-phrin-las, 1631-1701). Er hält einen von ihm verfaßten Kommentar zu den Prajñāpāramitā-Texten in Händen. Unter ihm sitzt ein Mitschüler des VIII. Shamarpa, der VIII. Tai Situ Chökyi Djungne (chos-kyi-'byuṅ-gnas), der auch ein berühmter Maler war (s. I-49, I-86). Zwei Mönche aus seiner Gefolgschaft stehen vor dem mit Opfergaben gedeckten Altartisch. Der eine hält ein Opfermaṇḍala mit der Bitte um Belehrung in Händen. Gegenüber dem mit reifen Früchten behangenen Aprikosenbaum sehen wir als visionäre Erscheinung die Göttin des langen Lebens, Uṣṇīṣavijayā.

Rechts unten reitet, von Flammen und Rauch umloht, ein Paar löwenköpfiger, zornvoller Schutzgottheiten, Shingkyong (shiṅ-skyoṅ), in einem Wald. Die männliche Gottheit hat einen Dämon aufgespießt, die weibliche führt ein menschliches Herz zum Mund. Die beiden sie begleitenden Affen bringen mit ihren Füßen Opferkuchen, Torma, in einer Schädelschale dar (s. I-131).

Der Maler des Bildes war nicht nur ein einfühlsamer Porträtist, sondern auch ein hervorragender Landschaftsmaler. Die zeichnerische Genauigkeit und die fein abgestufte Farbigkeit des Bildes sowie die sehr lebendig wirkende Szenerie lassen eine individuelle künstlerische Handschrift erkennen. Der Name des Malers ist überliefert; es handelt sich um Karshu Gönpo Dorje (dkar-śu-mgon-po-rdo-rje). Er war ein Zeitgenosse des VIII. Shamarpa und Meditationsmeister seines Ordens.

I-87 Denchog Ratna Bhadra *Abb. S. 144*

('dren-mchog-ratna-bhadra)
Osttibet, frühes 18. Jh.; 97 x 60 cm (→ II-**248**)

Der abwechslungsreiche Blick auf Gebirgszüge, Wolken und Wälder, einen Bach und blühende Wiesen mit Fasanen versetzt den Betrachter in die Landschaft Osttibets. Unter einer knorrigen, alten Kiefer thront Denchog Ratna Bhadra. Er lebte im 15. Jh. und war Abt des Klosters Sangphu. Er gehört ebenfalls zu den Übermittlern der Lehrtradition der Kagyüpa. Der VI. Karmapa, Thongwa Dönden (mthoṅ-ba-don-ldan, 1416-1452), war einer seiner Schüler. Er schrieb später eine Biographie des von ihm hochverehrten Lehrers.

Wie auf jedem Thangka dieser Serie sehen wir im himmlischen Bereich eine Initiationsgottheit, die nicht im unmittelbaren Zusammenhang mit dem Bildgeschehen steht, sondern eine eigene Bildfolge darstellt, die den Yidam-Gestalten gewidmet ist, die innerhalb dieser Überlieferung eine wichtige Rolle spielen. Hier erscheint, auf einem Schneelöwen thronend, eine dreiköpfige, sechsarmige tantrische Gottheit in Yab-Yum, offenbar eine besondere Form des Guhyasamāja. Rechts unten wird als persönliche Schutzgottheit von Denchog Ratna Bhadra die löwenköpfige Siṃhamukhā sichtbar. Sie tanzt inmitten des Feuers der Weisheit, das von ihr ausgeht, und führt eine gefüllte Schädelschale zum Munde. Ein Mönch mit einem Buch betrachtet erstaunt diese visionäre Erscheinung vor dem Thronsitz seines Lehrmeisters, der seinerseits den Mönch beobachtet. Durch dieses Zusammenspiel der Blicke der Beteiligten lockert sich der sonst oft starre Bildaufbau. Durch die Einbettung in die Landschaft erscheint das Ganze schließlich als lebendige Szenerie.

I-88 Karma Pakṣi *Abb. S. 145*

(kar-ma-pak-ṣi)
Osttibet, frühes 18. Jh.; 101 x 60 cm (→ II-**249**)

Inmitten einer zerklüfteten Gebirgslandschaft ist hier eine historische Begegnung, die im Jahre 1255 oder später in China stattfand, dargestellt. Wir sehen links auf einem hohen, mit Holzschnitzereien verzierten Thron Karma Pakṣi (1206-1283), den Großlama der von Düsum Khyenpa (dus-gsum-mkhyen-pa, 1110-1193) begründeten Karmapa-Hierarchie, als dessen Wiedergeburt er gilt. Rechts neben dem Thron erscheint der Herrscher der Mongolen Möngke Khan, der von 1251 bis 1259 regierte, mit seiner Frau und einem Minister. Sie überreichen Karma Pakṣi ein großes, goldenes Siegel und Edelsteine als Zeichen der Verehrung für den großen tantrischen Meister. Das Siegel zeigt die Symbole der fünf Tathāgatas. Ein Mönchsdiener nimmt die Gaben in Empfang.

Karma Pakṣi hielt sich längere Zeit am Hofe der Mongolenherrscher auf und traf dort auch mit Phagpa (s. I-74) und Khubilai Khan zusammen, der 1279 Kaiser von China wurde. Es wird berichtet, daß Khubilai Khan lange unentschlos-

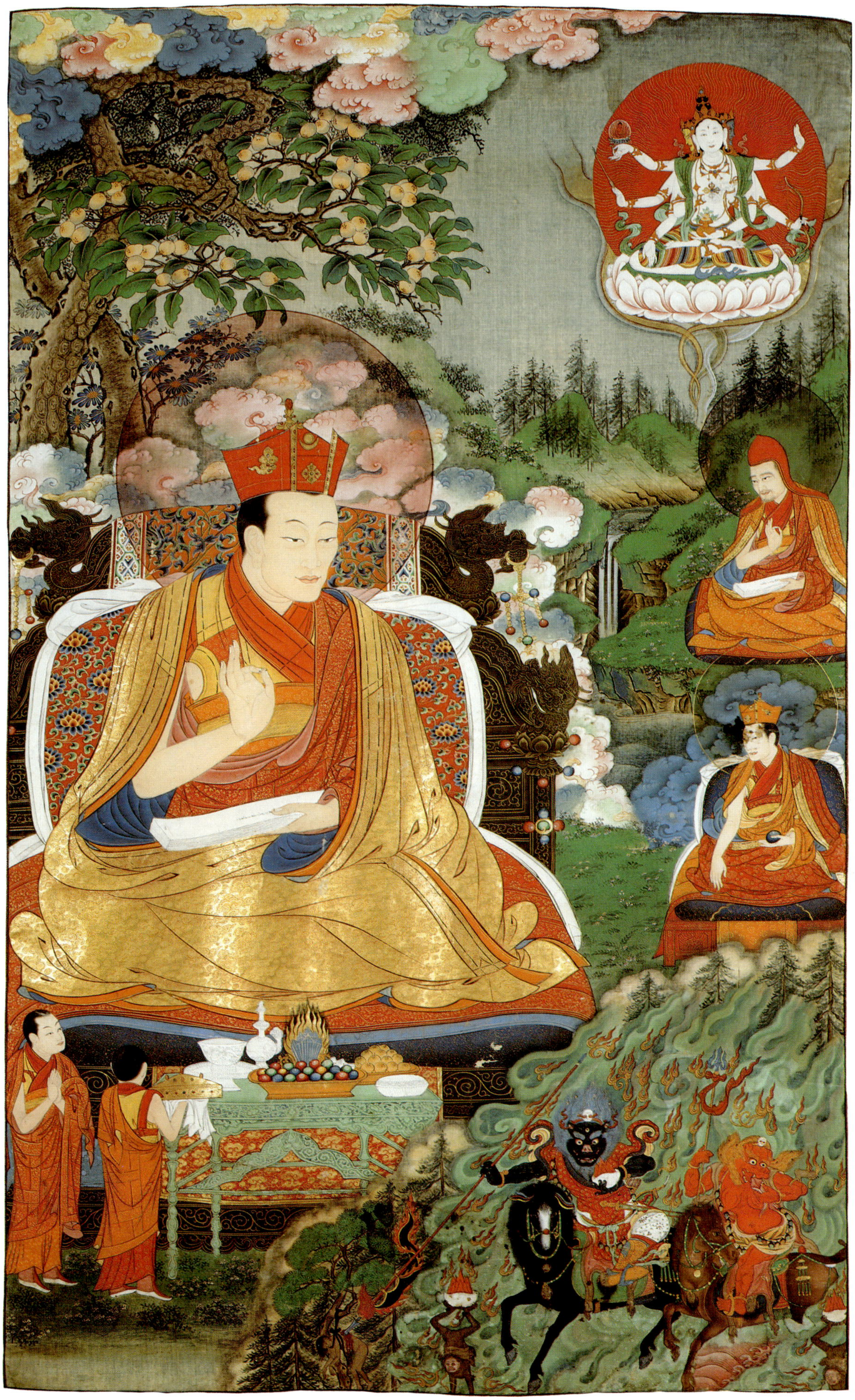

86

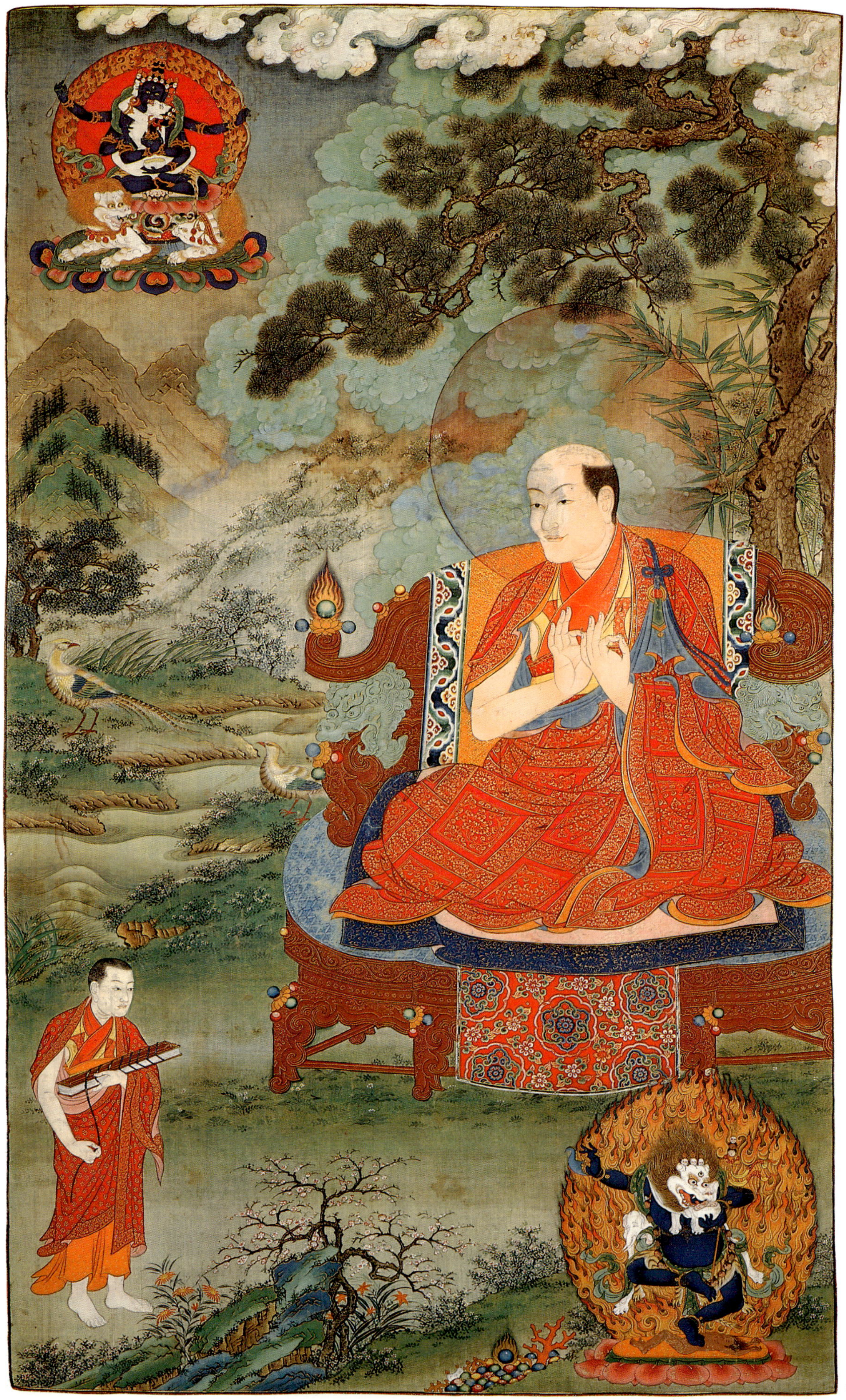

87

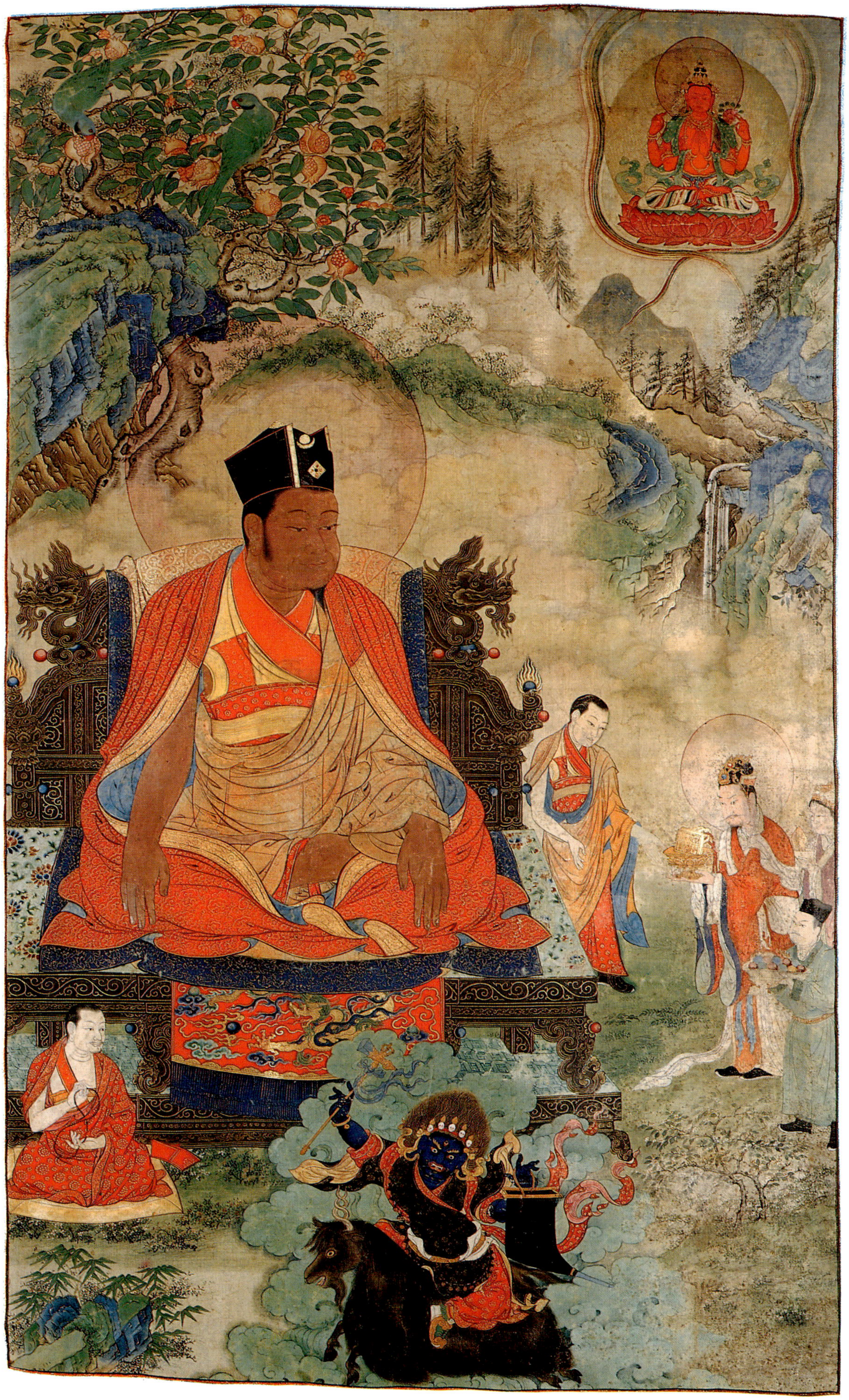

88

sen war, ob er Phagpa oder Karma Pakṣi als Lehrmeister wählen sollte. (Vgl. G. Tucci, *Tibetan Painted Scrolls*, I, S. 12.) Es ist möglich, daß der Maler des Bildes hier auch auf diese Begegnung Karma Pakṣis mit Khubilai Khan anspielt. Die mongolischen Großkhane waren zumeist Anhänger des Schamanismus. Sie verstanden sich als uneingeschränkte Herrscher, die im Einvernehmen mit dem göttlichen Gesetz handelten. Sie hielten sich an das von Chingis Khan erlassene Gebot der Toleranz gegenüber allen Religionen. Die Frauen der kaiserlichen Familie waren häufig nestorianische Christen, wie z. B. die Mutter von Möngke.

Vor dem Thron von Karma Pakṣi sehen wir einen Karmapa-Lama, der zu seiner Begleitung gehört haben mag. Oberhalb eines Gebirgsbaches erscheint, in einem Regenbogen thronend, der rote Rakta-Avalokiteśvara Ṣaḍakṣarī und im Vordergrund, auf einem Ziegenbock reitend, der Dharmapāla Damchen Garwa Nagpo (dam-čan-mgar-ba-nag-po), der ›schwarze Schmied‹ mit Vajra-Hammer und einem Blasebalg in Händen, eine ursprünglich schamanistische Gottheit, die durch einen Eid verpflichtet wurde, fortan nicht mehr als Feind, sondern als Beschützer der buddhistischen Lehre zu wirken.

Auch bei diesem Bild hat es der Maler verstanden, die teils historischen, teils visionären Ereignisse zwanglos mit der landschaftlichen Szenerie zu verbinden und zugleich den Blick des Betrachters auf die würdevoll in der Geste des Gleichmuts dasitzende Hauptperson zu lenken.

I-**89** Tsongkhapa

(tsoṅ-kha-pa)
Tibet, frühes 19. Jh.; 105 x 66,5 cm (→ II-**254**)

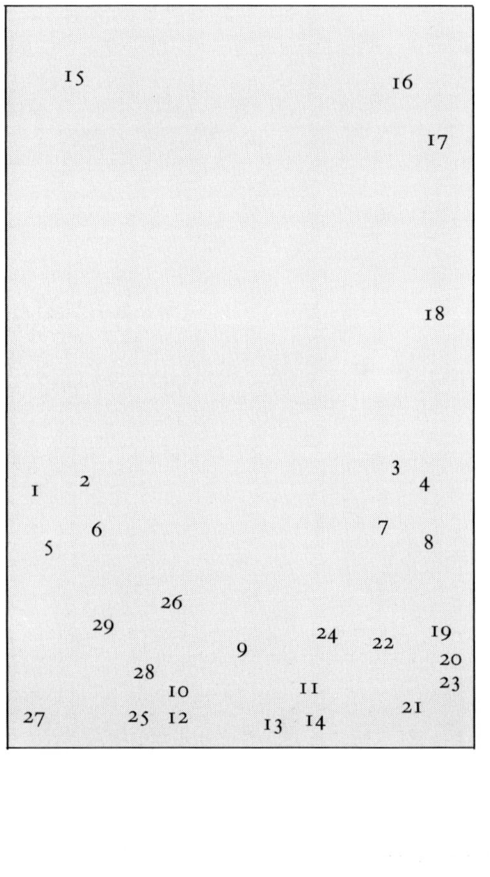

Auf zwei mit kostbarer Seidenwirkerei (k'o-ssu) eingefaßten Thangkas werden uns hier zwei Abschnitte aus der Lebensgeschichte von Tsongkhapa (1357-1419) geschildert. Er war der Begründer der vierten großen Schulrichtung innerhalb des tibetischen Buddhismus, deren Angehörige ›Gelugpa‹ (dge-lugs-pa), die ›Tugendhaften‹, genannt wurden, weil sie sich besonders strengen Mönchsregeln unterwarfen, wozu auch die Verpflichtung zum Zölibat gehörte.

Inmitten einer Landschaft sehen wir visionär überhöht Tsongkhapa auf einem goldenen Sonnen-Lotosthron, der von zwei Schneelöwen getragen wird. Er ist umgeben von einem großen, reichgeschmückten Toraṇa, das von sechs übereinander stehenden, mythologischen Tieren gebildet wird: einem Elefanten, einem Schneelöwen, einem Widder mit einem reitenden Zwerg, einem Wasserdrachen (makara), einem Schlangenkönig (nāgarāja) und einem feurigen Garuḍa. Diese Tiere symbolisieren die sechs Tugendvollkommenheiten, die Tsongkhapa erreicht hat (pāramitā): Gebefreudigkeit (dāna-pāramitā), Sittlichkeit (śīla-pāramitā), Geduld (kṣānti-pāramitā), Energie (vīrya-pāramitā), Meditation (dhyāna-pāramitā), Weisheit (prajñā-pāramitā). So wird dieser Thron, der nur einem Buddha zusteht, auch ›Thron mit den sechs Ornamenten‹ (khri'i-rgyan-drug) genannt. Er ist von einem Regenbogen umgeben, dessen fünf Farben die fünf Weisheiten der fünf Tathāgatas symbolisieren. Tsongkhapas Geste ist das Drehen des Rades der Lehre (dharmacakra-mudrā), das Buddha einst in Bewegung gesetzt hat. Zugleich hält er zwei Lotosstengel, auf deren weißen Blüten Schwert und Buch ruhen, die Attribute Mañjuśrīs, des Bodhisattva der Weisheit, der über Tsongkhapa in einer goldenen Aureole thront. Die beiden Attribute kennzeichnen Tsongkhapa als großen Gelehrten. Auf Grund seiner überragenden Redekunst und seines umfassenden Wissens wurde er als eine Inkarnation des Mañjuśrī angesehen. Sein berühmtestes Werk, das zur Grundlage der Gelug-Schule wurde, ist der *Große Stufenweg* (Lamrim Chenpo, lam-rim-chen-po).

Tsongkhapa ist umgeben von acht inschriftlich genannten Schülern (1-8), welche die ›acht reinen Schüler‹, Dagpa Namgye (dag-pa-rnam-brgyad), heißen. Sie sitzen zwischen Bücherstapeln und lesen die Texte der aufgeschlagenen Seiten. Hinter ihnen stehen vier himmlische Ḍākinīs, die prachtvolle Siegesbanner und Ehrenschirme halten. Auf einer Wolke schwebt Buddhas Jünger Maudgalyāyana (18) mit einer Muschel herbei, um sie Tsongkhapa zu überreichen als Zeichen dafür, daß er und seine Schüler ebenfalls die reine Lehre Buddhas verkünden. Vor dem Thron des Meisters sind Blumen und Opfergaben auf einem Tisch aufgestellt.

Im Vordergrund des Bildes erscheint, von Flammen umgeben, der sechsarmige Ṣaḍbhuja-Mahākāla (9), eine von den Gelugpas besonders verehrte Schutzgottheit. Er ist von seinem fünffachen Gefolge umringt (10-14). Auch vor ihm sind Opfergaben in Schädelschalen (kapāla) aufgestellt.

Die eigentliche Bilderzählung beginnt im himmlischen Bereich. Es handelt sich um die Darstellung von zwei Vorgeburtsgeschichten Tsongkhapas. Wir sehen links in einem paradiesischen Land in den Wolken den Buddha Kāśyapa (15) thronen. Er ist der Vorläufer Śākyamunis, der rechts oberhalb von ihm erscheint. Da die Inschrift nicht mehr lesbar ist, wird der Bezug zu Tsongkhapa hier nicht deutlich. Wahrscheinlich ist er mit der verehrenden, in Goldfarbe gemalten, prinzlichen Gestalt identisch. Rechts in den Wolken thront Śākyamuni (16), umgeben von Maitreya (links) und Mañjuśrī (rechts) sowie von einigen Schülern. Tsongkhapa erscheint hier ebenfalls in goldener Gestalt als Sohn eines Brahmanen und legt im Angesicht Śākyamunis ein Gelöbnis ab. Nāgarājanavatapta (17), der Quellgeist des heiligen Manasarowa-Sees, überreicht ihm eine weiße Muschel. Es ist offenbar dieselbe Muschel, die er später von Maudgalyāyana (18) wiedererhält.

Im irdischen Bereich nun beginnt die eigentliche Lebensgeschichte Tsongkhapas. Zunächst wird von drei Träumen des Vaters (19-21) und dann von einem Traum der Mutter (22) berichtet. Der Vater träumt von einem himmlischen Paradies (19), aus dem ein Vajra in sein Haus herabfällt. Eine goldene Buddha-Gestalt erscheint (20) und tritt in das Schlafgemach seiner Frau. Ein Knabe (21) eilt mit einem großen Buch über eine Brücke herbei. Die Mutter träumt von zwei Göttinnen (22), die ihr begegnen. Die eine schenkt ihr einen Spiegel und aus einer Vase eine Pfauenfeder. Pfauenfedern gelten als Schutzamulette gegen Gifte. Die nächste Inschrift (23) berichtet, daß Tsongkhapa in Tsongkha Domäd, am ›Zwiebelufer‹, als Sohn des Lubumge und der Śigza Achö geboren wurde. Diese Gegend liegt in Amdo, Osttibet. Der Name ›Tsongkhapa‹ bedeutet ›Mann aus dem Zwiebeltal‹. Die Mutter hält den goldenen Knaben auf ihrem Schoß. Der Vater, der hier einen breitkrempigen Hut trägt, war moslemischer Herkunft, d. h. ein Kache. Wir sehen den Knaben bereits mit seinen zahlreichen Geschwistern beim Spiel um das Haus herum.

24 Als Tsongkhapa drei Jahre alt ist, gehen seine Eltern mit ihm zu dem IV. Karmapa Rolpi Dorje (1340-1383). Dieser erkennt den hohen geistigen Rang des Knaben und erteilt ihm die upāsaka-Weihe eines Laienbekenners.

25 Im Alter von sieben Jahren legt Tsongkhapa vor Chödje Döndub Rinchen in einem Kloster das Rabjung-Gelöbnis eines Mönchsnovizen ab und erhält den Ordensnamen Lobsang Dakpa (blo-bzaṅ-grags-pa).

26 Während er im Freien meditiert, erscheinen ihm in einer Vision Vajrapāṇi und der indische Gelehrte Atīśa, auf dessen Lehren die Kadampa-Schule zurückgeht.

27 Im Kagyü-Kloster Drigung, das hier an einem großen See liegt, erhält Tsongkhapa eine Einweihung von Chenga Chökyi Gyalpo und legt vor ihm das Bodhisattva-Gelöbnis ab.

28 Im Alter von siebzehn Jahren zieht Tsongkhapa zu Pferde mit einer Karawane nach Lhasa.

29 Im Kloster Gungthang, oberhalb des Sees, studiert Tsongkhapa Medizin bei Tsal Könchog Kyab. Wie aus der fortlaufenden Numerierung der Inschriften hervorgeht, wird die weitere Ausbildung Tsongkhapas in dem leider fehlenden, zweiten Thangka der Serie geschildert.

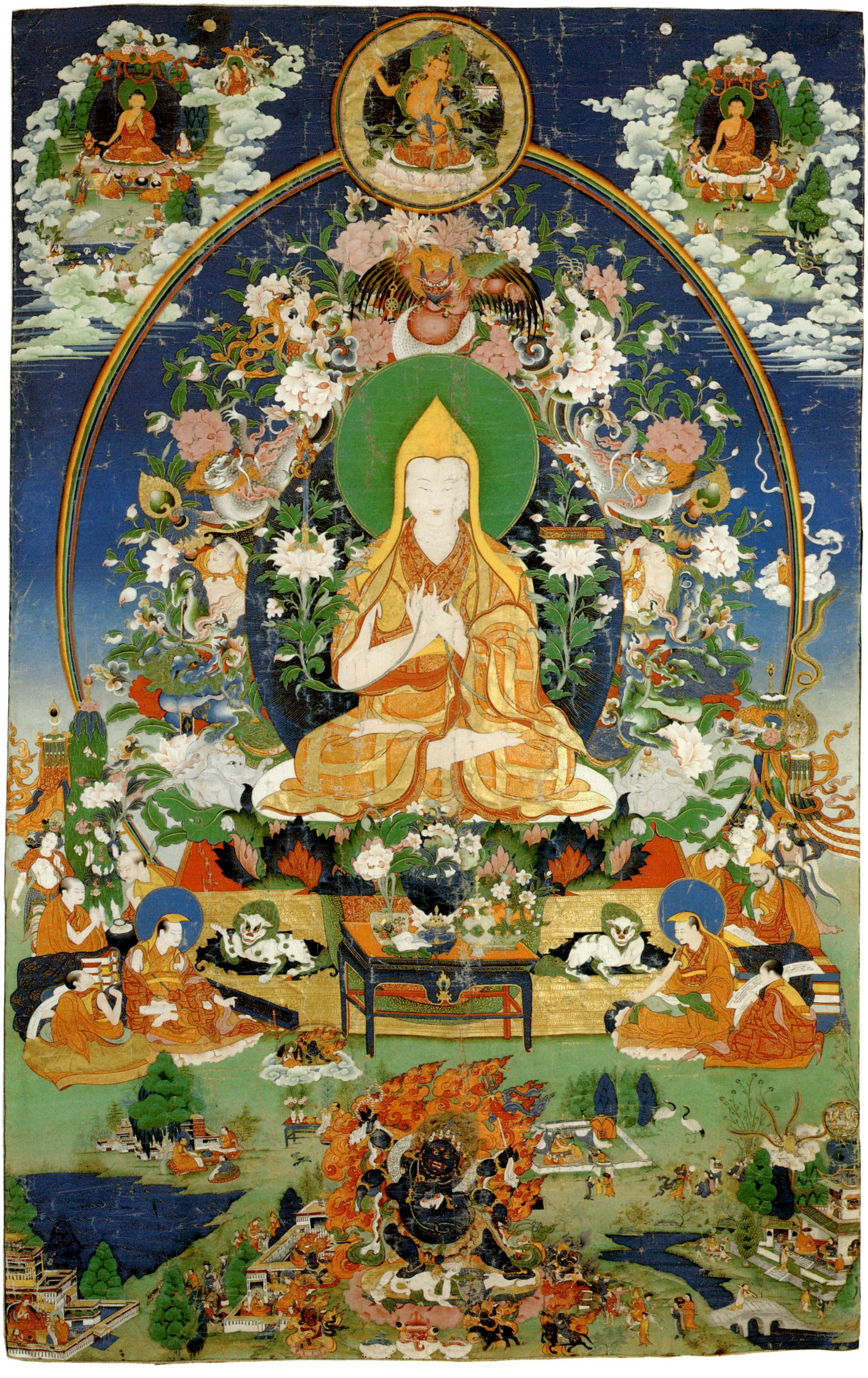

89

I-90 Tsongkhapa *Abb. S. 149*

(tsoṅ-kha-pa)
Tibet, frühes 19. Jh.; 105 x 66,5 cm (→ II-**255**)

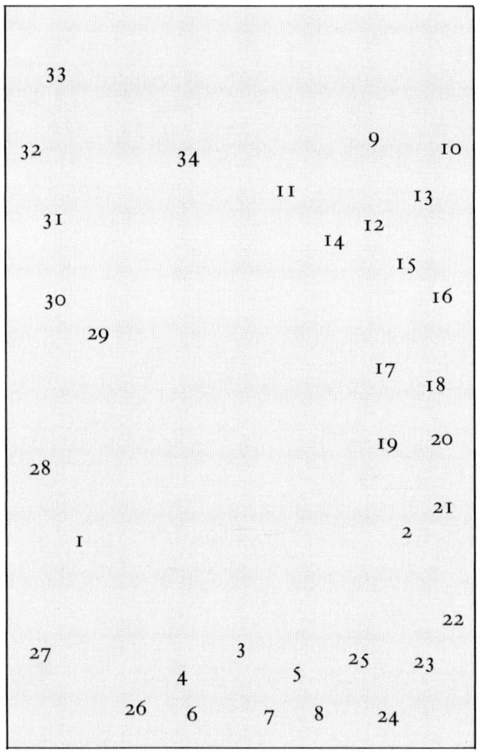

Inmitten einer tiefgestaffelten Landschaft mit Schneebergen, Seen und Klöstern erhebt sich der reich verzierte, goldene Thron, auf dem Tsongkhapa Platz genommen hat. Der Thron wird von zwei brüllenden Löwen getragen, die Tsongkhapas Wortgewalt zum Ausdruck bringen. Zwei namentlich genannte Schüler (1 und 2) sind in das Studium von Büchern vertieft, die ihr Meister geschrieben hat. Es handelt sich bei dem in Goldschrift geschriebenen, dunkelblauen Buch um ein Kommentarwerk über frühbuddhistische Philosophie.

Die geschilderten Ereignisse aus Tsongkhapas Leben sind gewissermaßen eine Rückschau auf seinen Ausbildungsweg, der ihn zu zahlreichen Lehrern aus den verschiedenen Schulen geführt hat. Es können von den insgesamt 22 dargestellten und inschriftlich genannten nur einige wichtige Stationen erwähnt werden. Die Inschriften lassen leider nicht erkennen, welches biographische Werk als Grundlage für die Gestaltung des Bildes diente. Auch die Lage der in den Inschriften genannten Orte ist meist unbekannt, da es keine genauen Landkarten Alttibets gibt. Die hier geschilderten Ereignisse beginnen mit seinem 18. Lebensjahr. Die mit großer Sorgfalt und guten architektonischen Kenntnissen gemalten Klosteranlagen und Paläste sind wahrscheinlich frei erfunden und in eine ideale tibetische Landschaft eingefügt. Die Aufenthalte Tsongkhapas in den verschiedenen Klöstern und seine Begegnungen dort werden sehr anschaulich geschildert. Tsongkhapa wird dabei meist nicht nur als Lernender, sondern bereits als Lehrender in überhöhter Weise auf einem Thronsitz dargestellt (10, 13-15). Mehrfach wird erwähnt, daß er Belehrungen über die kanonischen Schriften (piṭaka) gibt, die er oft auswendig kennt. Bereits zur mönchischen Grundausbildung gehört das Auswendiglernen der Hauptwerke zur buddhistischen Philosophie, später folgen noch die dazugehörigen Kommentare.

11 Wir sehen Tsongkhapa in einem Kloster den zahlreich versammelten Mönchen Dharma-Belehrungen erteilen. Er selbst erhält dort Unterricht in Astrologie, die zu den ›Fünf Wissensgebieten‹ gehört (s. II-66).

12 Auch die Tantras wie das Mahāmudrā- und Kālacakra-Tantra spielen eine große Rolle in seiner Ausbildung.

16 Um das Gelernte zu vertiefen, meditiert Tsongkhapa zeitweilig in einer Felsenhöhle.

17 und 22 Ein für ihn besonders wichtiger Lehrer ist der Sakya-Gelehrte Rendawa (red-mda'-ba, 1349-1412), den er mehrfach trifft und von dem er in buddhistischer Philosophie und im Guhyasamāja-Tantra unterwiesen wird.

24 Zu seiner speziellen Ausbildung zählt auch das Zeichnen der ikonometrischen Grundmuster aller Gottheiten, das Malen von Maṇḍalas, das Erlernen besonderer liturgischer Gesänge sowie die Kenntnis des Cham-Tanzes und der verschiedenen Mudrās.

25 Im Laufe der Zeit erhält er viele tantrische Einweihungen.

27 Während er im Kloster Gawa Dong (dga'-ba-gdoṅ) über Mañjuśrī meditiert, erscheint ihm dieser Bodhisattva der Weisheit in einer Vision zusammen mit dem dreifachen Dharmarāja als Zeichen dafür, daß Tsongkhapa Siddhaschaft erlangt hat.

28 Auch anläßlich eines Aufenthaltes in Lhasa hat er gemeinsam mit seinem Lehrer eine Vision von Mañjuśrī, der über dem Jokhang in den Wolken erscheint.

32 In einem Kloster in Wolkha Dzingchi restauriert Tsongkhapa mit Hilfe von Opfergaben eine Buddhastatue und konsekriert sie neu, indem er ihr eine Krone aufsetzt und ihr ein neues Gewand anlegt. – Eine ähnliche Zeremonie vollzieht er später in Lhasa (s. Einleitung Kap. I). Die visionären Erfahrungen spielen in der Bilderzählung immer wieder eine wichtige Rolle.

31 Während eines Maṇḍala-Opferrituals erscheint ihm der Medizin-Buddha, Menla (sman-bla), umgeben von dem Bodhisattva Maitreya (links), dem Buddha Maitreya und Amitāyus (rechts), die regenbogenfarbene Strahlen in alle vier Richtungen aussenden.

33 Als er auf dem Dach eines Klosters weilt, erscheinen ihm die 35 Buddhas des Schuldbekenntnisses.

34 Anläßlich einer großen Opferzeremonie erscheint in den Wolken Śākyamuni, umgeben von Bodhisattvas und Siddhas, ferner der vielarmige, blaue Vajrabhairava als zornvolle Emanation von Mañjuśrī, der als Verkörperung der Weisheit über dem Haupt Tsongkhapas thront. – Die weiße Mondscheibe mit dem Hasen ist eine Chiffre für den Wunsch, daß sich die Lehre Buddhas einem Hasen gleich vermehren möge.

3 Auch hier sehen wir im Vordergrund wieder den sechsarmigen Ṣaḍbhuja-Mahākāla mit seinem Gefolge: Ṭakkirāja (4), die über den Blutsee reitende Palden Lhamo (5), den tanzenden Jinamitra (6), den auf einem Bären reitenden Kṣetrapāla (7) und den lanzenschwingenden Trakśad (8) auf einem Rappen.

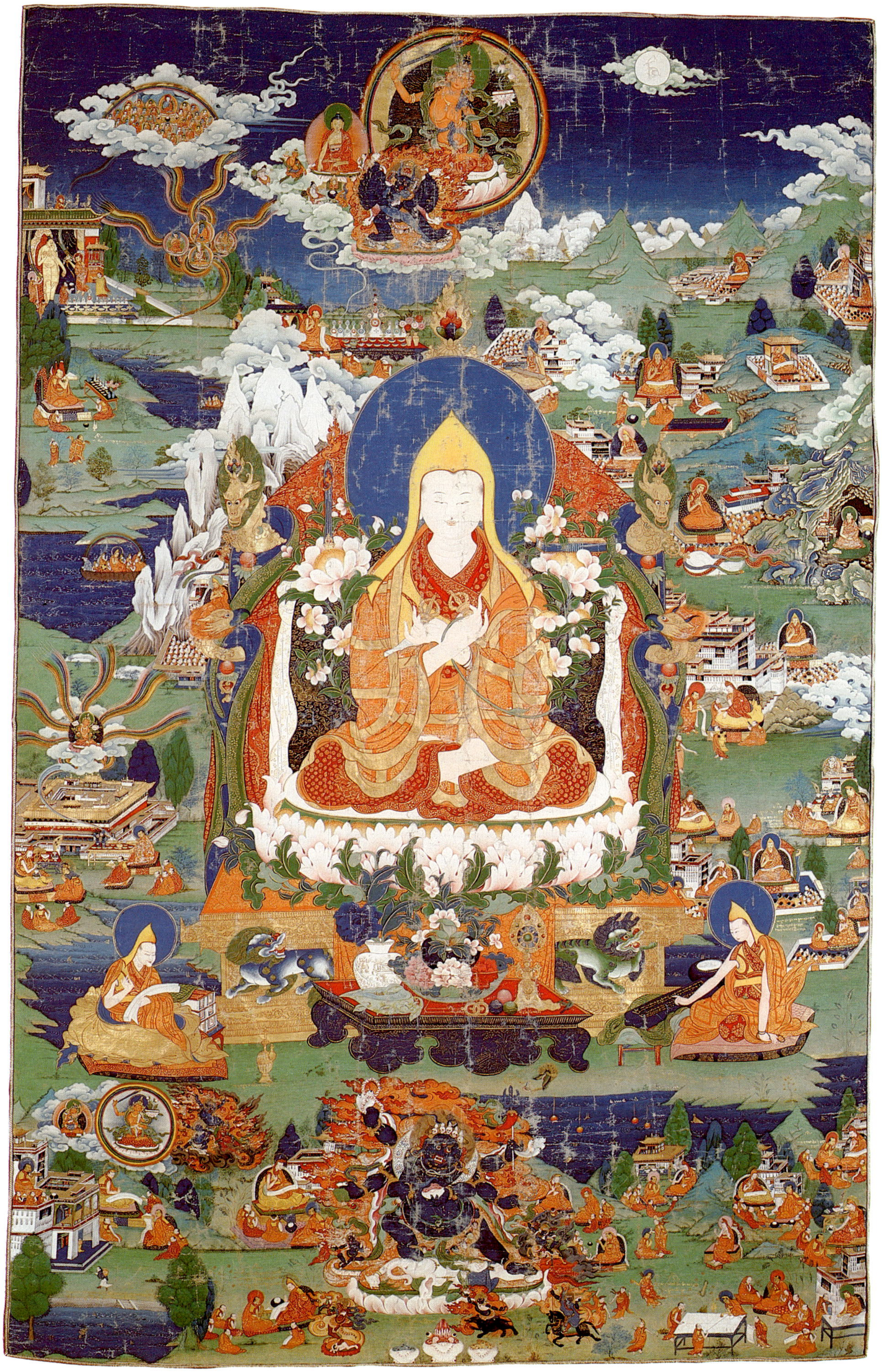

90

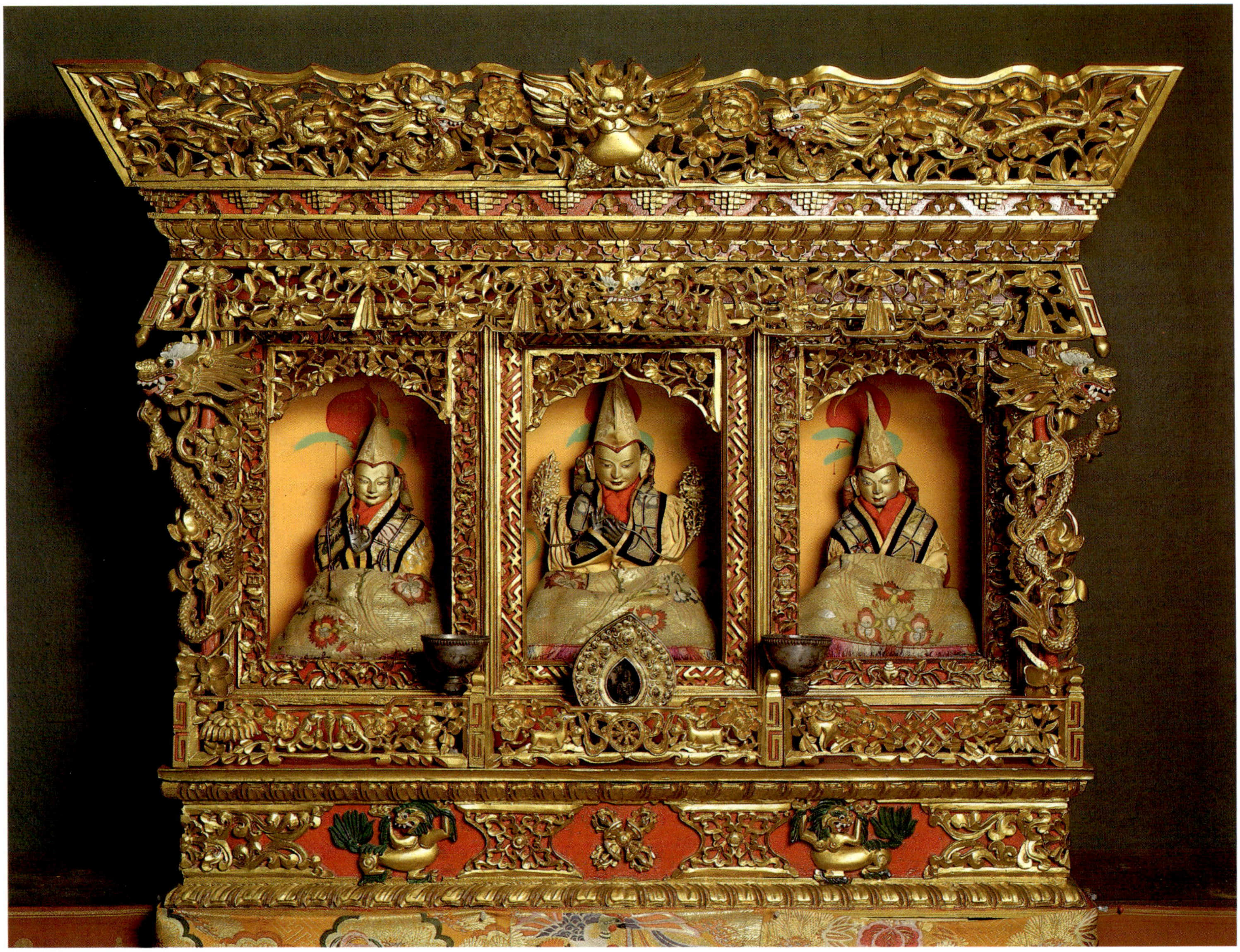

91

I-91 Tsongkhapa mit seinen beiden Hauptschülern Gyältsab Dje und Khädup Dje

(tsoṅ-kha-pa; rgyal-tzab-rje; mkhas-grub-rje)
Tibet, 19. Jh.; Höhe: 37 cm (→ II-**260, 261, 262, 618**)

Wir sehen hier eine zusammengehörige Figurengruppe in einem vergoldeten, holzgeschnitzten Schrein (II-618). Es handelt sich um Tsongkhapa (1347-1419) mit seinen beiden Hauptschülern, links Gyältsab Dje (1364-1432), rechts Khädup Dje (1385–1438) – s. II-261, 262. Beide Schüler waren nacheinander Nachfolger von Tsongkhapa als Oberhäupter der Gelug-Schule und Äbte des im Jahre 1409 von Tsongkhapa gegründeten Klosters Gaden (dga'-ldan), des ›Ortes der Glückseligkeit‹. Das Kloster Gaden, das später eines der größten Klosteranlagen Tibets mit zeitweise mehr als 3000 Mönchen war, wurde 1966 im Zuge der Kulturrevolution von den Chinesen zerstört.

Die meisten Kultfiguren in den tibetischen Tempelhallen (Lhakhang) sind in größeren, oft mehrstöckigen Schreinen aufgestellt. Vielfach sind die Figuren entsprechend den Vorschriften kultisch bemalt, vor allem das Gesicht und die Augen, und wie hier mit kostbaren Zeremonialgewändern bekleidet. So tragen Tsongkhapa und seine Schüler gelbe, mit Brokat und Korallen besetzte Thronmäntel (s. II-482). Die roten Schals und die Schürzen, Pankheb (spaṅ-khebs), sind für die Tempelfiguren gestiftete Gaben. Der spitze, gelbe Gelehrtenhut, Pänsha-Shaser (paṇshwa-shwa-ser), der auch von den Kadampas getragen wird, ist erstmalig in der Zeit der Wiederbelebung des Buddhismus in Tibet von Lachen Gongpa Rabsal (bla-chen-dgoṅ-pa-rab-gsal) dem Lama Lume (klu-mes), seinem Hauptschüler, verliehen worden. Dieser Hut mit der roten Innenseite ist seit Tsongkhapas Zeiten auch bei den Gelugpa-Lamas ein traditioneller Bestandteil der Kleidung.

Der aus mehreren Teilen zusammengefügte Schrein wird wie ein Thronsitz von Schneelöwen getragen. An beiden Seiten erscheinen zwei Glücksjuwelen haltende Drachen. In der Mitte der Bekrönung sehen wir einen Garuḍa, der eine Schlange zerbeißt. Vor den Figuren sind, wie es in den Klöstern üblich ist, Butterlampen sowie ein Amulettschrein (ga'u) mit einer kleinen Buddha-Figur aufgestellt.

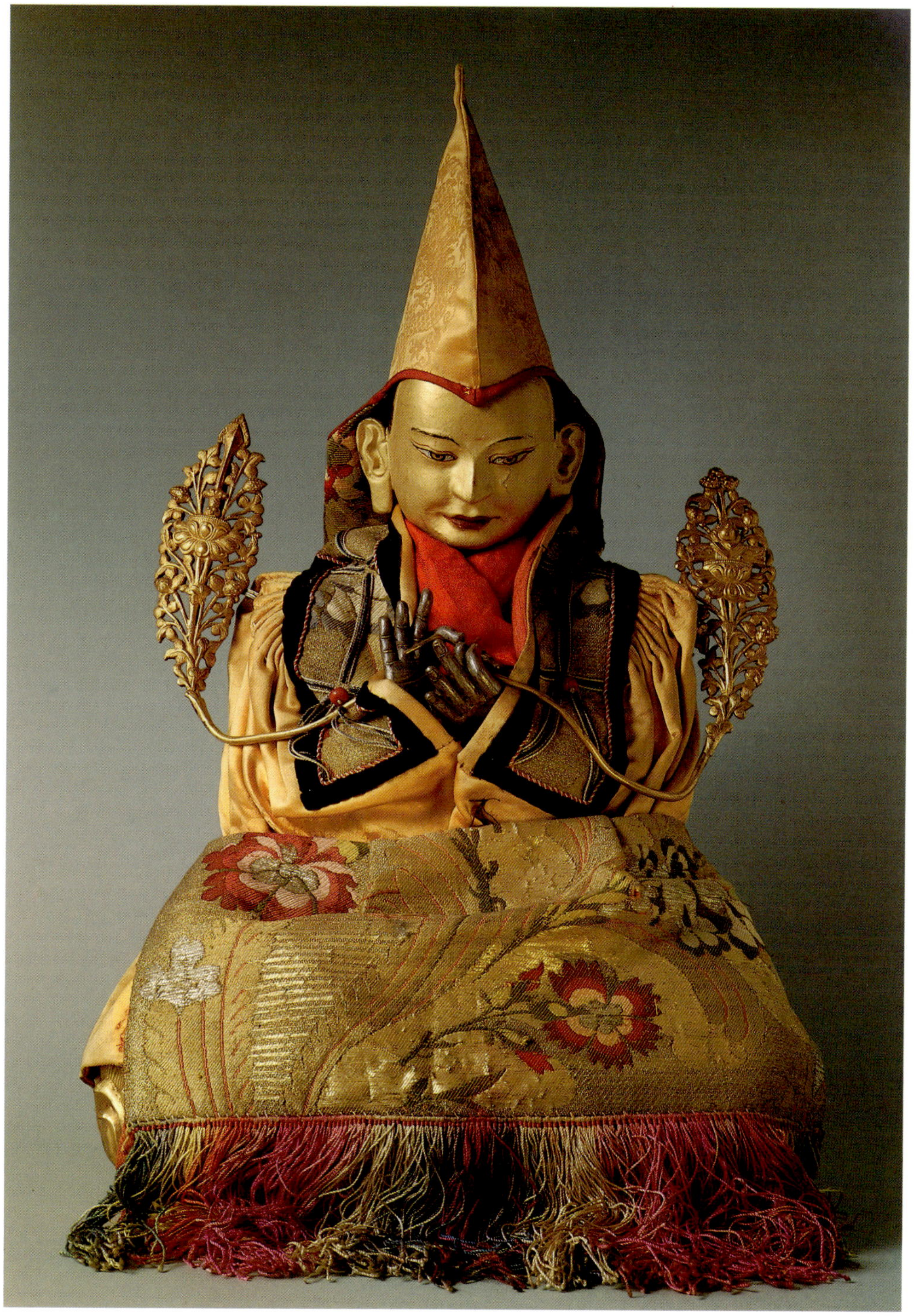

Ausschnitt von 91

I-92 Gedün Gyatso, II. Dalai Lama

(dge-'dun-rgya-mtzo) *Abb. S. 152*
Tibet, 19. Jh.; 66 x 40 cm (→ II-**265**)

Als Hauptfigur des Bildes sehen wir den II. Dalai Lama Gedün Gyatso (1476-1542). Er wurde in Tanag (rta-nag) in der südtibetischen Provinz Tsang geboren und war der Nachfolger des Tsongkhapa-Schülers Gedün Trubpa (1391-1475), der als I. Dalai Lama gilt. Beiden wurde der Titel ›Dalai Lama‹, ›Ozean der Weisheit‹, nachträglich gegeben, denn erst dem III. Dalai Lama wurde er von dem Mongolenfürsten Altan Khan 1578 verliehen. Gedün Gyatso lebte in einer Zeit religiöser und politischer Machtkämpfe, in der die Fürsten der tibetischen Rinpung-Dynastie zunehmend an Einfluß gewannen. 1517 ließ Gedün Gyatso im Kloster Drepung ('bras-spuṅs) den Gaden Phodrang (dga'-ldan-pho-braṅ), den roten Tuṣita-Palast, erbauen, in dem er fortan residierte.

Der II. Dalai Lama sitzt auf einem goldenen, von Schneelöwen getragenen Thron, der mit kostbaren Brokatstoffen versehen ist. Er hält ein aufgeschlagenes Buch in der Hand und erteilt den vor ihm sitzenden Mönchen Belehrungen im Guhyasamāja-Tantra. Während des Unterrichtens hat er eine Vision: eine dunkelhäutige Ḍākinī erscheint und überreicht ihm ein Buch.

Im Hintergrund des Bildes schildert uns der Maler nebeneinander zwei Ereignisse, die sich im Jokhang, im ›Haus des Meisters‹, dem Haupttempel von Lhasa, zutragen. Wir sehen links die Kapelle des stehenden, elfgesichtigen Avalokiteśvara und rechts die Kapelle des Jowo Rinpoche, des gekrönten goldenen Buddha. Während sich der II. Dalai Lama und einige Mönche dort mit Opfergaben versammelt haben, beginnt die Buddha-Statue zu sprechen und

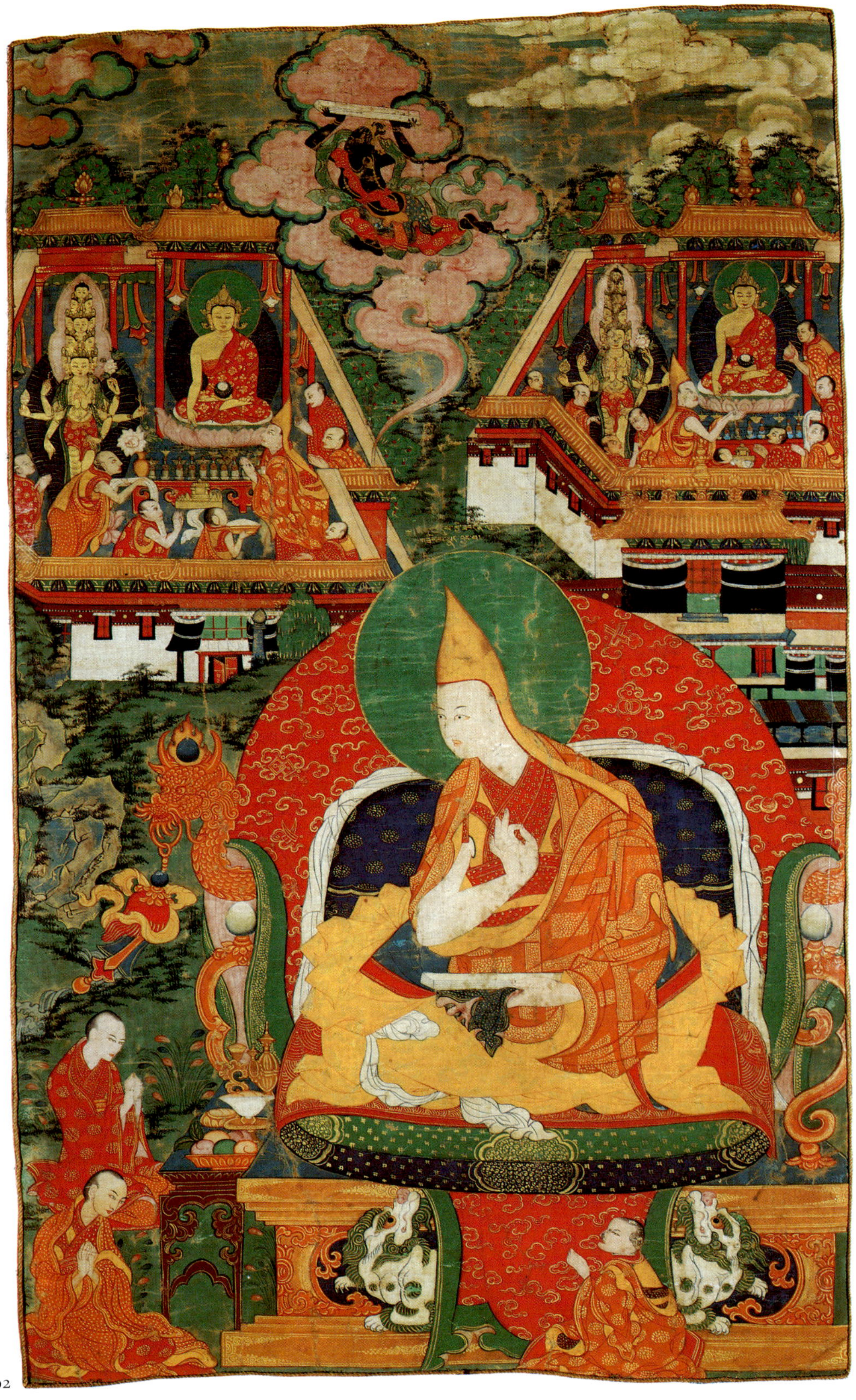

92

I-93 Ngawang Lobzang Gyatso, V. Dalai Lama

(ṅag-dbaṅ-blo-bzaṅ-rgya-mtzo)
Tibet, 18. Jh.; 99 x 70 cm (→ II-**266**)

Im Zentrum des Bildes sehen wir als Einzeldarstellung den ›großen‹ V. Dalai Lama, Ngawang Lobzang Gyatso (1617-1682), auf einem kostbar ausgestatteten Thronsitz. Seine Rechte zeigt die Geste der Zeugenanrufung (bhūmisparśa-mudrā). In der Linken hält er eine mit einer Perle verschlossene Schatzvase (kalaśa). Manchmal wird er auch mit einem Phurbu im Gürtel abgebildet.

Der aus einer Adelsfamilie hervorgegangene Ngawang Lobzang Gyatso wurde in Chongye ('phyoṅ-rgyas) in Zentraltibet geboren. Als er sechs Jahre alt war, wurde er vom I. Panchen Lama, Lobzang Chökyi Gyaltsen (blo-bzaṅ-chos-kyi-rgyal-mtzan; 1569-1662), inthronisiert. Er konnte allerdings erst als 25-jähriger in Lhasa einziehen, nachdem 1641 der Mongolenfürst Gushri Khan den tibetischen König Depa Tsangpa besiegt hatte, der den Sakya-Orden unterstützte. Gushri Khan setzte den V. Dalai Lama als Oberhaupt des Landes ein. Durch diese Verbindung von geistlicher und weltlicher Macht entstand in Tibet der ›Kirchenstaat‹, Namkö Gaden Phodrang Chogle Namgyal (gnam-bskos-dga'-ldan-pho-braṅ-phyogs-las-rnam-rgyal), ›Vom Himmel eingesetzter Gaden-Palast, siegreich über alle‹, wie er fortan offiziell genannt wird.

1643 beginnt unter der Aufsicht des V. Dalai Lama der Bau des neuen Potala-Palastes an der Stelle der alten Königsburg Tsongtsen Gampos. Die endgültige Fertigstellung des Potala 1720 hat er nicht mehr erlebt. Dieser dreizehnstökkige Palast mit über 1000 Räumen war bis ins 20. Jh. das größte Bauwerk der Welt. 1651/52 verreist der V. Dalai Lama auf Einladung des neu zur Macht gekommenen chinesischen Kaisers Shun-chih aus der Mandschu-Dynastie nach Peking, wo er hoch geehrt und als weltlicher Herrscher von Tibet bestätigt wird. Der V. Dalai Lama wiederholt die von Tsongkhapa vollzogene Krönungszeremonie des Jowo in Lhasa, als dessen Inkarnation er gilt (s. I-1). Unter seiner Herrschaft entstehen zahlreiche Gelugpa-Klöster; damals soll es in Tibet 750 Gelugpa-Klöster mit über 50 000 Mönchen gegeben haben.

Der V. Dalai Lama war nicht nur ein bedeutender Kirchenfürst und Bauherr, sondern auch ein großer Gelehrter. Er verfaßte ca. 30 Bände über historische, juristische und religiöse Themen. Ein geheimes Buch über tantrische Rituale, die er vollzog, ist kürzlich veröffentlicht worden (S. Karmay, *The Secret Visions of the Fifth Dalai Lama,* London 1988). Als er mit 66 Jahren starb, wurde sein Tod mehrere Jahre lang geheim gehalten. Um 1690 wurde ein fünfzehn Meter hoher, goldener Chörten für ihn im Potala aufgestellt.

sagt seine kommende Wiedergeburt voraus. Mit großem Erstaunen nehmen alle dieses Wunder wahr. Wie die Inschrift besagt, wiederholt sich diese Prophezeiung noch ein zweites Mal.

Ähnliche Auditionen (übernatürliche, akkustische Wahrnehmungen) werden auch von Tsongkhapa sowie einigen Dalai Lamas anläßlich ihrer Besuche im Jokhang berichtet.

Das Bild stammt aus einer Serie von Darstellungen der Dalai Lamas und ihrer Vorgänger. Diese Darstellungen wurden seit dem 18. Jh. nach Blockdrucken aus den südtibetischen Klöstern Narthang (snar-thaṅ) und Tashilhünpo (bkra-śis-lhun-po) hergestellt, wobei sich die Maler jedoch gewisse Freiheiten der Gestaltung herausnahmen.

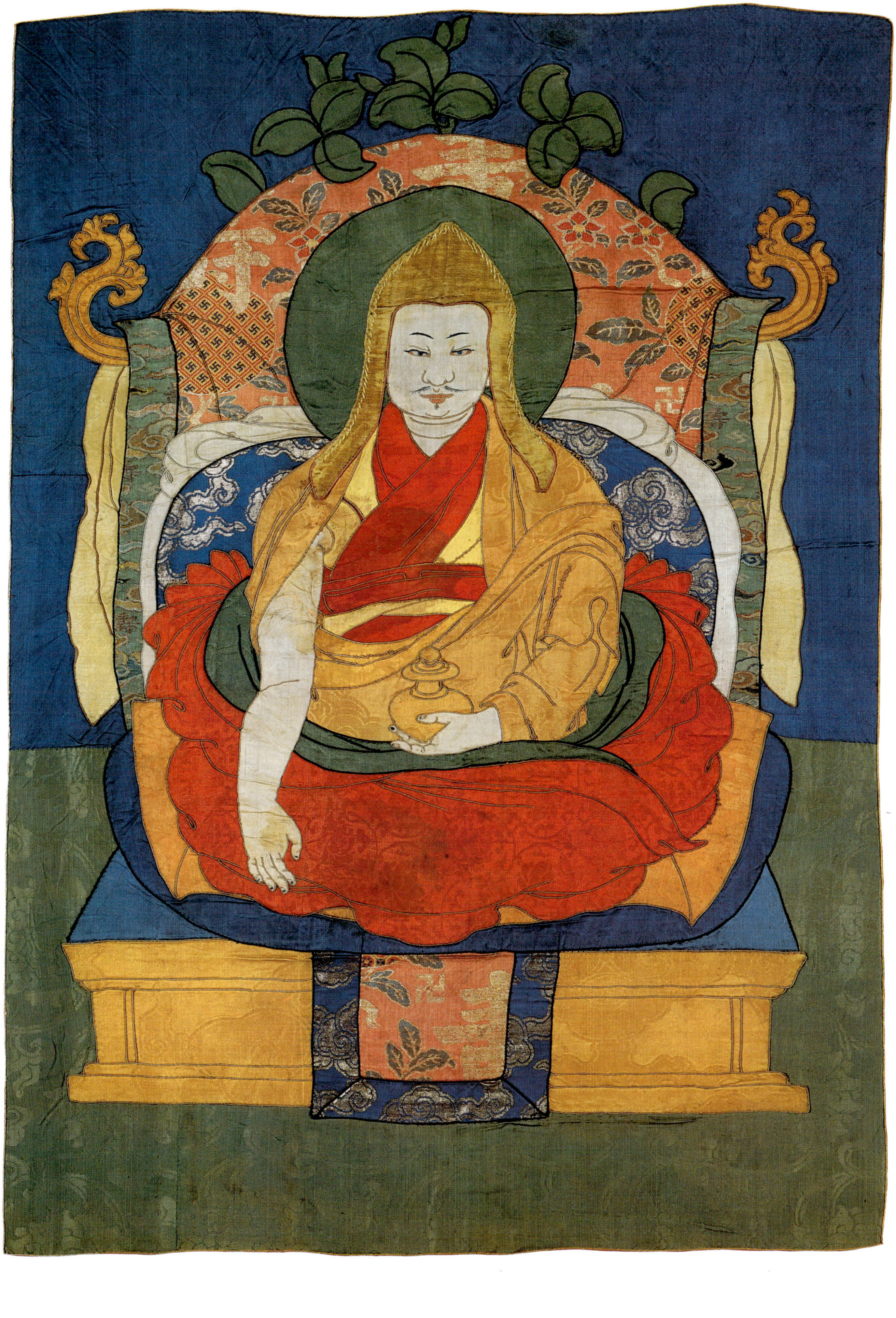

93

KAPITEL XI

Der Yidam als gewählte Initiationsgottheit und als symbolische Verbildlichung tantrischer Lehrsysteme

Der tantrische Pfad als individueller Weg zur Befreiung und der Yidam als sein Leitbild

Der seit 1959 im Exil lebende XIV. Dalai Lama hat mehrfach hervorgehoben, daß Tibet das einzige buddhistische Land Asiens gewesen sei, in dem alle drei Wege, d.h. Hīnayāna, Mahāyāna und Vajrayāna, praktiziert wurden. Der tibetische Mönch nimmt daher ein dreifaches Gelöbnis auf sich:

I. Das Gelöbnis, individuelle Befreiung zu suchen, indem er sich bemüht, durch ›äußerliche Praxis‹, wie das Einhalten bestimmter Verhaltensregeln und Gebote, Verdienste zu erwerben und so sein karmisches Geschick zu verbessern.
II. Das Bodhisattva-Gelübde, Nächstenliebe und Liebe zu allen Lebewesen zu üben. Weil diese Hinwendung zu anderen Wesen aus dem Herzen kommen muß, wird sie auch ›innerliche Praxis‹ genannt. Damit verbunden ist das Ideal der vollkommenen Selbstlosigkeit. Gemäß der ›scholastischen‹ Neigung der Tibeter zu klassifizieren, spricht man auch von den ›Sechs Vollkommenheiten‹ (Pāramitā, tib. Parchin Dug, phar-phyin-drug): 1. die Vollkommenheit des Gebens, 2. der Gesittung, 3. der Duldung, 4. des Fleißes, 5. der Stabilität der Gedanken, 6. der Weisheit. Sie gehören zum Mahāyāna-Pfad.
III. Das dritte Gelöbnis schließlich, das der tibetische Mönch ablegt, verpflichtet ihn dazu, tantrische Meditationen zu pflegen, um auf diese Weise geistige Kraft anzusammeln, die zur Buddhaschaft führen soll. Dieser schnellere, aber auch gefährliche Weg wird die ›geheime Praxis‹ genannt, weil sie äußerlich nicht erkennbar ist und meist insgeheim geübt wird. Hierzu bedarf es freilich eines erfahrenen Lehrers, der als eingeweihter Lama absolute Autorität besitzt und gewissermaßen die lebendige Tradition verkörpert. So bestimmt der Lehrer auch auf Grund seiner psychologischen Kenntnis des Schülers, wann und welche Einweihungen er ihm entsprechend seiner Veranlagung und seinen geistigen Fähigkeiten gibt. Dieser tantrische Pfad, der auch oft Mantrayāna genannt wird, weil man sich dabei bestimmter Mantras bedient, ist also ein höchst individueller Weg, den man in der meditativen Praxis ganz alleine beschreitet. Nach alter indischer Überlieferung ist dieser Pfad in vier große Klassen eingeteilt:

A *Krīyā-Tantra (Djagjü, bya-rgyud)*

Bei diesem Handlungs-Tantra geht es um die ›körperliche‹ Verehrung von Gottheiten, die durch Niederwerfen, Opferdarbringungen, Rezitationen von Mantras und Dhāraṇīs oder die Herstellung von Maṇḍalas erfolgt. Objekte der Verehrung können Kultfiguren, Stūpas, Maṇḍalas oder Thangkas sein. Krīyā-Tantra ist im Grunde jede Form kultischer Verehrung, die nach bestimmten Vorschriften und in meditativer Absicht durchgeführt wird. Auch ein schlichter Gläubiger kann diesen Pfad beschreiten.

B *Caryā-Tantra (Chögjü, spyod-rgyud)*

Im ›Ausübungs-Tantra‹ geht es auch um kultische Handlungen wie die eben genannten, aber darüber hinaus um bestimmte Meditationsübungen wie das Erlernen von symbolischen Gesten (mudrā), auf die man sich geistig konzentriert, oder die meditative Rezitation von Mantras, durch deren ständige, immer leiser werdende Wiederholung ein gewisser Rhythmus entsteht, der langsam ausschwingt und zu einem Verweilen in vollkommener innerer Ruhe führt.

C *Yoga-Tantra (Näldjorgjü, rnal-'byor-rgyud)*

Hier geht es um einen zielgerichteten meditativen Prozeß, wie die Visualisierung bestimmter Gottheiten in einem Maṇḍala, um durch die Identifikation mit ihnen geistige Kräfte und Fähigkeiten zu erlangen. Um auf diesem fortgeschrittenen Yoga-Pfad wandeln zu können, bedarf es eines beweglichen und phantasievollen Geistes, der alle Sinne miteinbezieht.

D *Anuttara-Yoga-Tantra (Lama Megjü, bla-ma-med-rgyud)*

Der höchste Yoga-Pfad wird allgemein unterteilt in Vater-Tantra, Mutter-Tantra, Advaya-Tantra. Diese Unterteilung entspricht der geschlechtsspezifischen Symbolik der jeweiligen, das Tantra repräsentierenden Gottheiten bzw. ihrem unspezifischen Charakter. In der Nyingma-Schule gilt eine entsprechende Unterteilung in Mahā-Yoga, Anu-Yoga, Ati-Yoga.

Im Anuttara-Yoga-Tantra, der die höchsten Anforderungen an den Yogi stellt, geht es um die Erkenntnis der Śūnyatā, der Offenheit und Leerheit aller Erscheinungen und die darin begründete Nicht-Dualität von Saṃsāra und Nirvāṇa. Dies ist nicht nur eine theoretische Erkenntnis, sondern wird erfahren als Einswerdung von Körper, Rede und Geist mit dem Absoluten, welche auch die ›Große Glückseligkeit‹, Mahāsukha, genannt wird. Der höchste Yoga-Tantra umfaßt alle anderen tantrischen Pfade; er übertrifft sie jedoch durch die Schnelligkeit, mit der er den Übenden ans Ziel führt. Nur ein bereits gefestigter und zugleich phantasievoller Geist kann diesen schmalen Pfad sicher beschreiten.

Die vier Tantra-Klassen können, von höchster Warte betrachtet, als Stufenweg verstanden werden. Für den Saṅgha im allgemeinen jedoch ist dieser Weg nicht offen, d.h. was dem einen Mönch nützt und erlaubt ist, ist für einen anderen schädlich und verboten. Dieser Ausschließlichkeit muß man sich bei der Betrachtung der mit den tantrischen Ritualen verbundenen Gottheiten immer bewußt sein. Sie gehören zu den ikonographisch kompliziertesten Gestalten des lamaistischen Pantheons, weil sie eine Vielfalt von Kräften und Eigenschaften symbolisch veranschaulichen.

Grundlage der geheimen Rituale sind die ›Sādhana‹ (Dubthab, sgrub-thabs), ›Mittel zur Verwirklichung‹, genannten Ritualtexte, die eine zentrale Rolle in der meditativen Praxis des Vajrayāna spielen. Besonders die durch die indischen Mahāsiddhas überlieferten Sādhanas sind ein fester Bestandteil des tibetischen Kanons, Kanjur und Tenjur. In den Sādhanas wird der Ablauf des meditativen Prozesses und die Erscheinung der jeweils zu visualisierenden Gottheiten sehr genau beschrieben. Der Sādhaka, wie der Übende genannt wird, folgt also einem rituell vorgeschriebenen Übungsweg. Er konzentriert sich dabei auf eine bestimmte, ihm zugewiesene Initiationsgottheit, Yidam, die ihm auch für seine weitere meditative Praxis einen festen Halt geben und ein Leitbild sein soll. Grundsätzlich können alle Buddhas und Bodhisattvas, ebenso wie die speziellen Gottheiten der Tantras bis hin zu den Mahākālas, als Yidam verwendet werden, die Buddhas und Bodhisattvas jedoch nur in den beiden unteren Tantra-Klassen.

Bei aller Unterschiedlichkeit des durch den jeweiligen Yidam vorgegebenen Zieles zeigt der meditative Verlauf ein bestimmtes Grundmuster und läßt sich in verschiedene Phasen einteilen. Zur Eingangsphase (Ngöndro, sṅon-'gro) gehört die vierfache Zufluchtnahme zu Lama, Buddha, Dharma und Saṅgha sowie die Erzeugung des Erleuchtungsgeistes (bodhicitta), um wie ein Bodhisattva grenzenloses Wohlwollen zu empfinden. Dies geschieht meditativ dadurch, daß man folgende vier Wünsche in sich erweckt:

1. Mögen alle Lebewesen glücklich sein und im Besitz von dem, was Glück herbeiführt.
2. Mögen alle Lebewesen frei sein von Unzufriedenheit und von allem, was zur Traurigkeit führt.
3. Mögen alle Lebewesen nie getrennt sein von Leidlosigkeit, Glücksgefühl und Zufriedenheit.
4. Mögen alle Lebewesen frei sein von falscher Gesinnung und falschem Handeln. – Diese vier Wünsche sind im Grunde Schlußfolgerungen und Antworten auf die ›Vier Edlen Wahrheiten‹ Buddhas.

Erst nach dieser inneren Einstimmung und Sammlung des Erleuchtungsgeistes können Anrufung und Visualisierung der Gottheit erfolgen, die im Mittelpunkt jeder Meditationsübung stehen. Hierbei geht es um die innere, bildhafte Erschaffung der Gottheit mit Hilfe ihres Mantras oder ihrer Keimsilbe (bīja), und um die Einladung an den Yidam, mit seiner Weisheitsverkörperung (prajñā) in einem Maṇḍala oder in einer anderen bildhaften Darstellung Platz zu nehmen und dort zu verweilen. Der entscheidende Schritt für den Sādhaka ist nun die Identifikation mit der Gottheit, indem er sich vorstellt und bewußt macht, daß er selbst diese Gottheit ist, die sich mit ihrer Weisheitspartnerin vereint und so den angesammelten Erleuchtungsgeist auf sie überträgt. Man hat den Tantra-Pfad daher auch ›Fahrzeug der Vereinigung‹ genannt. Die letzte Phase dieses Prozesses ist dann die Auflösung des visualisierten Bildes. Dies geschieht, indem der Meditierende die herbeigerufenen Gottheiten bittet, zu ihrem Ursprung, in die śūnyatā, zurückzukehren. In diesem Zustand der vollkommenen Entspannung so lange wie möglich zu verweilen, ist ebenso wichtig für den Meditierenden wie die Erschaffung der Gottheit und die Vereinigung mit ihr. Den äußeren Abschluß des Sādhana-Rituals bilden Segenswünsche für den Ort der Meditation und Gebete für die Erleuchtung aller Lebewesen.

Der Yidam kann also einerseits als Verbildlichung eines bestimmten tantrischen Ritualtextes verstanden werden, andererseits als ein spiritueller Führer, mit dem sich der Tantra Ausübende innerlich ›verschwört‹. Dies ist keine magische Handlung, sondern ein sowohl rituelles wie psychisch autosuggestives Verfahren, das der Vergegenwärtigung (smṛti) der eigenen Buddha-Natur (Tathāgatagarbha) dient.

Den vier Tantra-Klassen sind jeweils verschiedene Yidam-Gestalten zugeordnet, die als Emanationen der fünf Tathāgatas gelten, die ihren Ursprung im Ādibuddha Vajradhara haben. Die Yidams werden unterteilt in friedvolle, gemäßigt zornvolle und rasend zornvolle Emanationen der Tathāgatas, wobei die allgemein zugänglichen friedvollen den unteren Tantra-Klassen angehören. Ein Yidam kann auch in mehreren Erscheinungsformen auftreten und verschiedenen Tantra-Klassen zugerechnet werden. Das ist auf die oft unterschiedlichen Überlieferungslinien zurückzuführen. Die hier für die ikonographische Bestimmung zugrunde gelegte Ordnung folgt der aufsteigenden Linie von den niederen Tantras bis zum höchsten, wobei die in I/94-106, bzw. II/278-318 behandelten Yidam-Gestalten gemäß der Überlieferung der reformierten Orden (Sarma) jeweils als Emanationen des Ādibuddha Vajradhara gelten; die in I/107-109, bzw. II/319-331 behandelten Yidam-Gestalten gelten als Emanationen des Ādibuddha Samantabhadra, entsprechend der Nyingma-Überlieferung.

Man unterscheidet im tibetischen Buddhismus zwei Ziele: die zeitliche Frucht eines hohen Standes im Rad der Wiedergeburten und die endgültige Frucht des wirklich Guten, die Befreiung vom Existenzkreislauf (saṃsāra). So sind die vier Tantra-Klassen, die wegen der unterschiedlichen Fähigkeiten des Menschen gelehrt werden, nicht nur ein umfassendes Lernprogramm, sondern Stufen eines Initiationsweges, um die Vollkommenheit eines Vajradhara zu erlangen, der die Überwindung der Polaritäten, die Ganzwerdung des Menschen symbolisiert.

Gerade heutzutage stellen sich denen, die ein religiöses Leben führen wollen, sei es als Mönch oder als Laie, viele Hindernisse in den Weg. Umso bedeutsamer werden daher die individuellen Möglichkeiten, die der Tantra-Pfad bietet. »Im Hinblick auf Weite und Tiefe hat der Buddhismus die meisten Pfade und Techniken, um den Geist in endgültige Tugend umzuwandeln« (XIV. Dalai Lama, *Das Wesen des Tantra,* 1977). Die universale Symbolik der Tantras verleiht ihnen eine zeitüberdauernde Gültigkeit.

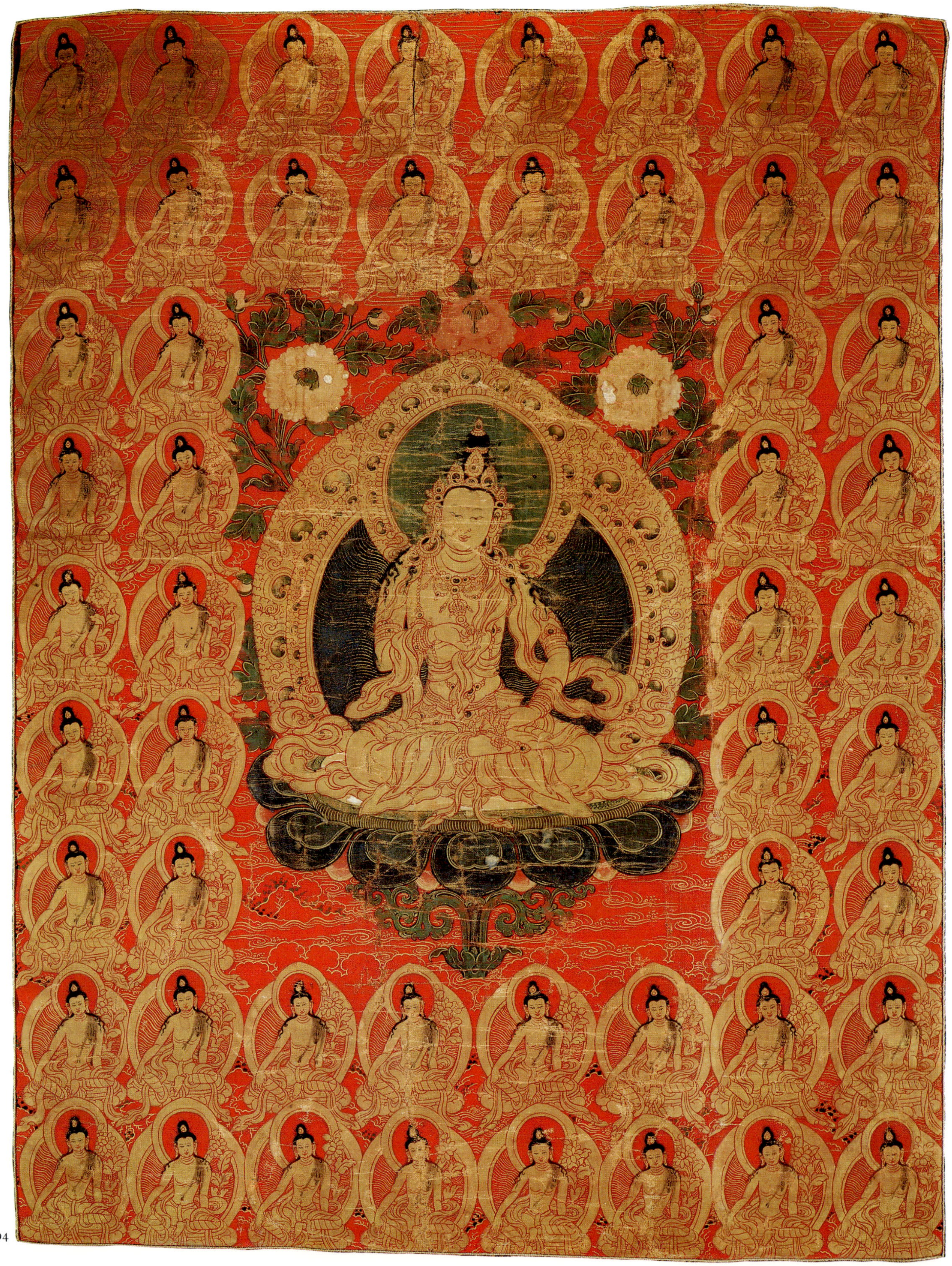

94

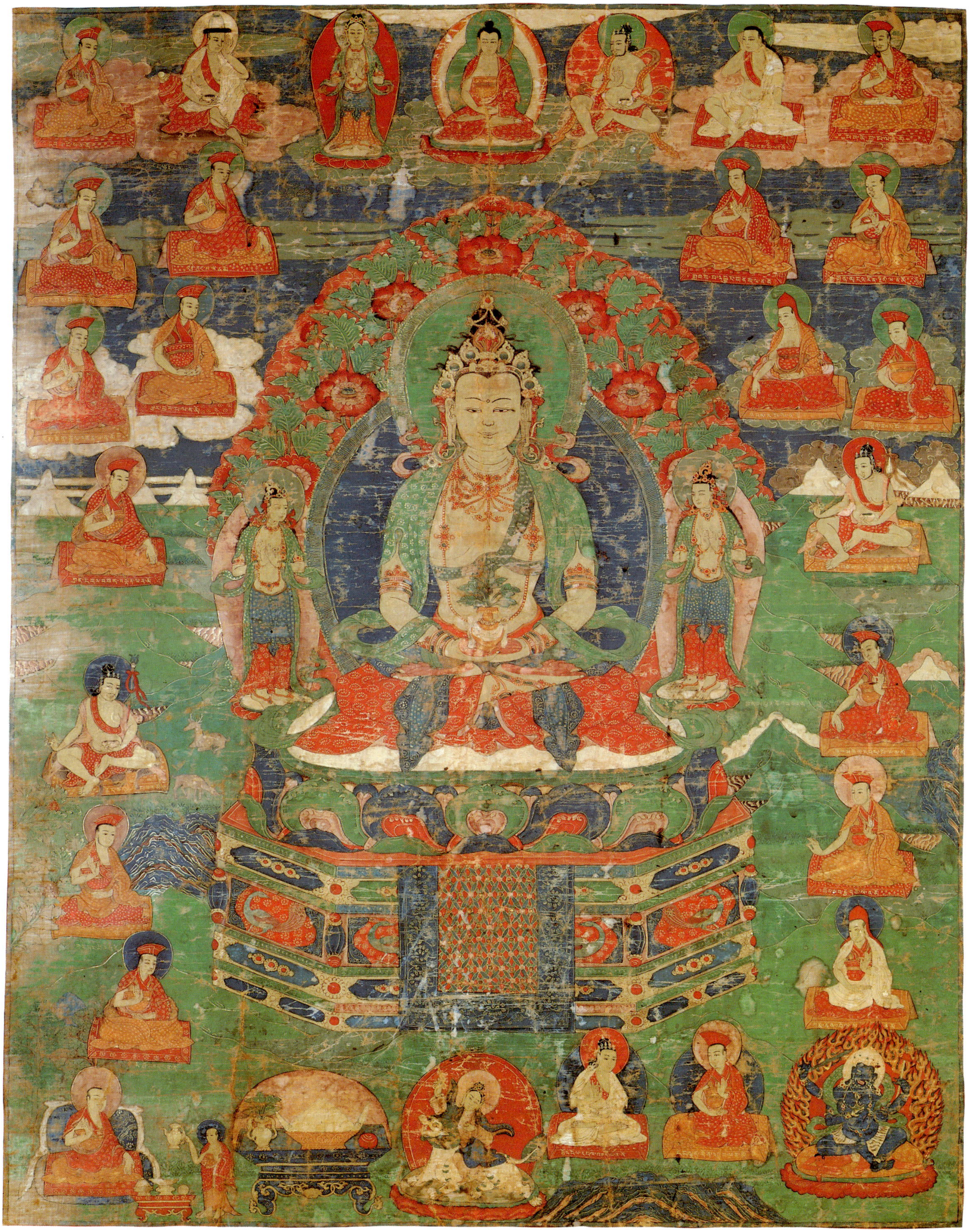

95

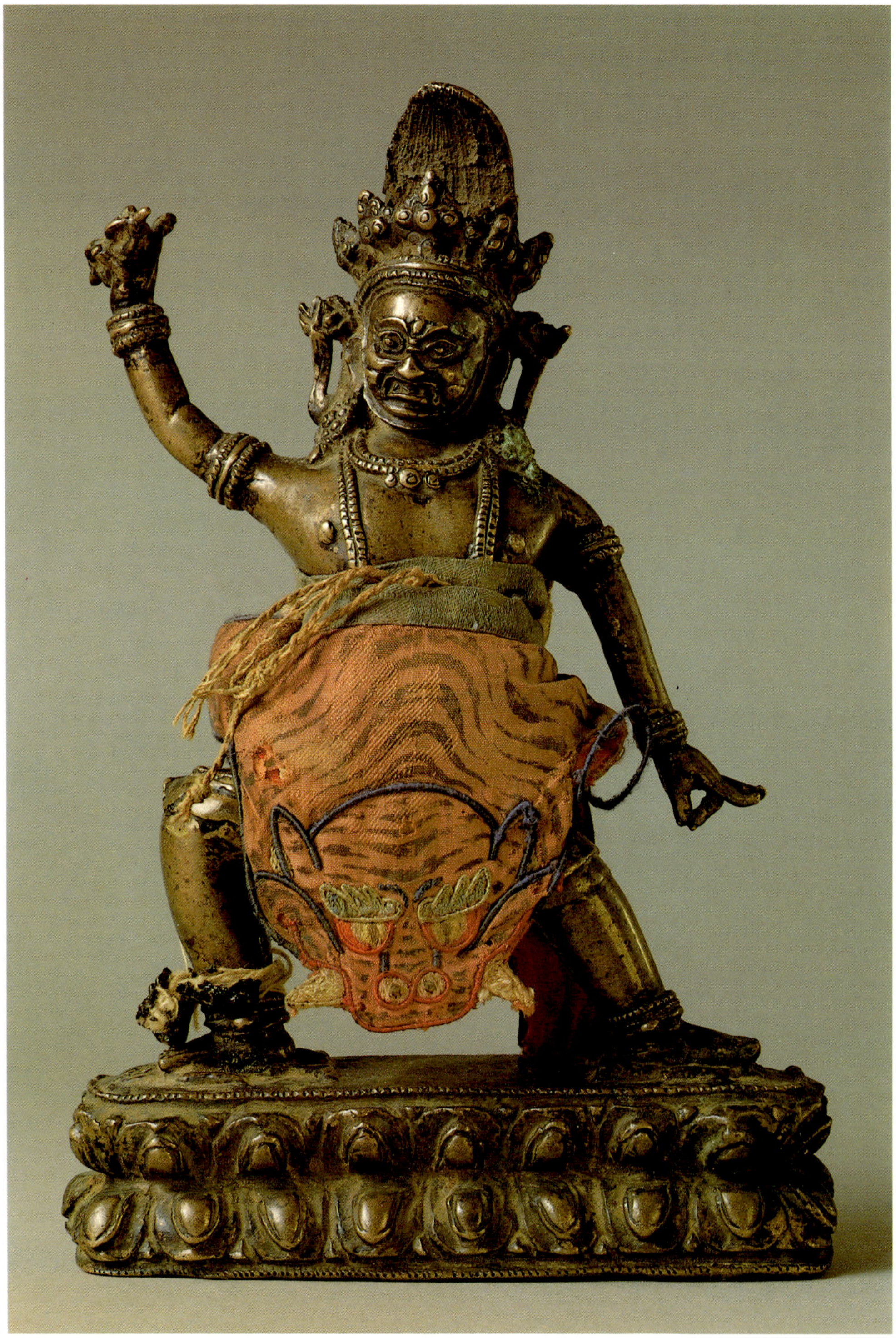

96

I-94 Vajrasattva

Abb. S. 156

Dorje Sempa (rdo-rje-sems-dpa')
Tibet, 18. Jh.; 60 x 45 cm (→ II-**279**)

Dieses Rotgrund-Thangka, Tselthang (mtzal-thaṅ), mit goldgemalten Figuren gehört zu einer größeren Serie. Es zeigt im Mittelpunkt den Yidam Vajrasattva, ›dessen Natur der Vajra ist‹. Er ist die erste Initiationsgottheit, die zu Beginn aller tantrischen Meditationsübungen angerufen wird. Diese Übungen spielen in der religiösen Praxis des Vajrayāna eine wichtige Rolle und beruhen auf den zahlreichen Ritualtexten, die Sādhana, tib. Dubthab (sgrub-thabs), ›Mittel zur Erschaffung‹, genannt werden. Durch die Anrufung und Visualisation Vajrasattvas befreit sich der Meditierende von allen inneren Unreinheiten. Vajrasattva thront daher auf einer großen, aus einem See aufsteigenden Lotosblüte, dem Symbol der Reinheit. Er hält Vajra und Ghaṇṭā in Händen als Zeichen für Weg und Ziel der Meditationsübung: die Aufhebung aller Gegensätze im Zustand der Erleuchtung.

Um die Zentralfigur herum erscheint 56 mal der Bodhisattva Padmapāṇi, der ›Lotosträger‹. Über seiner linken Schulter trägt er ein Gazellenfell als Ausdruck seines Mitleids mit allen Wesen. Padmapāṇi steht hier für die in jedem meditativen Prozeß für den Übenden notwendige Erzeugung des ›Erleuchtungsgeistes‹ (bodhicitta) zum Wohle aller Lebewesen.

I-95 Amitāyus

Abb. S. 157

Tsepagme (tze-dpag-med)
Ladakh, 14./15. Jh.; 90,5 x 70,5 cm (→ II-**284**)

Im Zentrum des Bildes sehen wir den Yidam Amitāyus, den ›Herrn des unermeßlichen Lebens‹. Er gehört als friedvolle Initiationsgottheit (Yidam) in die Klasse des Krīyā-Tantra.

Amitāyus ist die Sambhogakāya-Verkörperung des Jina Amitābha, des ›Herrn des westlichen Paradieses‹, der über ihm thront. So erscheint die goldene Gestalt des Amitāyus hier im königlichen Sambhogakāya-Schmuck. Seine fünffache Tathāgata-Krone ist mit Juwelen, einem schlangenzerbeißenden Tsipata und dem Cintāmaṇi-Symbol verziert. Er ist nach indischer Art mit einem grünen Umhang und einer roten Dhotī bekleidet. Die Farbe der Dhotī und auch die rote Farbe der Lotosblüten in der Mandorla entsprechen der symbolischen Körperfarbe des Amitāyus. In den Händen hält er eine goldene Vase (kalaśa), die mit dem Lebenselixir (amṛta) gefüllt ist. Eine frische grüne Pflanze wächst aus ihr hervor. Amitāyus ist von zwei nicht genau bestimmbaren Bodhisattvas umgeben. Beide zeigen die Geste des Lehrens (dharmacakra-mudrā).

Über das ganze Bild erscheinen die bevollmächtigten Überlieferungsträger, die Gyüpi-Lamas (brgyud-pa'i-bla-ma), der Digungpa ('bri-guṅ-pa), einer Unterschule des Kagyü-Ordens. Diese Tradition geht auf die links von Amitābha stehende Yoginī Machig Dupi Gyalmo (ma-gčig-grub-pa'i-rgyal-mo), ›Einzige Mutter, Königin der Siddhas‹, zurück (s. II-277), die ebenfalls eine kalaśa in Händen hält. Man kann sie auch als die irdische Verkörperung, Nirmāṇakāya, des Amitāyus ansehen. Ihre geheimen Lehren hat sie dem indischen Mahāsiddha Tiphupa anvertraut, den wir rechts von Amitābha sehen.

Die Digung-Überlieferung beginnt mit dem in der zweiten Reihe als zweiter von links thronenden Digungpa ('bri-guṅ-pa). Im Vordergrund des Bildes erscheint in der Mitte die auf einem Schneelöwen reitende Berggöttin Tseringma, die Schutzgöttin der Yogis und Göttin des langen Lebens, und rechts ein Caturbhuja-Mahākāla (vierarmig) als Beschützer. Der unbekannte Lama links neben dem Tisch mit Opfergaben für Amitāyus könnte mit dem Stifter des Bildes oder dessen Lehrer identisch sein. Als Stifter des Bildes wird in der Inschrift am unteren Bildrand Ngagwang Namgyal genannt.

Die feine Zeichnung der Gesichtszüge und der Ornamentik sowie die leuchtende Farbigkeit des Bildes lassen kaschmirische Einflüsse erkennen.

I-96 Vajrapāṇi

Chagna Dorje (phyag-na-rdo-rje)
Tibet, ca. 14. Jh.; Höhe: 19 cm (→ II-**290**)

Vajrapāṇi tritt in verschiedenen Formen auf, je nachdem, welcher Tantra-Klasse der betreffende Ritualtext (sādhana) angehört. Meist ist

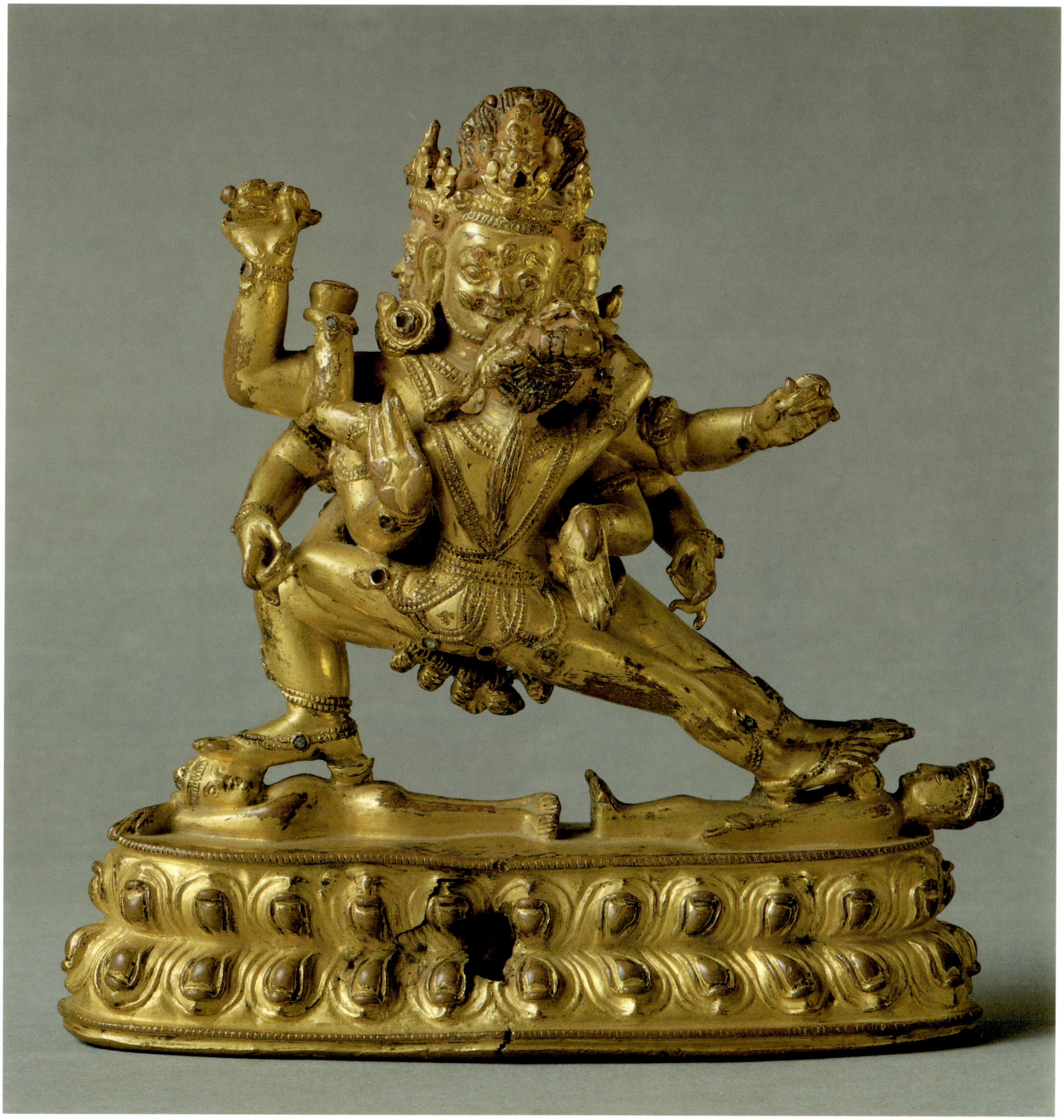

97

Vajrapāṇi zweiarmig, gemäßigt zornvoll dargestellt, schwingt in seiner erhobenen Rechten den Vajra und steht im Ausfallschritt (pratyālīḍha) auf Nāgas. Vajrapāṇi, ›der das Diamantzepter hält‹, gilt im tibetischen Buddhismus als Hüter der tantrischen Geheimlehren und ist als Initiationsgottheit (yidam) dem Mahāyoga-Tantra zugeordnet, einer der höchsten Yoga-Stufen, die nur wenige Eingeweihte praktizieren dürfen.

Vajrapāṇi steht auf einem schmalen Lotosthron. Die Geste seiner beiden Hände ist die Drohgebärde (tarjanī-mudrā), wobei der ausgestreckte Zeigefinger und der kleine Finger die Hörner eines Skorpions oder eines wilden Yaks nachahmen. (Hier ist noch ein dritter Finger aufgerichtet). Vajrapāṇi ist mit einem Tigerfellschurz bekleidet, der ihm hier noch einmal als Stoffschürze umgetan ist. Sein Haar ist zu einer hohen Krone aufgebunden. Mit den Füßen steht er auf zwei Schlangenkönigen (nāgarāja) zum Zeichen seiner Herrschaft über sie. Die Schlangengeister sind nach volkstümlicher Vorstellung die Beschützer der Quellen und verborgenen Schätze.

I-97 Mahācakra-Vajrapāṇi

Chagdor Khorchen (phyag-rdor-'khor-chen)
Tibet, 16. Jh.; Höhe: 12,5 cm (→ **II-294**)

Die dunkelblaue, dreiköpfige und sechsarmige Initiationsgottheit gehört als Yidam zum Mahā-Yoga-Tantra, der höchsten Einweihungsstufe der vier Tantra Klassen.

Mahācakra-Vajrapāṇi ist in liebender Vereinigung (yab-yum) mit seiner tantrischen Partnerin dargestellt. Diese sogenannte Vater-Mutter-Haltung symbolisiert die Einheit von Methode,

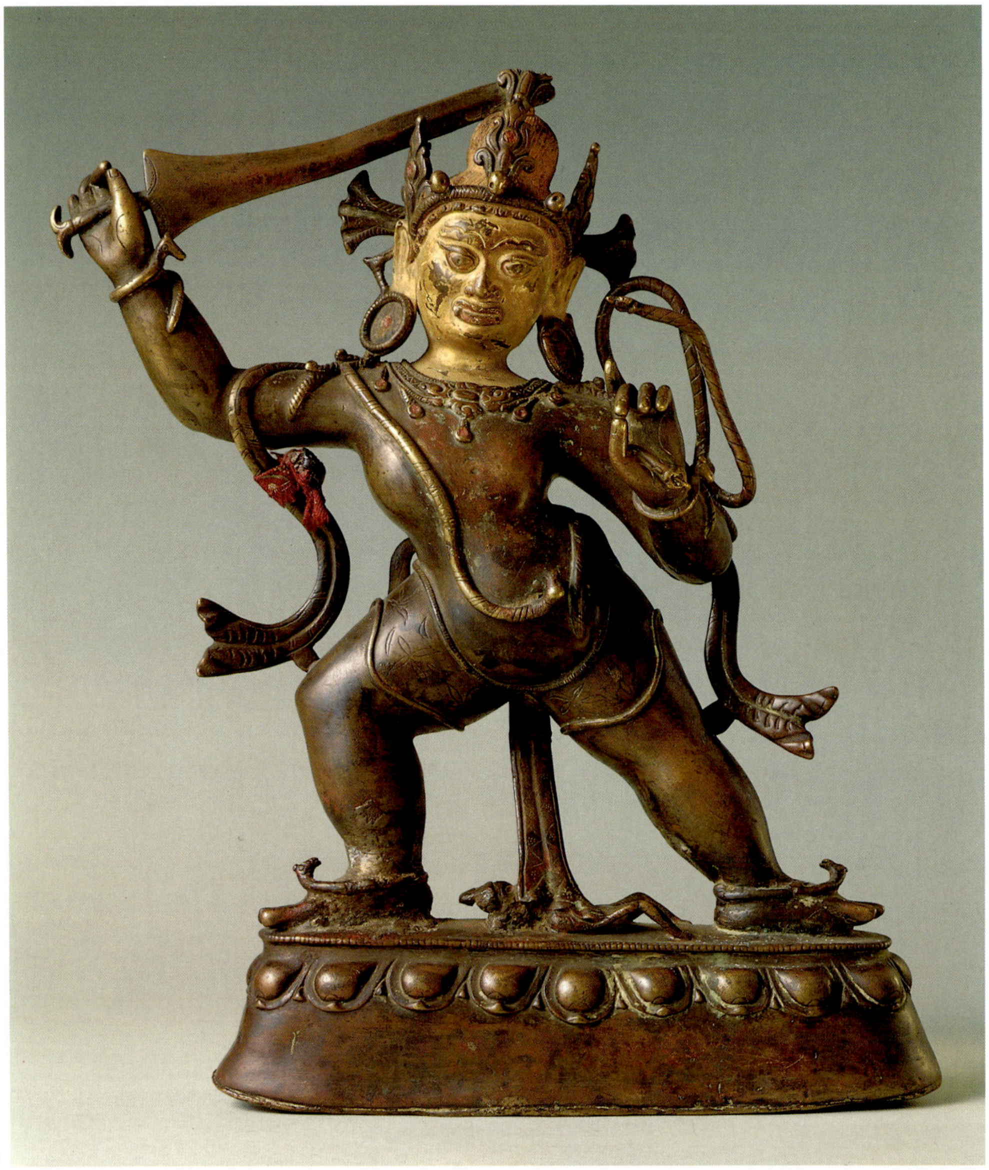

98

Thab, und Weisheit, Sherab (thabs/śes-rab), welche mit dem Zustand der großen Glückseligkeit der Erleuchtung (bde-ba-chen-po) identisch ist. Mahācakra-Vajrapāṇi steht im Ausfallschritt nach rechts auf zwei gekrönten, indischen Gottheiten, Indra und Brahmā, die er sich symbolisch unterwirft. Mahācakra-Vajrapāṇi, der Hüter der tantrischen Geheimlehren des Vajrayāna, ist eine zornvolle Emanation des höchsten Ādibuddha Vajradhara, der in den Weisheitsflammen seines Hauptes sichtbar wird. (Zu hier fehlenden Attributen und Gegenständen s. II-295). In der zur Drohgeste (tarjanī-mudrā) erhobenen Rechten schwingt er (hier nicht deutlich erkennbar) den Vajra, das Symbol des spirituellen Weges, während von dem ausgestreckten Zeigefinger seiner Linken Flammen ausgehen (hier fehlend) als Symbol der Weisheit. Sein zweites Händepaar zeigt die Geste des Klatschens, Thalmoi Dadogpa (thal-mo'i-sgra-sgrogs-pa), zur Vertreibung hindernisverursachender Geister. In seinem dritten Händepaar hält er zwei Schlangen (hier fehlend). Es sind zwei Nāgarājas, deren Köpfe er wie der mythische Vogel Garuḍa, zerbeißt. Seine ihn umschlingende hellblaue Prajñā hat ebenfalls einen zornvollen Ausdruck. Dennoch lächelt sie ihn an, während sie ihm in die Augen schaut. In ihrer Rechten hält sie das Kultmesser (digug, gri-gug), mit dem sie die Wurzeln aller Unwissenheit abschneidet, und mit ihrer Linken reicht sie ihm eine mit der Essenz der Erleuchtung (amṛta) gefüllte Schädelschale (kapāla).

Die komplexe Symbolik der Yidam-Gestalten entspricht der Vielschichtigkeit der ihnen zugrunde liegenden Ritualtexte (sādhana).

I-98 Acala

Miyowa (mi-gyo-ba)
Westtibet, 1250/1350; Höhe: 31 cm (→ II-**297**)

Acala, der ›Unbewegbare‹, der ›Standhafte‹, dem die Stürme des Saṃsāra nichts anhaben können, ist eine Emanation des transzendenten Tathāgata Akṣobhya, des ›Unerschütterlichen‹. Acala gehört zur Gruppe der zehn ›großen Zorneskönige‹, Mahākrodharāja, und nimmt im Maṇḍala der Richtungsbeschützer die nordöstliche Position ein. Als Yidam ist er dem Mahā-Yoga-Tantra zugeordnet.

Die zornvolle Gottheit steht auf einem schmalen, hohen Lotosthron und schreitet im Ausfallschritt über einen besiegten Teufel (māra) hinweg. In seiner erhobenen Rechten schwingt er ein gewaltiges Schwert (khaḍga), mit dem er die Machenschaften der vier Māras zunichte macht. Sie verkörpern die vier Grundübel Unwissenheit, Begierde, Haß und Ich-Sucht. Durch das Wirken der Māras wird eine böse, karmische Saat ausgesät, die das künftige Geschick des Menschen unheilvoll beeinflußt. In seiner die Drohgeste (tarjanī-mudrā) zeigenden Linken hält er eine Fangschlinge, mit der er die vier Māras fesselt, so daß sie kein Unheil mehr anstiften können. Schleifen umwehen ihn, und Schlangen winden sich um seinen mächtigen Leib sowie Hand- und Fußgelenke. Sein Gesichtsausdruck ist grimmig, die Zähne sind gefletscht. Die dreifache Lotoskrone ist mit drei Totenköpfen verziert. Acala wird als Beseitiger geistiger Hindernisse und als Beschützer all derer verehrt, die den Tantra-Pfad beschreiten.

I-99 Acala

Miyowa (mi-gyo-ba)
Ladakh, 11./12. Jh.; 60 x 50 cm (→ II-**300**)

Als beherrschende Gestalt des Bildes sehen wir Acala mit seinem zehnfachen Gefolge in einer Flammenmandorla. Er steht im Ausfallschritt auf einem mehrfarbigen Lotosthron mit einer roten Sonnenscheibe und zertritt zwei elefantenköpfige Gaṇeśa-Gestalten, die im Hinduismus als Gottheiten der Weisheit verehrt werden. Im Buddhismus wird Gaṇeśa meistens negativ bewertet und gilt als Sinnbild des Geizes, der zum Horten irdischer Schätze verführt.

Acala hat hier einen halb grimmigen, halb lächelnden Gesichtsausdruck, was seiner Doppelfunktion entspricht: einerseits ist der der Beseitiger von Hindernissen auf dem spirituellen Weg des Meditierenden – Schwert, Fangschlinge und Garuḍa-Krone weisen darauf hin; andererseits ist er auch ein Anstifter zu Wohltätigkeit, indem er die Menschen von Habsucht und Geiz befreit.

Im dunklen, blumenverzierten Hintergrund erscheinen die Göttinnen von Sonne und Mond mit Opfergaben für Acala. Im oberen Bildteil thronen die fünf Tathāgatas, die von einem weiteren Acala und Vajrapāṇi beschützt werden. Im unteren Bildteil sehen wir links einen Lama der Kadam-Schule, aus deren Tradition dieses Bild stammt. Wir sehen ferner sieben silberne Wasserschalen (Nyerkyödün, ñer-spyod-bdun) als Opfergaben und ein Stifterpaar mit zwei Kindern. Ihre Kleidung weist sie als Ladakhi aus.

Der sektionsförmige, unperspektivische Bildaufbau und der ornamentale Stil sind typische Elemente der frühbuddhistischen Kunst Kaschmirs, wie wir sie auch in Alchi und anderen frühen Klöstern Ladakhs und Westtibets finden.

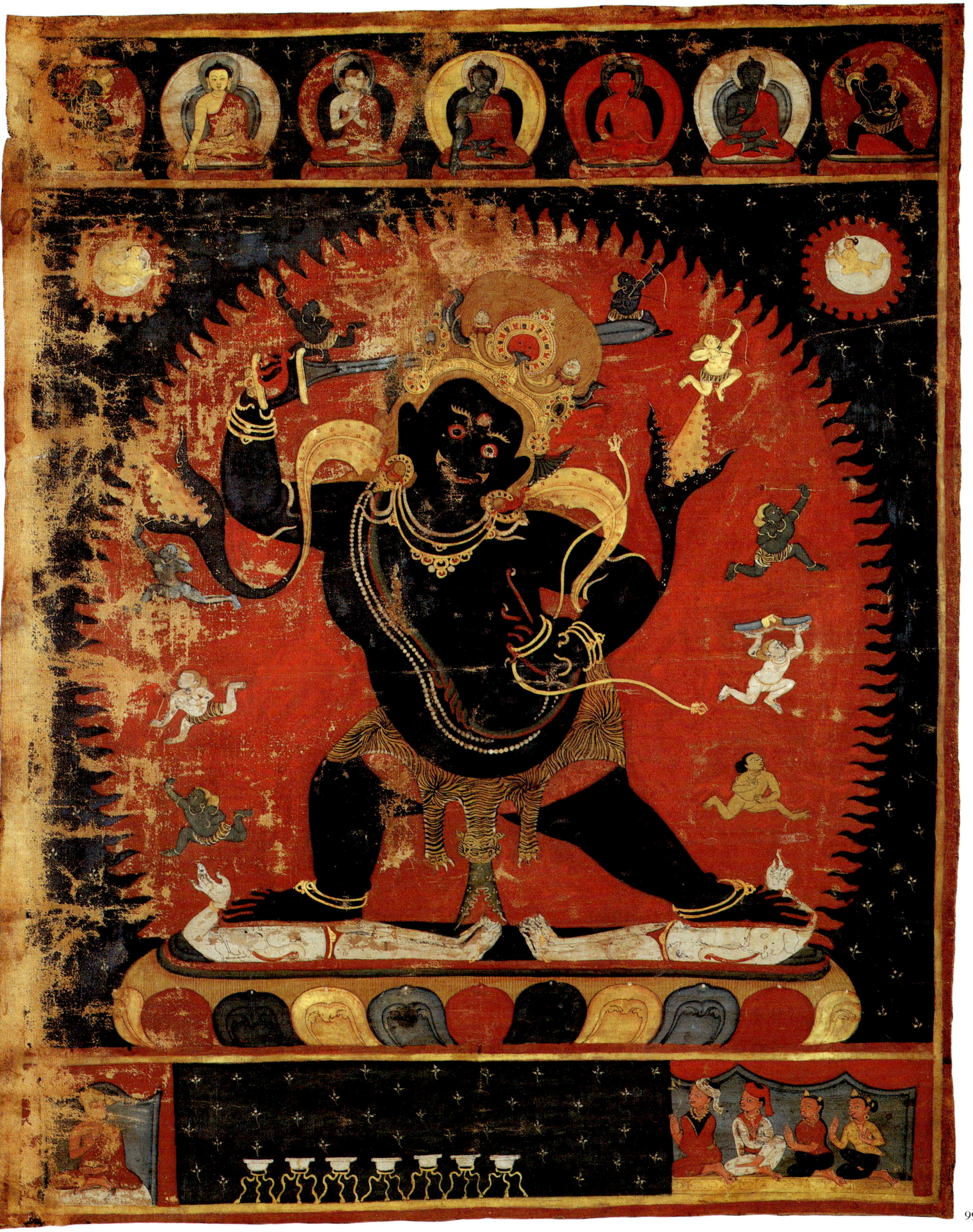

99

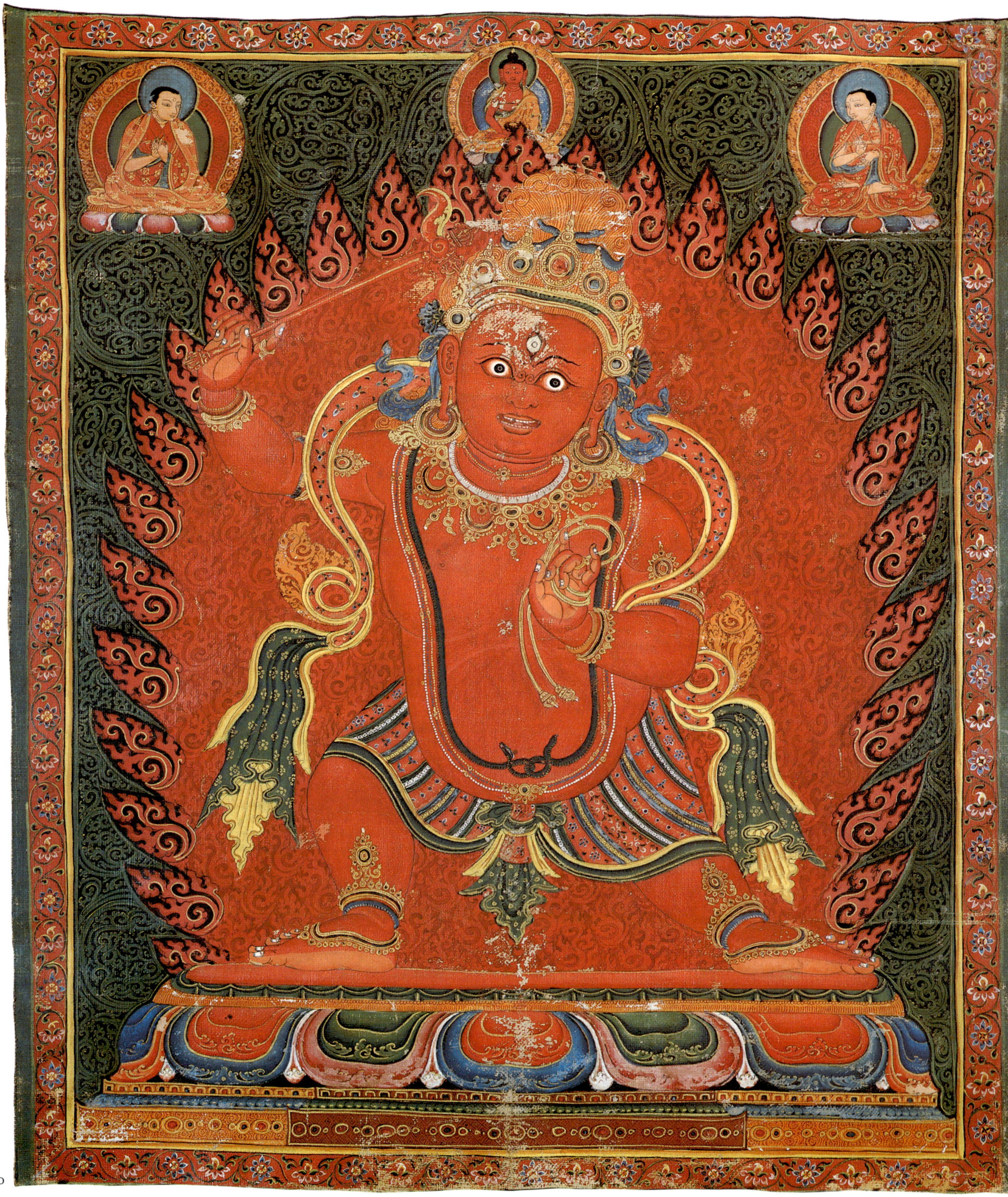

100

I-**100** Ṭakkirāja

Döpi Gyalpo ('dod-pa'i-rgyal-po)
Südtibet, 16. Jh.; 39 x 34 cm (→II-**302**)

Ṭakkirāja, der ›König über die Leidenschaft‹, steht vor einer Flammenmandorla auf einem fünffarbigen Lotosthron, dessen Farben den kosmischen Farben der fünf Tathāgatas entsprechen. Dieser Lotosthron, der sich vor einem dunkelgrünen, aus stilisierten Lotosranken gebildeten Hintergrund entfaltet, ist im meditativen Prozeß der Ausgangspunkt für die Visualisation: auf den zuerst vorgestellten fünffarbigen Lotosthron wird als nächstes die rote Sonnenscheibe projiziert. Aus Thron und Scheibe entsteht der rote, königlich geschmückte Ṭakkirāja. Seine Erscheinung wird in dem zugrunde liegenden Ritualtext (sādhana) genau beschrieben. Er ist von kraftvoller Gestalt und hat eine leuchtend rote Farbe, die auf die in Leidenschaft Verstrickten anziehend wirken soll. Er hat einen halb grimmigen, halb lieblichen Gesichtsausdruck und hält in seiner erhobenen Rechten einen Stachelstock (aṅkuśa), wie ihn der Elefantenführer (mahut) benutzt, um die Tiere zu lenken. In der Linken hält Ṭakkirāja in Drohgebärde eine Fangschlinge (vajrapāśa). Beide Attribute gehören zu den Unterwerfungsriten und sollen denjenigen, der über diesen Yidam meditiert, auf den Erleuchtungspfad leiten. Wenn sich der Meditierende schließlich mit der von ihm visualisierten Gottheit identifiziert, erscheint über seinem Haupt Amitābha, der Buddha des unermeßlichen Glanzes, der Herr des westlichen Paradieses (sukhāvatī). Hier sehen wir ihn zwischen zwei Sakya-Lamas thronen. Ṭakkirāja gehört zu den Hauptinitiationsgottheiten von Phagpa (s. I-74), über die dieser zeitlebens meditierte.

Stilistisch ist diese Malerei mit ihren ornamental aufgelösten Flächen und ihrer intensiven Farbigkeit ein typisches Beispiel für Arbeiten aus der südtibetischen Ṅor-Schule.

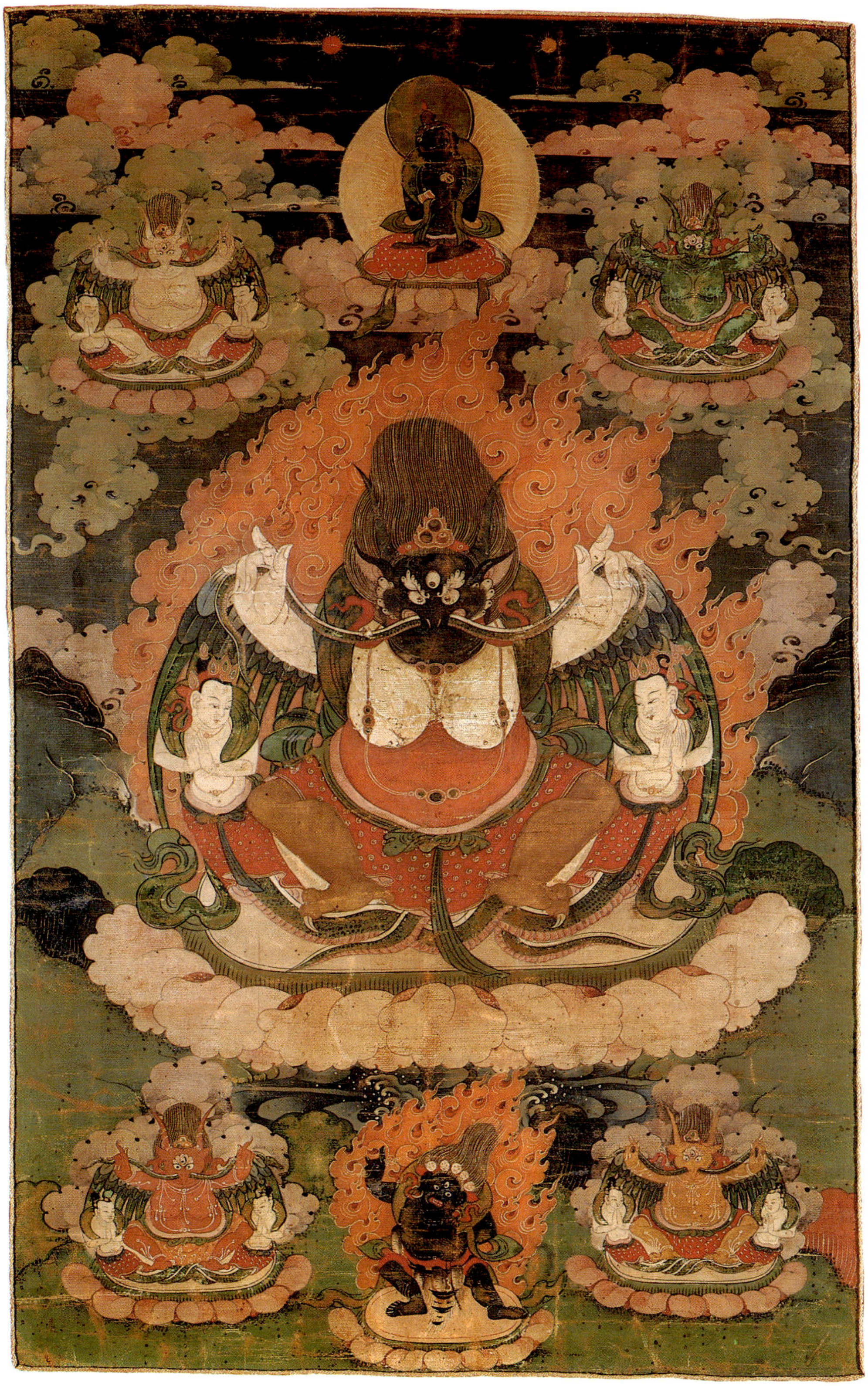

101

I-**101** Vajragaruḍa

Dorje Chung (rdo-rje-khyuṅ)
Osttibet, 19. Jh.; 55 x 33 cm (→II-**303**)

Auf einem weißen Sonnen-Lotos thront, von Weisheitsfeuer umloht, der fünffarbige Vajragaruḍa. Er ist ein Yidam aus dem Kālacakra-Tantra, der besonders von den Sakyapas verehrt wird als eine der Gottheiten, die in der *Goldenen Lehre der Sakyapa* (sa-skya'i-gser-chos) beschrieben wird. Unter seinen Fittichen erscheinen zwei ihn verehrende Nāgarājas, die er gebändigt hat. Der gehörnte Sonnenvogel Garuḍa ist eine mythische Gestalt, die in vorbuddhistischer Zeit als Naturgottheit verehrt wurde. Im Buddhismus hat er eine Doppelfunktion. Einerseits ist er ein Dharmapāla und untersteht Vajrapāṇi, der im Vordergrund erscheint. Als solcher beschützt er Gedeihen, Wachstum und Fruchtbarkeit aller Lebewesen und ist, ebenso wie Vajrapāṇi, ein ›Herr über die Nāgas‹. Andererseits gilt er als zornvolle Emanation Vajradharas, der über ihm thront, wie an seinem blauen Haupt sichtbar wird. In seiner fünffarbigen Gestalt spiegeln sich sowohl die fünf kosmischen Elemente, als auch die Farben der fünf Tathāgatas als Zeichen dafür, daß er sie alle zusammen verkörpert darstellt und über die fünf Elemente gebietet. In maṇḍalaförmiger Anordnung erscheinen um ihn herum als sein Gefolge und als Einzelverkörperungen der fünf Tathāgatas ein weißer Buddha-Garuḍa, ein grüner Karma-Garuḍa, ein gelber Ratna-Garuḍa und ein roter Padma-Garuḍa.

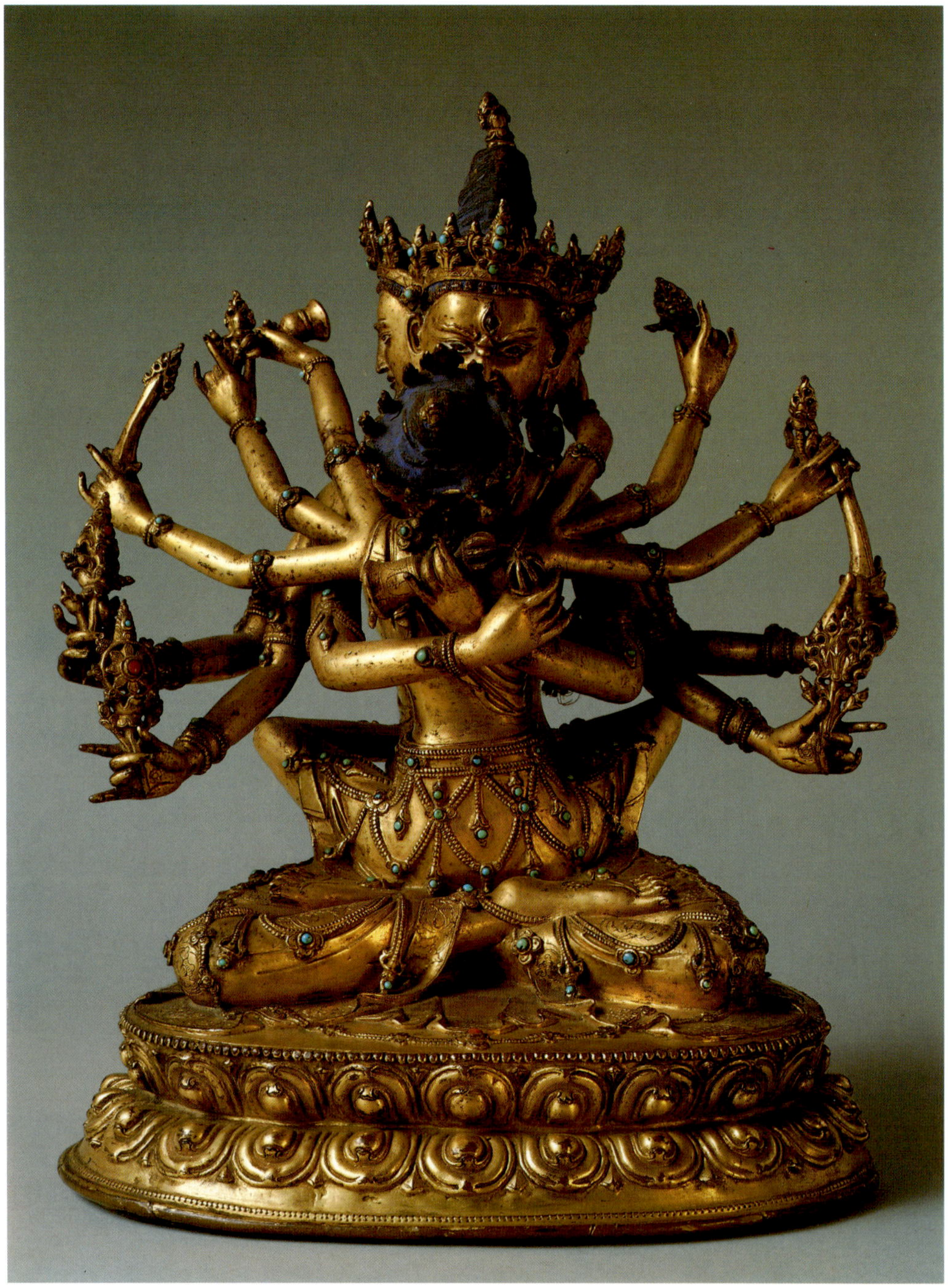

102

I-**102** Akṣobhya-Guhyasamāja

Sangdü Mikyöpa (gsaṅ-'dus-mi-bskyod-pa)
Tibet, 17. Jh.; Höhe: 29 cm (→II-**304**)

Auf einem doppelt umlaufenden Mond-Lotosthron sitzt der dreiköpfige und sechsarmige Akṣobhya-Guhyasamāja in Liebesvereinigung (yab-yum) mit seiner Weisheitspartnerin (prajñā). Er ist eine der komplexesten tantrischen Gottheiten und gehört als Yidam der höchsten Anuttara-Yoga-Tantra-Klasse an. Diese Initiationsgottheit ist zugleich eine Verbildlichung des Guhyasamāja-Tantra, das zu den ältesten buddhistischen Tantras zählt, dessen endgültige Formulierung zwischen dem 3. und 7. Jh. in Indien erfolgte. Guhyasamāja bedeutet ›Verborgene Vereinigung‹. Dieser Name bezieht sich nicht nur auf die Liebesvereinigung der beiden zentralen Gottheiten des Maṇḍala, zu dem sie gehören und meditativ vorzustellen sind, sondern auch auf die Weisheiten und Tugenden der fünf Tathāgatas, die sie in sich verkörpern. Dementsprechend halten beide Gottheiten jeweils die Symbole der fünf Tathāgatas in Händen, die männliche und die weibliche Gestalt manchmal in etwas unterschiedlicher Form. Außer Akṣobhya-Guhyasamāja, der in einer besonderen Beziehung zu Akṣobhya, dem ›Unerschütterlichen‹, steht, gibt es noch zwei weitere Formen von Guhyasamāja: Mañjuvajra-Guhyasamāja und Avalokita-Guhyasamāja, die sich von Mañjuśrī bzw. von Avalokiteśvara ableiten.

Akṣobhya-Guhyasamāja ist dreigesichtig; das mittlere, zornvolle Gesicht hat ein Stirnauge und ist blau vorzustellen wie der Körper – diese Farbe ist die des Akṣobhya. Sein rechtes Gesicht ist friedvoll und weiß, wie das des Vairocana. Das linke Gesicht ist lieblich und rot, wie das des Amitābha. Die drei Gesichter der Weisheitspartnerin Sparśavajra (reg-rdo-rje-ma) sind in Farbigkeit und Physiognomie spiegelgleich: sie verkörpert die spiegelgleiche Weisheit. In seinen Haupthänden hält Akṣobhya-Guhyasamāja wie Vajradhara ein neunstrahliges Zepter (vajra) und eine neunstrahlige Glocke (ghaṇṭā) und zeigt die Geste der Vereinigung (āliṅgita-mudrā). Im folgenden Händepaar hält er rechts das Rad der Lehre (dharmacakra) und links das dreifache Juwel (triratna). Im dritten Händepaar hält er rechts eine Lotosblüte (padma) und links das Schwert der Erkenntnis (khaḍga). Diese verschiedenen Attribute symbolisieren die Verwandlung der fünf Grundübel in Weisheiten (s. Schema S. 23). In den vier Aktivitäten der beiden Gottheiten – Lachen, Anschauen, Umarmen, Vereinigung – wird ein Stufenweg durch die vier Tantra-Klassen erkennbar.

I-**103** Cakrasamvara

Khorlo Dechog ('khor-lo-bde-mchog)
Nepal, 1408; 68 x 55 cm (→II-**307**)

Vor einer von Flammenzungen umgebenen feurigen Mandorla erscheint der zornvolle dunkelblaue Cakrasamvara in Liebesvereinigung mit seiner roten Weisheitspartnerin Vajravārāhī (Dorje Phagmo, rdo-rje-phag-mo). Cakrasamvara, ›Rad der Glückseligkeit‹, gehört als Initiationsgottheit in die höchste Anuttara-Yoga-Tantra-Klasse. Er verkörpert einen tantrischen Meditationspfad, dem zu folgen nur wenigen Eingeweihten gestattet ist, da er höchste Anforderungen an den Übenden stellt hinsichtlich der Festigkeit seines Charakters, aber auch hinsichtlich der Beweglichkeit seines Geistes, vor allem der Phantasiekräfte. Die bildliche Darstellung der Gottheit kann ihm als Hilfsmittel für seine Meditation dienen.

Cakrasamvara ist vierköpfig und schaut in alle vier Richtungen. Auf den Stirnen öffnet sich jeweils ein Weisheitsauge. Die vier Farben seiner bekrönten Häupter – Gelb, Blau, Grün, Rot – zeigen seine Aktivitäten an. Sie entsprechen den vier Arten von tantrischen Riten: befriedende Riten (śāntika), bannende Riten (abhicāruka), vermehrende Riten (pauṣṭika) und gefügigmachende Riten (vaśīkaraṇa). In seinen Haupthänden, mit denen er seine Partnerin umfaßt, hält er Zepter (vajra) und Glocke (ghaṇṭā), Symbole des Männlichen und des Weiblichen, und zeigt die Geste der Vereinigung (āliṅgita-mudrā). In den fünf anderen Händepaaren hält er rechts, v.o.n.u., Elefantenhaut, Trommel (ḍamaru), Kultmesser (karttṛkā), Axt (paraśu) und Dreizackstab (triśūla). Links hält er ebenfalls die Elefantenhaut, eine mit Blut gefüllte Schädelschale (raktakapāla), Fangschlinge (pāśa), den viergesichtigen Kopf Brahmās und ein vajrabekröntes, tantrisches Würdezeichen (vajrakhaṭvāṅga). Die paarweise zusammengehörigen Attribute (mit Ausnahme der Elefantenhaut) entsprechen den genannten vierfachen Aktivitäten. Die Cakrasamvara mit einem Bein umschlin-

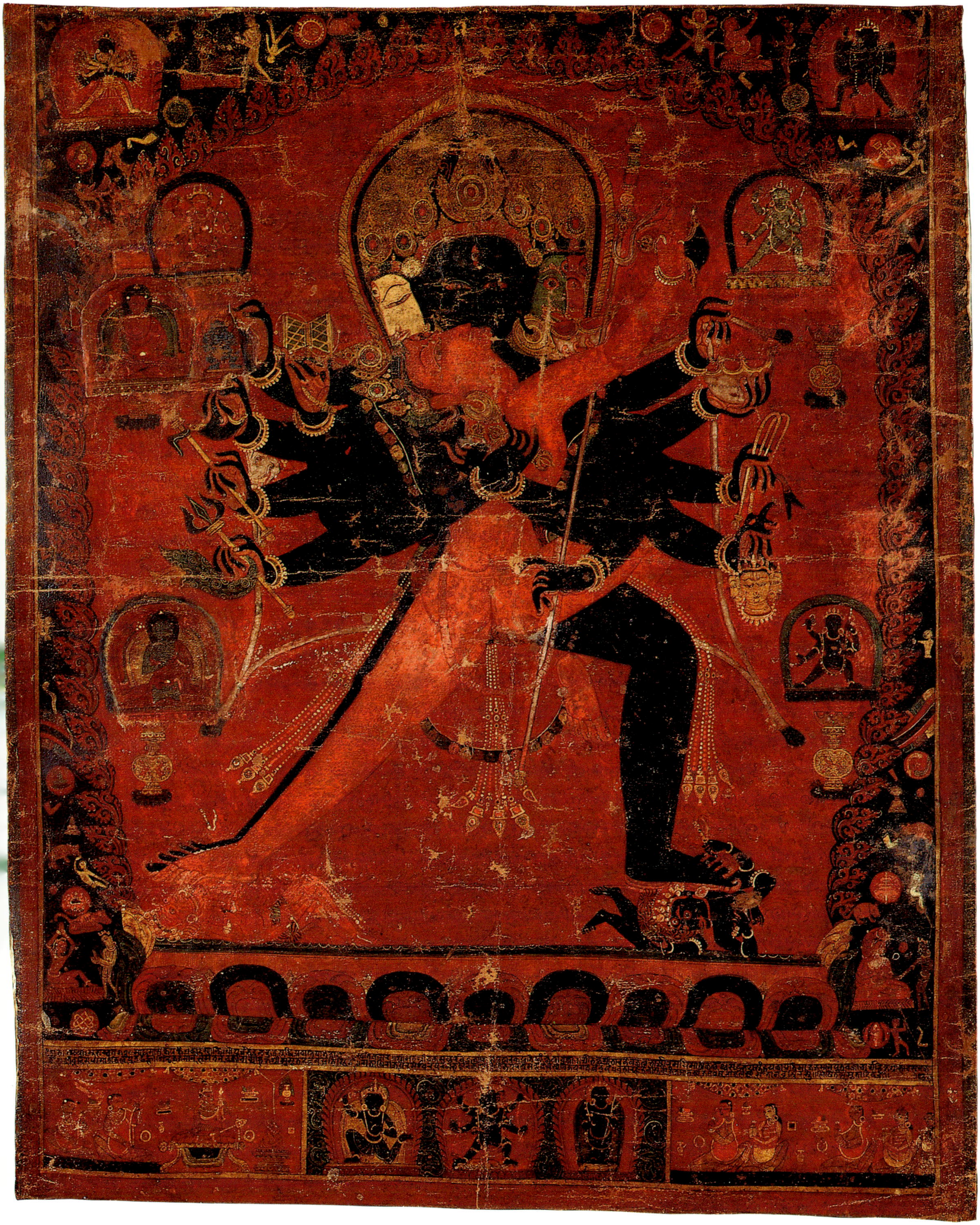

103

gende Vajravārāhī – in der alten Nyingma-Tradition mit einem zusätzlichen kleinen Schweinekopf dargestellt, was auf ihren Namen ›Diamantsau‹ hinweist – hält ein Kultmesser in ihrer Rechten und in ihrer nicht sichtbaren Linken eine mit Blut gefüllte Schädelschale.

Cakrasamvara steht im tänzerischen Ausfallschritt auf einem Sonnen-Lotosthron. Mit den Füßen tritt er auf die Brüste eines vierarmigen, weiblichen Wesens, das die Leidenschaft verkörpert, und auf die Stirn eines vierarmigen, männlichen Wesens (Zorn). Für denjenigen, der sich in der Meditation mit Cakrasamvara identifiziert und mit seiner Weisheitspartnerin vereint hat, sind diese beiden Wesenheiten Sinnbild für das eigene Verhaftetsein an Leidenschaft und Zorn, von denen er sich befreit hat.

In der Flammenmandorla erscheinen als Gefolge der Gottheiten drei verschiedenfarbige Ḍākinīs (ursprünglich vier, s. II-307), vor denen Vasen mit Schädelschalen stehen. Im dunklen Hintergrund des Bildes wird die düstere Szenerie von Leichenplätzen erkennbar, wo Leichen von Menschen oder wilden Tieren zerstückelt werden. Ferner sehen wir dort meditierende Yogis mit ihren Yoginīs sowie die acht buddhistischen Glückssymbole. Diese Szenerie ist ein Hinweis darauf, daß auch der dieses Bild Meditierende sich in einen glückbringenden Ort der Abgeschiedenheit versetzen soll.

In den oberen Ecken erscheinen zwei nicht mehr identifizierbare Gottheiten, möglicherweise sind es zwei andere Erscheinungsformen von Cakrasamvara. Unterhalb der Inschriftenleiste (s. II-307) sehen wir links eine Feueropferzeremonie, in der Mitte Acala, Ṣaḍbhuja-Mahākāla und Pañjara-Mahākāla und rechts zwei verehrende Stifterpaare mit Opfergaben.

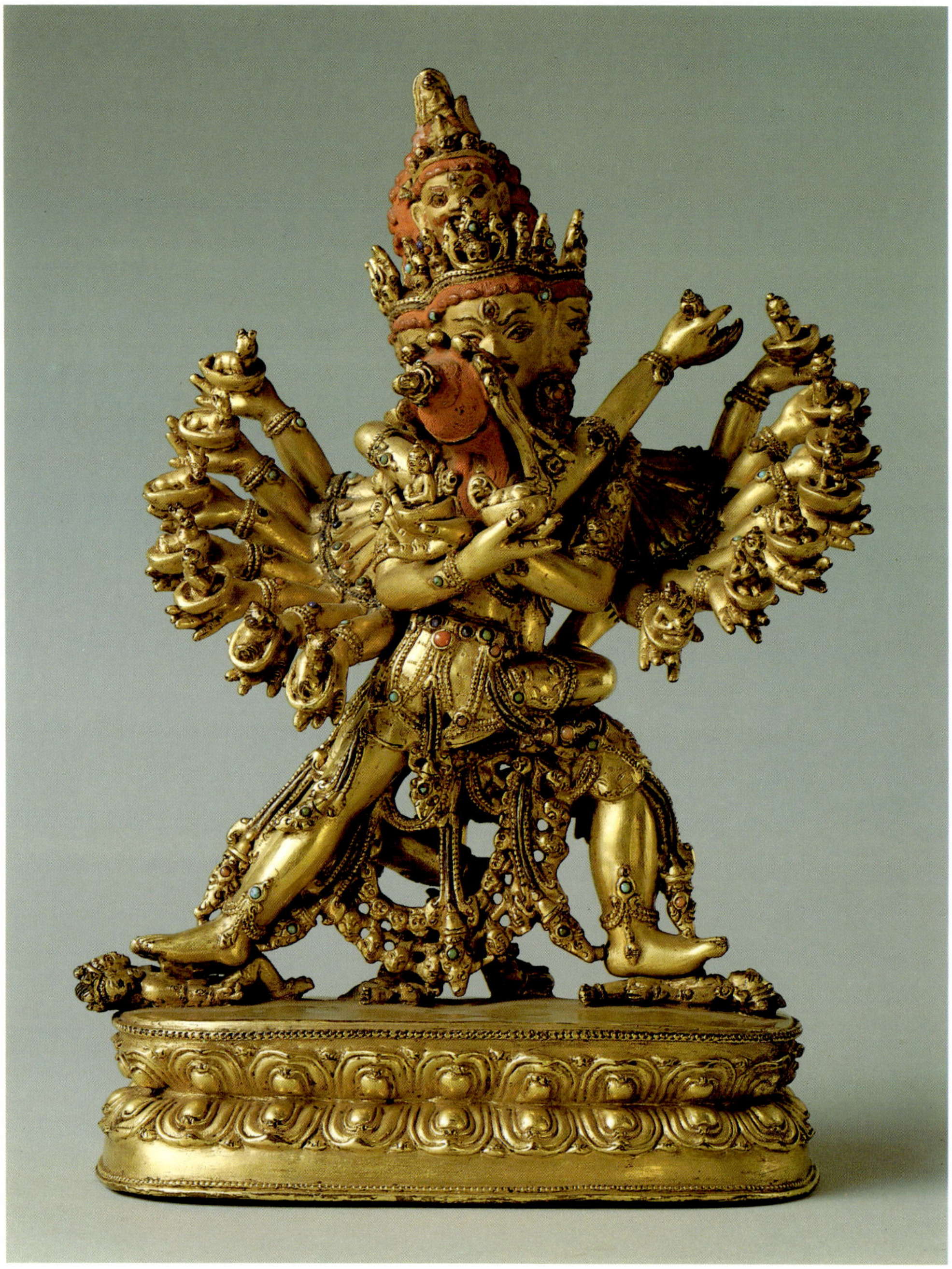

104

I-**104** Hevajra

Kye Dorje (kye-rdo-rje)
Tibet, 17. Jh.; Höhe: 25 cm (→ II-**312**)

In der komplexen Gestalt dieser mit großer Sorgfalt hergestellten und bemalten Kultbronze wird der Lehrgehalt des Hevajra-Tantra symbolisch veranschaulicht. Diese tantrischen Ritualtexte (sādhana), in denen alle Eigenschaften der Gottheiten und ihre symbolische Verbildlichung genau beschrieben werden, haben Anfang des 9. Jahrhunderts ihre endgültige Fassung erhalten und sind durch die Schüler des indischen Mahāsiddhas Virūpa nach Tibet gelangt (s. II-162 und II-167). Der Name Hevajra ist eine Anrufung des Absoluten in Gestalt des Vajra, des unzerstörbaren, vollkommen durchsichtigen und vielfältig strahlenden Diamantzepters durch die Keimsilbe HE entsprechend der auch bei uns üblichen Anrufung He! oder Heil!. Als Iṣṭa-Devatā, ›erwünschte und erwählte Gottheit‹, Yidam, die der Meditierende lediglich in seiner Vorstellung erzeugt, gehört Hevajra dem höchsten Anuttara-Yoga-Tantra an.

Hevajra trägt eine Schädelkrone und die fünffache Krone der fünf Tathāgatas. Er steht ausschreitend und tanzend auf einem doppelt umlaufenden Lotosthron, den eine glühende Sonnenscheibe bedeckt. Seine vier Beine symbolisieren seine vier kommunikativen Eigenschaften: Geben, Loben, Verständnis und Tatkraft. Er hat acht Gesichter, die die acht geistigen Errungenschaften eines Erleuchteten symbolisieren. Sie haben einen unterschiedlichen Ausdruck: das des obersten Kopfes ist am stärksten zornvoll und von Flammen der Weisheit umloht. Seine rot umrandeten Augen symbolisieren Liebe und Mitleid. Das dritte Auge in allen Gesichtern symbolisiert die Vereinigung von Mitleid und Weisheit. Als Bekrönung erscheint in seinem Haar ein doppeltes Zepter (viśvavajra) als Thronsitz Akṣobhyas, des ›Unerschütterlichen‹, der zuoberst erscheint, sowie eine goldene Mondsichel. Hevajra schaut seiner Weisheitspartnerin (prajñā) lachend in die Augen und hält sie in Liebesvereinigung (yab-yum) umschlungen. Ihr Name lautet Nairātmā, ›die ohne Ich ist‹. Sie verkörpert die höchste Weisheit, die alle Anhaftung abgestreift hat und frei von jedem Begehren ist, wofür Kultmesser und blutgefüllte Schädelschale in ihren erhobenen Händen ebenfalls Zeichen sind. Hevajra hält in seinen acht Händepaaren jeweils eine Schädelschale (kapāla), in denen links acht Gottheiten und rechts sieben Tiergestalten und ein Mensch thronen. Es handelt sich in den Haupthänden um den gelben Erdgott und einen weißen Elefanten, den gelben Reichtumsgott Vaiśravaṇa und eine Ratte, den dunkelblauen Todesgott Yama und einen Greif, den roten Sonnengott und einen Menschen, den weißen Mondgott und ein Kamel, den grünen Windgott und einen Stier, den roten Feuergott und einen Esel, den weißen Wassergott und ein Pferd. Hevajras rechte Hände mit den Tieren sind Ausdruck seiner Aktivität, die rechten Hände mit den Gottheiten Ausdruck seiner Weisheit.

So versinnbildlicht Hevajra eine unvergängliche, kosmische Kraft, aus der alles hervorgeht und von der alles getragen wird, und zugleich ein psychisch dynamisches Prinzip der Vereini-

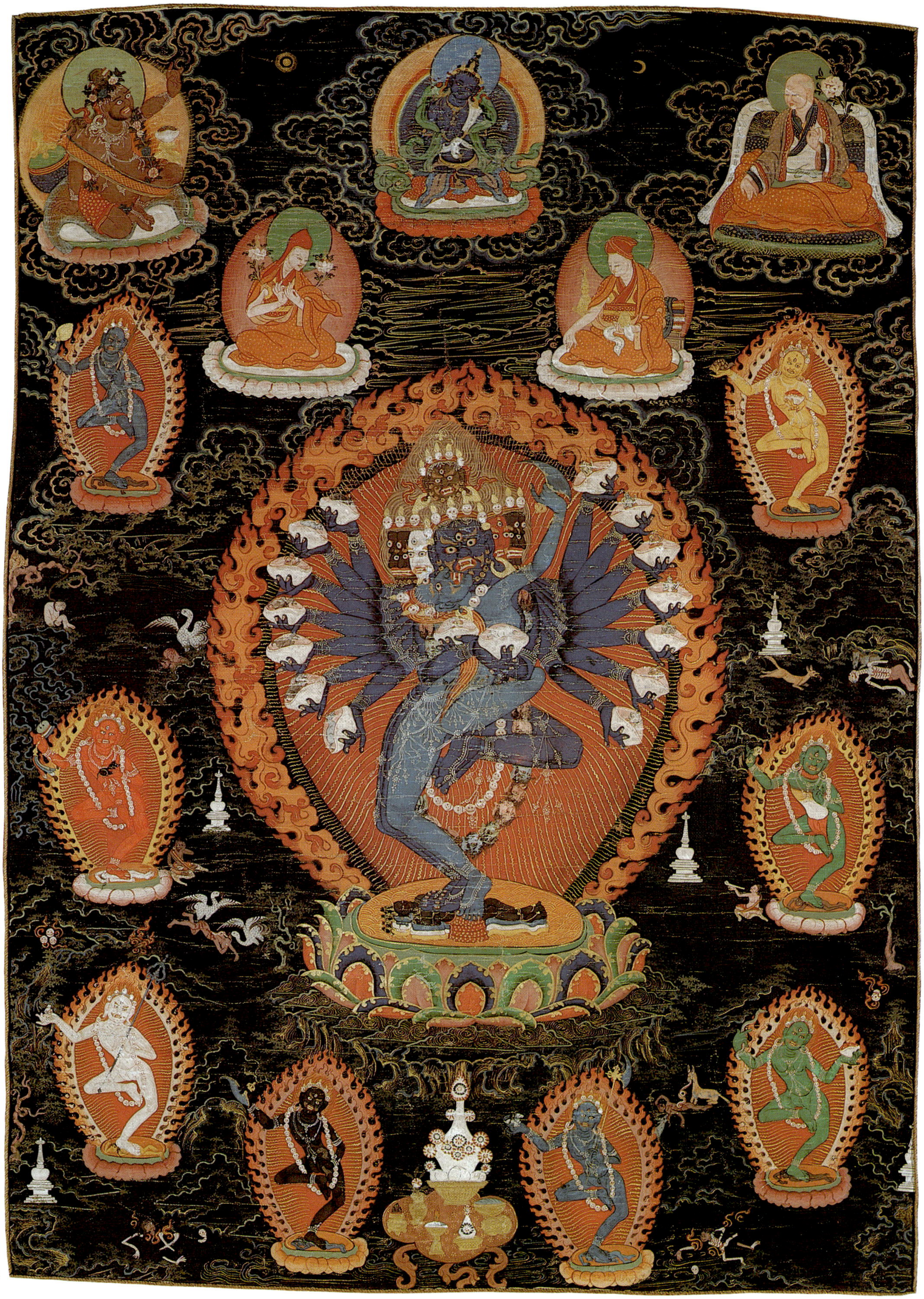

105

gung und Aufhebung aller Gegensätze, indem seine sich bewegend vorzustellenden Hände die jeweiligen Polaritäten miteinander verbinden. Die Schädelschalen, in denen Tiere und Gottheiten thronen, weisen nicht nur auf den menschlichen Geist als Hervorbringer hin, sondern sind auch Symbol für die ›sechzehnfache‹ Leerheit aller Erscheinungen.

Hevajras zerstörerischer Aspekt wird erkennbar, indem er mit seinen vier Füßen auf vier Gottheiten steht und sie symbolisch seiner Herrschaft unterwirft. Es sind vier hohe hinduistische Gottheiten, v.l.n.r.: der viergesichtige Brahmā, Rudra (Śiva), Upendra und Indra. Hier werden sie symbolisch mit den vier Māras, den Hindernis verursachenden Teufeln, und den vier Grundübeln gleichgesetzt, die Götter, Menschen und Tiere ans Dasein fesseln und immer wieder in den Kreislauf der Wiedergeburten (saṃsāra) zurückfallen lassen. Die stufenweise Visualisation von Hevajra und die erlebnishafte Vereinigung mit ihm dient dazu, in einem einzigen Leben Befreiung zu erlangen.

I-105 Hevajra

Abb. S. 167

Kye Dorje (kye-rdo-rje)
Tibet, 18. Jh.; 64 x 45,5 cm (→ II-**313**)

Der Yidam Hevajra ist eine Initiationsgottheit von zentraler Bedeutung innerhalb der gesamten tantrischen Überlieferung und zugleich ein Alleinheitssymbol. Es gibt verschiedene Erscheinungsformen des Hevajra, den unterschiedlichen Wegen entsprechend, auf denen dieses Tantra nach Tibet gelangt ist. Hier handelt es sich, wie auch bei der Bronzefigur I-104, um den Kapāladhara-Hevajra, der Schädelschalen in seinen sechzehn Händen hält; unterschiedlich ist nur die Beinstellung (ardhaparyaṅka), die Tanzhaltung auf einem Bein, die symbolisch auch als Pfeil-und-Bogen-Stellung verstanden wird, wobei das eingeknickte Bein den Bogen, der angewinkelte Unterschenkel den Pfeil darstellen. Bogen und Pfeil sowie die Liebesvereinigung Hevajras mit seiner Weisheitspartnerin versinnbildlichen Weg und Ziel in ihrer Einheit.

Eine nächtliche Landschaft und die gespenstische Szenerie einer Leichenstätte bilden den Hintergrund, vor dem die beiden zentralen Gottheiten und ihr achtfaches Gefolge in leuchtenden Aureolen erscheinen. Die Spitze eines Berges mit einem vielfarbigen Lotosthron und einer Sonnenscheibe bildet die Mitte dieses visionären Maṇḍalas. Das tanzende Paar steht auf vier übereinander liegenden, verschiedenfarbigen, gekrönten Gottheiten. Sie versinnbildlichen die vier Māras, die auch als die Herrscher der phänomenalen und der psychischen Welt gelten. Hevajra und die acht Ḍākinīs sind von einer goldenen Strahlen- und einer roten Flammenaureole umgeben, als Ausdruck ihrer alle karmische Dunkelheit und inneren Hindernisse überwindenden Weisheit. Trotz seiner acht zornvollen Gesichter und seiner auf den ersten Blick erschreckenden Vielarmigkeit ist Hevajra eine Gottheit, deren innere Natur von Frieden durchdrungen ist, wie das Tantra verkündet. Die in den acht Himmelsrichtungen erscheinenden Devīs sind als Emanationen des Körpers von Hevajra zu verstehen. Sie haben die Aufgabe, den Meditierenden zur Hauptgottheit des Maṇḍala hinzuführen. Im Osten steht die schwarze Gaurī mit Kultmesser (karttṛkā) und einem Fisch in Händen; im Südosten steht die weiße Śavarī, die einen Mönch und einen Rasselstab (khakkhara) hält; im Süden steht die rote Caurī mit Handtrommel (ḍamaru) und einem Schwein; im Südwesten sehen wir die blaue Caṇḍālī mit Rad (cakra) und Pflug; im Westen die gelbe Baitalī mit Schildkröte und blutgefülllter Schädelschale (raktakapāla); im Nordwesten die vierfarbige Dambhinī mit Vajra und Drohgeste (tarjanī-mudrā); im Norden steht die grüne Gasmarī mit Schlange und blutgefüllter Schädelschale und im Nordosten die blaue Pusḥasī mit einem Löwen und einer Axt (paraśu). Die verschiedenen Attribute beziehen sich auf die unterschiedlichen, Leiden lindernden Aktivitäten der Devīs. Je nachdem welche Fähigkeiten und Schwächen der Meditierende besitzt, wird er den Weg zur Mitte des Maṇḍala mit Hilfe der ihm entsprechenden Devī wählen.

Im oberen Bereich des Bildes wird die Überlieferungslinie sichtbar gemacht. Das Hevajra-Tantra gilt als eine geheime Verkündigung Buddhas in seiner zeitlosen Gestalt als Ādibuddha Vajradhara, der hier, umgeben von Sonne und Mond, in den Wolken thront. Von ihm läuft die Linie weiter links zu dem indischen Mahāsiddha Virūpa und rechts zu dem Begründer der Sakya-Schule Sachen Kunga Nyingpo (s. II-213, 214) sowie zu zwei hohen Sakya-Lamas, von denen der rechte inschriftlich als Palden Chökyong (dpal-ldan-chos-skyoṅ, 1702–1759) bezeichnet wird. Er stammte aus Osttibet und war ein Abt des Ṅor-Klosters. Das gibt uns einen Anhaltspunkt für die zeitliche Einordnung des Bildes. Der linke ist sehr wahrscheinlich Shuchen Tsuthim Rinchen (shu-chen-tzul-khrims-rin-chen, 1700–1769), ein berühmter Reformator. Im Vordergrund sehen wir einen blütenförmigen, zierlichen Tisch, auf dem verschiedene Ritualgeräte für den Meditierenden und ein großer Opferkuchen (Torma) für Hevajra aufgestellt sind.

Thangkas dieser Art waren für die persönliche Meditation bestimmt und wurden an besonderen Plätzen im Gönkhang (mgon-khaṅ), dem Tempel der Schutzgottheiten, aufbewahrt, der Uneingeweihten nicht zugänglich war.

I-106 Ekavīra-Vajrabhairava

Dorje Jigdje Pachig (rdo-rje-'jigs-byed-dpa'-gćig)
Tibet, frühes 18. Jh.; 71 x 52 cm (→ II-**314**)

Beherrschende Zentralfigur des auf schwarzem Grund gemalten Bildes (Nagthang, nag-thaṅ) ist der Yidam Vajrabhairava, der ›Erschreckende mit dem Vajra‹, als ›alleinstehender Held‹, Ekavīra, dargestellt. Er ist eine der komplexesten Gottheiten des lamaistischen Pantheons, dessen Tantra bei allen tibetischen Schulen, besonders aber bei Sakyapas und Gelugpas eine wichtige Rolle spielt. Vajrabhairava ist eine zornvolle Manifestation Mañjuśrīs, des Bodhisattva der Weisheit, dessen friedvolles, weißes Antlitz zuoberst als mittleres erscheint. Vajrabhairavas Zorn, der auf Mitleid beruht, vernichtet die Schwächen und karmischen Hindernisse, die den Menschen von seinem Ziel, der Erleuchtung, fernhalten. Vajrabhairava wird auch Yamāntaka, ›Bändiger des Yama‹, oder Yamāri, ›Feind des Yama‹, genannt. Interessant ist nun, daß die Grundform dieser komplexen Gottheit, die viele Aspekte in sich vereint, ebenfalls der büffelstierköpfige Yama, der alte indische Totengott, ist.

Vajrabhairava steht in tanzender Haltung von Flammen umloht auf einer roten, Hitze ausstrahlenden Sonnenscheibe. Er hat neun Köpfe im flammenden Haarschopf, vierunddreißig Arme und sechzehn Beine. In seinen Haupthänden hält er rechts das sichelförmige, vajragekrönte Kultmesser (karttṛkā) und links die blutgefüllte Schädelschale (raktakapāla) als Sinnbild für die Vernichtung von Leidenschaft. In den anderen Händen hält er jeweils verschiedene Attribute: Siegeszeichen, Waffen und Trophäen, die symbolisch seinen siegreichen Kampf gegen alle Arten von Leidenschaft anzeigen.

Vajrabhairava ist vollkommen nackt mit aufrecht stehendem Zeugungsglied dargestellt. Eine Kette mit Menschenköpfen (muṇḍamālā) hängt schwer über seinen Körper. All seine Gesichter, mit Ausnahme das des Mañjuśrī, zeigen rasenden Zorn und haben ein drittes Weisheitsauge. Von den langen Hörnern seines Büffelstierkopfes gehen weiße Flammen aus. Er trägt Schädelkronen und tritt mit den Füßen auf fünf hinduistische Götter – links Viṣṇu, Indra, Brahmā, rechts Upendra und Rudra (Śiva) –, auf einen Menschen sowie auf zahlreiche Landtiere und Vögel, als Zeichen seiner Überlegenheit über alle Feinde des Dharma und als Ausdruck für seine Absicht, durch sein Wissen alle Lebewesen zur Erleuchtung zu führen.

Rings um die machtvolle Zentralfigur kreist, von Rauchwolken umhüllt, ihr zehnfaches Gefolge auf verschiedenen Tieren und einem Rolang reitend. Es handelt sich um die zehn Richtungsbeschützer, Daśadik Lokapāla (s. II-314 und II/Kap. XVIII), in deren Begleitung wilde Tiere an einer angedeuteten Leichenstätte auftauchen. Vor Vajrabhairava ist ein dreifaches rituelles Opfer in Schädelschalen aufgestellt.

Im oberen Bereich des Bildes erscheinen inschriftlich bezeichnet, v.l.n.r., der Mahāsiddha Lalita, der tierköpfige Lopön Palzin – sein goldener Büffelstierkopf ist ein Kennzeichen dafür, daß er durch die Meditation über Vajrabhairava Befreiung erlangt hat; der goldene Mañjuśrī,

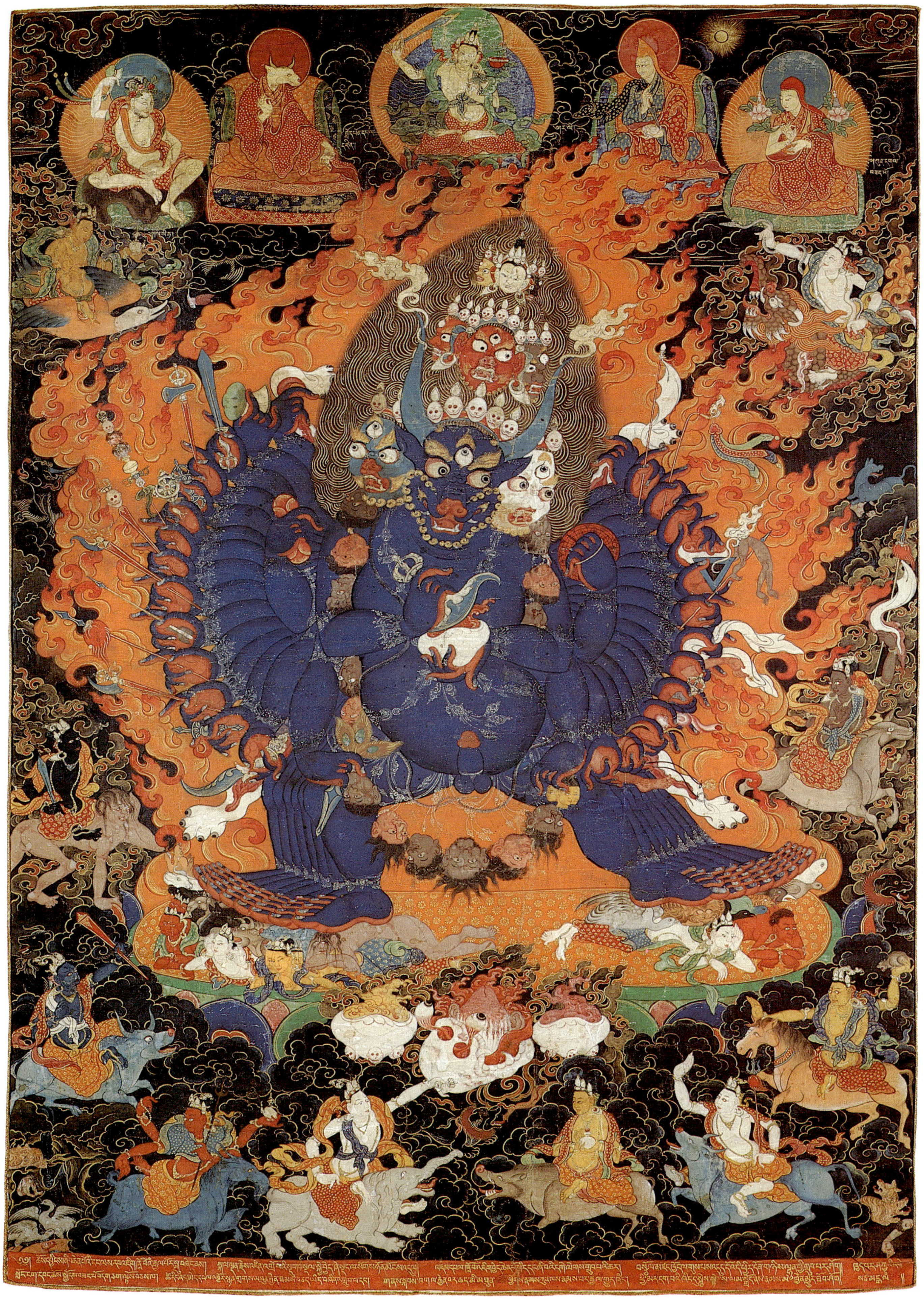

106

Ralo, der Lotsawa von Ra und der Abt Ṅorchen Kunga Zangpo, 1382-1456. Die Überlieferungslinie zeigt an, daß dieses Bild in die Sakya-Tradition gehört. Die besondere Form Vajrabhairavas soll auf eine Vision des Übersetzers von Ra zurückgehen.

I-107 Hayagrīva

Tamdin (rta-mgrin)
Osttibet, frühes 18. Jh.; 100 x 62 cm (→ II-**325**)

Eine frühlingshaft anmutende Landschaft, die in der Ferne von vier Berggipfeln begrenzt wird, und ein klarer Himmel sind der Schauplatz eines visionären Geschehens, das der Meditierende vor seinem inneren Auge erzeugt. Im Zentrum des Bildes erscheint auf einem großen, fünffarbigen Lotos, den eine goldene Sonnenscheibe bedeckt, der rote Yidam Hayagrīva, ›Der mit dem Pferdenacken‹, in Liebesvereinigung mit seiner hellroten tantrischen Partnerin. Die blaustrahlende, von Flammen umgebene Mandorla, die sie umgibt, ist, ebenso wie der Vajra in seinem flammenden Haar, ein Hinweis darauf, daß diese Initiationsgottheit eine zornvolle Emanation des Akṣobhya, des ›Unerschütterlichen‹, ist. Kennzeichen Hayagrīvas und seiner Partnerin ist der kleine Pferdekopf, den sie auf ihrem Kopf tragen. Hayagrīva ist zweiarmig mit emporgehobenem Kultmesser (karttṛkā) und blutgefüllter Schädelschale (raktakapāla) vorgestellt, ebenso auch seine Partnerin, die ihm auch eine solche Schale reicht. Hayagrīva trägt eine Elefanten- und eine Menschenhaut sowie einen Tigerfellschurz. Eine schwere Kette aus Menschenköpfen (muṇḍamālā), die an Gedärmen hängen, und eine Schlange schmücken ihn. Seine Partnerin trägt um die Hüfte ein Leopardenfell. Beide sind mit der fünffachen weißen Schädelkrone der zornvollen Gottheiten bekrönt und zeigen das dritte Weisheitsauge auf der Stirn. All diese Einzelheiten, die in den Ritualtexten (sādhana) beschrieben werden, führt sich der Meditierende bei der Anrufung und Visualisation der Gottheiten deutlich vor Augen, indem er sich ihre Körper zugleich als durchsichtig und durchlässig vorstellt. Danach identifiziert er sich selbst mit der zentralen Gottheit Hayagrīva, um sich schließlich mit dessen als Prajñā vorgestellten Partnerin zu vereinen.

Hayagrīva steht mit seiner Partnerin, die er umschlungen hält, im Ausfallschritt auf zwei nackten Menschen: mit dem gestreckten Bein auf den Brüsten einer liegenden weiblichen Gestalt, welche die Leidenschaft symbolisiert, und mit dem angewinkelten Bein auf dem Rücken einer zusammengekauerten, männlichen Gestalt, die den Haß symbolisiert. Für den Meditierenden bedeutet das, daß er die in ihm aufsteigende Leidenschaft in Mitleid und Weisheit verwandelt und mit Hilfe der so gewonnenen Leidenschaftslosigkeit Haß und Aggression in sich vernichtet und in Verehrung verwandelt, wie es die Geste der männlichen Gestalt erkennen läßt. So kann man die beiden liegenden Gestalten auch als Sinnbilder der überwundenen Ich-Sucht des Meditierenden betrachten.

Das Paar ist von acht himmlischen Tänzern und Tänzerinnen (kiṅgāra; tib. ging, giṅ) umgeben, die mit Fächern geschmückt zum Klang ihrer Stieltrommeln einen ekstatischen, kultischen Tanz zu Ehren Hayagrīvas vollführen. Die unterschiedliche Farbigkeit der acht Paare und ihre maṇḍalaförmige Anordnung entspricht ihrer Aufgabe, den Klang des Dharma in allen acht Himmelsrichtungen erschallen zu lassen. Diese Gottheiten sind nicht als eigenständige Wesen zu verstehen; sie sind wie die Regenbogen oder Wolken, auf denen sie tanzen, Erscheinungen, die der Meditierende selbst aus Freude über seine ›Verwirklichung‹ erzeugt. Auch das Cintāmaṇi-Symbol, die sieben glückbringenden Juwelen (saptaratna) und die bunten Perlen, die vor dem Thron Hayagrīvas liegen, sind Zeichen des Dankes, die der Meditierende zum Abschluß seiner Übung am Ort seines Verweilens symbolisch niederlegt.

Über der bewegten Szenerie thront ein Tai Situ, einer der hohen Lamas des Karma-Kagyü-Ordens. Er hält in seiner Linken eine goldene Vase (kalaśa), aus der eine Blüte emporwächst, Sinnbild für ein langes Leben und Erleuchtung, womit der Stifter des Bildes, der sich möglicherweise hinter dem Lama verbirgt, seinen Wunsch für sich und andere zum Ausdruck bringt.

Die transparente, lichte Farbigkeit dieses Bildes und die darin zum Ausdruck kommende Idealisierung der Natur sind charakteristisch für den Malstil der Karmagardi-Malschule.

I-108 Vajrakīla

Abb. S. 172

Dorje Phurpa (rdo-rje-phur-pa)
Tibet, 16. Jh.; Höhe: 24 cm (→ II-**319**)

Die Verbreitung der tantrischen Lehren des Vajrakīla in Tibet geht auf das Wirken des berühmten kaschmirischen Gelehrten Padmasambhava im 8. Jh. zurück, der diese Lehren seinen 26 Schülern, u. a. seiner tibetischen Schülerin Yeshe Tsogyal, übermittelt hat.

Vajrakīla ist als Yidam-Gestalt eine Verkörperung des magischen Dolches (phur-bu), der bei allen tantrischen Riten eine wichtige Rolle spielt. Vajrakīla hält dieses Ritualgerät in seinen Haupthänden, mit denen er zugleich seine Yoginī umfaßt. Im mittleren Händepaar hält er rechts einen Vajra und links einen Dreizackstab (triśūla), im oberen Händepaar einen neunstrahligen Vajra und ein Flammenbündel. Vajrakīla hat drei Köpfe, jedes seiner Gesichter drückt rasenden Zorn aus. Er trägt ein Flügelpaar, das als Trophäe seines Sieges über Rutṛa, die Verkörperung des Bösen, gilt. Seine mit ihm in Yab-Yum vereinigte Weisheitspartnerin hält in ihrer Rechten eine Glocke und hinter ihm eine blutgefüllte Schädelschale. Vajrakīla steht mit den vorderen Beinen im Ausfallschritt nach rechts (pratyālīḍha) auf zwei (hier fehlenden) hinduistischen Gottheiten. Das hintere Beinpaar ist tanzend dargestellt.

Der einteilige Guß läßt die Körper beider Figuren zum Teil miteinander verschmelzen, wodurch die Vereinigung der Gottheiten dem Meditierenden umso eindrucksvoller vor Augen tritt. Die Liebesvereinigung wird in den Texten folgendermaßen beschrieben: »Lachen, in die Augen schauen, umarmen, sich vereinigen.«

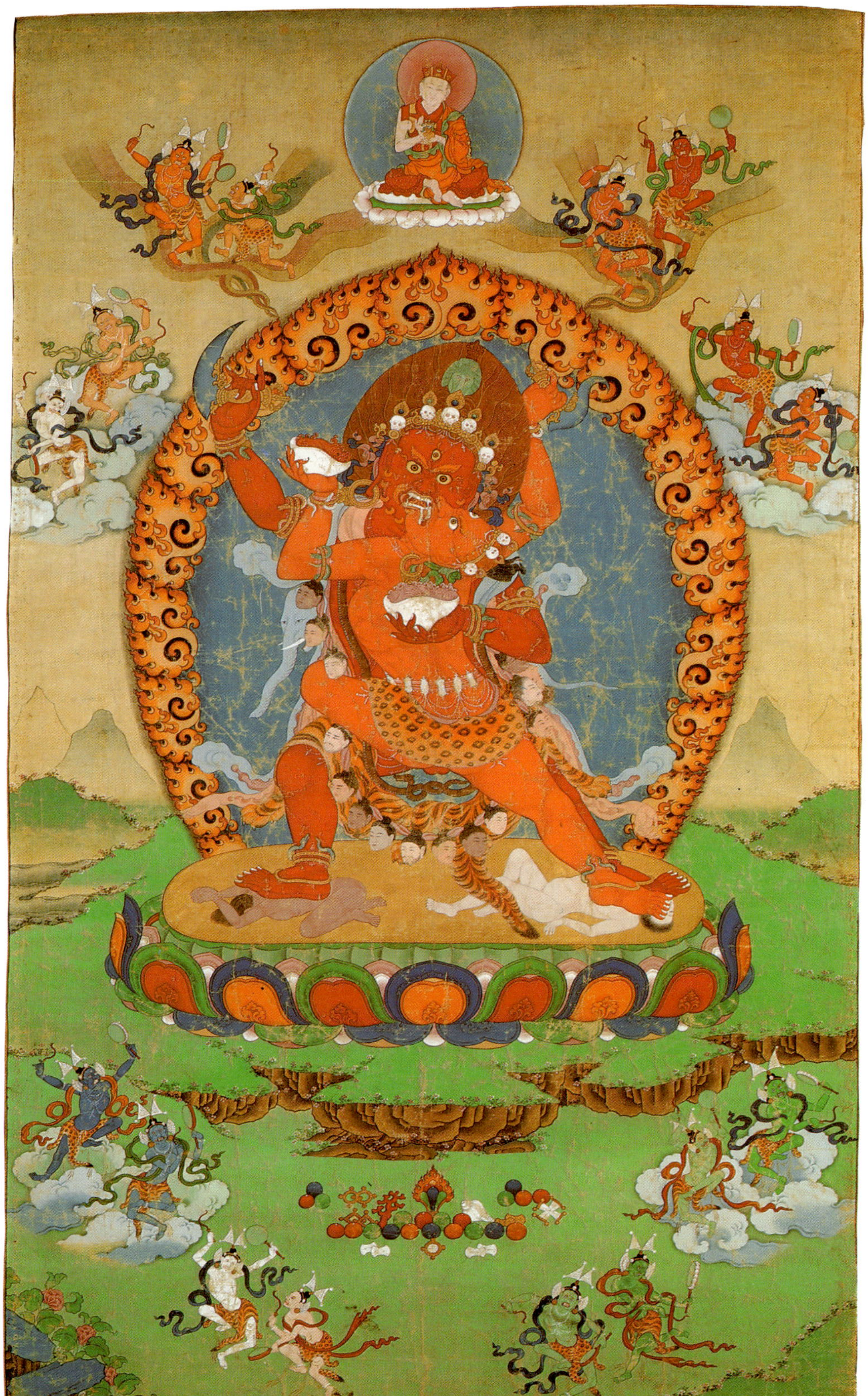

107

I-109 Mañjuśrī-Yamāntaka *Abb. S. 173*

Jampal Shindjeshe ('jam-dpal-gśin-rje-gśed)
Tibet, frühes 18. Jh.; 54 x 43 cm (→ II-**330**)

Die düstere Szenerie einer Leichenstätte ist der Schauplatz für die visionäre Erscheinung Mañjuśrī-Yamāntakas, der als Überwinder des Totengottes Yama zu den machtvollsten Yidam-Gestalten der alten Nyingma-Tradition zählt. Derjenige, der sich meditativ mit ihm verbindet, ist gleichsam ein Sieger über den Tod und hat bereits in diesem Leben Befreiung erlangt. Das kleine tanzende Skelett im Vordergrund könnte ein Hinweis darauf sein.

Mañjuśrī-Yamāntaka ist dreiköpfig und rasend vor Zorn. Er hat vier Beine und sechs Arme. In seinen rechten Händen hält er (v.o.n.u.) ein achtfaches Rad mit Kīla-Klingen, Schwert und Vajra; in den linken Händen hält er Stachelstock, Mörserstößel und ein Flammenbündel, das er wirft. Er ist mit dem sogenannten Friedhofsschmuck bekleidet: den Häuten eines Menschen, eines Elefanten und einem Tigerfell. Er trägt eine muṇḍamālā und eine Halskette aus Totenschädeln, die auch ›Kette der Vergänglichkeit‹ genannt wird. Er steht im Ausfallschritt auf einem Sonnenlotos, der sich über einem Büffel und einem Drachenbüffel erhebt. Diese Tiere symbolisieren die beiden Arten von Unwissenheit: die menschliche und die göttliche. Der linke Büffel liegt auf der Leiche eines Mannes, der den Haß, der rechte auf der einer Frau, die die Leidenschaft symbolisiert. So erscheint Mañjuśrī-Yamāntaka als Vernichter der drei Grundübel. Über den von ihm ausgehenden Weisheitsflammen fliegt ein ›Weisheits-Garuḍa‹ als Segensbringer herbei. Über ihm thront auf einem weißen Lotos und einer Mondscheibe Ārya-Mañjuśrī als derjenige, der sich in Mañjuśrī-Yamāntaka verkörpert hat. In den Wolken sitzt Dharmacakra-Mañjuśrī in Buddha-Gestalt als Lehrer des Dharma. Zu seiner Rechten sitzen die Bodhisattvas Mañjuśrī und Vajrapāṇi, die als Fragesteller bezeichnet werden und damit die beiden ersten Empfänger dieser tantrischen Überlieferung sind. Sie sind umgeben von 36 inschriftlich genannten Gyüpi-Lamas (brgyud-pa'i-bla-ma), indischen Siddhas und Lamas, die als ihre initiierten Nachfolger gelten (s. II-330). Auf aus Felsen gebildeten Thronsitzen erscheinen in maṇḍalaförmiger Anordnung vier verschiedene Erscheinungsformen des Bodhisattva der Weisheit: links noch einmal Dharmacakra-Mañjuśrī in gekrönter Form, darunter Siṃhanāda-Mañjuśrī auf einem Schneelöwen, rechts der weiße Sita-Mañjuśrī und unter ihm der dreiköpfige Nāmasaṅgīti-Mañjuśrī. Im Vordergrund erscheint, von Flammen und Rauch umloht, das fünffache, zornige Gefolge des zentralen Yidams als Vollstrecker seiner Aktivitäten. Der Blutsee, über den sie reiten, ist ein Sinnbild für das Meer der Leidenschaften, das Mañjuśrī-Yamāntaka zum Versiegen bringt.

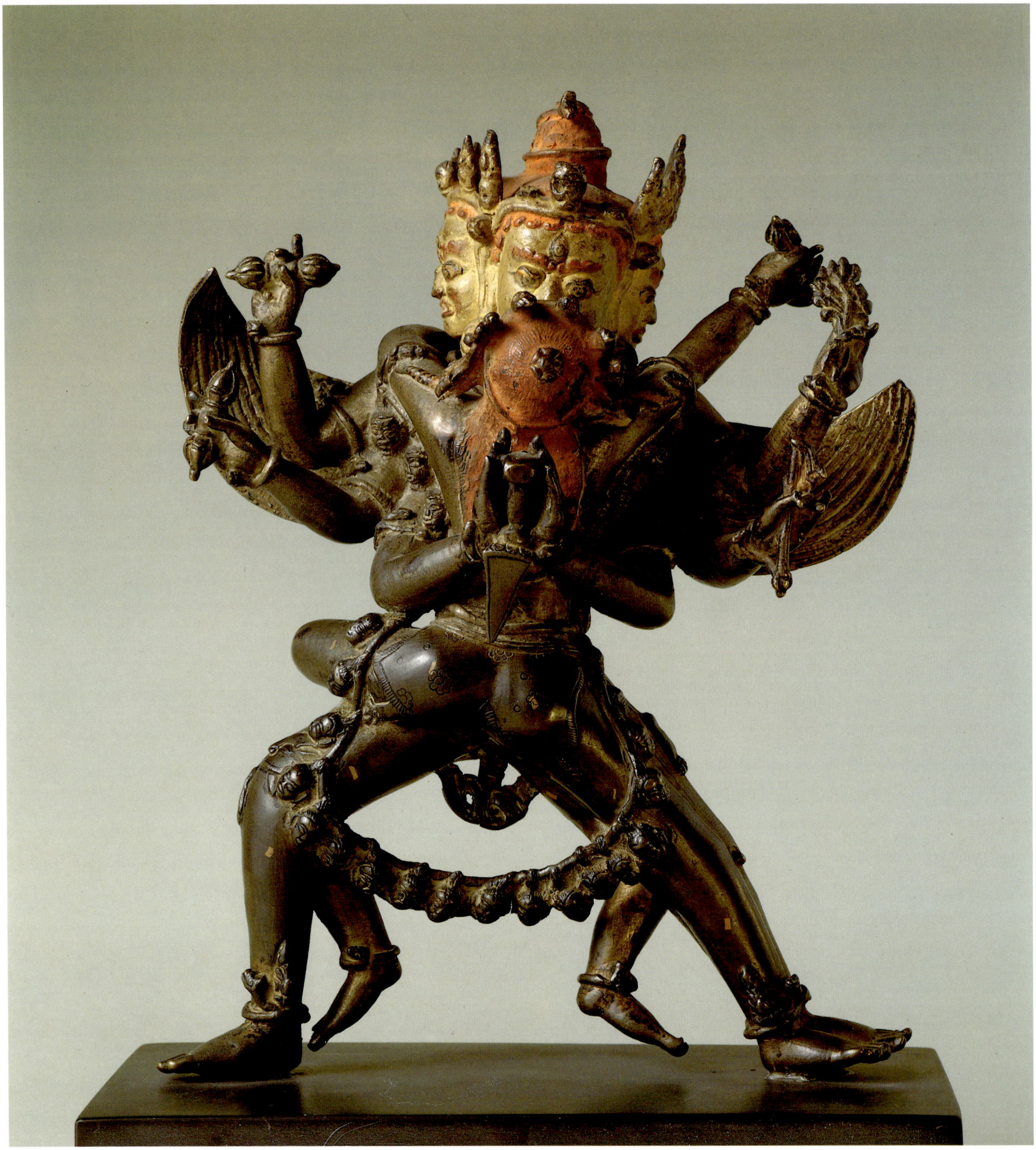

108

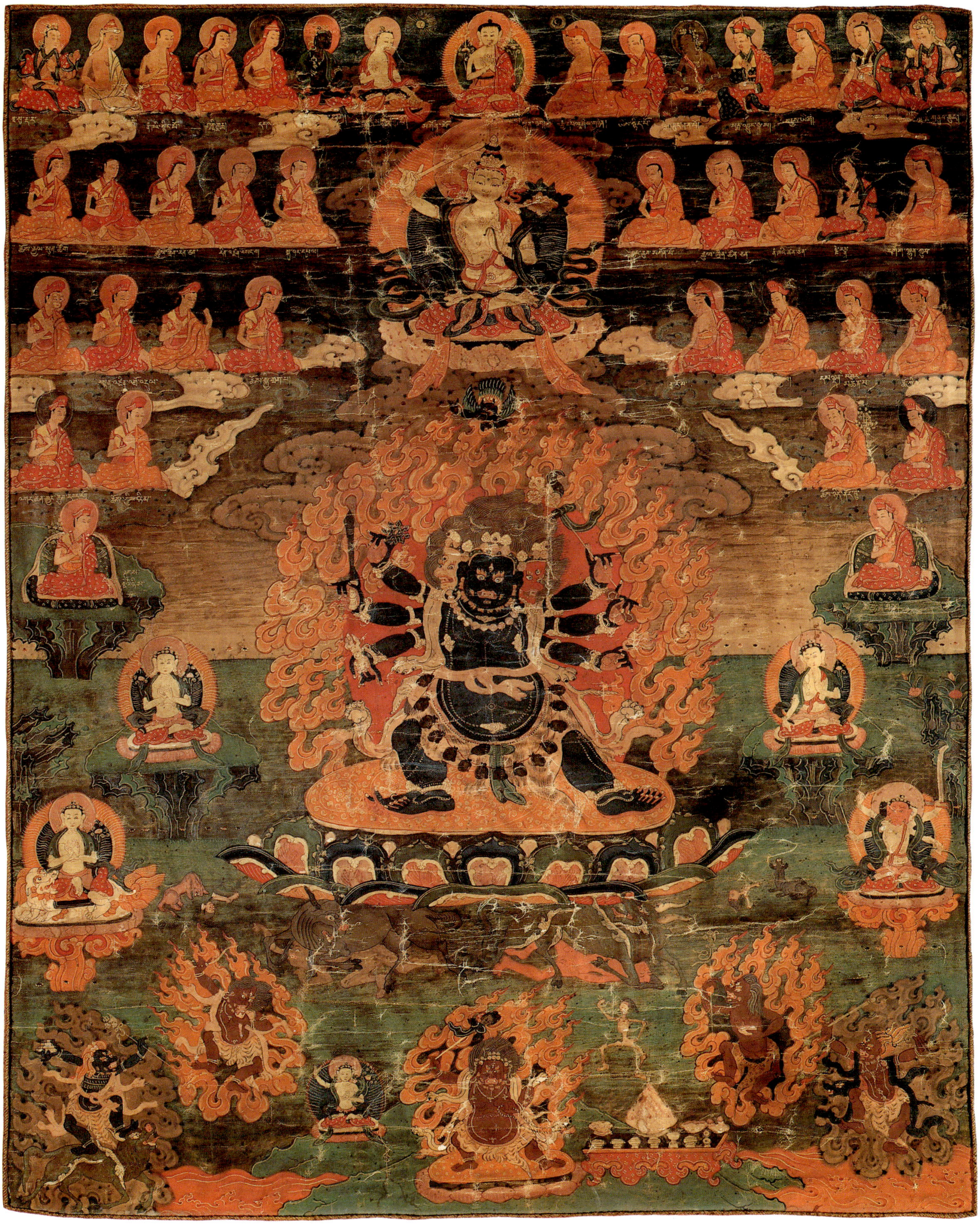

109

KAPITEL XII

Die Ḍākinīs als Partnerinnen auf dem Heilsweg

Ursprung und Aufgabe der Ḍākinīs

In den tantrischen Ritualen der Sādhanas spielen neben den oft komplexen männlichen Yidam-Gestalten auch einige weibliche Initiationsgottheiten, die als Ḍākinīs bezeichnet werden, eine wichtige Rolle. Auch in den Viten der indischen Mahāsiddhas werden sie als Übermittlerinnen geheimen Wissens und übernatürlicher Fähigkeiten häufig erwähnt. So haben die Ḍākinīs vor allem im Zusammenhang mit dem Wirken dieser großen Heiligen ihren festen Platz im Pantheon des für Tibet bestimmenden Vajrayāna-Buddhismus gefunden.

Die Frage nach der Herkunft und der ursprünglichen Bedeutung der Ḍākinīs ist noch ungeklärt. Einige Autoren wie H. W. Schumann setzen sie in Beziehung zum Schamanismus Zentralasiens, andere Forscher wie G. Tucci und H. Hoffmann sehen in ihnen Lokalgöttinnen des dardisch besiedelten Swattales im damaligen Königreich Uḍyāna, das auch die Heimat Padmasambhavas war. Durch ihn sind einige wichtige Ḍākinī-Gestalten wie Kurukullā und Siṃhamukhā nach Tibet gelangt. Seither gilt Uḍyāna auch als das mythische Land der Ḍākinīs. Dieser Übermittlungsweg war jedoch nicht der einzige, so daß sich die Frage stellt, ob ihre Herkunft nicht in ältere Schichten der indischen Religionsgeschichte zurückreicht.

I In der frühen dravidischen Zeit Indiens mit seiner mutterrechtlichen Sozialstruktur war die kultische Verehrung weiblicher Gottheiten, die Fruchtbarkeit und Segen spendeten und denen blutige Opfer dargebracht wurden, weitverbreitet.

II Mit dem Vordringen der Indo-Arier etwa seit 1500 vor unserer Zeitrechnung wandelt sich nicht nur die Sozialstruktur zu einer patriarchalischen, sondern auch im indischen Pantheon bestimmen die großen männlichen Gottheiten der Veden das Bild, während die weiblichen Gottheiten nur eine untergeordnete Rolle spielen.

III Mit dem Aufkommen der Bhakti-Bewegung, welche die persönliche Gottesliebe über den Opferkult stellt, wird der weibliche Aspekt der Frömmigkeit im Hinduismus neu bewertet, und auch die weiblichen Gottheiten treten wieder in den Vordergrund, wobei diese oft ambivalenten Charakter haben, wie etwa die Göttin Kālī, die ›Schwarze‹.

IV Im Tantrismus hinduistischer wie buddhistischer Prägung werden die weiblichen Gottheiten schließlich zu gleichrangigen Partnerinnen der männlichen Gottheiten, indem sich der Tantriker mit beiden Polen identifiziert, ebenso wie mit den friedvollen und zornvollen Aspekten dieser Gottheiten. Lediglich ihr Rollenspiel ist unterschiedlich. Im hinduistischen Tantra wird die Göttin, Śakti, als ›Energie‹, d. h. als aktiver Partner verstanden, während sie als ›prajñā‹ im buddhistischen Tantra Sinnbild der ›Weisheit‹ ist, wohingegen die männliche Gottheit die ›Methode‹ (upāya), den Weg zur Erleuchtung symbolisiert.

Es ist sehr wahrscheinlich, daß die Ḍākinīs auf Grund ihres ambivalenten Erscheinungsbildes genuin indischen Ursprungs sind und ihre Verehrung bis in dravidische Zeit zurückreicht, auch wenn dies noch nicht sicher zu belegen ist, da die Forschung darüber noch in den Anfängen steht.

Im tibetischen Buddhismus werden die Ḍākinīs in vier Kategorien eingeteilt (s. Inschrift II-348):

1. die von selbst entstandenen Ḍākinīs, Rigkye (rigs-skyes)
2. die durch karmische Konstellation wiedergeborenen Ḍākinīs, Läkye (las-skyes)
3. die aus ihrem Paradies in Menschengestalt inkarnierten Ḍākinīs, Näkye (gnas-skyes)
4. die durch Meditation aus einer Keimsilbe erschaffenen Ḍākinīs, Ngagkye (sṅags-skyes).

So ergibt sich ein breites Spektrum ihres Wirkens zwischen Himmel und Erde. Sie können wie z. B. die Ḍākinī Nairātmā in Form der Vajra Dagmema als Prajñā des Ādibuddha Vajradhara fungieren und damit die Wurzelinkarnation aller Buddhas sein. Als solche hat die Nairātmā in der neuen Sarma-Tradition den höchsten Rang unter den weiblichen Gottheiten. Sie können als zornvolle Partnerinnen der fünf geflügelten Herukas eine eigene Gruppe bilden oder wie die löwengesichtige Siṃhamukhā eine eigenständige Ḍākinī ohne Partner sein, entsprechend der alten Nyingma-Tradition. Sie können wie eine irdische Frau als Yoginī und tantrische Partnerin eines Yogi fungieren oder sich in Gestalt eines Hundes und treuen Begleiters manifestieren, wie bei dem Mahāsiddha Kukkuripa. Sie können die Gestalt einer Hexe oder einer freundlichen Fee annehmen, plötzlich auftauchen und jederzeit wieder verschwinden, wenn ihre Hilfe nicht mehr benötigt wird. Sie lassen sich aber auch mit Hilfe ihrer Keimsilbe meditativ herbeirufen, um in einem Maṇḍala oder einem Bild Platz zu nehmen. So ist die Verwandlungsfähigkeit im passiven und aktiven Sinne ein gemeinsames Kennzeichen der Ḍākinīs, denn sie sind nicht irdischen Gesetzen unterworfen. Deshalb werden sie im Tibetischen auch Khachöma (mkha'-spyod-ma), ›Luftwandlerinnen‹, genannt, die in allen drei Welten – der irdischen, der unterirdischen und der himmlischen – zu Hause sind.

Alle Ḍākinīs haben im Grunde nur eine Aufgabe: dem Menschen zur Vollkommenheit zu verhelfen und ihn so ins Paradies zu geleiten, insbesondere in das ›Reine Land der Ḍākinīs‹, Dagpa Khachö Shingkham (dag-pa-mkha'-spyod-shiṅ-kham), das der Nāro Khachöma untersteht. Nach tibetischer Anschauung ist der Aufenthalt in diesem Paradies als eine Zwischenstation zu verstehen für diejenigen, die im irdischen Leben keine Buddhaschaft erlangt haben, aber auf Grund ihrer Verdienste dorthin erhoben werden, oder für diejenigen, die schon zu Lebzeiten dort Aufnahme finden, weil sie die Vollkommenheit des ›Regenbogenkörpers‹ erlangt haben. Das letzte Ziel, das noch zu erreichen ist, ist auch hier die Erleuchtung, die mit dem Begriff ›Nirvāṇa‹, ›Verlöschen‹, nur negativ umschrieben ist. Positiv ist sie die ›Glückseligkeit‹ des Einsseins mit dem Absoluten.

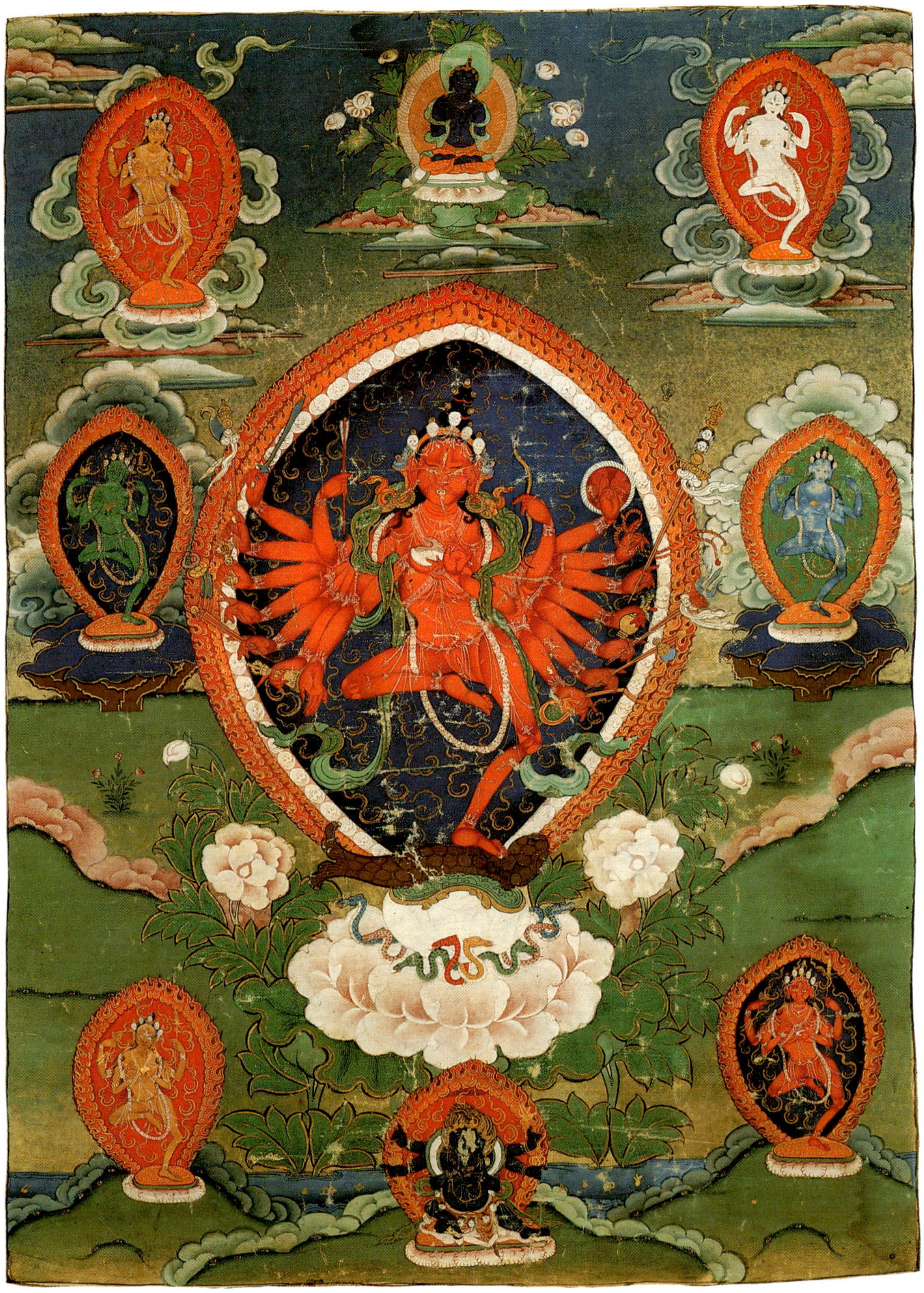

110

I-110 Kurukullā (?)

Rigdjema (rig-byed-ma)
Nepal, 18. Jh.; 46,5 x 33 cm (→ II-**342**)

Vor einer paradiesischen Landschaft entfaltet der Maler ein visionäres Schaubild, das in seiner strengen Symmetrie einem Maṇḍala gleicht, in dessen Mitte die strahlende, rote Kurukullā als Initiationsgöttin thront. Sie ist von einem sechsfachen Gefolge von Ḍākinīs umgeben, ›Luftwandlerinnen‹, deren unterschiedliche Farben Wiederspiegelungen der Himmelsrichtungen einschließlich des Zenith und Nadir sind. Hoch oben in den Wolken thront der eigentlich unsichtbare blaue Ādibuddha Vajradhara, als dessen Emanation die achtzehnarmige, halbzornvolle Göttin erscheint. Als machtvolle Schutzgottheit wird im irdischen Bereich der sechsarmige Ṣaḍbhuja-Mahākāla sichtbar, der den elefantenköpfigen Gaṇeśa zertritt, der im Hinduismus als Gott der Weisheit gilt.

Für den Meditierenden ist ein solches Bild ein Hilfsmittel zur Visualisation der Gottheiten, wie sie im liturgischen Text des Sādhana beschrieben sind. Er folgt dabei der aufsteigenden Linie, die in dem klaren, blauen See beginnt, sich zu einer großen weißen Lotosblüte entfaltet, auf der eine von acht Schlangenkönigen gehaltenen, nektargefüllten Schädelschale als Opfergabe steht. Ein urtümlicher, schildkrötenartiger Fisch liegt darauf. Er ist ein Sinnbild für alle unerlösten Lebewesen. Dann nähert sich der Meditierende dem Zentrum des Bildes, indem er die strahlende, rote Göttin aus dem dunklen Blau der Leerheit vor sich entstehen läßt. Sie steht in einer ovalen, von Weisheitsflammen und Totenköpfen gesäumten Mandorla. Sie übt auf den Meditierenden eine starke sinnliche Anziehungskraft aus. Ihre achtzehn Arme sind Ausdruck ihrer vielfältigen Aktivität, und die verschiedenen Attribute in ihren Händen sind Werkzeuge der Läuterung, mit denen sie die durch Leidenschaft verursachten Verschleierungen des Geistes beseitigt. Mit ihrer vorderen rechten Hand umfaßt sie eine mit Blut gefüllte Schädelschale, mit ihrer Linken vollzieht sie die Geste des Besprengens, der rituellen Einweihung, die den Meditierenden an ihrer vollkommenen, ›ans andere Ufer führenden Weisheit‹ (prajñāpāramitā), die sie verkörpert, teilhaben läßt.

Auch die kostbare Einfassung des Thangkas entspricht der Bedeutung dieses Meditationsbildes. Der dreifarbige, blumenbestickte chinesische Brokat nimmt die zarte Farbigkeit des Bildes auf und führt durch seine Blumenmotive mitten hinein in die paradiesische Landschaft. Der von zwei Bändern gehaltene, geraffte Seidenvorhang soll zugleich ein Baldachin für die herbeigerufenen Gottheiten sein.

I-111 Siṃhamukhā

Sengdongma (seṅ-dgoṅ-ma)
Osttibet, frühes 18. Jh.; 53 x 33 cm (→ II-**345**)

Eine weithin überschaubare Landschaft mit vereinzelten Bergformationen und Bäumen sowie einem dreieckigen See breitet sich vor dem Betrachter aus. Beherrschende Gestalt des Bildes ist die dunkelblaue Ḍākinī Siṃhamukhā, die ›Löwengesichtige‹. Eine feurige Aureole umgibt sie mit lodernden Flammen. Sie ist Ausdruck ihres rasenden, Unwissenheit und Leidenschaft verzehrenden Zornes. Sie trägt eine dreifache Schädelkrone und Knochenschmuck; sonst ist sie vollkommen nackt. Der Knochenschmuck ist ein Hinweis auf die Vergänglichkeit des Daseins, und ihre Nacktheit ist Ausdruck der unverhüllten Wahrheit, die sie verkörpert. In der dunkelblauen Farbe ihres Körpers wird symbolisch die Leerheit (śūnyatā) aller Erscheinungen sichtbar. Das tantrische Zepter (khaṭvāṅga) in ihrer Armbeuge ist ein Zeichen ihrer übernatürlichen Fähigkeiten (siddhi). Siṃhamukhā tanzt auf einem in Totenstarre hingestreckten Menschenpaar, Sinnbild ihres Sieges über die Ich-Sucht. Das wellenförmig gebogene Kultmesser ist ursprünglich ein Hackmesser. Durch seinen Vajra-Griff wird es zu einem Werkzeug der Vernichtung von Unwissenheit. Die Schädelschale ist ursprünglich ein Wissensbehälter, der symbolisch mit dem Blut der Leidenschaft aller Menschen gefüllt ist. Indem sie ihn aus Mitleid zum Munde führt und leert, füllt sie ihn mit Weisheit. Das bewegte Gewässer, über dem sie thront, ist ein Zeichen für die Unbeständigkeit des Saṃsāra. Seine dreieckige Form erinnert an das Kerkerdreieck (hamkhung), in dem die drei Grundübel eingefangen und mit dem Phurbu vernichtet werden (s. II-536).

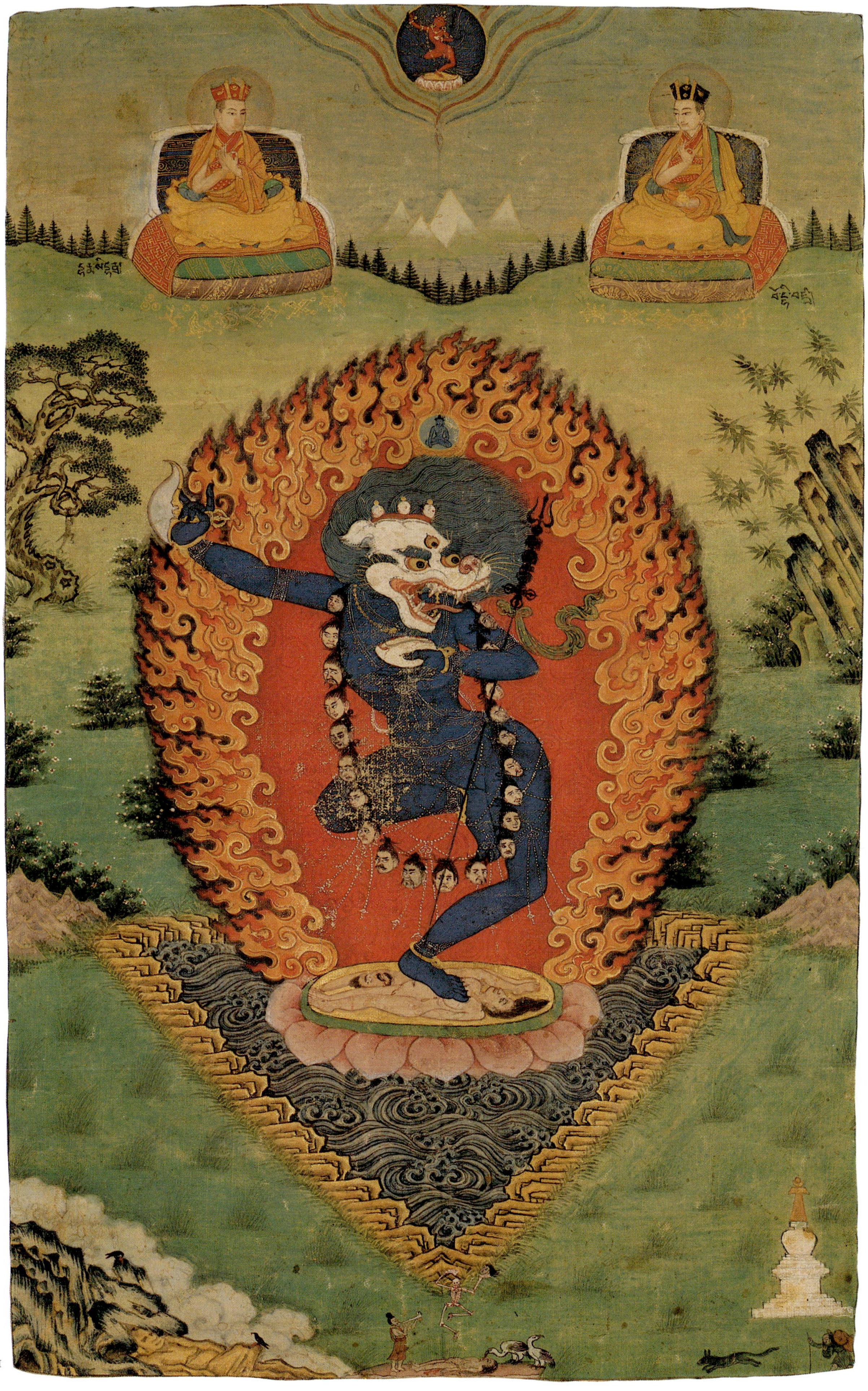

111

Im Vordergrund wird eine Leichenackerszene geschildert. Ein Leichenträger bringt einen verschnürten Leichnam herbei, ein Wolf eilt ihm voraus zur Leichenstätte, wo eine Leiche von den herbeigerufenen Geiern gefressen wird. Ein Yogi bläst auf seiner Knochentrompete, während ein dort hausender skelettartiger Geist mit einem Menschenkopf in Händen einen Tanz vollführt. Die eigentümliche Felsformation links läßt bei genauem Hinsehen auch einen Leichnam, der von einem Wolf gefressen wird, erkennen – ein steinernes Mahnmal der Vergänglichkeit. Dem gegenüber steht der weiße Stūpa als Symbol der Vollendung. Solche Orte der Abgeschiedenheit waren bevorzugte Plätze für die Yogis, um sich zur Meditation zurückzuziehen. Auch der Meditierende dieses Bildes versetzt sich zuerst an diesen Ort, um die löwengesichtige Ḍākinī als seine Initiationsgöttin herbeizurufen. Er vermag ihre schreckenerregende Erscheinung zu durchschauen, weil er weiß, daß sie zur Vajra-Familie des blauen Akṣobhya gehört, dessen kleines Bildnis über ihrem Flammenhaar sichtbar wird. Indem der Meditierende sich mit der Ḍākinī identifiziert, wird er durchglüht von ihrem Zorn und vernichtet so in sich Unwissenheit und Leidenschaft, und zugleich wendet er sich in Mitleid allen der Welt des Saṃsāra verhafteten und in ihr gefangenen Lebewesen zu.

Im Hintergrund thronen zwei inschriftlich genannte hohe Lamas: links der VIII. Shamarpa Dharma Siddhārtha (1695-1732) und rechts der XII. Karmapa Bodhivajra (1703-1732). Über ihnen erscheint visionär die rote Vajravārāhī im regenbogenartigen Licht.

I-112 Dorje Yenlagma

(rdo-rje-yan-lag-ma)
Osttibet, frühes 20. Jh.; 44,5 x 28 cm (→ II-**348**)

Es handelt sich hier um ein ikonographisch sehr ungewöhnliches Meditationsbild, das offenbar im Auftrag des rechts unten thronenden Lamas gemalt wurde und rückseitig mit einem in Versform geschriebenen Hymnus an Dorje Yenlagma versehen ist, der die Identifizierung der Gottheiten ermöglicht. Das Bild schildert eine Vision, die dem Lama und einem seiner Schüler zuteil wurde, während sie bei einer Opferzeremonie über die oben über den Wolken erscheinende rote Vajravārāhī meditierten, die von acht musizierenden und bannertragenden Ḍākinīs umgeben ist, die als ›Luftwandlerinnen‹ zu ihrem himmlischen Gefolge gehören. Im Zentrum des Bildes erscheint Dorje Yenlagma, ›die ein Element des Vajra ist‹, in dreifacher Ḍākinī-Gestalt als ›Mutter der drei Welten‹. Die mittlere, vollkommen nackte Ḍākinī ist die Mutter der unterirdischen Welt. Sie steht auf einem weißen Mondlotos, der Sinnbild ihrer Reinheit ist. Drei Finger ihrer rechten Hand hat sie hochgestreckt zum Zeichen dafür, daß ihr Wirken alle drei Zeiten erfüllt. Ihre nach unten weisende Linke zeigt die Geste der Gunstgewährung (varada-mudrā). Fünffarbige Strahlen, in denen sich die fünf Elemente spiegeln, gehen von ihrem Schoß aus. Aus diesen flammenden Strahlen treten die beiden anderen Ḍākinīs als ihre Emanationen hervor. Die linke im Gegensatz zu den anderen mit einem Rock sowie mit einem Blatt und buntem Pfauenfederschmuck bekleidete Ḍākinī ist die Mutter der irdischen Welt. Sie verkörpert Liebe und Schönheit. Sie schaut auf einen geschmückten Baum in ihrer Linken. Ein Finger ihrer Rechten ist ausgestreckt zum Zeichen dafür, daß sie in der Gegenwart wirkt und alles, was auf der Erde wächst, hervorbringt und beschützt. Die rechte Ḍākinī trägt goldenen Schmuck und schaut nach oben. Sie ist die Mutter der himmlischen Welt, dem Wohnsitz der Götter. In ihrer Linken hält sie eine Schädelschale, in die ihr eigenes Blut fließt. Zwei Finger der erhobenen Rechten sind ausgestreckt zum Zeichen dafür, daß ihr Vergangenheit und Zukunft zugeordnet sind wie auch die rhythmisch sich erneuernden Kräfte der Fruchtbarkeit. Diese drei Ḍākinīs heißen auch Pātālacarī, ›Unterirdische Wandlerin‹, Bhūcarī, ›Erdwandlerin‹, und Khecarī, ›Himmelswandlerin‹.

Im irdischen Bereich erscheinen als Gefolge Yenlagmas vier tanzende, auf unterschiedliche Weise sich verkörpernde Ḍākinīs in einem kreisförmigen Regenbogen: die von selbst Entstandene, die auf Erden Wiedergeborene, die in Menschengestalt Erscheinende und die durch Meditation Erzeugte. (Sie werden hier im einzelnen nicht unterschieden.) Diese irdischen Ḍākinīs sind durch ihre Schönheit und ihr weises Wirken zugleich Wiederspiegelungen der jenseitigen Dorje Yenlagma. Als zornvolle Emanation von ihr steht vorne von Flammen umloht der Dharmapāla Thöma (khros-ma) mit erhobenem Schwert und dem abgeschlagenen Kopf eines Feindes des Dharma.

Die Meditation eines solchen Bildes soll dem Meditierenden den inneren Zusammenhang von Natur, Menschenwelt und Götterwelt vor Augen führen und ihn zugleich ehrfürchtig das in allem Seienden verborgene Vajra-Element erkennen lassen, das im Menschen als seine geheime Buddha-Natur verstanden wird. Dem streng geheimen esoterischen Charakter des Bildes entsprechend, ist es mit einem Baldachin versehen und hinter einem aus mehreren Fahnen bestehenden fünffarbigen Vorhang verborgen, der nur für die Meditation geöffnet wird.

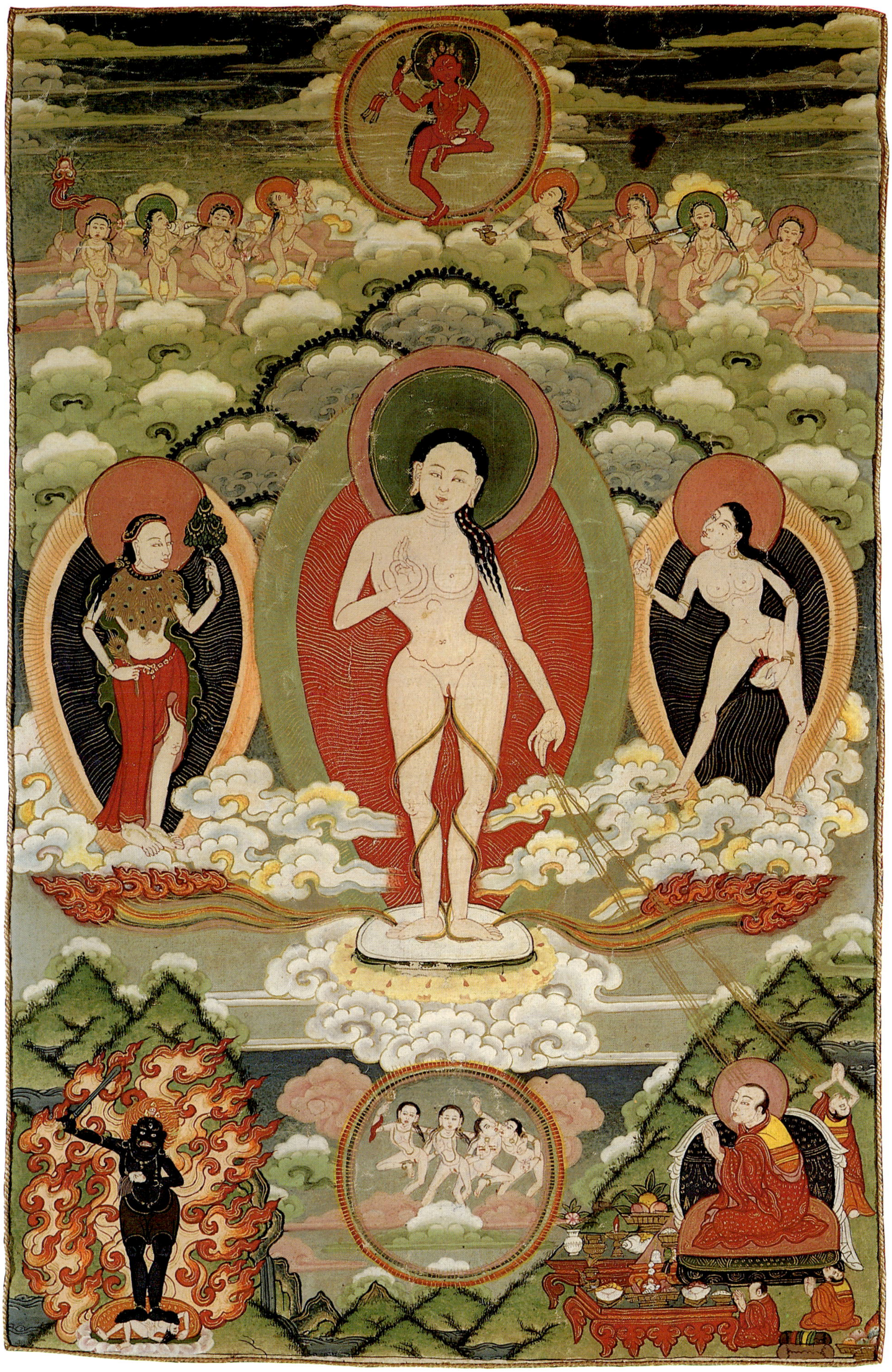

112

KAPITEL XIII

Das Maṇḍala als Initiationsweg

Das Maṇḍala als symbolisches Abbild des Universums und als Weg zur Erleuchtung

Das Maṇḍala, tib. Kyil (dkyil) – Mittelpunkt, khor ('khor) – [mit] Umkreis, ist formal gesehen eine Verbindung von Kreis und eingeschriebenem Quadrat mit einem gemeinsamen Zentrum. Diese Grundform wiederholt sich in allen Maṇḍala-Darstellungen. Sie begegnet uns in Indien schon früh, vor allem im Grundriß des indischen Tempels. Als Wohnstätte der Götter war der Tempel zugleich ein Abbild ihres himmlischen Thronsitzes, des Weltenberges. Auch im Grundriß des Stūpa finden wir das Maṇḍala wieder. In solchen Sakralbauten kommt die im mythischen Denken des Ostens tief verwurzelte Vorstellung einer Entsprechung von Makro- und Mikrokosmos zum Ausdruck. Beide Bereiche sind nicht als voneinander getrennt zu betrachten, sondern sie bilden eine unsichtbare Einheit. Himmel und Erde haben eine gemeinsame Achse, die axis mundi, welche die drei Welten (triloka) – die unterirdische, die irdische und die himmlische – miteinander verbindet. Sie verläuft mitten durch den Weltenberg und wird auch als ›Nabel‹ und Ursprungsort der geistigen Welt betrachtet. Weil Makro- und Mikrokosmos nicht nur miteinander verbunden sind, sondern auch eine gemeinsame hierarchische Struktur haben, kann das Maṇḍala als symbolisches Abbild des Universums in einem doppelten Sinne verstanden werden: einerseits spiegelt sich in ihm die Struktur der physisch-kosmischen Welt, die auch als Weltenberg vorgestellt wird; andererseits spiegelt sich in ihm auch die psychisch-geistige Welt des Menschen. Vor allem in dieser Bedeutung als bildhaftes Psychogramm und innerer Stufenweg ist das Maṇḍala zu einem wichtigen Hilfsmittel für die Meditation geworden. Mit dem Vajrayāna-Buddhismus ist auch die kultische Verwendung des Maṇḍalas von Indien nach Tibet gelangt.

Als diagrammartiges Meditationsbild ist das Maṇḍala in Tibet in vielen unterschiedlichen Formen bekannt. In der tantrischen Überlieferung z. B. gibt es 72 verschiedene Maṇḍalas mit mehreren Untergruppen. Ein Maṇḍala kann sowohl rein gedanklich visualisiert werden, als auch stofflich gestaltet werden. Die unterschiedlichen Materialien – Stein, Holz, Metall, Sand, Körnerhaufen (tsom-bu), Farbe – und die entsprechenden Herstellungsweisen richten sich danach, welchem kultischen Zweck es dienen soll. So werden bei bestimmten Festen in den tibetischen Klöstern von den Mönchen in langwieriger, kunstvoller Arbeit große Maṇḍalas aus farbigem Sand errichtet, nachdem der Untergrund vorher rituell gereinigt worden ist. Nach Fertigstellung des Maṇḍalas werden ringsum rituelle Opfergaben aufgestellt, die Gottheiten werden durch Gebete aufgefordert, den ihnen symbolisch zugewiesenen Platz im Maṇḍala einzunehmen und dort bis zur Beendigung der Zeremonie zu verweilen. Wenn diese abgeschlossen ist und die Gottheiten ihren Platz wieder verlassen haben, wird das Maṇḍala aufgelöst, die Opfergaben verteilt und der Sand verstreut oder in einen Fluß geworfen. Außer diesen anläßlich von Festen oder Initiationen errichteten Maṇḍalas gibt es spezielle Kultgeräte (s. I-164), die Maṇḍala genannt werden, die mit Reis gefüllt als Opfergaben auf den Altar gestellt oder als Bitte oder Dankssagung für einen Lehrer dargebracht werden. Insbesondere aber finden wir Maṇḍala-Darstellungen in mannigfacher Form als Gemälde, innerhalb der Tempel wie auf Thangkas. Ihr Grundmuster ist fast immer die Verbindung von Kreis und Quadrat. Der im Inneren des Kreises dargestellte Palast (vimāna) kann manchmal auch die Form eines ganzen oder halben Kreises, eines Dreiecks oder zweier sich durchdringender Dreiecke haben, je nachdem welche Gottheit in ihm residiert. Auch die Gottheiten selbst können figürlich, durch ihre Symbole, durch ihre Keimsilben (bīja) oder rituell durch Opfergaben dargestellt sein.

Die Meditation eines Maṇḍalas beginnt damit, daß sich der Meditierende die Leerheit (śūnyatā) aller Erscheinungen vergegenwärtigt. Nachdem er so sein Bewußtsein gereinigt hat, kann er das Maṇḍala vor seinem inneren Auge entstehen lassen. Dieser mehrstufige Visualisationsprozeß beginnt mit dem Aussprechen einer bestimmten Keimsilbe (bīja), deren Schwingungen die fünf kosmischen Grundelemente – Erde, Wasser, Feuer, Luft und Äther – aus der Leerheit entstehen lassen. Je nachdem welchen Urlaut der Meditierende gewählt hat, entsteht daraus eine bestimmte Form des Maṇḍalas. Je nach dem Grad seiner geistigen Entwicklung bestimmt der Meditierende selbst die Form und die Initiationsgottheit, Yidam, des Maṇḍalas, oder sie werden ihm von seinem Lehrer, entsprechend seinen Fähigkeiten, zugewiesen. Alle Initiationsgottheiten sind bestimmten Tantra-Klassen zugeteilt. So ist gewährleistet, daß der Meditierende nicht überfordert wird und seine meditative Erfahrung langsam wachsen kann, wenn er immer tiefer in die Geheimnisse seines Inneren vordringt. Ehe der Meditierende jedoch durch eines der vier Tore ins Innere des himmlischen Palastes, in dem die jeweilige Gottheit thront, eintreten kann, muß er drei Hindernisse überwinden, die sich symbolisch in Form von drei Kreisen um den Welten-

Die Struktur des Maṇḍalas

1. Fünffarbiger, bewegter Licht- und Flammenkreis, der den Kosmos überwölbt
2. Undurchdringliche, dunkle Vajra-Ringmauer, die den mehrstufigen Weltenberg abgrenzt
3. Kreis mit Feldern von acht Leichenstätten als Orte der Meditation; zwischen den Feldern wird der Leidensozean sichtbar (nur bei Maṇḍalas, die zu den höheren Tantra-Klassen gehören); manchmal liegt dieser Kreis auch ganz außen
4. Blätterkranz einer Lotosblüte, die auf dem Urozean schwimmt
5. Vorhof und Ort der Belehrung; manchmal parkartig und bevölkert oder nur mit Wolken- oder Wassermotiven
6. Vierfarbiges, gekreuztes Diamantzepter (viśvavajra), dessen Strahlenbögen aus dem Maul eines Wasserdrachens (makara) hervorgehen; das feste Diamantzepter bildet das Fundament des himmlischen Palastes (vimāna), der sich auf der Spitze des mehrstufigen Weltenberges erhebt
7. Das von zwei Gazellen umgebene achtspeichige Rad (dharmacakra) als Bekrönung der vier Tore und Hinweis auf Buddhas erste Verkündigung (bei Maṇḍalas zornvoller Gottheiten ist die Bekrönung meist ein Stūpa)
8. Vier verschiedenfarbige Tordächer, jeweils von vier Säulen getragen
9. ›Elefantenrücken‹ genannter dreifacher Torbogen
10. ›Schatten‹ oder ›Dunkelheit‹ genannter Innenraum des Tores, durch den man in das Innere des Palastes eintritt
11. Tor, das sich zu jeder der vier Himmelrichtungen öffnet, oft von einem Türhüter bewacht
12. Goldenes Palastdach, rundum mit Siegesbannern und Schatzvasen verziert
13. Hölzerne Dachträger
14. Unter dem Dach herabhängende Girlanden als Vorhang
15. Brüstung aus Ziegeln
16. Umlaufende rote Veranda mit verziertem Boden, oft als Platz für himmlische Musikanten
17. Durchsichtige Mauer des himmlischen Palastes aus Edelsteinen, der in den Farben der fünf Tathāgatas glänzt.
18. Quadratischer Innenhof, in den Farben der vier Himmelsrichtungen leuchtend
19. Das als ›Götterthron‹ bezeichnete Innere des Heiligtums in Form eines Rades oder einer Lotosblüte in der Nabe des Rades; Auf dem Blütenkissen ist der Platz für die meist in liebender Vereinigung (yab-yum) dargestellte Hauptgottheit des Maṇḍalas; auf den Blütenblättern der für die begleitenden Gottheiten oder Embleme

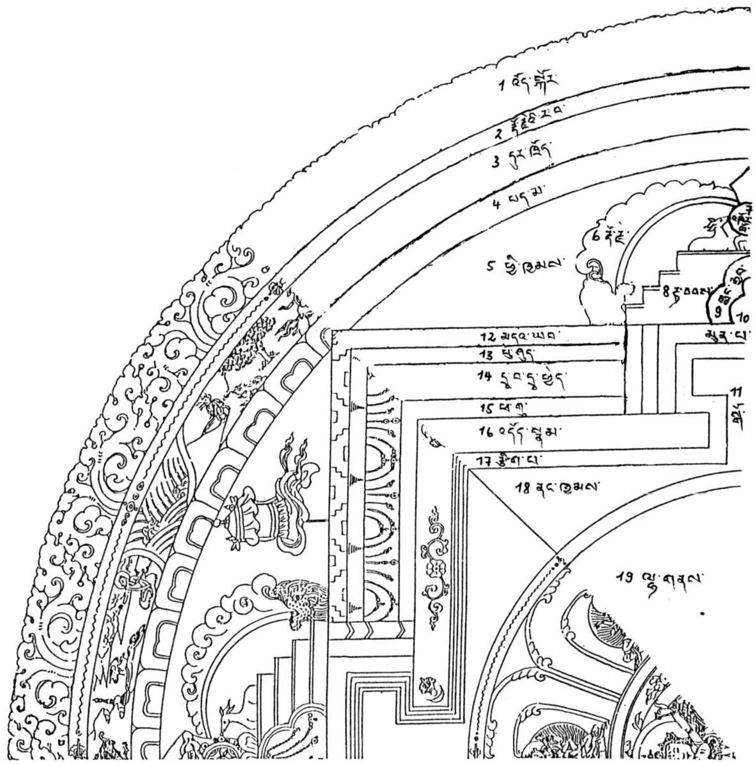

berg legen (s. Schema S. 181): der farbig leuchtende Flammenring, der dunkle Vajra-Ring und der meist weiße Lotosblütenring. Diese drei Kreise entsprechen der Dreiheit von Geist, Rede und Körper, welche nach tibetischer Anschauung die Gesamtheit des Menschen bilden. Indem der Meditierende diese drei Kreise von außen nach innen durchschreitet, verwirklicht er geistige Klarheit, Kraft der Rede sowie körperliche und sittliche Reinheit. In den höheren Tantra-Klassen werden diese drei Kreise noch ergänzt durch einen vierten Kreis mit den Feldern der acht Leichenstätten, die wie Inseln im Meer des Leidens liegen. Die Darstellung dieser Leichenplätze, deren Vorbild die acht großen Leichenplätze Indiens sind, an denen die Yogis zurückgezogen von der Welt oft viele Jahre meditieren, folgt einem bestimmten Schema. Wir sehen jeweils Stūpa, Baum, Wasserquell, Quellgeist (nāga), Wolke, Feuer, Leichnam, Yogi, Richtungsbeschützer, Dämonen und wilde Tiere. Diese ausführliche bildliche Beschreibung der Leichenplätze als Tummelplatz von Geistern verschiedener Art und von gefährlichen, fleischfressenden Tieren soll dem Meditierenden diese abseits gelegenen düsteren Orte des Grauens nicht nur realistisch vor Augen stellen, um ihn zur Überwindung von Angst und zu innerem Gleichmut zu führen, sondern er soll in diesen Leichenstätten ein Spiegelbild irdischen Daseins schlechthin erblicken, wie die tantrischen Yogis, die dort meditieren, um Befreiung zu erlangen. Aus diesem Grunde erscheinen diese Orte noch einmal symbolisch wie Inseln im unendlichen Meer des Leidens. Hat der Meditierende diesen drei- oder vierfachen Läuterungsprozeß innerlich vollzogen, so kann er wie auf einem Regenbogen hinüberschreiten zum Gipfel des Berges und den Vorhof des himmlischen Palastes betreten. In dieser oft parkartigen, paradiesischen Stätte inmitten von Lotosteichen zu verweilen, ist ihm höchste Erquickung. Er ist dort nicht allein, sondern er begegnet hier erleuchteten Lehrern, die ihm den weiteren Weg weisen können. Für den Meditierenden ist dieser Ort der Stille zugleich eine Aufforderung, zu äußerer und innerer Harmonie zu finden. Indem er sich an die empfangenen Lehren erinnert, tritt er in den Palast ein durch eines der vier Tore, welche die vier Unermeßlichkeiten symbolisieren: Liebe, Mitleid, Freudigkeit und Gleichmut. Welches der Tore er wählt, hängt davon ab, welcher Buddha-Familie seine persönliche Initiationsgottheit angehört. Die Tore, deren Inneres von Dunkelheit erfüllt ist, sind mit dem Rad der Lehre (dharmacakra) und zwei Gazellen bekrönt als Hinweis auf Buddhas erste Lehrverkündigung. Hier im Innersten des Palastes angelangt, öffnet sich die vielblättrige Lotosblüte, auf der die einzelnen Gottheiten meist in liebender Vereinigung mit ihren Partnern thronen. Indem sich der Meditierende innerlich mit ihnen verbindet, öffnet sich auch in ihm diese Lotosblüte, und er sieht sich selbst als erleuchtete Gottheit darauf thronen. Welche Initiationsgottheit auch immer im Zentrum des Maṇḍalas erscheint, auf jeden Fall soll ihn dieser meditative Stufenweg lehren, den Weg zur eigenen Mitte zu finden. Einer der besten Kenner tibetischer Kunst, G. Tucci, hat das Maṇḍala als ein Mittel zur Reintegration, zur Findung und Einswerdung mit dem unteilbaren Selbst gedeutet. Dieser tantrische Erlösungsweg ist keine Weltflucht, sondern ein Weg zur Weltmitte, zur Vereinigung der Gegensätze. Um dieses hohe Ziel zu erreichen, bedarf es beständiger, geduldiger Übung, bis mühelos Weg und Ziel eins geworden sind, wie bei einem gespannten Pfeil, der sein Ziel schon erreicht hat, ehe er fliegt. Der indische Mahāsiddha Saraha wird mit einem Pfeil dargestellt. Dieser Pfeil, einst Zeichen des Kriegers, wird hier zum Zeichen des inneren Friedens. Er ist kein utopisches Emblem, sondern, wie es im Tibetischen heißt, ein Verwirklichungszeichen, dubtag (grub-rtag), für die endgültige Befreiung von allen karmischen Verstrickungen.

I-**113** Sechzehnstufiges Kadampa-Maṇḍala

Kadam Thigle Chudugi Kyilkhor (bka'-gdam-thig-le-bču-drug-gi-dkyil-'khor)
Tibet, um 1900; 38,5 x 31 cm (→II-**349**)

Das Maṇḍala ist, formal gesehen, eine Verbindung von Kreis und eingeschriebenem Quadrat mit einem gemeinsamen Zentrum. Diese Grundform wiederholt sich in allen Maṇḍala-Darstellungen. Sie bildet zugleich den Grundriß vieler indischer Tempel und ebenso des Stūpas. Das Maṇḍala wird in Indien wie auch in Tibet als ein symbolisches Abbild des Universums in einem doppelten Sinne verstanden: einerseits spiegelt sich in ihm die Struktur des gesamten Kosmos, der als ein Weltenberg vorgestellt wird; andererseits spiegelt es auch die Ordnung der psychisch-geistigen Welt des Menschen. Beide Bereiche, Makro- und Mikrokosmos, sind nicht voneinander getrennt zu betrachten; sie bilden eine unsichtbare Einheit. Weil beide Bereiche eine übereinstimmende, hierarchische Struktur haben, ist es möglich, das Maṇḍala auch als ein bildhaftes Psychogramm zu betrachten, in dem sich ein innerer Stufenweg abbildet. Deshalb ist das Maṇḍala vor allem im tibetischen Buddhismus zum wichtigsten Hilfsmittel für die Meditation geworden, wie sie in den Tantras gelehrt wird. Die genau vorgeschriebenen Meditationsübungen sollen dem Meditierenden nicht nur zu einem inneren Gleichgewicht verhelfen, sondern ihn in einem fortschreitenden Läuterungsprozeß von Körper, Rede und Geist letzlich zur Erleuchtung führen, d. h. zur Erkenntnis der in ihm selbst verborgenen Buddha-Natur; paradox umschrieben, sollen Saṃsāra und Nirvāṇa als Einheit erfahren werden.

Das Maṇḍala wird von dem Meditierenden in einem Visualisationsprozeß vor dem inneren Auge aufgebaut. So entstehen nacheinander: der fünffach leuchtende, regenbogenfarbige Lichtkreis, der den ganzen Weltenberg wie eine Kuppel umgibt; der weiße Lotosblätterkranz als Sinnbild sittlicher Reinheit des geläuterten Menschen; der stille, oft parkartige grüne Vorhof, der als Stätte der Erquickung von Körper und Geist gilt. Schließlich entsteht auf dem Grundriß eines gekreuzten Vajras (viśvavajra) der himmlische Palast (vimāna) mit seinen nach den vier Himmelsrichtungen weisenden Toren, deren Farben denen des Himmels von Sonnenauf- bis Sonnenuntergang gleichen. Um den Palast in seinem Innersten zu beleben und die Gottheiten herbeizurufen, bedient sich der Meditierende ebenfalls bestimmter Keimsilben (bīja), die hier auf dem achtblättrigen Lotos im Zentrum sichtbar werden. Die Keimsilbe ĀḤ in der Mitte ist dem Bodhisattva des Mitleids, Avalokiteśvara, zugeordnet, der rechts oben figürlich erscheint.

Das hier dargestellte fast abstrakte Maṇḍala ist ein sehr komplexes, sechzehnstufiges Maṇḍala, das die Gestalt einer Pyramide hat, auf die wir von oben herabschauen. Sie wird von Devas auf Wolken umschwebt. Alle sechzehn Stufen bis zur Spitze bilden gleichsam einen eigenen Maṇḍala-Palast, in dem jeweils andere Gottheiten und Buddha-Gestalten residieren, deren Keimsilben auf dem weißen, mittleren Stufenweg eingezeichnet sind. Diesen Weg muß der Meditierende beschreiten, um sich nacheinander mit diesen Gottheiten und ihrem Wesen innerlich zu verbinden, bis er schließlich die höchste Stufe, auf der sich die Lotosblüte öffnet, erreicht hat, die hier als Dharmakāya, als das Absolute schlechthin, bezeichnet wird. Dieses höchste Ziel der Erkenntnis kann er nur auf dem Weg des Mitleids erreichen.

Dieses sechzehnstufige sogenannte Kadampa-Maṇḍala gehört zur Überlieferung der von Atīśa (982-1055) begründeten Kadampa-Schule. Wir sehen den indischen Gelehrten Atīśa links oben im Bild. Er hat die verschiedenen, nach Tibet gelangten Überlieferungen aus dem Hīnayāna, Mahāyāna und Vajrayāna neu interpretiert und in Form eines Stufenweges systematisch zusammengefaßt. Als Offenbarer dieses zur Erlösung führenden geheimen Wissens erscheint zuoberst Buddha Śākyamuni und im irdischen Bereich unten (l) Śyāmatārā sowie (r) Acala.

Vor dem Maṇḍala sind die fünf die Sinne erfreuenden Opfergaben, Döyön Nga ('dod-yonlṅa; sanskr. pañcakāmaguṇa) aufgestellt. Sie können auch als Allegorien der fünf Sinne verstanden werden und so stellvertretend die Verehrung des Stifters des Bildes zum Ausdruck bringen.

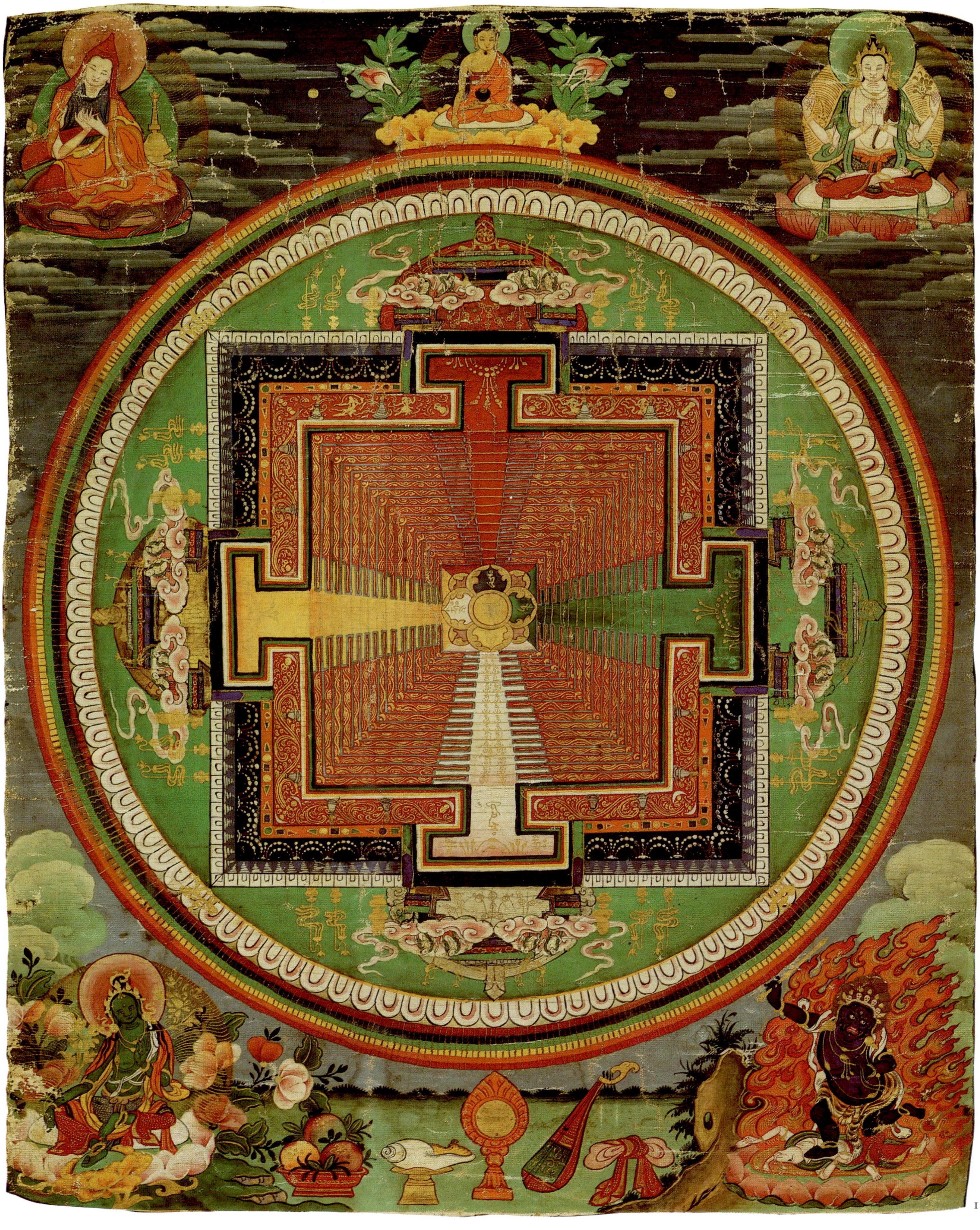

113

I-114 Maṇḍala des Avalokiteśvara

(spyan-ras-gzigs-gtso-'khor-lṅa-dkyil-'khor)
Tibet, 18. Jh.; 69,5 x 47 cm (→ **II-350**)

Es gibt ikonographisch verschiedene Erscheinungsformen des großen Bodhisattva, der als Schutzpatron Tibets verehrt wird. Hier handelt es sich um den tantrischen, achtarmigen und elfköpfigen Avalokiteśvara, der im Zentrum des Maṇḍala in einer achtblättrigen Lotosblüte erscheint. Der weiße Lotos, auf dem er steht, ist Symbol seines reinen Herzens, die Augen auf seinen Händen sind Zeichen seines sehenden Mitleids, die ihn umgebende Strahlenaura ist Ausdruck seiner alles durchdringenden Güte und Wärme. Vier im innersten Kreise sitzende Tathāgatas sind ihm entsprechend den vier Himmelsrichtungen zugeordnet. Avalokiteśvara bildet ihre geistige Mitte, sein Platz ist zugleich als kosmische Mitte, als Nabel und Achse der Welt, zu verstehen.

Um in das Zentrum des Maṇḍala zu gelangen, muß der Meditierende einen mühsamen Weg beschreiten. Zunächst muß er einen mächtigen Licht- und Feuerwall durchschreiten. Beides ist hier als Symbol der geistigen Reinigung zu verstehen. Sodann gelangt er an einen Zaun, der aus einer Kette von Vajras gebildet wird. Die Diamantzepter stehen hier für das Erlangen von Erkenntnis und geistiger Klarheit. Hinter diesem Zaun ist der Meditierende vor Gefahren geschützt. Als drittes schließlich muß er einen Graben mit Lotosblüten, Sinnbildern der sittlichen Reinheit, überqueren. Erst nach dieser dreifachen, Verwandlung bewirkenden Prüfung gelangt der Meditierende in den parkartigen Vorhof des Palastes, wo sich zwischen verschiedenen Glückszeichen verehrende Wesen, Arhats und Ḍākinīs, aufhalten. Indem er sich ihnen zugesellt, wird er aufgefordert, sittliche Vollkommenheit und tantrische Einweihung zu erlangen. Hat er beides erreicht, so öffnet sich ihm dasjenige Tor des Palastes, das ihm durch die von seinem Lehrer erlangte Einweihung zugewiesen ist. Er gelangt in den inneren Maṇḍalaraum, in die Cella des Tempels, wo der Bodhisattva des Mitleids thront. Das Ziel des Meditationsweges ist es, daß der Meditierende sich innerlich mit Avalokiteśvara vereinigt und die Tugend des Mitleids in sich erweckt. Dann muß er den Weg in umgekehrter Richtung gehen, ins Irdische hinabsteigen wie Avalokiteśvara, um das Mitleid für alle Lebewesen zu verwirklichen.

Das Maṇḍala, das wie ein von oben gesehener Palast oder Götterberg auch formal die Mitte des Bildes einnimmt, wird in der oberen Zone durch Wolken abgegrenzt. Hier thronen in einer gestaffelten Anordnung zahlreiche Buddha-Gestalten und hohe Lamas verschiedener Schulen, die als die Überlieferungsträger dieses Sādhana-Textes gelten, das zur unteren Tantra-Klasse, dem Krīyā-Tantra, gehört.

In der unteren Zone des Bildes erscheinen sechs Schutzgottheiten (dharmapāla). Sie sollen den Weg des Meditierenden zum Palast des Avalokiteśvara beschützen. In der Mitte sehen wir, von Flammen umloht, den sechsarmigen Ṣaḍbhuja-Mahākāla. Zwei reitende, von Rauch umhüllte Gottheiten bilden sein Gefolge: links der rote, zornvolle Yakṣa Yang Leber, der mit seiner Lanze einen Feind tötet, den er mit seinem Lasso gefangen hat; rechts, auf einem grauen Pferd Nyagre Gyalchen (ñag-re-rgyal-chen), auf deren rechtem Arm ein drittes Auge sichtbar wird. Links außen, ebenfalls von Flammen umgeben, sehen wir den Dharmapāla Pehara Gyalpo (pe-ha-ra-rgyal-po) auf einem Schneelöwen (s. II-409). Er ist eine alte Orakelgottheit und ein Beschützer der Tempelschätze. Rechts außen thront die Ekamātri Śrīdevī (Lhamo Shima, lha-mo-shi-ma), eine friedvolle Erscheinungsform der Schutzherrin Lhasas. Sie hält ein Siegeszeichen und eine Schale mit drei Perlen (cintāmaṇi) in Händen, den Symbolen für Buddha, Dharma und Saṅgha.

Das Thangka wurde wahrscheinlich für ein Gelugpa-Kloster gestiftet.

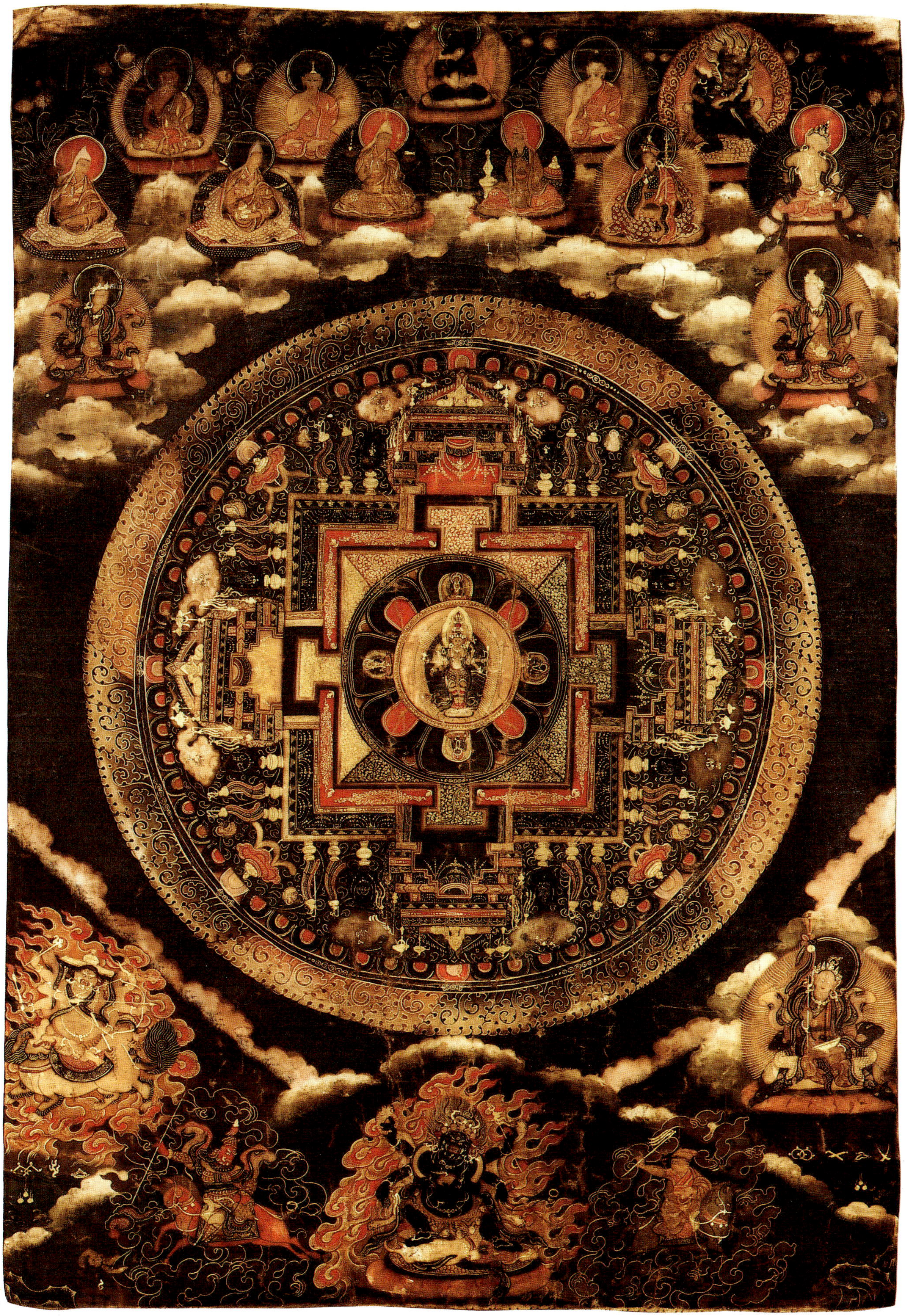

114

I-115 Maṇḍala des Bhaiṣajyaguru

Deśeg Menla Chedje kyi Kyilkhor (bde-gśegs-sman-bla-mched-brgyad-kyi-dkyil-'khor)
Nordtibet, 18. Jh.; 81 x 55 cm (→II-**351**)

Zur tantrischen Überlieferung aller tibetischen Schulen gehört das Maṇḍala des Bhaiṣajyaguru, Menla (sman-bla). Die tibetische Medizin und Medizinphilosophie ist schon früh durch die Übersetzung indischer Werke, die nach Tibet gelangten, beeinflußt worden. Im Mittelpunkt der tibetischen Heilkunde, die meist vom Vater auf den Sohn, vom Lehrer auf den Schüler weitergegeben wurde, steht das berühmte Medizinwerk *Gyü Zi* (rgyud-bzi), das der Legende nach auf den Bhaiṣajyaguru, den Buddha als Lehrer der Heilmittel, zurückgeht.

Von einem weiten Himmel, der nach oben ein immer tieferes Blau zeigt, blicken wir hinab auf einen quadratisch gebauten Palast mit vier Eingängen nach den vier Himmelsrichtungen. Der goldene Palast liegt in einem ebenfalls quadratischen, parkartigen Innenhof. Ringsum sehen wir acht Lotosteiche und Baumgruppen, fliegende Pfauen, erleuchtete Meister und Schüler. Diese friedvolle Landschaft soll als Sinnbild einer heilen, unversehrten Welt und als Aufforderung zu ihrer Bewahrung verstanden werden, weil sie die Grundlage menschlicher Gesundheit ist. Der berühmte tibetische Arzt Yuthog Yonten Gönpo (gyu-thog-yon-tan-mgon-po, 648-772) hat auf diesen Zusammenhang zwischen der äußeren Welt, in der wir leben und der inneren Welt unseres Körpers hingewiesen. Er erreichte selbst das hohe Alter von 125 Jahren. Das ganze Gelände ist von einer mächtigen Mauer und vier goldbedachten Toren nach den vier Seiten umgeben. Im Zentrum des stufenförmig ansteigenden Palastes liegt auf einem Thron halb eingehüllt ein großes Buch: das oben genannte klassische Medizinwerk. Rund um den Thron sehen wir auf einem achtblättrigen Lotos die acht Medizin-Buddhas versammelt (s. I-11). Auf der zweiten Ebene sitzen sechzehn Bodhisattvas im Geviert; je zwei sind jedem Medizin-Buddha als spirituelle Helfer zugeordnet. Auf der dritten Ebene haben 24 Gottheiten Platz genommen, die den religiösen und astrologischen Aspekt der tibetischen Medizin versinnbildlichen. Es sind die zwölf Mahāyakṣas, die Begleiter des Reichtumsgottes Vaiśravaṇa und, jeweils auf ihrem Reittier, die Sonnen- und Mondgottheit sowie die zehn den Erdkreis beschützenden Gottheiten, welche die Elemente und Naturkräfte symbolisieren. Ihre Anwesenheit bezeugt die Harmonie aller Kräfte des Makro- und Mikrokosmos. In den vier Toren die Lokapālas, Wächter der vier Himmelsgegenden.

Auf den farbigen Wolken um den Palast herum erscheinen zahlreiche Devas, himmlische Musikanten und Bannerträger, die wie in einer Prozession an dem hoch oben thronenden Amitābha vorbeiziehen. Amitābha ist eine der ältesten Buddha-Gestalten des Mahāyāna-Buddhismus. Er wird im *Sukhāvatīvyūha*, das bereits im 2. Jh. n. Chr. ins Chinesische übersetzt wurde, mit dem ›glückhaften Land‹, dem im Westen gelegnen Paradies, in Verbindung gebracht, in das der Gläubige nach seinem Tod zu gelangen hofft. Der blau dargestellte Bhaiṣajyaguru mit dem Beinamen ›König des beryllfarbigen Lichts‹ ist also dem Amitābha zugeordnet, woraus ersichtlich wird, daß sein Wirken als Heiler sich nicht nur auf körperliche Gebrechen bezieht, sondern im umfassenden und fortwirkenden Sinne gemeint ist. Darauf deuten auch die acht glückbringenden Symbole (aṣṭamaṅgala), die über dem Palast schweben.

In der unteren Zone des Bildes erscheint der blaue Mahākāla Shanglon Nagpo (shaṅ-blon-nag-po), eine spezielle medizinische Schutzgottheit (s. I-11). In seiner Linken hält er ein Gefäß mit Lebenswasser und in seiner Rechten die drei flammenden Juwelen. Links von ihm sehen wir zu einer Gruppe geordnet die sieben königlichen Symbole eines Weltenherrschers (saptaratna): Feldherr, Elefant, Gesetzesrad, Pferd, wunscherfüllendes Juwel, Königin und Minister. Rechts sehen wir eine Gruppe von fünf weiblichen Gestalten Opfergaben darbringen: eine Schale mit Früchten, ein Tuch, eine Laute, eine Muschel mit duftender Essenz und einen Spiegel, die Allegorien der fünf Sinne des Menschen.

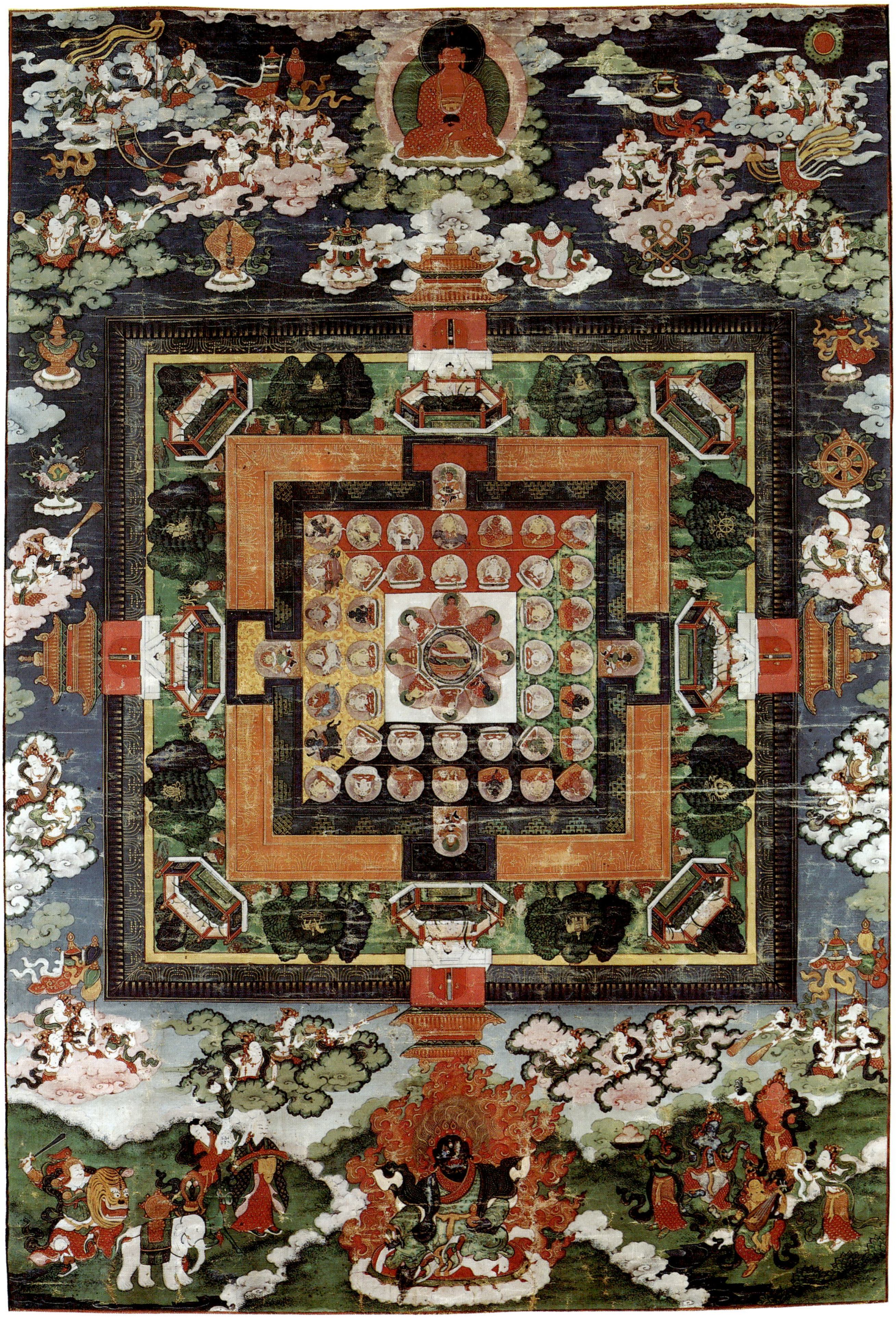

115

I-116 Maṇḍala der Vajravārāhī

Dorje Phagmö Kyilkhor (rdo-rje-phag-mo'i-dkyil-'khor)
Tibet, um 1900; 65 x 41 cm (→ II-353)

Inmitten einer weiten, überirdischen Landschaft, die von Blütenduft erfüllt ist, erblickt der Betrachter ein sternförmiges Maṇḍala. Es ist der auf dem Weltenberg liegende himmlische Palast der Vajravārāhī, die sich im Zentrum des Maṇḍalas befindet. Sie war einst die Initiationsgöttin des indischen Mahāsiddhas Nāropa und gilt auch im tibetischen Buddhismus als eine der wichtigsten Vermittlerinnen geheimen Wissens. Vier weitere Ḍākinīs, tib. ›Luftwandlerinnen‹, in tanzender und ekstatischer Gebärde, jede von einer flammenden Aureole umhüllt, schweben rund um den himmlischen Palast.

Oben links im Bild erscheint fliegend die Maitrīḍākinī, die Initationsgöttin des Siddhas Maitripa, und rechts eine strahlend weiße Ḍākinī wie eine Gebärende in Hockstellung. Unten links steht im Ausfallschritt die rote Sarvabuddhaḍākinī, die ›Ḍākinī aller Buddhas‹. Unter ihren Füßen liegt das hinduistische Götterpaar Bhairava und Kālarātrī als Sinnbild für Haß und Leidenschaft. Ihr gegenüber steht in Pfeil-und-Bogen-Stellung die dunkelblaue Nairātmā, ›die frei von Ich-Sucht ist‹. Alle Ḍākinīs tragen Schmuck aus Menschenknochen, der auch als der ›Schmuck der fünf Tathāgatas‹ bezeichnet wird, und halten in ihrer Rechten ein Kultmesser (Digug, gri-gug) und in ihrer Linken eine gefüllte Schädelschale (kapāla). Man kann in diesen begleitenden Ḍākinīs auch vier verschiedene Formen und Aspekte der Vajravārāhī erblicken, die selbst nur verhältnismäßig klein im Inneren des Palastes dargestellt ist.

Der mit Hilfe eines solchen Bildes Meditierende läßt zuerst das Maṇḍala vor seinem inneren Auge entstehen, um dann die verschiedenen Gottheiten der Reihe nach, wie es im Sādhana-Text beschrieben ist, zu visualisieren. Sodann bittet er die herbeigerufenen Gottheiten, ihren Platz im Maṇḍala und um das Maṇḍala herum einzunehmen. Zuerst wendet er sich an den über dem Götterberg thronenden weißen Vajrasattva, um von ihm rituelle Reinigung zu erbitten. Danach kann er beginnen, von außen nach innen fortschreitend, sich der Mitte des Maṇḍala zu nähern, das von vier Kreisen umschlossen wird. Im äußersten Kreis sieht er acht fortlaufende Felder mit Darstellungen von Leichenplätzen, mit wilden Tieren, Stūpas und Yogis, sowie den acht reitenden, den Erdkreis beschützenden Gottheiten. Dies alles ist ein Hinweis auf die acht großen Leichenplätze, die jeder Yogi in Indien aufsuchte, um über die Vergänglichkeit des Irdischen zu meditieren. Die tiefere Symbolik dieser acht Felder hier bezieht sich jedoch auf die vollkommene Befreiung von der Sinneswelt, die den Menschen an den leidvollen Geburtenkreislauf bindet, und letztlich auf die Umwandlung der acht Arten des natürlichen Bewußtseins in ein höheres Bewußtsein. Der zweite Kreis, den der Meditierende durchschreiten muß, ist ein Licht- und Feuerkranz, der auch als ein gewaltiger, in den kosmischen Farben leuchtender Berg anzusehen ist. Sein strahlendes Licht vertreibt alle Dunkelheit und weist den Weg zur jenseitigen Weisheit. Der dritte, schmälere Kreis, eine dunkle, von goldenen Vajras bekrönte Mauer, bildet die letzte Grenze zur äußeren Welt. Zugleich ist sie Sinnbild für die diamantene, unzerstörbare Natur des Absoluten, für das kosmische Bewußtsein, das es zu erlangen gilt. Der vierte Kreis schließlich ist ein farbiger Lotosblätterkranz. Er versinnbildlicht die sittliche Reinheit, die Voraussetzung für den geistigen Fortschritt. Nachdem der Meditierende diese vier Maṇḍalakreise oder Stufen der Meditation durchschritten hat, befindet er sich im parkartigen, grünen Vorhof des Palastes, wo er Siddhas und Yogis begegnet, denen der Anblick des Allerheiligsten vergönnt ist, weil sie auf dem Pfad der Erleuchtung wandeln. Auf dem Dach des Palastes stehen, ähnlich wie auf den Klosterdächern in Tibet, Siegesbanner, Glückssymbole und Juwelenbäume in goldenen Vasen, ein Zeichen dafür, daß der Meditierende nun in den inneren Tempelbereich eintritt. Zwei sich durchdringende, gleichschenklige Dreiecke bilden den Grundriß des mehrstöckigen Palastes in Form eines Hexagramms. Dieser himmlische Palast, in dem sich die Farben der vier Himmelsrichtungen spiegeln, bildet zugleich die Spitze des Weltenberges und seiner Mittelachse. An den vollkommenen Maßen dieses Palastes und an seiner Symbolik wird nicht nur das äußere Gleichmaß des Kosmos anschaulich, sondern auch sein innerer Zusammenhang: das mit der Spitze nach unten weisende, rot umrandete Dreieck symbolisiert das weibliche Prinzip, während das aufgestellte hellere Dreieck das männliche Prinzip darstellt. Beide Dreiecke sind untrennbar miteinander verbunden. Für den Meditierenden wird hier die Spiegelbildlichkeit, die Analogie von Makro- und Mikrokosmos erkennbar; beide sind von denselben Prinzipien der Harmonie durchwaltet. Innerhalb der durch das Hexagramm sich bildenden äußeren Dreiecke sehen wir sechs tanzende, vierarmige Ḍākinīs, die als Emanationen von Vajravārāhī ihr Gefolge bilden. Für den Meditierenden wird so die Zusammengehörigkeit von Einheit und Vielfalt des Absoluten erkennbar.

Im roten Innenhof des Palastes sehen wir vier zornvolle Götterpaare, jeweils in ekstatischer Vereinigung (yab-yum). Sie sind als Schutzgottheiten entsprechend ihrer Körperfarbe den vier Himmelsrichtungen zugeordnet. Hat sich der Meditierende durch die zornvollen Erscheinungen dieser Gottheiten nicht abschrecken lassen, sondern ihr wahres, zur Erkenntnis leitendes Wesen erkannt, so gelangt er schließlich zum innersten Heiligtum, wo ihm die Ḍākinī Vajravārāhī, von Flammen umhüllt, erscheint. Ihr strahlend roter Körper ist nur mit einer Schädelkette (muṇḍamālā) geschmückt. Rot ist die Farbe der Leidenschaft. Ihre Erscheinung soll anziehend wirken gerade auf denjenigen, welcher durch Leidenschaft am Erlangen der Erleuchtung gehindert wird. Wie diese zu erreichen ist, zeigt ihm die Göttin auf dreifache Weise:

1. In ihren Händen hält sie die beiden Kultgeräte Kultmesser und blutgefüllte Schädelschale. Mit dem einen werden die Wurzeln des Unwissens abgeschnitten, das andere ist Sinnbild für das Verlöschen der Leidenschaften. Es ist im Grunde der mönchische Weg der Askese, der bereits im frühen Hīnayāna-Buddhismus beschritten wurde.
2. Tanzend auf einem Bein, das andere angewinkelt, steht die Göttin auf einer Lotosblüte über einem dreieckigen Altar. Der Eingeweihte erkennt in dieser Tanzpose die Figur von Pfeil und Bogen, wobei der in das Dreieck gerichtete Pfeil die höchste Erkenntnis symbolisiert und der Bogen, das angewinkelte Bein, den Weg zu ihr, nämlich die Tugend des Mitleids. Es ist der Weg, den der Mahāyāna-Buddhismus lehrte.
3. Vajravārāhī hält, an sich geschmiegt in ihrer Armbeuge, ein Khaṭvāṅga als Zeichen ihrer Erleuchtung; zugleich aber ist dieser tantrische Stab eine Chiffre für ihren männlichen Partner. Wie schon in der abstrakten Form der sich durchdringenden Dreiecke wird hier noch einmal das Symbol der mystischen Vereinigung, der heiligen Hochzeit, enthüllt. Es ist der esoterische Weg, den der Vajrayāna-Buddhismus gewiesen hat.

So verkörpert die Vajravārāhī in ihrer vielfältigen Symbolik selbst noch einmal einen Stufenweg zur höchsten Erkenntnis. Indem sich der Meditierende innerlich mit dieser Initiationsgöttin verbindet, hat er das Ziel seines Meditationsweges erreicht. Vajravārāhī gilt als ›die das Begehren stillende Göttin‹, als die Verkörperung der Leerheit aller Erscheinungen, der Śūnyatā.

Dieses Thangka mit seiner transparenten Farbigkeit und räumlichen Tiefe ist ein typisches Beispiel für den osttibetischen Malstil, der sich in neuerer Zeit immer stärker durchgesetzt hat.

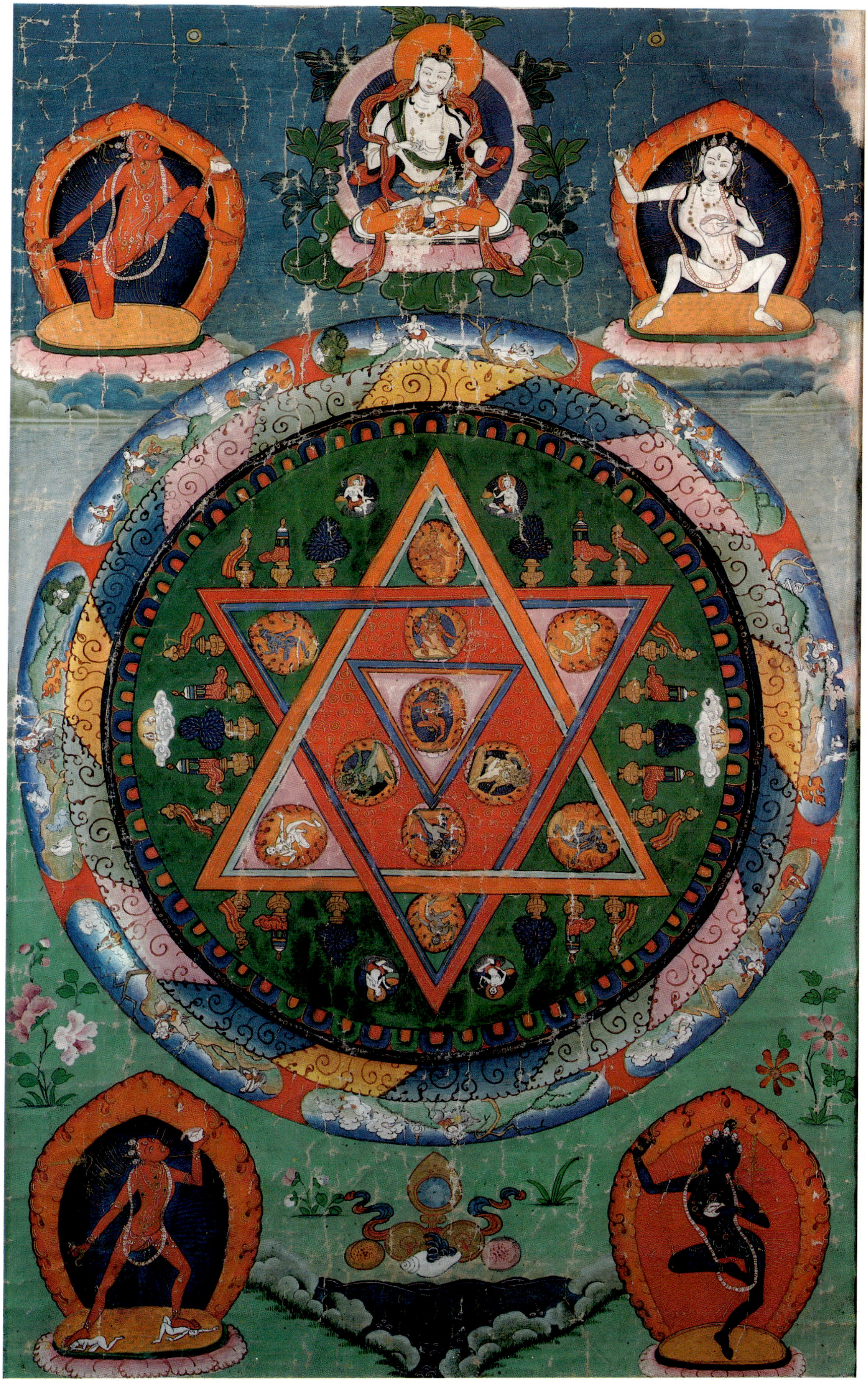

116

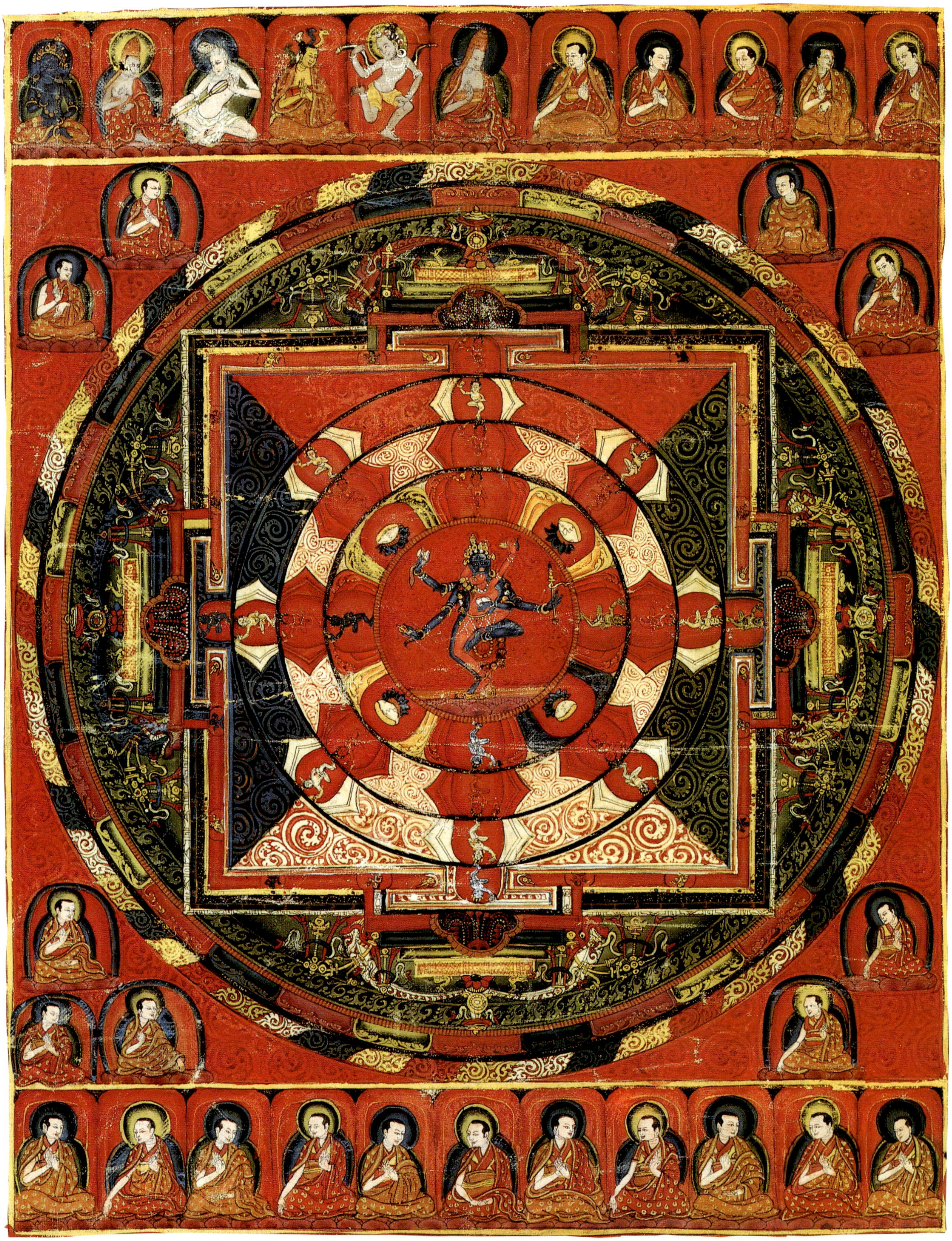

117

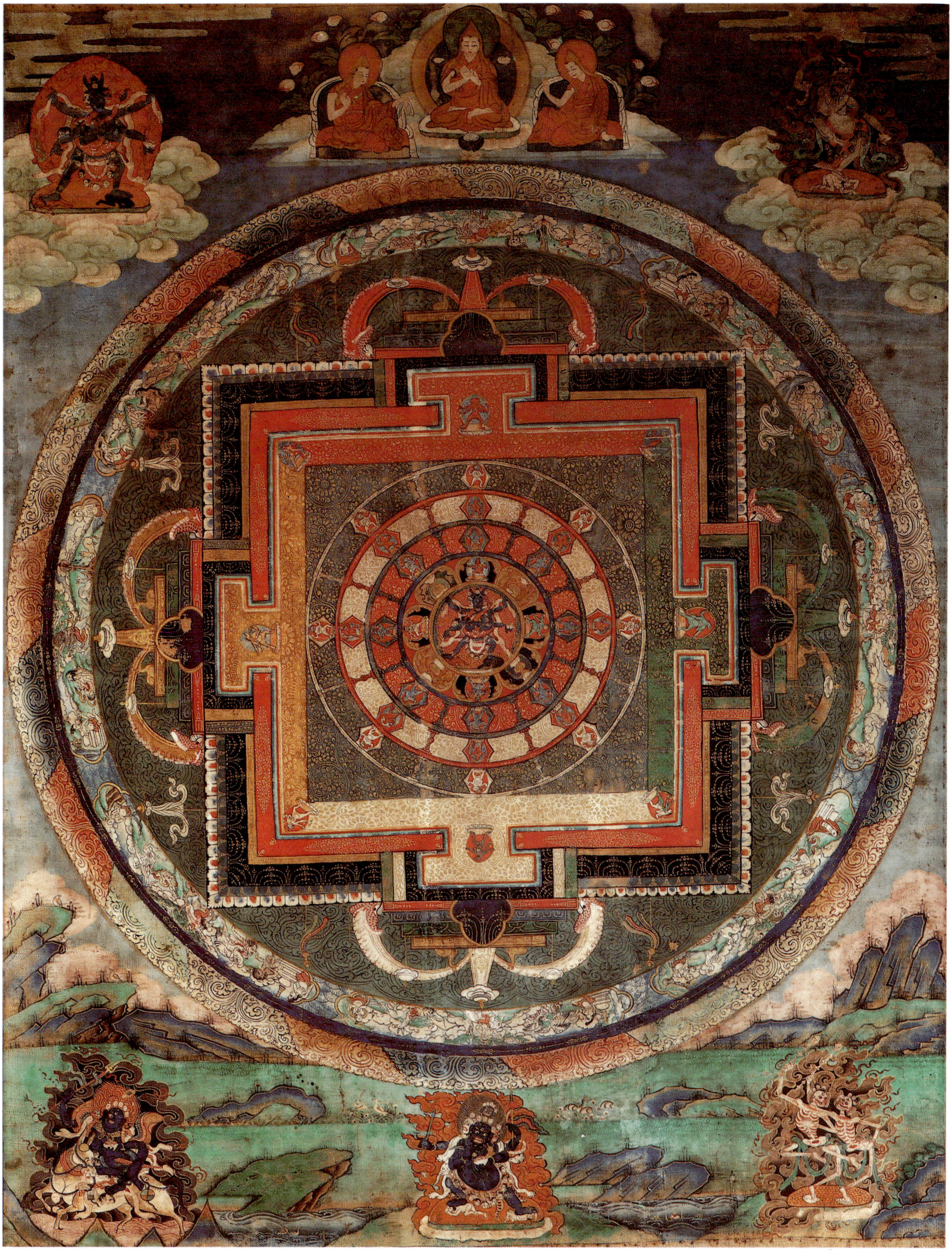

118

I-**117** Maṇḍala des Buddhakapāla

Sangye Thöpi Kyilkhor (saṅs-rgyas-thod-pa'i-dkyil-'khor) *Abb. S. 190*
Südtibet, 17. Jh.; 33,5 x 26,5 cm (→ II-**356**)

Buddhakapāla ist eine tantrische Initiationsgottheit, die zum Mahāyoga-Tantra zählt. Vor allem in der Sakya-Schule ist die Meditationspraxis über diesen Yidam entwickelt worden. Buddhakapāla ist eine Versinnbildlichung der Schädelschale, welche die fünf Tathāgatas in ihrer zornvollen Erscheinung als Herukas in Händen halten.

Wir sehen den zornvollen, blauen, vierarmigen Yidam im Zentrum des vierfarbigen quadratischen Palastes auf einem Sonnen-Lotosthron in liebender Vereinigung mit seiner roten Prajñā Citrasenā, Natsog Dema (sna-tsogs-bde-ma), die ›vollkommen Glückselige‹. In seinen Haupthänden hält er Kultmesser und Schädelschale wie seine Partnerin, im anderen Händepaar hält er Handtrommel und tantrischen Stab. Beide stehen auf einem Leichnam, der die unterworfene Ich-Sucht symbolisiert. Um das in einem roten Flammenkreis tanzende Paar herum legen sich drei konzentrische Kreise, beginnend mit einem achtfachen Lotosring, dessen Blätter abwechselnd eine Ḍākinī und ein weißes Kapāla zeigen. Darauf folgen zwei achtspeichige Radkreise, die jeweils mit acht Ḍākinīs besetzt sind. Auch die vier Tore des Palastes werden von je einer Ḍākinī bewacht. Sie bilden zusammen das 24-fache Gefolge des Buddhakapāla. Gleichzeitig wird in dieser Anordnung das achtspeichige ›Rad der Lehre‹ (dharmacakra) sichtbar, das Buddha durch seine Verkündigung in Bewegung gesetzt hat. Der himmlische Palast ist von einem vierfachen Schutzwall umgeben, den der Meditierende durchschreiten muß, um zur Mitte zu gelangen. Es ist für ihn zugleich ein Weg der Läuterung. Wir sehen, von außen nach innen betrachtet, einen fünffarbigen Licht- und Flammenkreis, einen schmalen, dunklen Vajrakreis, einen vierfarbigen Lotoskreis und noch einmal einen goldenen Flammenkreis.

Am oberen und unteren Bildrand sowie in den vier Ecken werden in fortlaufender Reihe die Überlieferungsträger dieses Tantras dargestellt. Als Offenbarer des geheimen Wissens erscheint als erster der blaue Ādibuddha Vajradhara in Yab-Yum. Als Empfänger dieser Offenbarung gelten die fünf folgenden Paṇḍitas und Siddhas: Nāroka, Saraha mit dem Pfeil in Händen und Nāgārjuna, zwei seiner Schüler und fünfundzwanzig tibetische Lamas der Sakya-Schule, die auch als Gyüpi-Lamas (brgyud-pa'i-bla-ma) bezeichnet werden, d. h. als bevollmächtigte Übermittler dieser Tradition.

Das kleinformatige Thangka ist im Stil der Ṅor-Schule gemalt, einer Unterabteilung der Sakyapas, die einen eigenen, an indische Vorbilder anschließenden Malstil entwickelt hat. Charakteristisch für diesen südtibetischen Stil ist die unperspektivische, flächige Darstellung und die starke Betonung des Ornamentalen, wodurch der sakrale Charakter des Bildes hervorgehoben wird.

I-**118** Maṇḍala des Karamukha-Cakrasamvara

Abb. S. 191

Dechog Bongdong Chengyi Kyilkhor (bde-mchog-boṅ-gdoṅ-ĉan-gyi-dkyil-'khor)
Tibet, 18. Jh.; 58 x 43 cm (→ II-**357**)

Umgeben von einer weiträumigen Gebirgslandschaft sehen wir das Maṇḍala des Karamukha-Cakrasamvara mit seinem Gefolge. Diese seltene Erscheinungsform des Cakrasamvara als eselsköpfige Gottheit stammt aus der Lehrüberlieferung des Tanjur.

Cakrasamvara, hier ›Herr des Rades der großen Glückseligkeit‹, steht im Zentrum des Maṇḍala. Er hat in dieser Form drei Köpfe und sechs Arme. Er ist von blauer Farbe und hält seine rote, ebenfalls eselsköpfige Ḍākinī umfangen. Sie ist eine Erscheinungsform der Vajravārāhī. Im Tanzschritt stehen beide auf zwei hingestreckten Gottheiten, einer männlichen und einer weiblichen, die Haß und Leidenschaft symbolisieren (s. I-103). Im ersten Lotoskreis, der das vereinigte Paar umgibt, sehen wir auf vier Lotosblättern jeweils eine goldene Vase, auf der eine Schädelschale ruht. In dieser dreifachen Symbolik – Lotos, Schatzvase, Schädelschale – wird der dreistufige Weg zur Erleuchtung sichtbar gemacht. Auf den vier anderen Lotosblättern befinden sich begleitende Gottheiten. Sie bilden in ihrer sternförmigen Anordnung das Symbol des achtspeichigen Rades (dharmacakra) ab, in dessen Zentrum die beiden tanzenden Gottheiten stehen.

Die kosmischen Farben der vier Himmelsrichtungen – Gelb, Rot, Weiß, Grün - wiederholen sich noch mehrmals in den Grundfarben des Palastes, in den vier Toren sowie in den vier Farben des Viśvavajra, des gekreuzten Diamantzepters, welches das Fundament des Palastes bildet. Sie entsprechen den Farben der vier Tathāgatas und den Farben der vier gereinigten Neigungen: der Tugend der zielgerichteten Kraft, der Freigebigkeit, der Meditation und der sittlichen Zucht. Es sind in erster Linie mönchische Tugenden, die aber auch für den Laien gelten, während der tiefblaue Cakrasamvara in Yab-Yum mit seiner roten Ḍākinī die höchste Tugend der Weisheit zum Ausdruck bringt. Diese Tugend vereint in sich, wie das Maṇḍala zeigt, vollkommene Ruhe und Bewegtheit; je nachdem, ob wir sie als Nabe des Rades oder als tanzendes Götterpaar betrachten, zeigt sich ein anderer Aspekt. Sie ist der Weg zum Zentrum des Maṇḍala, ein Weg zur Mitte, zur Vereinigung der polaren Gegensätze. Das Rad, das Cakrasamvara mit seinem 36-fachen Gefolge hier im Maṇḍala bildet, ist sowohl ein Herrschaftssymbol als auch ein Sonnensymbol, und so können wir dieses Rad auch als kosmisches Rad verstehen und Cakrasamvara als Herrn des Kosmos, als Herrscher über die Welt der Erscheinungen.

Der Palast der Gottheiten wird noch einmal von einem fünffarbigen Flammenring und einem tiefblauen Vajraring abgegrenzt sowie von einem Kreis mit den Darstellungen der acht Friedhöfe. Letzteres deutet darauf hin, daß es sich um ein esoterisches Maṇḍala handelt, das nur unter bestimmten Voraussetzungen und mit bestimmten Anweisungen meditiert werden darf. Auch das eselsköpfige Gesicht des Cakrasamvara verweist darauf.

In der oberen Bildebene sehen wir den Reformator Tsongkhapa mit seinen beiden Hauptschülern (s. I-91) als Hinweis darauf, daß dieses Tantra in der Gelugpa-Schule eine wichtige Rolle spielt. Links in den Wolken erscheint visionär noch einmal Cakrasamvara als Yidam und rechts ein tanzender Brāhmaṇarūpa-Mahākāla. Im unteren, den Schutzgottheiten zugeordneten Bildteil erscheinen (v.l.n.r.) die auf einem Esel reitende Lhamo, die Schutzgöttin von Lhasa, der vierköpfige und vierarmige blaue Mahākāla sowie die Śmaśānapati als Wächter der Friefhöfe und Beschützer der dort meditierenden Yogis.

KAPITEL XIV

Der Bardo als Wegführung zwischen Tod und Wiedergeburt

Das tibetische Totenbuch

Alle Darstellungen der hundert friedvollen und zornvollen Gottheiten des Bardo gehen auf das als *Tibetisches Totenbuch* bekannte Werk mit dem Titel *Bardo Thödol* (bar-do-thos-grol), ›Befreiung durch Hören im Zwischenzustand‹, zurück. Als Verfasser dieses in mehreren Fassungen vorliegenden Buches gilt Padmasambhava. Es gehört zu den esoterischen Terma-Schriften und enthielt ursprünglich Meditationsanweisungen für Sterbende. Nach der Entdeckung dieser verborgenen Schriften durch den Tertön Karma Lingpa (kar-ma-gliṅ-pa) wurden sie systematisiert und zu einem Totenritual erweitert, dessen Texte dem Sterbenden von einem Lama ins Ohr geflüstert werden, damit er sich innerlich noch einmal auf den ihm bevorstehenden Weg durch den Bardo vorbereiten kann. Auch in der Bön-Tradition Tibets ist ein Totenbuch bekannt.

Der Vorgang des Sterbens und der anschließende Aufenthalt im Zwischenreich des Bardo wird im Tibetischen Totenbuch genau beschrieben. Er umfaßt einen Zeitraum von 49 Tagen, in denen sich das künftige Schicksal des Verstorbenen entscheidet: ob es ihm gelingt, Befreiung zu erlangen, oder ob er auf Grund der karmisch bedingten Verschleierungen seines Bewußtseins in einen der sechs Bereiche der Wiedergeburt, die im Bhavacakra (s. II-88) dargestellt sind, zurückkehren muß. Das Tibetische Totenbuch berichtet von drei Phasen des Nachtodzustandes, die den drei Stufen des Trikāya entsprechen.

1. Chikhai-Bardo (chi-kha'i-bar-do), der ›Bardo im Augenblick des Todes‹. In diesem nach tibetischer Anschauung drei bis vier Tage währenden Übergangszustand wird sich der Verstorbene meist nur langsam der Tatsache seines Todes bewußt, indem sich die ihn konstituierenden fünf Skandhas auflösen, da sie nicht wesenhaft sind. Er ist in dieser Phase von dem gleißenden weißen Licht des Dharmakāya umflossen. Gelingt es ihm, sich damit zu identifizieren, hat er Befreiung erlangt. Anderenfalls kommt es zur Bildung eines Bewußtseinskörpers, mit dem er in die zweite Stufe eintritt.

2. Chönyid-Bardo (chos-ñid-bar-do), der ›Bardo der höchsten Wirklichkeit‹. In dieser Phase des Aufleuchtens der Wirklichkeit werden dem Verstorbenen wie in einem Spiegel seine früheren Taten vor Augen geführt. In diesem ereignisreichen Zeitraum von zweimal sieben Tagen erscheinen ihm visionär die 42 friedvollen und danach die 58 zornvollen Gottheiten des Bardo, angeordnet in einem Maṇḍala und umstrahlt von dem fünffarbigen Licht des Sambhogakāya. Stufenweise in einer bestimmten Abfolge erscheint dem Verstorbenen in den ersten fünf Tagen dieses Zeitraums jeweils einer der fünf Tathāgatas, um die Auswirkungen je eines der fünf Grundübel zu tilgen und in Weisheit zu verwandeln. Nachdem diese Buddha-Gestalten wieder verschwunden sind, erscheint am sechsten Tage der Ādibuddha Samantabhadra, umgeben von allen Buddhas und Bodhisattvas sowie den Buddhas der sechs Welten (loka). Wenn der Verstorbene all diese Lichter, die auf ihn scheinen, als Spiegelbild seines eigenen inneren Lichtes erkennt, wird er im Sambhogakāya Buddhaschaft erlangen. Läßt er sich aber von den unreinen Lichtern der sechs Lokas anziehen, wird er in einem von diesen wiedergeboren werden. Am siebenten Tag erscheinen unter Donnergetöse und in grellem Licht die fünf Vidyādharas, die wissenshaltenden Gottheiten aus den Paradiesreichen, um den Verstorbenen zu empfangen. Läßt er sich von ihnen erschrecken, bleiben ihm diese Reiche verschlossen.

In den folgenden sieben Tagen begegnen ihm die 58 zornvollen Gottheiten des Bardo. Zunächst die fünf geflügelten Herukas, in der gleichen Reihenfolge wie zuvor die Tathāgatas. Es sind rasend zornvolle Emanationen dieser Tathāgatas, die durch ihr machtvolles Eingreifen die fünf Grundübel ausrotten sollen. War auf Grund schlechten Karmas die Verdunkelung in dem Verstorbenen zu groß, um sie als Spiegelbild zu durchschauen, so treten ihm am folgenden 13. Tag aus den acht Richtungen die acht Ke'urima, die Göttinnen der Friedhöfe, und die acht Phramenma entgegen. Sie sind die acht schreckensvollen Emanationen der acht Bodhisattvas und ihrer Partnerinnen, die dem Verstorbenen in friedvoller Gestalt schon einmal erschienen sind. Am letzten Tag schließlich erscheinen ihm die vier Torhüterinnen des Maṇḍalas und die 28 tierköpfigen Ḍākinīs in schreckenerregender Gestalt, um sein Bewußtsein zu reinigen. Immer wieder wird der Leser oder Hörer dieser Texte des Totenbuches ermahnt, sich von den Erscheinungen der Gottheiten nicht einschüchtern zu lassen und nicht vor ihnen zu fliehen, weil ihn dies ins Verderben führen würde. Er wird vielmehr aufgefordert, sie alle als seine eigenen Projektionen zu erkennen und sich so Klarheit darüber zu verschaffen, daß sie nicht wesenhaft sondern leer sind.

3. Gelingt ihm dieses nicht, so tritt der Verstorbene in die dritte Phase ein, in Sidpä Bardo (srid-pa'i-bar-do). Dieser ›Bardo des Werdens‹, der einen Zeitraum von 28 Tagen um-

faßt, ist erfüllt von Erinnerungen an frühere Taten und von der Suche nach einem neuen Schoß für eine Geburt in einem der sechs Daseinsbereiche (s. Bhavacakra I-28, II-88). Hier ist der Verstorbene bereits eingetaucht in das gedämpfte, farbige Licht der sechs Lokas des Nirmāṇakāya. Zu dem Licht, das ihn am meisten anzieht, wird er nun immer näher hingeführt.

In allen drei Phasen dieser Wanderung durch das Zwischenreich zwischen Tod und Wiedergeburt ist Befreiung möglich durch das Hören und Befolgen der Anweisungen, die der Lama dem Sterbenden mit auf den Weg gegeben hat. Diese Chance eröffnet sich ihm erst dann wieder, wenn der Verstorbene den Vorzug haben sollte, als Mensch wiedergeboren zu werden und der Lehre Buddhas lauschen zu können.

Für die bildhafte Darstellung kommt nur die im Tibetischen Totenbuch geschilderte zweite Phase des Bardo mit ihren visionären Ereignissen in Betracht. Die oftmals im Zusammenhang damit dargestellte Ankunft und Aufnahme des Verstorbenen in einem der Paradiese, die im nächsten Kapitel vorgestellt werden, ist ein sehr beliebtes Bildthema, das zu den das Totenritual abschließenden Gebeten gehört.

I-119 Maṇḍala der 42 friedvollen Gottheiten

(shi-ba-bshi-bču-rtsa-gñis-kyi-dkyil-'khor)
Tibet, 19. Jh.; 65 x 43,5 cm (→ **II-362**)

Dieses und das folgende Thangka geben Einblick in die visionäre Welt von Erscheinungen, die dem Verstorbenen auf seinem Weg durch das Zwischenreich des Bardo zuteil werden. Das *Tibetische Totenbuch*, als dessen Verfasser Padmasambhava gilt, schildert diesen Weg als einen Initiationsweg, wo es sich entscheidet, ob der Verstorbene einer neuen Wiedergeburt in einem der sechs Bereiche des Lebensrades (Bhavacakra, s. I-28; II-88) entgegengeht, oder ob er Befreiung erlangt. Das *Tibetische Totenbuch, Bardo Thödol* (bar-do-thos-grol), ›Befreiung durch Hören im Bardo‹, spielt im Totenritual eine wichtige Rolle. Es ist nicht nur ein Lehrbuch über den Vorgang des Sterbens, sondern eine meditative Sterbehilfe, die dem Meditierenden die verschiedenen Stationen des Weges, den er beschreiten muß, vor Augen führt, so daß er sich innerlich darauf vorbereiten kann. Ist er selbst nicht mehr in der Lage dazu, so werden dem Sterbenden die Worte und Ermahnungen von einem Lama ins Ohr geflüstert. Das Bardo Thödol berichtet von drei Phasen des Nachtodzustandes:

1. Chikhai Bardo (chi-kha'i-bar-do), der ›Bardo im Augenblick des Todes‹, in dem der Verstorbene, umflossen von dem weißen überirdischen Licht des Dharmakāya sich der Tatsache seines Todes bewußt wird. Ist er in der Lage, sich mit diesem hellen Licht zu identifizieren, erlangt er Befreiung. Anderenfalls bildet sich ein Bewußtseinskörper, mit dem er die weiteren Stationen durchwandert. Diese erste Phase dauert nach tibetischer Anschauung drei bis vier Tage.

2. Chönyid Bardo (chos-ñid-bar-do), der ›Bardo der höchsten Wirklichkeit‹. In dieser zweimal sieben Tage dauernden Phase ist der Verstorbene in das fünffarbige Licht des Sambhogakāya eingetaucht, das von dem Ādibuddha und den fünf Tathāgatas ausgeht, die ihm hier nacheinander begegnen und wieder verschwinden. Auf diesem Thangka sind die ereignisreichen ersten sieben Tage der zweiten Phase des Bardo dargestellt.

3. Sidpä Bardo (srid-pa'i-bar-do), der ›Bardo des Werdens‹. Das Ergebnis des Suchens nach einem neuen Schoß findet seine Verbildlichung im Bhavacakra.

Umstrahlt vom regenbogenfarbigen Licht des Sambhogakāya erscheint dem Verstorbenen visionär der himmlische Palast mit den 42 friedvollen Gottheiten. Dieser durchsichtige Palast ruht auf dem unerschütterlichen Fundament eines gekreuzten Vajras und erhebt sich über dem roten Meer des Leidens als Sinnbild des irdischen Daseins, das der Verstorbene hinter sich gelassen hat. Es wird ihm wie ein Spiegel vorgehalten. Am ersten Tag erscheint im Zentrum des Maṇḍalas zunächst der weiße Vairocana mit seiner Prajñā. Das aus dem Herzen von Vairocana hervorbrechende Licht der Weisheit soll dem Verstorbenen von allen Resten karmischer Verstrickung lösen, damit er nicht wieder in den Wirbel der sechs Daseinsbereiche hineingezogen wird. Am zweiten Tag erscheint im unteren östlichen Kreis der blaue Akṣobhya in Yab-Yum, umgeben von den weißen Bodhisattvas Kṣitigarbha (links) und Maitreya (rechts) sowie (oben und unten) von zwei weißen opferdarbringenden Göttinnen, Chöpi Lhamo (mchod-pa'i-lha-mo), einer Tänzerin und einer Blumenträgerin. Das hellblaue Licht der Weisheit, das von diesem Kreis ausgeht, soll allen Haß vernichten, damit der Wanderer nicht in der Hölle endet. Am dritten Tag erscheint ihm im linken, südlichen Kreis der gelbe Ratnasambhava in Yab-Yum, umgeben von dem blauen Samantabhadra und dem rötlichen Ākāśagarbha sowie zwei hellblauen Göttinnen. Die eine trägt ein Räuchergefäß, die andere eine Girlande. Das gelbe Licht, das dieser Kreis ausstrahlt, soll Ich-Sucht und Stolz auslöschen, damit der Verstorbene nicht noch einmal auf Erden in der Menschenwelt geboren wird. Am vierten Tag erscheint im oberen, westlichen Kreis der rote Amitābha in Yab-Yum, umgeben von dem rötlichen Avalokiteśvara und dem orangefarbenen Mañjuśrī sowie zwei roten Göttinnen, einer Lichtträgerin und einer Sängerin mit Laute. Das feurige rote Licht dieses Kreises soll den Verstorbenen von allen Begierden und Leidenschaften befreien, damit er nicht in der Welt der Pretas, der hungrigen Geister wiedergeboren wird. Am fünften Tag erscheint im rechten, nördlichen Kreis der grüne Amoghasiddhi in Yab-Yum, umgeben von dem grünen Vajrapāṇi und dem weißen Viṣvakambhin sowie einer hellgrünen Duftwasserträgerin und einer hellblauen Tormaträgerin. Das grünliche Licht, das von diesem Kreis ausgeht, soll den Verstorbenen von Neid, Eifersucht und Geiz trennen, damit er nicht in der Welt der Asuras, der kriegerischen Halbgötter, wiedergeboren wird. Am sechsten Tag leuchtet vor dem Verstorbenen das vereinigte Licht der Weisheit aller Tathāgatas und Bodhisattvas der fünf Kreise auf, zusammen mit dem weißen Licht des oben im Zentrum thronenden Ādibuddha Samantabhadra mit seiner Prajñā, genannt der ›Allgute‹ (Vater) und die ›Allgute‹ (Mutter). Er thront als Offenbarer dieses geheimen Wissens des Totenbuches noch einmal ganz oben in den Wolken. An diesem Tage erscheinen außerdem noch die sechs Buddhas der sechs Welten der Wiedergeburt (s. II-32). Sie stehen in den Zwischenräumen der vier Lotosblütenblätter und im Zentrum. Sie sind Emanationen des über dem Palast thronenden Ādibuddha Vajradhara und sollen den Verstorbenen davon abhalten, daß er sich von dem trüben Licht, das von den sechs Welten ausgeht, anziehen läßt. Außerdem erscheinen in den vier Toren des Palastes die vier Türhüter jeweils in den Farben der vier Himmelsrichtungen. Wenn der Verstorbene alle diese Lichter, von denen er umgeben ist, als Spiegelbild seines eigenen, inneren Lichtes erkennt, wird er Buddhaschaft im Sambhogakāya erlangen, wie es im Text heißt. Am siebenten Tag schließlich erscheinen die fünf Vidyādharas, die wissenshaltenden Gottheiten aus den Paradiesreichen, um den Verstorbenen zu empfangen und dorthin zu führen, von wo es keine Rückkehr mehr gibt. Zwei dieser in Vereinigung mit ihrer Prajñā tanzenden Gottheiten, der weiße ›auf Erden Weilende‹ und der blaue ›Lotosherr des Tanzes‹, erscheinen oben in diesem Bild, die drei anderen zeigt das folgende Thangka. Erkennt der Verstorbene die blendende Strahlung und den gewaltigen Donner, welche ihr Erscheinen begleitet, nicht als aus sich selber hervorkommend, so wird er in das Reich der unwissenden Tiere verbannt. So wirkt er im Grunde selbst an seiner Erlösung aus dem Bardo, wenn er der Ermahnungen des Totenbuches eingedenk bleibt.

Im Vordergrund links der Haupttempel von Lhasa, rechts das älteste Kloster Tibets, Samye.

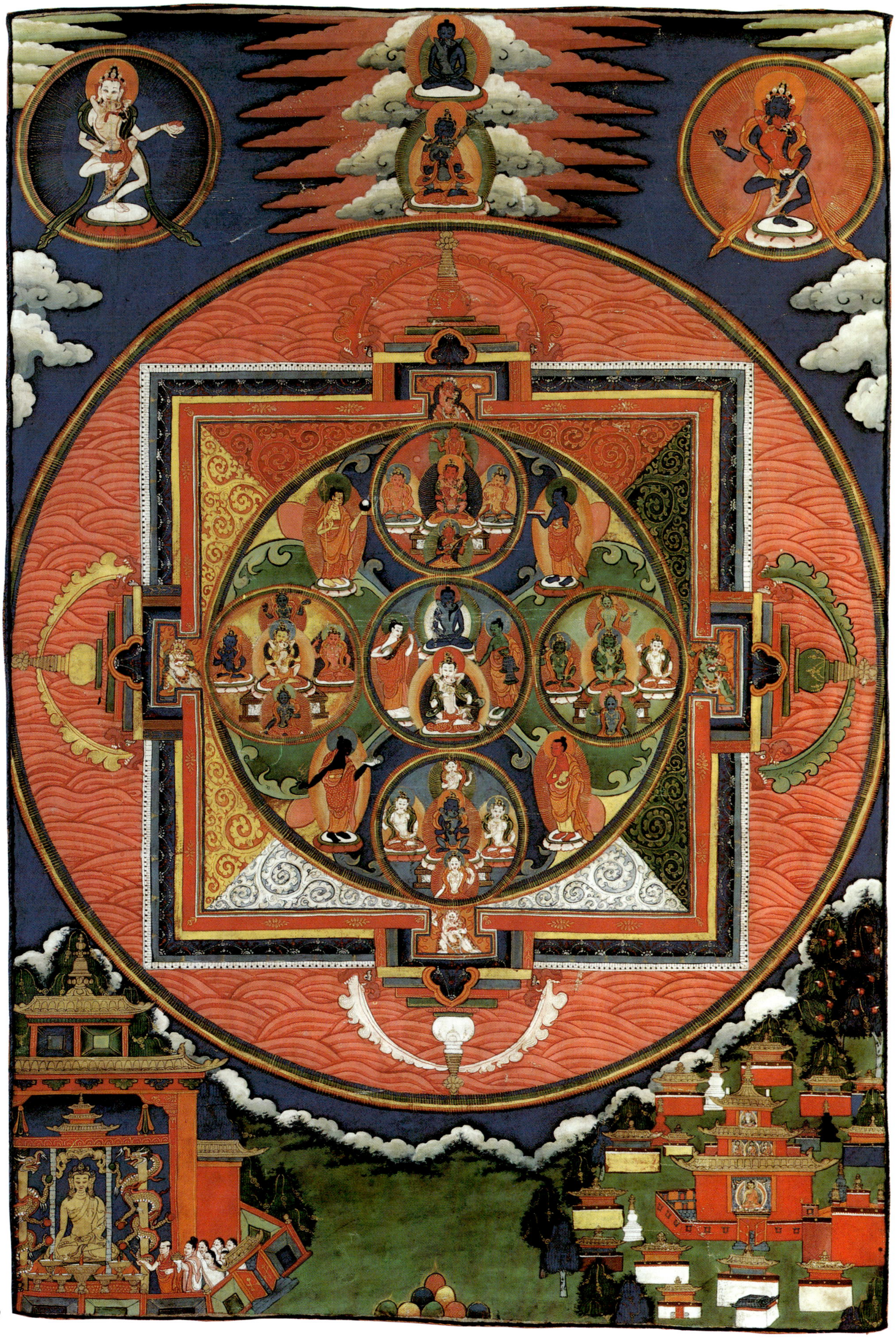

119

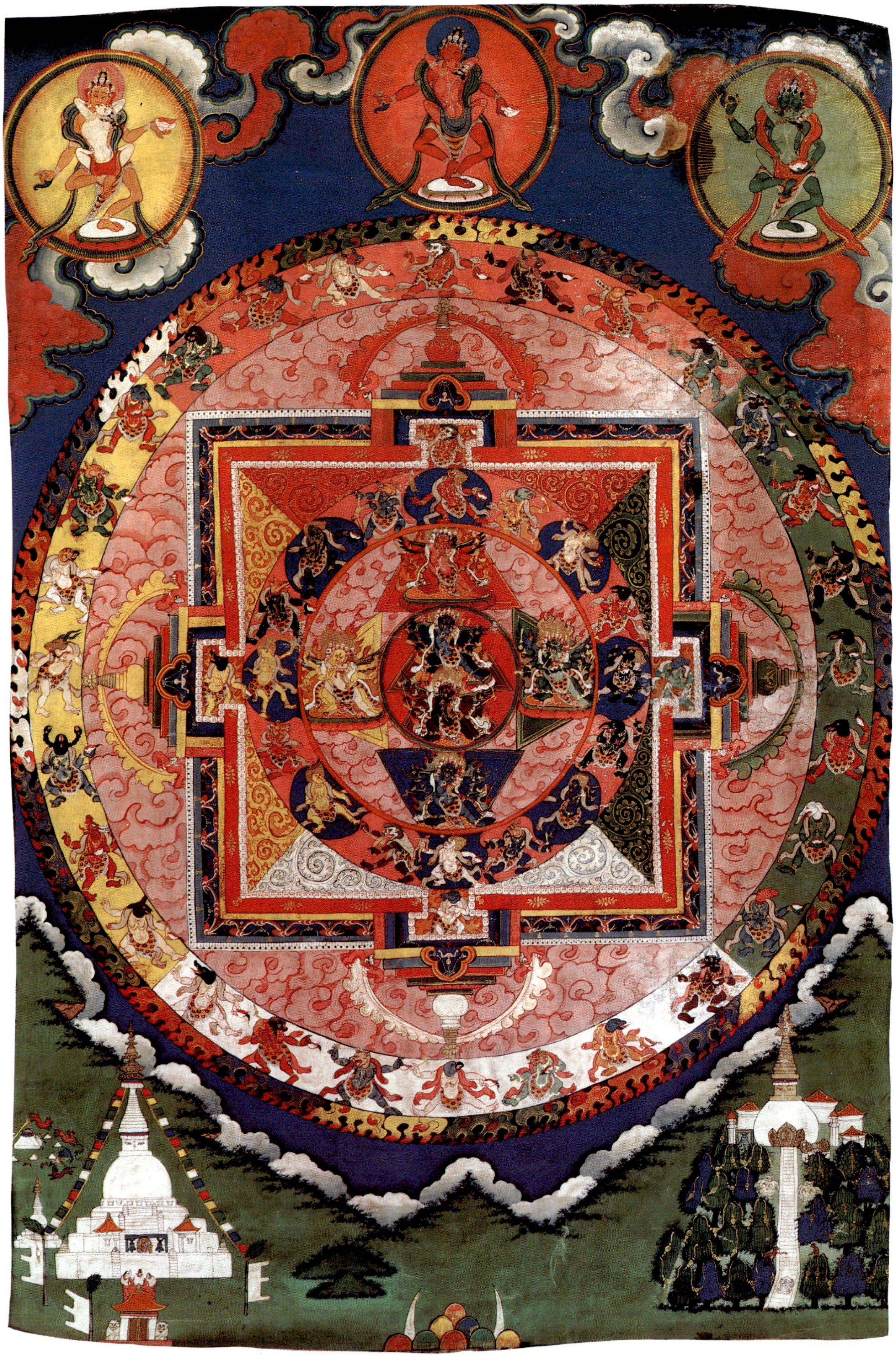

120

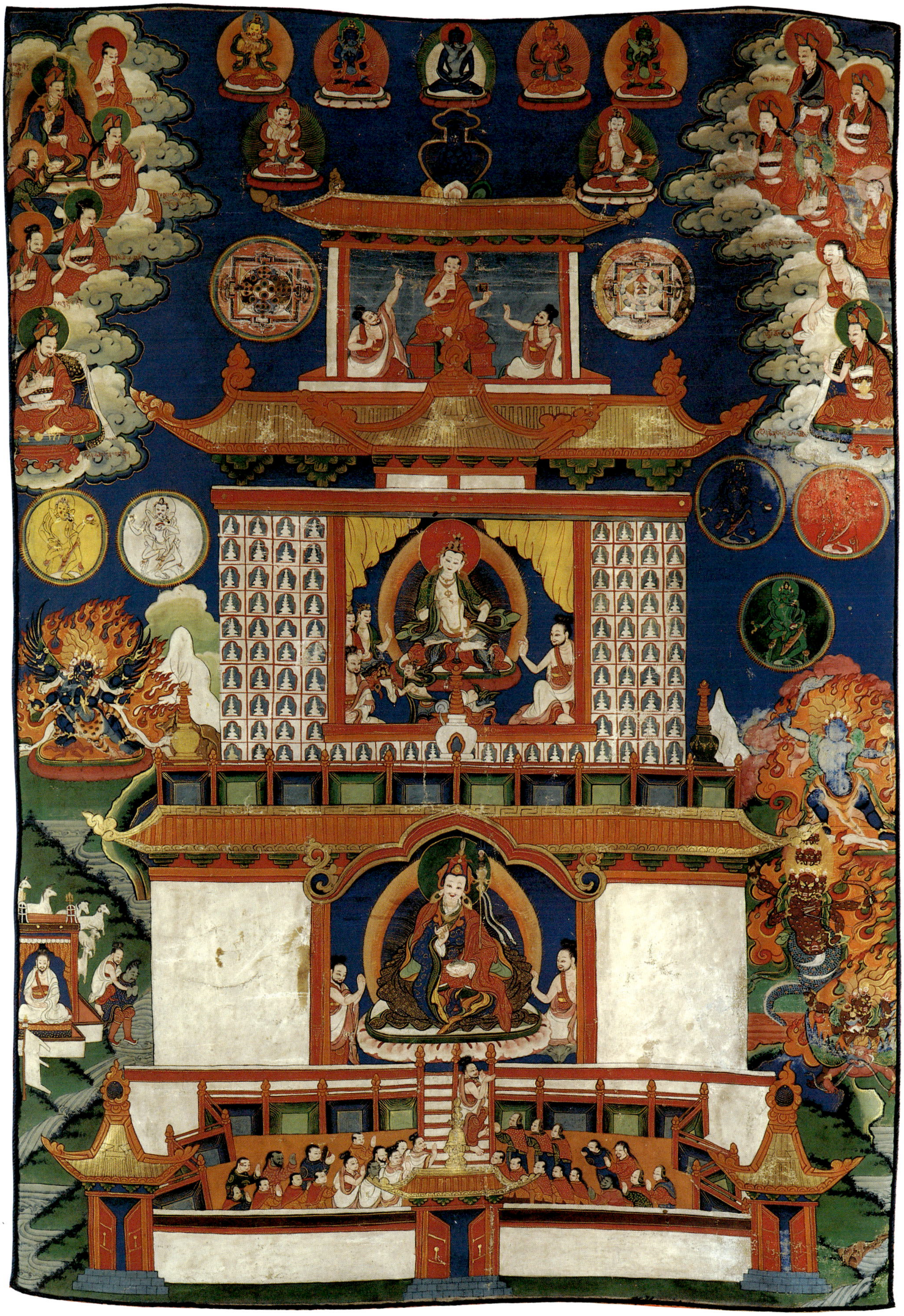

121

I-120 Maṇḍala der 58 zornvollen Gottheiten *Abb. S. 196*

(khrag-'thuṅ-lṅa-bču-btsa-brgyad-kyi-dkyil-'khor)
Tibet, 19. Jh.; 65 x 44 cm (→ II-**363**)

Die Darstellungen auf diesem Thangka knüpfen formal an das vorige an und bringen die Fortsetzung der im Bardo Thödol geschilderten visionären Erscheinungen, beginnend mit dem Ende des 7. bis zum 14. Tage der zweiten Phase des Bardo.

Jeweils in strahlenden, farbigen Lichtkreisen erscheinen am Himmel noch einmal drei tanzende Vidyādharas mit ihren Partnerinnen: der gelbe ›Über das Leben Mächtige‹, der rote ›Mahāmudrā-Wissenshalter‹ und der grüne ›In Vollkommenheit Lebende‹. Vom 8. bis 12. Tage treten dann, in der gleichen Reihenfolge wie zuvor die friedvollen Tathāgatas, die rasenden Herukas aus der Dämmerung des Zwischenreiches hervor, um noch einmal zu versuchen, den Verstorbenen auf den rechten Weg zu bringen, der ihn zur Befreiung aus dem Kreislauf der Wiedergeburten (saṃsāra) führen soll. Die sechs geflügelten Herukas erscheinen in Vereinigung mit ihren Prajñās jeweils auf den sechs farbigen Dreiecken im Inneren des Palastes. Es handelt sich bei ihnen (s. II-361) entsprechend der Ordnung der Buddha-Familien um den rauchfarbenen Pälchen-Buddha-Heruka im unteren Teil des Zentrum; um den blauen Vajra-Heruka, den gelben Ratna-Heruka, den grünen Karma-Heruka und den blauen Chechog-Heruka. Es sind zornvolle Emanationen der fünf Tathāgatas und des Ādibuddha Samantabhadra. Alle Herukas haben drei Köpfe, sechs Arme und vier Beine und sind von Flammen der Weisheit umhüllt, durch deren Hitze die fünf Grundübel oder Gifte – Verblendung, Haß, Ich-Sucht, Begierde, Geiz – vernichtet werden sollen. Ist der Verstorbene nicht fähig, ihr wahres Wesen und ihre gute Absicht auf Grund der karmischen Verschleierung und Verdunkelung seines Bewußtseins zu erkennen, so erscheinen aus den acht Himmelsrichtungen die acht menschenköpfigen Ke'urimas, die Herrinnen der Friedhöfe, zusammen mit den acht tierköpfigen Phramenmas, die im inneren Kreis des Palastes stehen. Es handelt sich bei ihnen um die zornvollen Erscheinungen der acht Mahābodhisattvas und ihre furchterregenden Begleiterinnen. Am 14. Tage schließlich treten die vier Torhüterinnen aus den Toren des Palastes hervor und die 28 tiergesichtigen Ḍākinīs, die im äußeren Kreis des von Flammen umgebenen Maṇḍalas stehen, um das Bewußtsein des Verstorbenen von seinen Befleckungen zu reinigen. Damit enden die visionären Erscheinungen des Chönyid Bardo. Diese entscheidende Phase des Nachtodzustandes wird ›Bardo der höchsten Wirklichkeit‹ genannt.

Alle zornvollen Gottheiten, die dem Verstorbenen im Laufe seiner Wanderschaft entgegentreten und wieder im Dunkel verschwinden, sollen ihn nicht erschrecken und nicht zur Flucht bewegen. Immer wieder wird der Meditierende, der sich auf das Sterben vorbereitet, von dem Lama ermahnt, diese zornvollen Erscheinungen als dunkle Gedankengebilde, als trügerische Spiegelungen seines eigenen Inneren zu durchschauen. Gelingt ihm dies, so kann er im gleichen Augenblick in das klare Licht des Sambhogakāya eintreten und Befreiung erlangen. Dieses klare Licht, das im Inneren des Palastes strahlt und von den Tathāgatas ausgeht, stammt als Erzeugnis seiner reinen Liebe aus dem Grunde seines eigenen Herzens.

Im unteren Teil des Bildes werden links ein Zelt mit einem inmitten einer Leichenstätte meditierenden Yogi und zwei berühmte Pilgerplätze von Kathmandu, links der große Stūpa von Bodnāth, eines der ältesten buddhistischen Bauwerke, und rechts der auf einem Berg gelegene Stūpa von Svayambhūnāth, zu dem eine große Treppe hinaufführt, sichtbar.

I-121 Trikāya-Vimāna *Abb. S. 197*

Kusum Shalme Phodang (sku-gsum-gshal-med-pho-braṅ)
Tibet, 19. Jh.; 68,5 x 48 cm (→ II-**364**)

Das letzte Thangka der Serie schließt formal und thematisch an die beiden vorigen an, indem es die Aufnahme des Verstorbenen in das Paradies des Padmasambhava, Zangdog Palri, zeigt. Textvorlage für die Darstellung ist jedoch nicht das *Tibetische Totenbuch, Bardo Thödol* (bar-do-thos-grol), sondern das *Siebenkapitel-Gebet, Le'udünma* (le'u-bdun-ma), das in der alten Nyingma Tradition eine wichtige Rolle spielt.

Ausgangspunkt für die Betrachtung ist der links unten in einem Meditationszelt sitzende Yogi, der sich meditativ auf sein Sterben und die ihm im Bardo bevorstehenden Prüfungen vorbereitet. Der Eintritt in die jenseitige Welt wird hier symbolisch als ein Hinüber-getragen-Werden über den Muleting-See (s. I-67; I-124) dargestellt, der die irdische Welt von dem jenseitigen Paradies des Padmasambhava trennt. Der dort sich erhebende kupferfarbige Berg fehlt hier, nur der auf seiner Spitze befindliche himmlische Palast wird gezeigt. Zu bereits zurückliegenden Phasen der Meditation gehörig erscheinen hier noch einmal verkleinert die beiden Maṇḍalas der friedvollen und der zornvollen Gottheiten sowie in den beiden oberen Reihen Samantabhadra, umgeben von den fünf Tathāgatas, jeweils in Yab-Yum, und dem weißen Vajrasattva, ferner in den fünffarbig strahlenden Kreisen die fünf wissenshaltenden Gottheiten (vidyādhara). Im weiteren Verlauf der Meditation tritt dem Yogi nun der dreistöckige Palast visionär vor Augen, zu dem er stufenweise Zutritt erhält. Als erstes tritt er durch eines der vier offenen Tore und kommt in den Vorhof, in dem eine Menge Menschen verschiedener Hautfarbe und verschiedenen Standes, Yogis, Mönche und Laien in Verehrung Padmasambhavas, der hier als Guru Rinpoche, als ›Kostbarer Lehrer‹ erscheint, versammelt sind. Nachdem der Meditierende von ihm Belehrung und Einweihung empfangen hat, gelangt er in den oberen Palastraum, dessen Wände mit zahlreichen Stūpas in Nischen geschmückt sind. Hier thront der weiße Vajrasattva, dem er sich im Gebet zuwendet; danach empfängt er zusammen mit anderen von einer Dienerin ein neues Gewand und die Krone des Vajradhara als Zeichen dafür, daß er nun unter den Himmlischen im Sambhogakāya weilt. Schließlich betritt er das offene, oberste Stockwerk des Palastes. Hier thront Garab Dorje, der ein Vorläufer und Lehrer von Padmasambhava ist. In der Reihe der namentlich genannten Überlieferungsträger erscheint er links oben noch einmal in den Wolken. Garab Dorje zeigt ihm eine schwarze Karte mit dem reinen Urlaut AḤ als Zeichen dafür, daß er den Kreislauf der Wiedergeburten endgültig verlassen hat und nunmehr ins Nirvāṇa eintritt. Dieser mit der Erfahrung des Einsseins mit dem Absoluten (Dharmakāya) und der Leerheit aller Erscheinungen (śūnyatā) verbundene Zustand wird symbolisch noch einmal durch den fast unsichtbaren, blauen Ādibuddha Samantabhadra in der Schatzvase (bum-gter) über dem goldenen Dach des Palastes sichtbar gemacht (s. II-2). Dieses Gefäß mit seinem strahlenden Schatz ist zugleich ein Sinnbild für die in jedem Menschen verborgene Buddha-Natur, Tathāgata-Garbha.

Der Aufstieg durch den dreistöckigen Palast, der auch Trikāya-Vimāna genannt wird, kann als Abschluß des Initiationsweges durch den Bardo verstanden werden, aber auch als selbständige tantrische Meditationsübung, da das Durchschreiten des Bardo keineswegs Bedingung für das Erlangen der Erleuchtung ist.

Links und rechts in den Wolken erscheinen, inschriftlich genannt, zahlreiche Gyüpi-Lamas (s. II-364) als bevollmächtigte Übermittler dieser ›Dzogchen‹ genannten tantrischen Überlieferung. Vor den Schneebergen im Hintergrund des Palastes erscheinen links der blaue Vajrakīla in Yab-Yum als tantrische Initiationsgottheit des Mahā-Yoga-Tantra und rechts drei Schutzgottheiten: die einäugige Ekajaṭī, der vieläugige Rāhula und der Yakṣa Shanpa Marnag (śan-pa-dmar-nag) auf einem Garuḍa.

KAPITEL XV

Die Lotosgeburt im Paradies

Die Paradiesvorstellung im tibetischen Buddhismus

Die Sehnsucht nach dem Paradies, nach einem Ort außerhalb der Zeit, wo der Mensch frei von allen einschränkenden Bedingungen leben und höchstes Glück genießen kann, ist uralt und gehört zu den in der religiösen Überlieferung der gesamten Menschheit vorhandenen Urzeitarchetypen. (M. Eliade, *Ewige Bilder und Sinnbilder*). Auch der Buddhismus kennt, trotz seiner prinzipiellen Ablehnung von Spekulationen über das Jenseits, verschiedene Paradiese, in die der Gläubige dereinst einzugehen hofft. Vor allem im Mahāyāna-Buddhismus ist die Vorstellung von einer Vielzahl von Paradiesen entstanden. Eine der ältesten Quellen ist der *Sukhāvatī-Vyūha*, die ›Beschreibung des Landes der Glückseligkeit‹, das zu den kanonischen Schriften zählt. Die Geburt in diesem reinen Land erfolgt in einer Lotosblüte. Es gibt dort keine Unterschiede mehr zwischen den Geschlechtern. Die Menschen sind mit einem ›goldenen‹, d.h. vollkommenen Körper ausgestattet, sie besitzen ein ›göttliches Auge‹, ein ›himmlisches Gehör‹ und haben die Fähigkeit, sich auf übernatürliche Weise fortzubewegen, d.h. zu ›fliegen‹. Ferner verfügen sie über das Wissen um all ihre früheren Inkarnationen. Wenn auch die Befreiung von den letzten Resten karmisch bedingter Verschleierungen erst allmählich erfolgt, so ist doch ein Rückfall in den Kreislauf der Wiedergeburten (saṃsāra) nicht mehr möglich. Mag der Mythos vom Paradies auch allgemein menschlich sein und sich aus tieferen Quellen als den historischen speisen, so ist er doch zugleich auch gefärbt von den besonderen geschichtlichen und geographischen Bedingungen seines Entstehungsortes. So spielt in der Paradiesesvorstellung der Tibeter der Berg eine zentrale Rolle, leben doch diese Menschen in einem von hohen Schneebergen umgebenen Land, deren Gipfel als Wohnsitze der Götter gelten. Eines dieser Paradiese, Śambhala, liegt als geheimer unzugänglicher Ort in ihrem eigenen Land. Es gibt sogar ›Reiseführer‹ dorthin; einen davon hat der III. Panchen Lama verfaßt. Es wird auch von Traumreisen verschiedener Lamas nach Śambhala berichtet.

Eine ähnliche Vorstellung liegt auch dem irgendwo im Südwesten, im Land der wilden Rākṣasas, gelegenen Paradies zugrunde, das Zangdog Palri (zaṅs-mdog-dpal-ri), ›kostbarer, kupferfarbener Berg‹, genannt wird. Dieses Paradies des Padmasambhava mit seinem himmlischen Palast auf dem Gipfel des Berges spielt vor allem in der alten Nyingma-Tradition eine wichtige Rolle. Es wird in alten tibetischen Texten wie dem *Siebenkapitel-Gebet* (le'u-bdun-ma) und der Biographie Padmasambhavas, dem *Pemakathang* (padma-dka'-thaṅ), genau beschrieben. Da diese Texte in der Liturgie eine regelmäßige Verwendung finden, waren die frommen Maler Tibets mit diesem komplexen Thema wohlvertraut.

Bei der bildlichen Gestaltung mußten vor allem drei Gesichtspunkte beachtet werden: so war den Künstlern einerseits daran gelegen, die mythische Geographie der Textvorlage gemäß festzuhalten; andererseits sollte auch der numinose Charakter der paradiesischen Welt aufleuchten; hinzu kommt als drittes die Forderung nach einem Meditationsbild, das man sich als Ganzes innerlich vor Augen führen kann. Hier kam den Malern nicht nur ihre eigene, meditative Praxis zugute, sondern auch die visionäre Erfahrung vieler Lamas, durch deren inspirativen Einfluß die tibetische Kunst durch Jahrhunderte ihre Lebendigkeit bewahrt hat.

Auch die mehr jenseitigen, in verschiedenen Himmelsrichtungen gelegenen Paradiese haben Eingang in die Malerei gefunden. Hierzu gehören die Paradiese der vier Tathāgatas: das im Westen gelegene Paradies des Amitābha, Sukhāvatī, das im Osten gelegene Paradies des Akṣobhya, Abhirati oder Abhinandana, welches bisweilen auch Vajrasattva oder dem Bhaiṣajyaguru zugeordnet wird, das im Süden gelegene Paradies des Ratnasambhava, Palden Dze, und das im Norden gelegene Paradies des Amoghasiddhi, Dundubhisvara. Ferner zählen dazu das in der oberen Region gelegene Paradies der Ḍākinī Nāro Khachöma, Avadātbyomacāri oder tib. Khachö Shingkham, und das Paradies des künftigen Buddha Maitreya, Tuṣita. Diese jenseitigen Paradiese, von denen nicht alle in gleicher Weise im Volksglauben lebendig sind, haben eine strukturelle Ähnlichkeit. Sie sind daher in der bildlichen Darstellung nur durch die jeweils dort residierende Buddha-Gestalt oder Gottheit voneinander zu unterscheiden. Der Weg in all diese jenseitigen Paradiese führt über die Lotosgeburt.

Beim Erwachen in einem der Paradiese befindet sich der Mensch in einer lieblichen, parkartigen Landschaft mit prächtigen Bäumen, die Blüten und Früchte gleichzeitig tragen, in deren Wipfel sich Vögel wiegen, und friedliche Tiere äsen in ihrem Schatten. Überall sind Teiche, auf denen sich farbige Lotosblüten ausbreiten, im klaren Wasser schwimmen Fische, und Wasservögel tummeln sich. Wasserfälle rauschen, die Luft ist erfüllt von Blüten- und Weihrauchdüften und den Klängen himmlischer Musik der Devas und Devīs. Aus allen Lauten, die sein Ohr dort vernimmt, hört er die Stimme des Dharma.

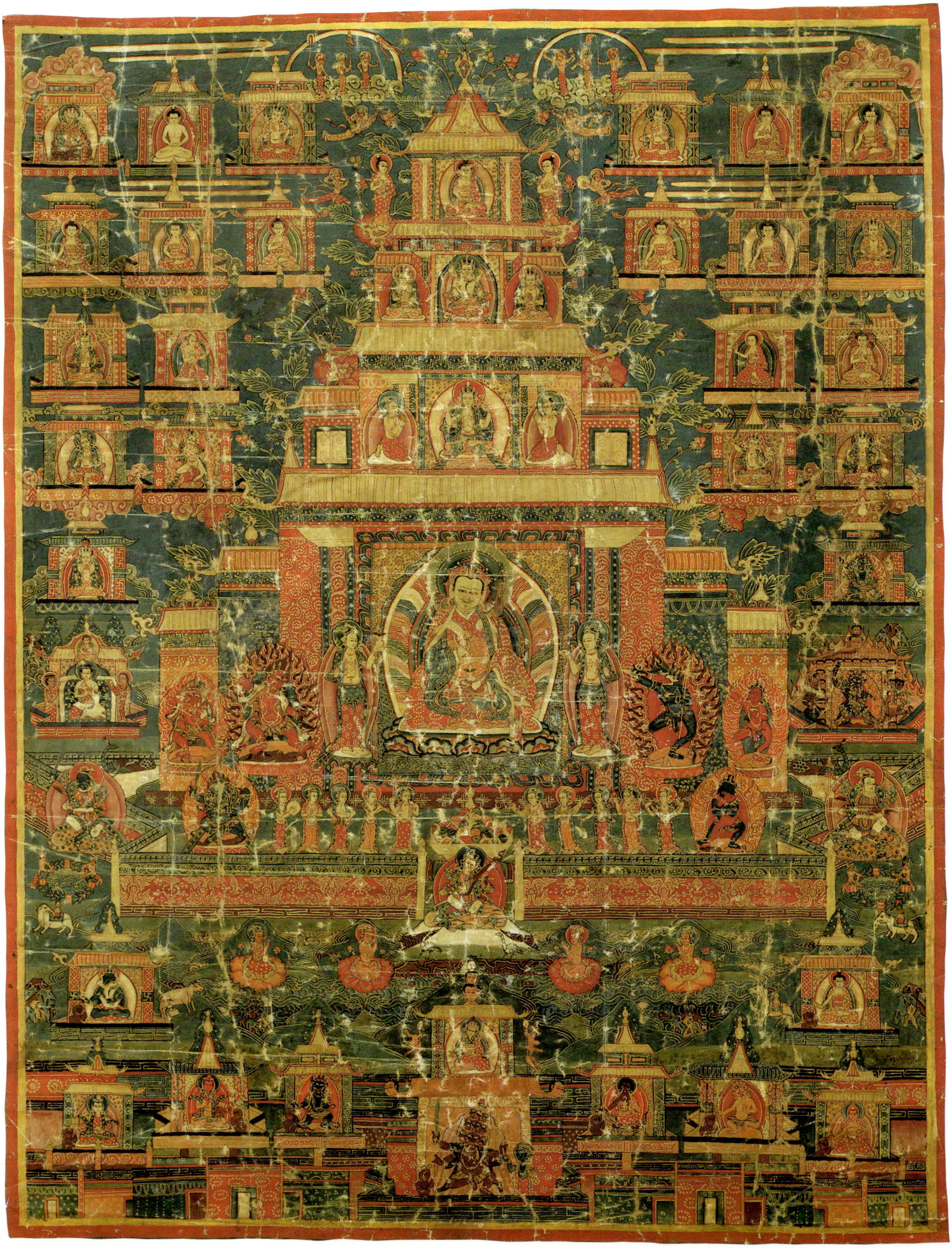

122

I-122 Das südwestliche Paradies des Padmasambhava

Zangdog Palri (zaṅs-dog-dpal-ri-pad-ma-'od-kyi-shiṅ-khams))
Südtibet, 17. Jh.; 84 x 64 cm (→ II-**365**)

Ausgangspunkt für die meditative Betrachtung dieses Bildes sind die vier kleinen anbetenden Gestalten auf den vier Lotosblüten, die man sich ringsum auf dem diesen Berg umgebenden See vorzustellen hat. Der Meditierende identifiziert sich innerlich mit seiner Wiedergeburt im Paradies des Padmasambhava. Er befindet sich gleichsam wie im Traum auf einer dieser Lotosblüten, die sich aus dem dunklen See erheben, um ihn in das reine Land des Padmasambhava hinüberzutragen. Sobald sich die Lotosblüte öffnet, breitet sich eine unermeßliche Lichtfülle aus, und vor ihm steht der himmlische Palast mit der thronenden Gestalt Padmasambhavas, umgeben von seinen Schülerinnen und seinem Gefolge. Überwältigt von einem Glücksgefühl, sucht er nach einem Eingang in diesen Palast, der von vier Richtungsbeschützern (dikpālas) bewacht wird. Kaum hat er diesen Wunsch verspürt, öffnen sich auch schon die Tore, und er befindet sich mitten in dem Palast, wo eine himmlische Musik erschallt und wunderbare Blüten ihren Duft entfalten. Während er alles staunend wahrnimmt, sieht er, wie auch andere hier versammelt sind, die andächtig vor dem großen Meister verharren. Ohne Worte vermag er ihre Gedanken zu lenken und gibt ihnen so Anteil an seiner Weisheit.

Das innere Verweilen vor dem Angesicht Padmasambhavas führt den Meditierenden immer höher hinauf in den vierstöckigen himmlischen Palast, wo sich ihm unendliche Horizonte eröffnen. Die Gestalt Padmasambhavas verwandelt sich dabei von dem irdischen Meister in den Bodhisattva Avalokiteśvara, der hier im Bilde über ihm thront und ebenfalls von Adoranten umgeben ist. Während der Meditierende nun auf diesen erhabenen und zugleich ›Gnädig herabblickenden Herrn‹ schaut, der ein wunscherfüllendes Juwel (cintāmaṇi) in Händen hält, nimmt er teil an dessen innerstem Wesen. Er fühlt sich von aller irdischen Schwere, von allen Bindungen und Bedürfnissen befreit und spürt nur noch das Verlangen, sich allen Lebewesen in Mitleid zuzuwenden.

Avalokiteśvara entschwindet seinen Blicken, und es öffnen sich weitere Türen, hinter denen der Buddha Amitāyus, der Buddha des unermeßlichen Lebens, erscheint. Er hält seine Weisheitspartnerin (prajñā) umfangen, und zugleich umfaßt er ein Gefäß mit dem Nektar der Unsterblichket (amṛta), das er den beiden Meditierenden neben ihm reicht. Auch diese Palastszene, die dem Meditierenden das vollkommene Glück des Sambhogakāya vor Augen stellt, soll ihn nicht festhalten, sondern nur weiterführen zur obersten Stufe des Palastes, wo Padmasambhava in seiner goldenen Dharmakāya-Gestalt als Buddha Amitābha thront, als Buddha des unermeßlichen Lichtes, umgeben von zwei Pratyeka-Buddhas. Hier erblickt der Meditierende wie in einem Spiegel sein eigenes innerstes Wesen, indem er sich seiner strahlenden Buddha-Natur bewußt wird. Auch an seinen beiden Begleitern erkennt er, daß derjenige, der diesen Erkenntnisweg bis ans Ende gegangen ist, sich verwandelt hat, daß er nun selbst zu den Erleuchteten gehört, dem die aus allen Himmelsrichtungen herbeischwebenden Gottheiten huldigen. Sie bringen ihm wie einem Buddha Opfergaben dar.

Auf dem Gipfel des Weltenberges vermag er nun kraft der erworbenen Weisheit, die sich wie eine tausendblätterige Lotosblüte entfaltet, alles zu überschauen. So erblickt er ringsum die zahllosen anderen himmlischen Paläste der Ādibuddhas, der fünf Tathāgatas, der drei Buddhas, der Bodhisattvas u.a., während weiter unten im irdischen Bereich die Paläste der Yogis und der Schutzgottheiten auftauchen. Auch Padmasambhava erscheint hier noch mehrfach als Guru Rinpoche in seinem irdischen Palast, umgeben von seinen acht Erscheinungsformen, sowie als König der Rākṣasas. Indem Zeiten und Räume auf einer Ebene versammelt sind, wird das weitgespannte Wirken Padmasambhavas als Lehrer des Dharma erkennbar.

Der Maler hat das Ergebnis der Meditation, die Welt mit neuen Augen zu sehen, gleichsam vorweggenommen. Was zunächst als Mangel erscheinen könnte: die Flächigkeit des Bildes bekommt eine neue Dimension, in der alle Dinge durchlichtet sind.

Dieses aus dem 17. Jahrhundert stammende südtibetische Thangka geht in seinem gestaffelten, symmetrischen Bildaufbau und der Frontalansichtigkeit auf ältere indische Bildvorstellungen zurück, während stilistisch in der reichen Ornamentik Einflüsse der Ṅor-Schule sichtbar werden.

I-123 Das südwestliche Paradies des Padmasambhava

Abb. S. 202

Zangdog Palri (zaṅs-mdog-dpal-ri-pad-ma-'od-kyi-shiṅ-khams)
Tibet, 19. Jh.; 58 x 39 cm (→ II-**367**)

Wir erblicken hier in einer visionären Schau das jenseitige Paradies des Padmasambhava. Der gewaltige, kupferglänzende Berg, der hoch über die Wolken hinaus in die Götterwelt aufragt, und der prachtvoll geschmückte Palast sind Schauplatz eines himmlischen Festes, an dem uns der Maler ganz unmittelbar aus der Warte der auf den Wolken schwebenden Devas und Devīs teilnehmen läßt, während sich der irdische Bereich in der Ferne verliert. Nur einige Berggipfel und Inseln sowie die Dächer einiger hervorragender Gebäude sind erkennbar. Es ist ein sehr bewegtes Fest mit Tänzerinnen, Musikanten und Bannerträgern, das im Vorhof des Palastes wie auch in seinem Inneren zu Ehren Padmasambhavas stattfindet, der hier, flankiert von seinen beiden Yoginīs, auf einem leuchtenden Thronsitz Platz genommen hat, um die Huldigungen seiner Schüler sowie die zahlreichen Opfergaben, die ihm dargebracht werden, entgegenzunehmen. Dieses festliche Gepränge setzt sich in den Wolken fort, die wie geschmückte Schiffe und hochbeladen mit Gästen aus allen Himmelsrichtungen herbeischweben.

Dieses himmlische Schauspiel können freilich nur diejenigen genießen, die im Paradies des Padmasambhava wiedergeboren werden. Für die noch im Saṃsāra Weilenden ist dieser Berg allseits von Wolken verhüllt.

Eine Zone des Schweigens breitet sich rings um den Palast aus, der nach außen durch einen mächtigen Wall aus Totenschädeln abgeschirmt ist, ein Zeichen dafür, daß dieser mystische Ort nur über die Schwelle der Erleuchtung zu betreten ist und diesseits des Walles die Welt des Todes beginnt. Doch ein schmaler Pfad, der sich wie ein Nabelstrang aus dem irdischen Bereich zum Gipfel des Berges emporwindet, wird sichtbar. Dieser Pfad führt den Meditierenden langsam in die Höhe bis hin zur Mitte des Bildes, wo sich die goldene Pforte des Paradieses öffnet. Die Pforte gibt nicht nur die Richtung für die Bildmeditation an, sondern den Weg, den der Meditierende beschreiten muß, wenn er zur eigenen Mitte finden will. Nur so kann er dereinst den himmlischen Palast betreten.

Dem Maler dieses Thangkas ist es gelungen, ein traditionelles Thema auf sehr anschauliche Weise zu gestalten und es so auch dem nicht eingeweihten Betrachter verständlich zu machen. Einerseits läßt er die tiefe Kluft zwischen der himmlischen und der irdischen Welt deutlich werden: durch das dunkle Gewässer, das beide trennt, sowie die unterschiedliche Stimmung der Landschaft und der Bewohner hier und dort. Andererseits gibt es eine Brücke, wie wir sehen, die beide Gefilde verbindet. Sie führt, laut Inschrift, über den Muleting-See.

Mit diesem See hat es seine eigene Bewandtnis. Er gleicht dem magischen Spiegel Yamas, des Totenrichters im Zwischenreich des Bardo, das jeder durchwandern muß. Wer in diesen spiegelnden See schaut, sieht darin seine guten wie seine schlechten Taten. Nur derjenige kann vertrauensvoll über diese Brücke schreiten, der in seinem irdischen Leben Verdienste erworben hat, wie die Mönche und Einsiedler, die am Ufer des Sees leben.

Solche visionären Bilder wie die des Zangdog Palri stehen in einem inhaltlichen Zusammenhang mit jenen gleichsam apokalyptischen Bildern der über den Muleting-See reitenden Göttin Lhamo, die von Zeit zu Zeit als zornvolle Richterin herbeieilt, um die Reinheit des Dharma wiederherzustellen. So hat der dunkle Muleting-See auch hier noch eine tiefere Bedeutung: er gemahnt an die immer wiederkehrenden gesetzlosen Zeiten, wenn die Göttin als zornvolle Richterin mit ihrem Gefolge erscheint und der See sich in ein Blutmeer verwandelt, dessen Ufer von den zerstückelten Gliedern der Feinde des Dharma gesäumt sind.

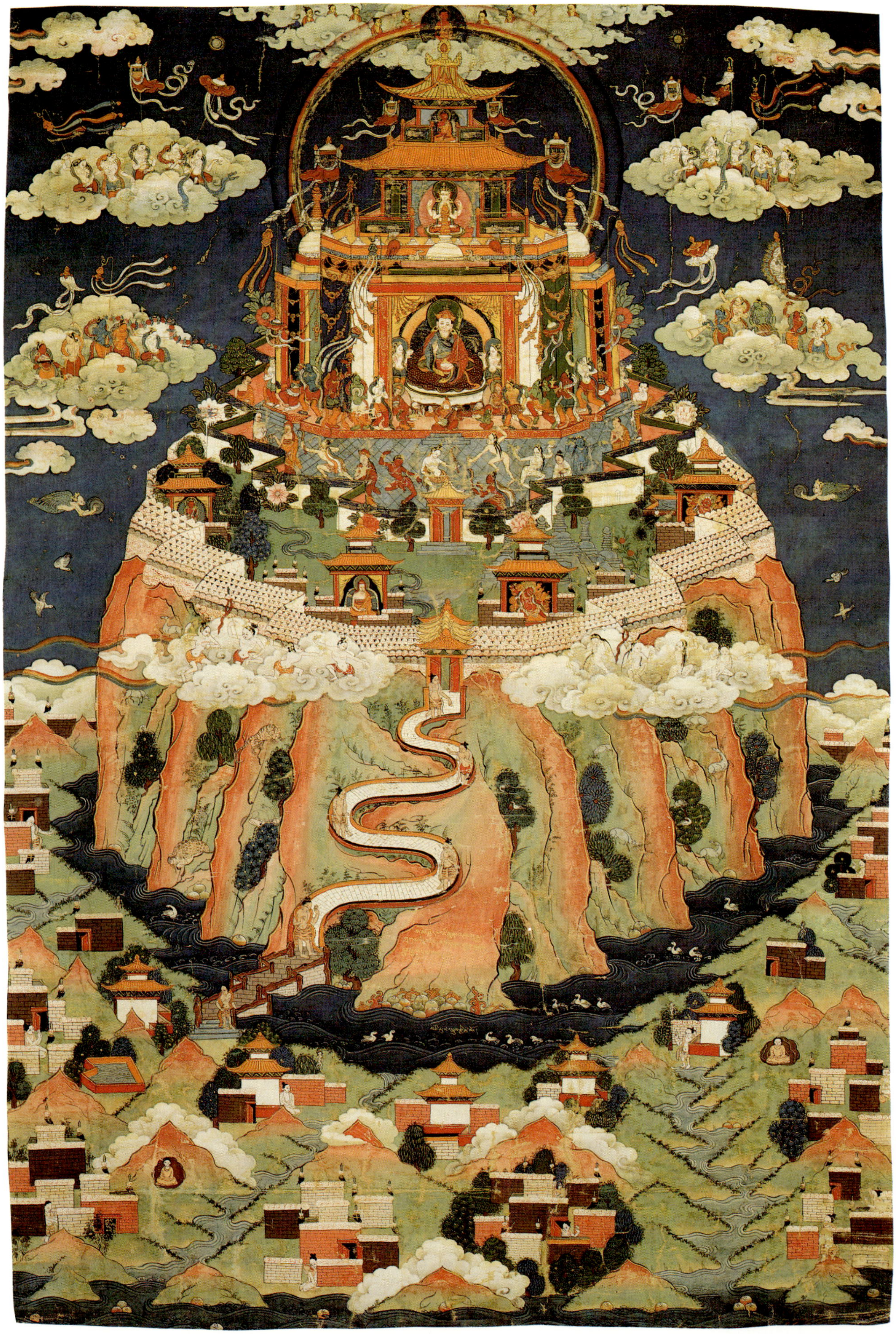

123

I-124 Sukhāvatī – das westliche Paradies des Amitābha

Abb. S. 204

Dewachen (nub-phyog-bde-ba-čan-gyi-shiṅ-khams)
Tibet, Ende 18. Jh.; 65,5 x 47 cm (→ II-**368**)

Die bildliche Darstellung des hier visionär erscheinenden westlichen Paradieses geht auf eine der ältesten Schriften des Mahāyāna zurück, auf den Sukhāvatī-Vyūha, die *Beschreibung des Sukhāvatī*, des ›Glückvollen (Verweilens)‹.

Im Zentrum des Bildes thront der goldene Amitābha, der Buddha des unermeßlichen Lichtes und Herr des westlichen Paradieses, Sukhāvatī, in das der Gläubige nach seinem Tode einzugehen hofft, wenn er sich diesem siegreichen Buddha stets vertrauensvoll zugewandt hat. Amitābha sitzt in Meditationshaltung und -geste auf einem von Pfauen getragenen, prachtvollen Lotosthron vor seinem mehrstöckigen himmlischen Palast, über dessen goldenem Dach ein Ehrenschirm weht, als Zeichen seiner Herrschaft über dieses ›reine Land‹, wie es auch genannt wird. Amitābha hält eine mit Girlanden geschmückte Bettelschale (pātra) in Händen, während goldene Strahlen der Weisheit von seinem Herzen ausgehen. Er wird flankiert von den beiden Bodhisattvas Padmapāṇi (links) und Vajrapāṇi (rechts). Die sechs anderen Mahābodhisattvas sitzen in Gruppen je zu dritt um den blühenden Lotosteich im Zentrum des himmlischen Gartens. Es handelt sich links um Samantabhadra (oben), um Maitreya und Kṣitigarbha (unten) und rechts um Sarvanīvaraṇaviṣkambhin (oben), um Mañjuśrī und Ākāśagarbha (unten). Das westliche Paradies erscheint wie ein ewig blühender Garten, umgrenzt von einer quadratischen Mauer und umgeben von Lotosteichen und geschmückten Bäumen, in deren Kronen Buddha-Gestalten erscheinen als Zeichen dafür, daß hier überall Buddhas Lehre verkündet wird. Auf den kleinen Lotosblüten links und rechts des Thrones werden diejenigen sichtbar, die hier auf wunderbare Weise neu geboren sind, um im Lichte der Weisheit Amitābhas endgültige Befreiung zu erlangen. Sie werden dort wie der kleine Kniende und die beiden Mönche hinter der Eingangspforte von musizierenden, tanzenden und Banner tragenden Göttinnen empfangen. Buddha selbst kommt ihnen mit seinen beiden Jüngern entgegen, und Thronsitze stehen für sie bereit. Zwei andere Mönche bringen in ihren Almosenschalen Opfergaben für Amitābha dar, vor dessen Thron Wunschjuwelen angehäuft sind. Auch die acht Glückssymbole (aṣṭamaṅgala) befinden sich dort. Über dem von hohen Bäumen umringten Palast schweben Devas und Devīs herbei, und erleuchtete Wesen bewegen sich schwerelos durch die Lüfte. Auch Padmasambhava und die grüne Tārā erscheinen auf einer Wolke. So begegnet der Gläubige hier sowohl jenen Gestalten wieder, an die er sich hilfesuchend und meditierend gewandt hat, als auch jenen, die bereits vor ihm in dieses reine Land gelangt sind. Auch die anderen Paradiese vermag er von dort zu schauen: sie werden oben im Bilde als kleine Paläste sichtbar. Es sind die Paradiese der vier anderen Tathāgatas (v.l.n.r.), das des Amoghasiddhi, Ratnasambhava, Vairocana und Akṣobhya. Als Wächter dieses glücklichen und reinen Landes erscheint rechts an der Mauer der blaue Vajrapāṇi. Dieses Paradies ist freilich für viele nur eine Zwischenstation auf dem Wege zur Erleuchtung, die symbolisch durch die zwei Stūpas in den unteren Ecken des Bildes angedeutet ist.

I-125 Śambhala – das nördliche Paradies

Abb. S. 205

(byaṅ-phyogs-śam-bha-la'i-shiṅ-khams)
Tibet, Ende 18. Jh.; 65 x 46 cm (→ II-**371**)

Das Königreich Śambhala, von dem das Kālacakra-Tantra ausführlich berichtet (s. II-318), wird nur selten dargestellt, obwohl es im Volksglauben eine wichtige Rolle spielt. Es gibt sogar verschiedene ›Reiseführer‹, die den Weg dorthin beschreiben (s. II-271). Freilich kann nur der vollkommene Yogi dorthin gelangen, der alles hinter sich gelassen hat. Für den gewöhnlichen Menschen ist es unsichtbar.

Das Kālacakra-Tantra geht nach tibetischer Anschauung auf eine Offenbarung Buddhas zurück, die er kurz vor seinem Hinscheiden dem König von Śambhala, Sucandra (zla-bzaṅ), in Śrīdhānyakaṭaka im heutigen Orissa anvertraut hat. Sucandra hat diesen geheimen Wissensschatz nach Śambhala mitgenommen und dort ein ideales, auf den Lehren des Dharma beruhendes Reich gegründet. Unter der weisen Herrschaft dieser buddhistischen Priesterkönige, deren Dynastie bis heute fortlebt, ist das Kālacakra-Tantra weit über ein Jahrtausend bewahrt worden. Ende des 10. Jh.s hat dann der indische Siddha Tsilupa das Kālacakra-Tantra aus Śambhala nach Indien gebracht, wo es zunächst in Kaschmir und Bengalen Verbreitung fand und bald darauf durch den Paṇḍit Śrībhadrabodhi auch nach Tibet gelangte. Hier setzt sich vor allem Atīśa (982–1055) für die Übersetzung und Verbreitung dieses großen Tantras ein, das als letztes in den Kanjur aufgenommen wurde.

Das Thangka zeigt nicht nur Śambhala, sondern es schildert auch seine Geschichte und die mit ihm verbundenen Prophezeiungen. Das mythische Königreich Śambhala, das seit Anbeginn der Welt besteht und zunächst von nichtbuddhistischen Herrschern regiert wurde, liegt nach dem Glauben der Tibeter irgendwo nördlich von Tibet in einem Tal verborgen, hinter einem Ring unübersteigbarer Schneeberge. In den Texten heißt es, es liege nördlich von Bodhgayā, und damit ist die innere Verbindung mit dem Ort der Erleuchtung Buddhas angedeutet. ›Śambhala‹ heißt ›Quelle der Freude‹ oder ›Quelle des Glücks‹. Das Königreich, in dem die Utopie einer idealen Gesellschaft verwirklicht ist, hat die Grundform eines achtspeichigen Rades (cakra) oder einer achtblättrigen Lotosblüte. Im Zentrum dieser Blüte liegt, noch einmal von Schneebergen umgeben, die Hauptstadt Kalāpa mit dem Königspalast. Das Reich ist in acht dem Zentrum zugeordnete Distrikte mit je zwölf Fürstentümern eingeteilt. Die als Kulika oder Kalkin, tib. Rigden (rigs-ldan), bezeichneten Priesterkönige von Śambhala regieren jeweils 100 Jahre. Sie gelten als heimliche Weltenherrscher (cakravartin) und sind im Besitz eines magischen Spiegels, mit dem sie in die Ferne schauen können. Rademblem und Spiegel werden links und rechts jeweils auf einem Lotos sichtbar. Hier ist der künftige 25. König von Śambhala, Rudra Cakrin (tib. drag-po-'khor-ločan), der ›Zornvolle mit dem Rad‹, dargestellt. Angetan mit einem Lederpanzer wie ein zentralasiatischer Krieger thront er noch einmal links außen auf einer Wolke und schaut herab auf die anrückenden, das Königreich bedrohenden Feinde des Dharma, die von einem Tyrannen angeführt werden, der die ganze Welt unterworfen hat, wie es heißt, und der nun zu seinem letzten Schlag ausholen will. Diese künftigen, nach tibetischer Anschauung nicht mehr allzu fernen Ereignisse werden im unteren Teil des Bildes visionär geschildert. Wenn die dunklen Zeiten der Unterdrückung und Bosheit ihren Höhepunkt erreicht haben, wird Śambhala plötzlich vor aller Augen aus dem Nebel auftauchen und Rudra Cakrin wird, von Zorn erfaßt, das scharfe eiserne Rad, das vom Himmel gefallen ist, ergreifen und mit seinen Getreuen dem Feind entgegentreten. Seine aus Śambhala herbeieilenden Krieger haben sich um den König, der auf einem meditativ erzeugten blauen Pferd reitet, versammelt. Zu seiner Streitmacht gehören von Pferden und Elefanten gezogene steinerne Wagen, die fliegen können, wie es heißt. Auch in den himmlischen Gefilden, rechts in den Wolken und darunter, wird ein Getümmel von Gottheiten und rauchumhüllten Dämonen sichtbar, die in den Kampf eingreifen. Rudra Cakrin tötet mit seiner Lanze den Anführer der Feinde, dessen Heer vernichtend geschlagen wird. Nachdem der König von Śambhala aus der Schlacht als Sieger hervorgegangen ist, wird ein goldenes Zeitalter anbrechen, und die friedvolle Weisheit Śambhalas wird sich über die ganze Erde ausbreiten. Dieses Reich des Friedens und des Glücks wird 1000 Jahre währen. Es ist der Wunsch vieler Tibeter, in diesem irdischen Paradies wiedergeboren zu werden.

Im himmlischen Bereich erscheint in einem maṇḍalaartigen Palast der blaue Ādibuddha Vajradhara. Umringt von Mañjuśrī und den ersten sieben mythischen Königen von Śambhala, steht über den Berggipfeln der goldene Yidam Kālacakra in Yab-Yum; rechts in den Wolken erscheint er noch einmal allein in rasend zornvoller, blauer Gestalt. Ferner erscheinen links oben, angeführt von Mañjuśrī, Kīrti ('jam-dpal-grags), der als erster religiöser König von Śambhala gilt, die insgesamt 25 Priesterkönige bis hin zu Rudra Cakrin; rechts oben erscheinen, angeführt von Atīśa, die fünfundzwanzig Überlieferungsträger, die Gyüpi-Lamas. Die acht letzten von ihnen erscheinen in gelbe Thronmäntel gehüllt, es sind der I. bis VIII. Dalai Lama. Der VIII. Dalai Lama, Jampal Gyatso (s. II-270), lebte von 1750 bis 1804. Hierdurch ist eine ziemlich genaue Datierung des Bildes in die zweite Hälfte des 18. Jh.s möglich.

In dem sowohl symbolisch wie real zu verstehenden Śambhala verbindet sich das mythische Bild eines goldenen Zeitalters und Friedensreiches mit der eschatologischen Vorstellung einer siegreichen Endschlacht des Guten über das Böse.

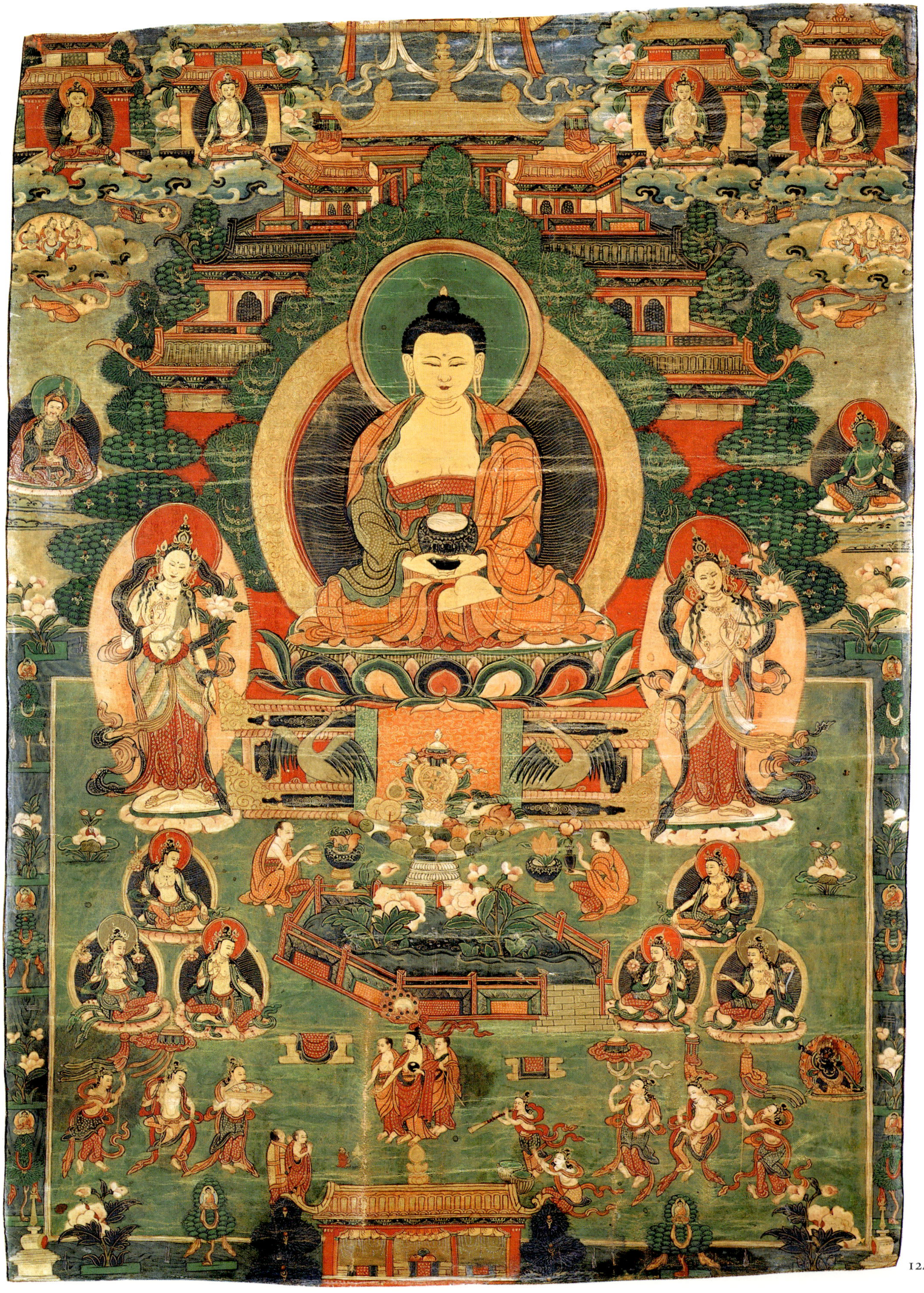

124

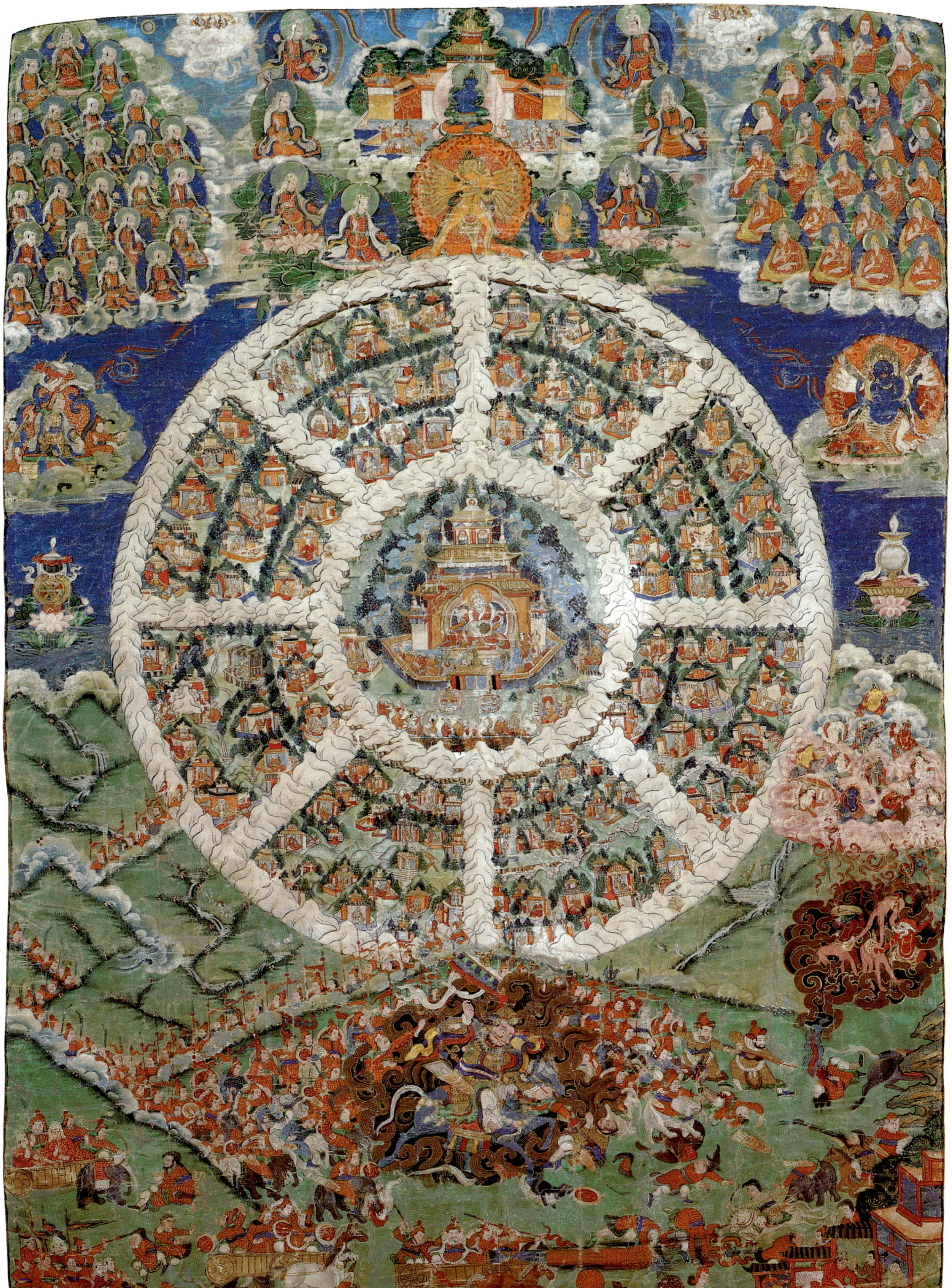

125

KAPITEL XVI

Die Mahākālas als Beschützer der Lehre und ihrer Verwirklichung

Die Mahākāla-Rituale

Jedes Kloster und auch viele größere wichtige Gebäude in Tibet hatten bzw. haben einen Gönkhang (mgon-khaṅ), eine Kapelle für die Schutzgottheiten, die jeweils einem bestimmten Mahākāla untersteht, je nach der Schulzugehörigkeit des Klosters. In diesem Gönkhang werden täglich Rituale für die Schutzgottheit und ihr Gefolge von einem damit beauftragten Mönch ausgeführt. Darüber hinaus ist jeder Mönch verpflichtet, einmal am Tage, meist bei der abendlichen Pūjā, den Schutz des Mahākāla zu erbitten. So sind die Schutzgottheit-Rituale in Tibet sehr populär.

Alle Mahākālas gelten als Emanationen des Tathāgata Akṣobhya, des ›Unerschütterlichen‹, und sie gehören zur blauen Vajra-Familie. So ist ihre Körperfarbe meist dunkelblau, wobei es aber auch weiße Erscheinungsformen gibt. Mahākāla heißt wörtlich ›Großer Schwarzer‹, was soviel bedeutet wie ›Großer zornvoller (Beschützer)‹. Ihre besondere Aufgabe ist es, die Tantras und den sie praktizierenden Sādhaka vor Störungen und inneren Ablenkungen bei der Meditation zu beschützen. Der Mahākāla ist als ›göttliche Weisheitsverkörperung‹, Jñāna Devatā, mit einem dritten Auge ausgestattet. Er trägt eine fünffache Schädelkrone und eine Kette aus Menschenköpfen (muṇḍamālā) wie die Yidam-Gestalten. In manchen Fällen kann er auch die Funktion eines Yidam übernehmen und aus einer Keimsilbe (bīja) meditativ erzeugt werden. Eines seiner Hauptattribute ist der Dreizackstab (triśūla), das Symbol des hinduistischen Hauptgottes Śiva, der als Zerstörer der Unwissenheit und der Beschützer der Yogis gilt. Mahākāla trägt dieses Attribut gleichsam als Trophäe, und man kann in ihm einen im positiven Sinne wiedererstandenen Śiva erblikken. Meist ist ein Mahākāla von einem Gefolge, Läkyi Gönpo (las-kyi-mgon-po), umgeben, insbesondere in den Darstellungen auf Thangkas. Dieses aus ihm emanierte Gefolge ist gleichsam der aktiv ausführende Teil seines Wesens bei der Beseitigung von Hindernissen. So kann sich ein Mahākāla in vielerlei Gestalten verwandeln und z. B. als Brahmane, Mönch, Krieger, als schwarzer Mensch oder Vogel auftreten. Eine charakteristische und wichtige Gruppe unter seinen Begleitern sind die meist schwarzen, rabenköpfigen Gottheiten, die Charogdong (bya-rog-gdoṅ) genannt werden.

Die Mahākāla-Rituale sind jeweils bestimmten Tantras zugeordnet und werden meist am Ende dieser Texte beschrieben. Entsprechend der bevorzugten Praktizierung der Tantras in den einzelnen tibetischen Schulen lassen sich auch die Mahākāla-Gestalten den einzelnen Schulen zuordnen, in denen sie am meisten Verehrung genießen. Einige Mahākālas werden von den Mönchen aller Schulen angerufen.

I-**126** Maning-Mahākāla

Gönpo Maning (mgon-po-ma-niṅ)
Westtibet, 16. Jh.; 74 x 64 cm (→II-**373**)

Das in die Nyingma-Tradition gehörende Schwarzgrund-Thangka (nag-thaṅ) ist Bestandteil einer Serie und zeigt im Zentrum den von Flammen umgebenen Schädelpalast, Thökhar (thod-mkhar), des dunkelblauen Maning-Mahākāla in Yab-Yum. Sein esoterischer Name ist nicht übersetzbar. Er steht im Ausfallschritt auf zwei hingestreckten Leichen und ist von acht verschiedenfarbigen Schlangen bekrönt, die auch zwischen seinen Füßen zu sehen sind. Er hält in seiner erhobenen Rechten eine Lanze mit schwarzer Flagge und in seiner Linken das Herz eines Feindes und eine Fangschlinge. Seine weiße Partnerin, die ihn mit den Beinen umschlingt, hält in ihren Händen Schädelschalen, die linke ist mit Blut gefüllt. Über dem Paar schwebt ein schlangenzerbeißender Garuḍa. Innerhalb des von Flammen erfüllten Palastes erscheint das achtfache Gefolge des Mahākāla: auf der linken Seite (v.o.n.u.) der zweiarmige Aghora-Mahākāla mit einer Keule (daṇḍa), der ›tigerreitende‹ Tagshön-Mahākāla (mgon-po-stag-shon), s. I-133, der vieläugige Planetengott Rāhula, der auf einem schwarzen Pferd reitende Mahākāla Trakśad (mgon-po-trag-śad); auf der rechten Seite der zweiarmige Hūṃkara-Mahākāla (mgon-po-gri-gug-ĉan), s. I-129, der auf einem Schneelöwen reitende Mahākāla Vajra Thigle (rdo-rje-thig-le), der auf einer Ziege reitende Vajrasādhu (dam-ĉan-rdo-rje-legs-pa), die auf einem Maultier reitende Rematī Devī (lha-mo-rdo-rje-re-ma-tī) mit einer Lanze und in der Mitte unten der Bing-Mahākāla (s. I-127). Über dem Palast erscheint der meist mit Flügeln dargestellte oberste der Herukas, der braune Chechog-Heruka (che-mchog-he-ru-ka), und über ihm der Ādibuddha Samantabhadra.

Der von einer aus Menschenköpfen errichteten Mauer umgebene Schädelpalast liegt inmitten einer düsteren Leichenstätte, auf der sich wilde Tiere tummeln. Im Vordergrund sind

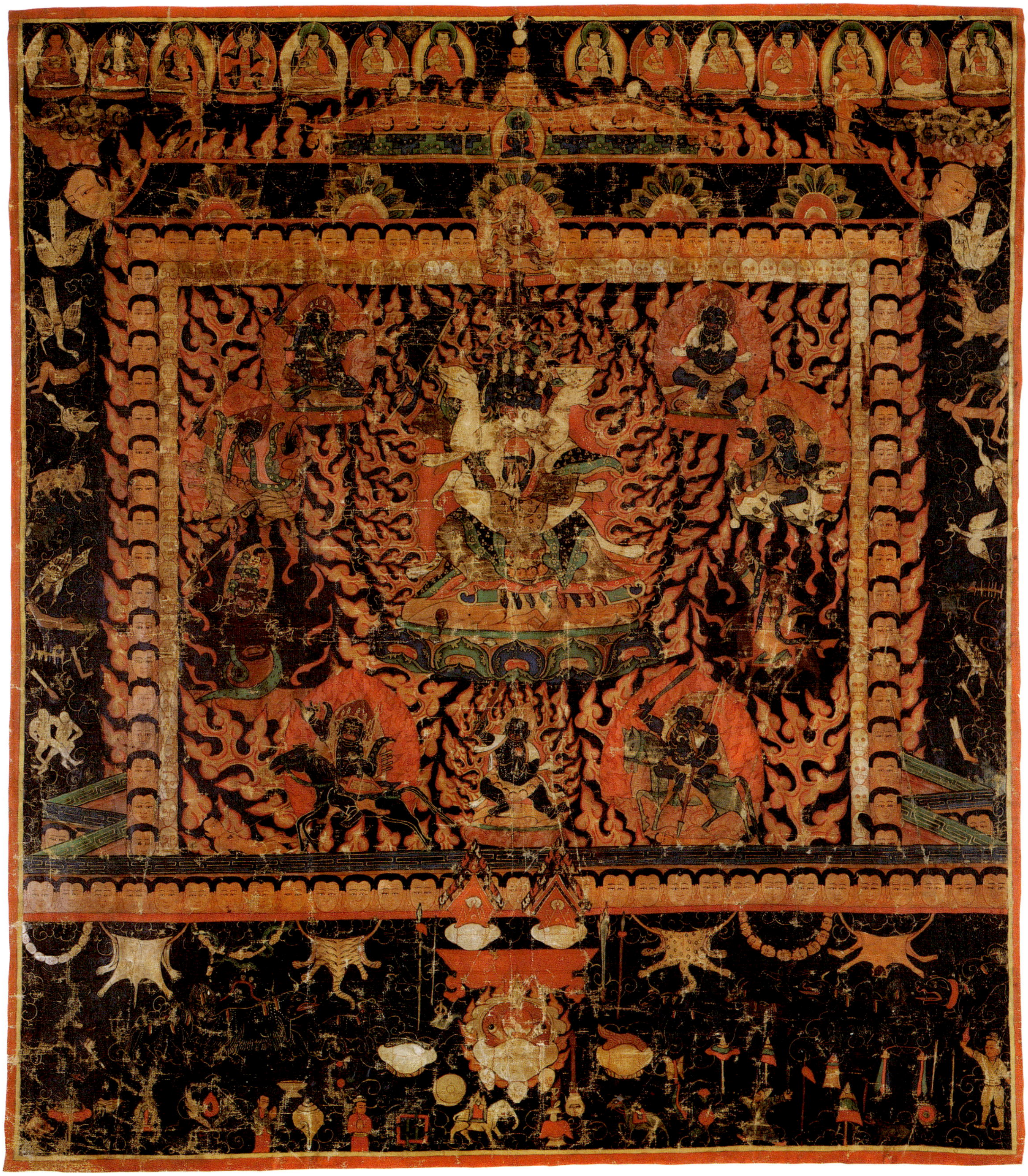

126

Opfergaben für die zornvollen Gottheiten aufgestellt, für den Mahākāla die ›ruhenden‹ Gaben: die beiden Schädelschalen, das Opfer der fünf Sinne (dbaṅ-po-lṅa-yi-me-tog) sowie die sieben königlichen Juwelen (saptaratna) und die acht Kostbarkeiten oder glückbringenden Symbole (aṣṭamaṅgala); für das Gefolge sind die ›bewegten‹ Opfergaben (bskaṅ-rdzas) bestimmt: Yaks, Ziege, Widder, Hund, Pferd und ein Mensch. In der oberen Zone erscheinen (v.l.n.r.): Amitābha, Mandāravā, Padmasambhava, Yeshe Tsogyal sowie zehn bevollmächtigte Überlieferungsträger (brgyud-pa'i-bla-ma). Die Meditation eines solchen Thangkas und die Anrufung der in den Mahākāla-Ritualen beschriebenen tantrischen Schutzgottheiten dienen dazu, alle inneren und äußeren Hindernisse auf dem schweren Meditationsweg zu beseitigen.

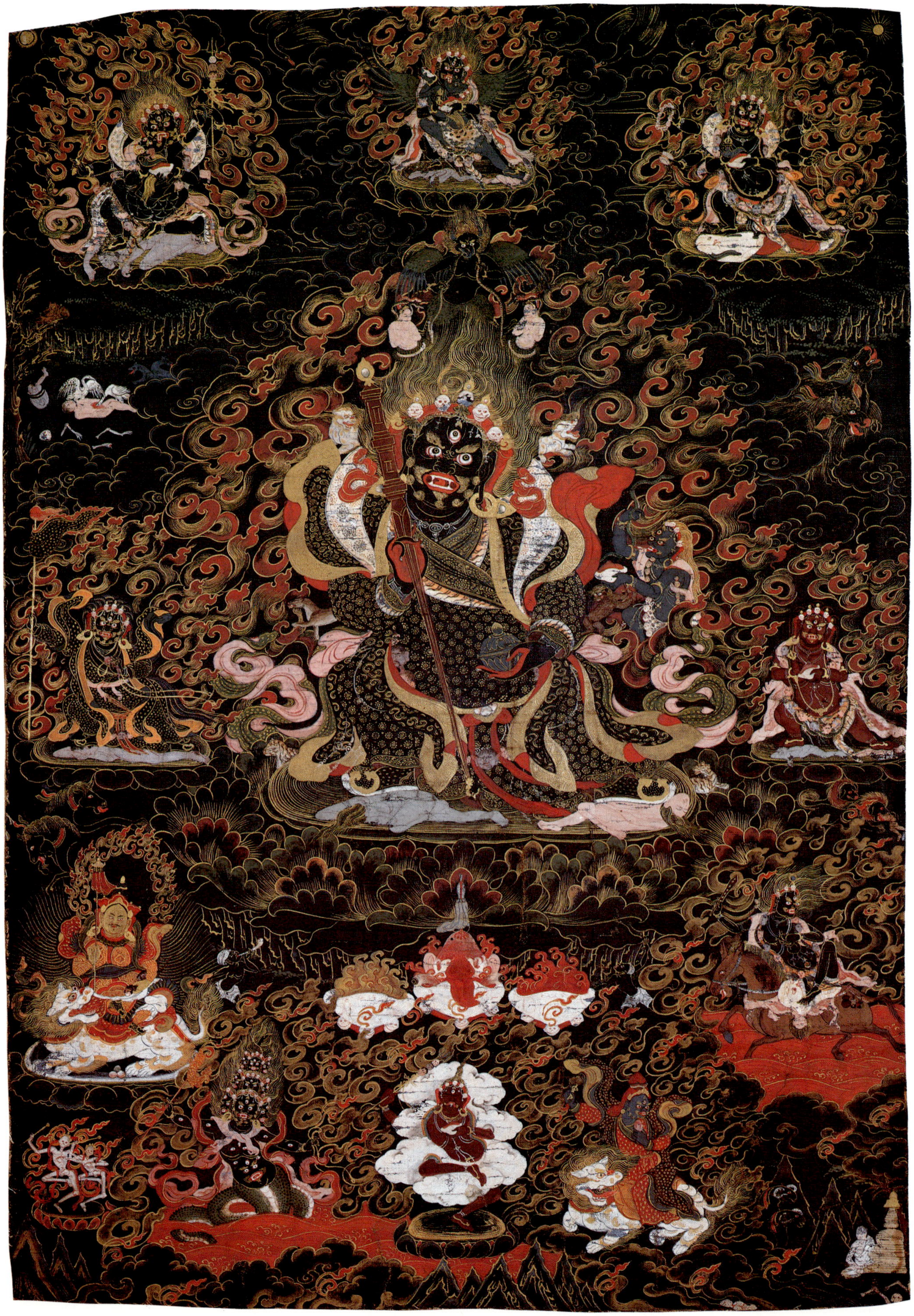

127

I-127 Bing-Mahākāla

Gönpo Bing (mgon-po-biṅ)
Tibet, 18. Jh.; 65 x 45 cm (→II-375)

Der dieses Schwarzgrund-Thangka Meditierende soll sich hier in eine nächtliche Gebirgslandschaft mit Seen aus Blut, Leichenplätzen und wilden Tieren versetzen. Ausgangspunkt der Meditation ist der Einsiedler vor dem Stūpa rechts unten im Bild. Der Meditationsprozeß spielt sich auf drei verschiedenen Ebenen ab: der Hintergrund dient der meditativen Einstimmung, im Zentrum wird die Hauptgestalt des Sādhana (Ritualtext) mit ihrem Gefolge visualisiert, im Vordergrund ist der Vorhof für die Schutzgottheiten sichtbar, denen eigene Rituale gewidmet sind.

Im Zentrum sehen wir den schwarzen Bing-Mahākāla (mgon-po-biṅ) auf einem dunklen Sonnen-Lotos über zwei hingestreckten nackten Leichen. Er trägt eine fünffache Schädelkrone auf dem Haupt und hat ein drittes Weisheitsauge auf der Stirn. In seiner Rechten trägt er einen langen, mit einem Juwel bekrönten Bing-Stab aus rotem Sandelholz (tsan-dan). In der Linken hält er ein eisernes Deckelgefäß mit verschiedenen medizinischen Essenzen (par-bu). Er ist bekleidet mit einem weiten, goldbestickten, mit Tigerfell besetzten Seidenmantel, der einem Königsgewand gleicht, und er trägt lange Stiefel. Flammen und Rauch umhüllen seine Gestalt wie eine Mandorla, in der verschiedene Tiere erscheinen: ein schwarzer Garuḍa, zwei ihn verehrende Nāgas, zwei Löwen, ein Wolf, ein Yeti, ein Tiger und ein Leopard. Über das Bild verteilt erscheinen ferner, jeweils paarweise, Raben, Yaks, Hunde, Schafe, Pferde und Menschen als symbolische Opfergaben. Seine zweiarmige Gefährtin Krodhiśvarī zu seiner Linken reicht ihm eine mit Blut gefüllte Schädelschale und eine Schlange als Opfergabe.

Als aktives Gefolge des Mahākāla erscheinen auf der Bildebene links neben der Hauptfigur der Maning-Mahākāla (mgon-po-ma-niṅ), s. I-126, der ein menschliches Herz zum Munde führt, rechts der rotbraune Legden-Mahākāla (mgon-po-legs-ldan) mit Kultmesser und Schädelschale und oben (v.l.n.r.) der Caturbhuja-Mahākāla, der Chechog-Heruka in Yab-Yum und der Ṣaḍbhuja-Mahākāla auf einem Gaṇeśa.

Im Vordergrund sehen wir (v.l.n.r.) den Reichtum spendenden Vaiśravaṇa auf einem Schneelöwen, zwei tanzende Śmaśānapatis als Herren der Friedhöfe, den vielköpfigen Schutzgott Rāhula, die von Wolken umhüllte, einäugige Ekajaṭī, Dorje Legpa auf einem Löwen und die Palden Lhamo, die auf einem Maultier über den Blutsee reitet.

Vor dem Thron des schwarzen Mahākāla sind Opfergaben aufgestellt. Die beiden ›Menrak‹ genannten Altargeräte aus Schädelschalen enthalten Medizin und Blut, die darin verdampfen. Die mittlere Schädelschale enthält einen Weihepfeil und das mystische Opfer der fünf Sinne. Dies ist ein Hinweis darauf, daß es bei den geheimen Riten für diese besonders bei den Nyingmapas verehrte Schutzgottheit nicht um äußere Opferhandlungen geht, sondern um asketische Übungen mit dem Ziel der vollständigen Loslösung von allen durch die Sinne bedingten Verhaftungen.

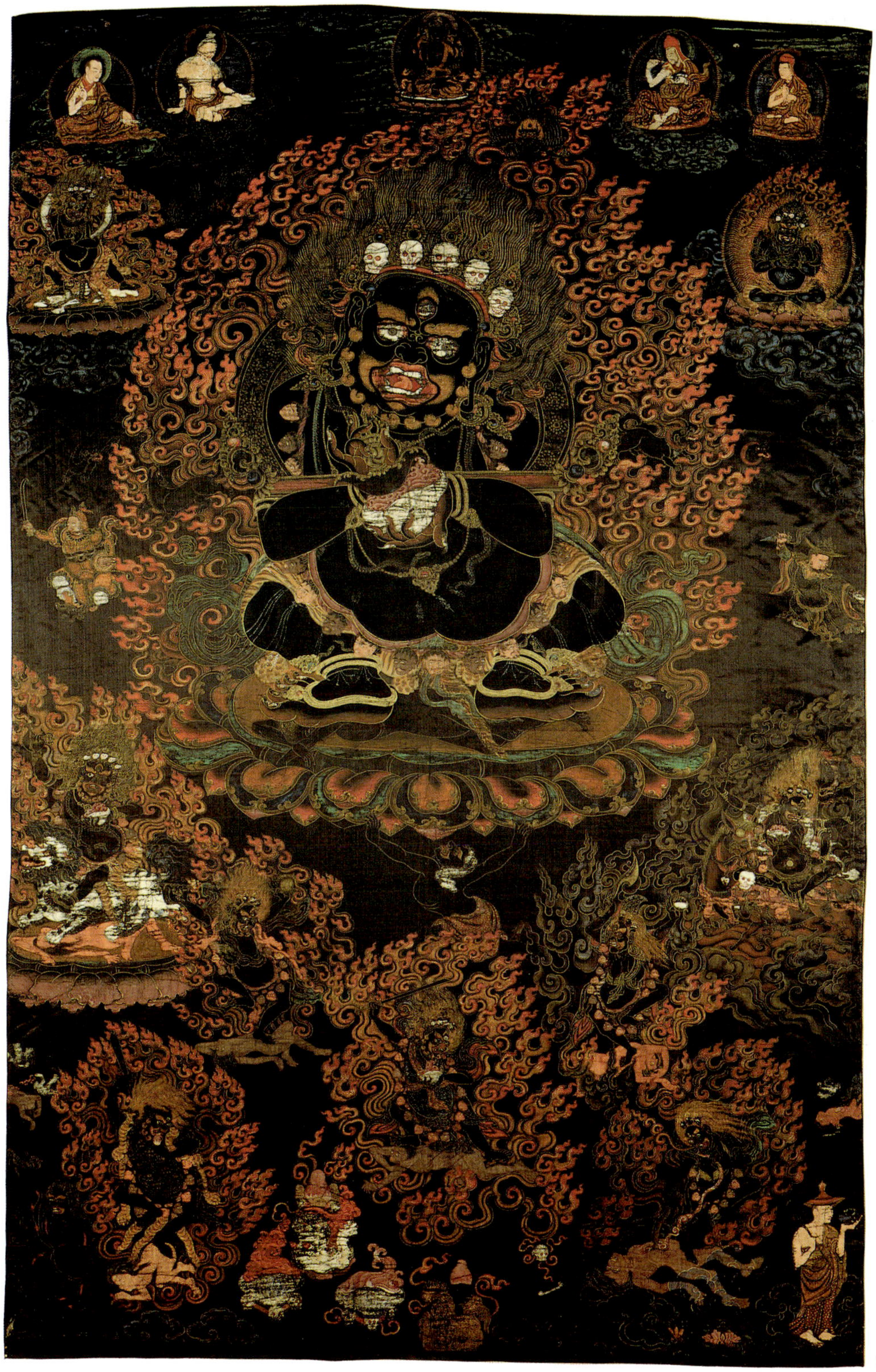

128

Bilder mit einem so komplexen Gehalt sind nicht die Konzeption einzelner Künstler, sondern das Ergebnis einer langen Maltradition und intensiver meditativer Schulung. Dennoch läßt der visionäre Charakter des Bildes und die Feinheit der Ausführung auf einen bedeutenden Maler schließen.

I-128 Pañjara-Mahākāla

Gur Gönpo (gur-gyi-mgon-po)
Tibet, 18. Jh.; 143 x 91 cm (→II-378)

Das auf schwarzer Seide mit sparsamer Farbgebung gemalte Bild, das den Meditierenden an den düsteren Ort eines Leichenplatzes versetzt und ihm damit zugleich die Leerheit aller Erscheinungen vor Augen führt, zeigt den Pañjara-Mahākāla, den zornigen ›Zeltbeschützer‹, mit seinem unheimlichen, vielfachen Gefolge.

Der zwergenhafte Pañjara-Mahākāla, der besonders in der Sakya-Schule verehrt wird, gehört wie fast alle Mahākāla-Gestalten zur Buddha-Familie des Akṣobhya, der über ihm schwebt. Seine Entstehung wird in der Sakya-Liturgie auch auf Vairocana zurückgeführt. Der schwarze Pañjara-Mahākāla thront, von Flammen der Weisheit umhüllt, auf einem Sonnen-Lotosthron über der Leiche eines Feindes. Er hält ein Kultmesser und eine blutgefüllte Schädelschale in Händen sowie einen Klangstab aus Sandelholz, der mit einem anderen Holz angeschlagen wird. Er dient nach alter Tradition dazu, die Mönche zusammenzurufen. Wegen dieses Stabes wird er manchmal auch Daṇḍa-Mahākāla, ›Stab-Mahākāla‹, genannt. Dieser magische Stab, in den Türen eingeschnitzt sind, ist jedoch zugleich der geheime Aufenthaltsort einer ganzen Armee, die der Pañjara-Mahākāla befehligt. Wenn er die Türen des Stabes öffnet, tritt seine Gefolgschaft hervor. Sie wird unterteilt in eine kämpfende Truppe, Ruden Deshi (ru-'dren-sde-bshi), und eine Gruppe von Verfolgern. Zur ersten Gruppe zählen der Krieger mit dem Schwert zu seiner Rechten und der Magier mit dem Phurbu zu seiner Linken sowie, jeweils in den unteren Ecken, das große schwarze Weib und der (falsche) Mönch mit dem goldenen Hut. Zu den Verfolgern der fliehenden Feinde zählen rings um die Hauptfigur die schwarzen Raben, Wölfe und Hunde, sowie der schwarze Mann. Als gleichrangige Begleiter des Pañjara-Mahākāla erscheinen hier, entsprechend der Sakya-Tradition, die beiden männlichen Gottheiten zu seiner Rechten: Bhutaḍāmara-Vajrapāṇi (oben) und der auf einem Schneelöwen reitende Legden-Mahākāla; zu seiner Linken die beiden weiblichen Gottheiten: die zweiarmige Ekajaṭī (oben) und die auf einem Esel reitende vierarmige Dökham-Wangchug Lhamo ('dod-khams-dbaṅ-phyug-lha-mo) mit Schwert und Triśūla, Kapāla und Lanze. Zum engeren aktiven Gefolge des Pañjara-Mahākāla gehören die fünf männlichen und weiblichen Gottheiten im Vordergrund des Bildes. Sie werden ›Läkyi Gönpo‹ (las-kyi-mgon-po) genannt, weil sie die Absichten des Mahākāla in Taten umsetzen; sie werden manchmal auch mit Rabenköpfen dargestellt. Diese rasend zornvollen, von lodernden Flammen und Rauch umhüllten Gestalten töten die Dämonen mit ihren Waffen, reißen ihnen die Gedärme heraus und fressen sie, oder sie tanzen triumphierend auf ihren Leichen. Im oberen Bereich sind ein indischer Siddha und drei hohe Sakya-Lamas als Repräsentanten dieser tantrischen Überlieferung dargestellt.

I-**129** Hūṃkara-Mahākāla

Hūṃzäd Gönpo Digug (hum-mdzad-mgon-po-gri-gug-čan)
Nepal, 17. Jh.; Höhe: 30 cm (→ II-**381**)

Der Hūṃkara-Mahākāla, der aus der magischen Silbe HŪṂ meditativ erzeugt wird, spielt als Beschützer der Meditierenden eine wichtige Rolle in der Kagyü-Schule. Seine kraftvolle Erscheinung kommt in dieser plastischen Figur besonders zum Ausdruck. Mit hervortretenden Augen schaut er zornvoll auf den Betrachter. Sein Mund ist gierig geöffnet. Augenbrauen, Bart und Haare sind von Flammen umzüngelt. Auf seiner Stirn öffnet sich ein drittes Weisheitsauge. Er ist nur mit einem Tigerfellschurz bekleidet und trägt eine fünffache Schädelkrone sowie eine Kette aus Menschenköpfen (muṇḍamālā) über der Schulter. Schlangen winden sich um sein flammendes Haar und seine Füße. In den Händen hält er das sichelförmige Kultmesser (gri-gug) und eine mit Blut gefüllte Schädelschale als Zeichen für die Vernichtung von Haß und Leidenschaft.

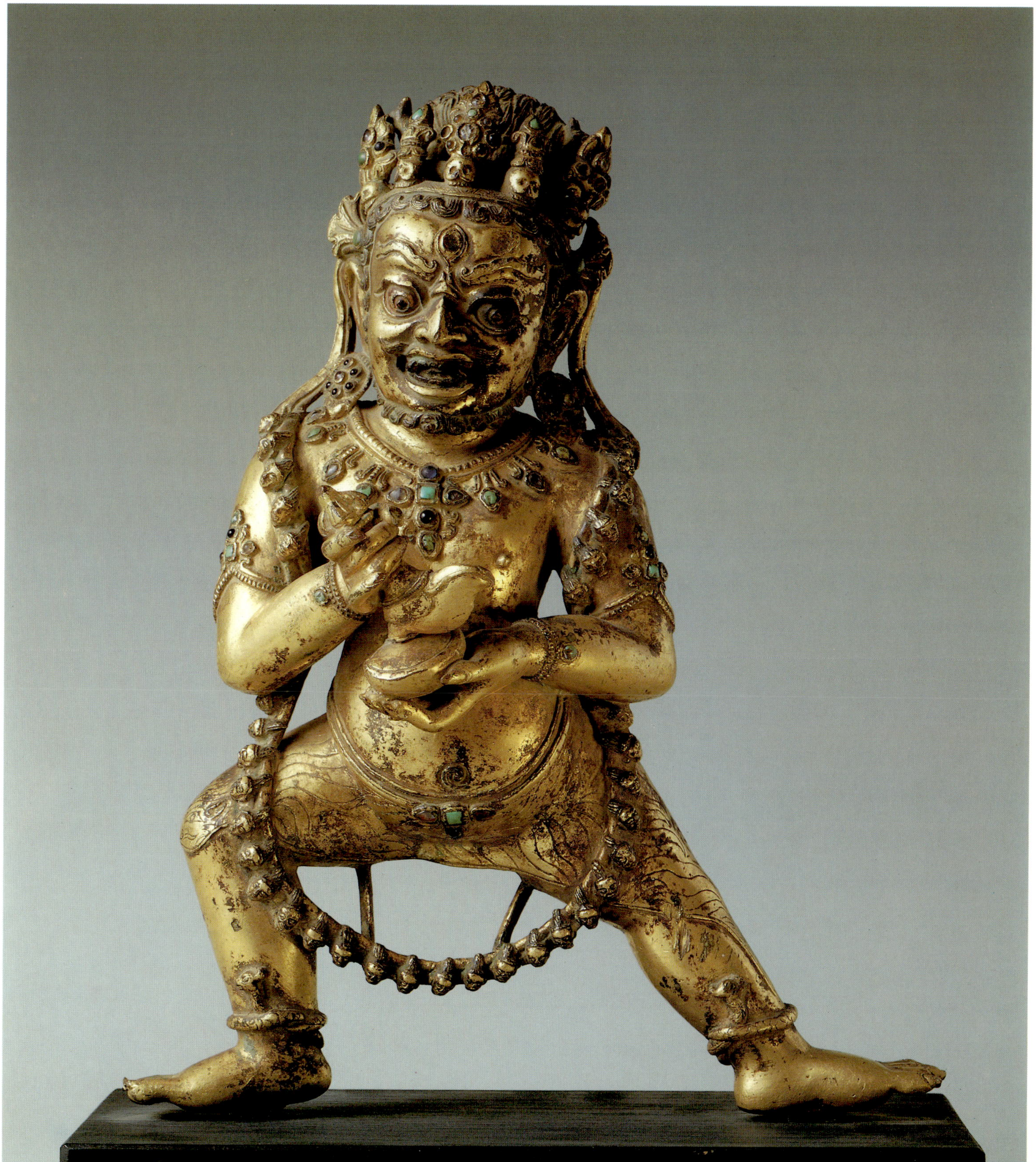

129

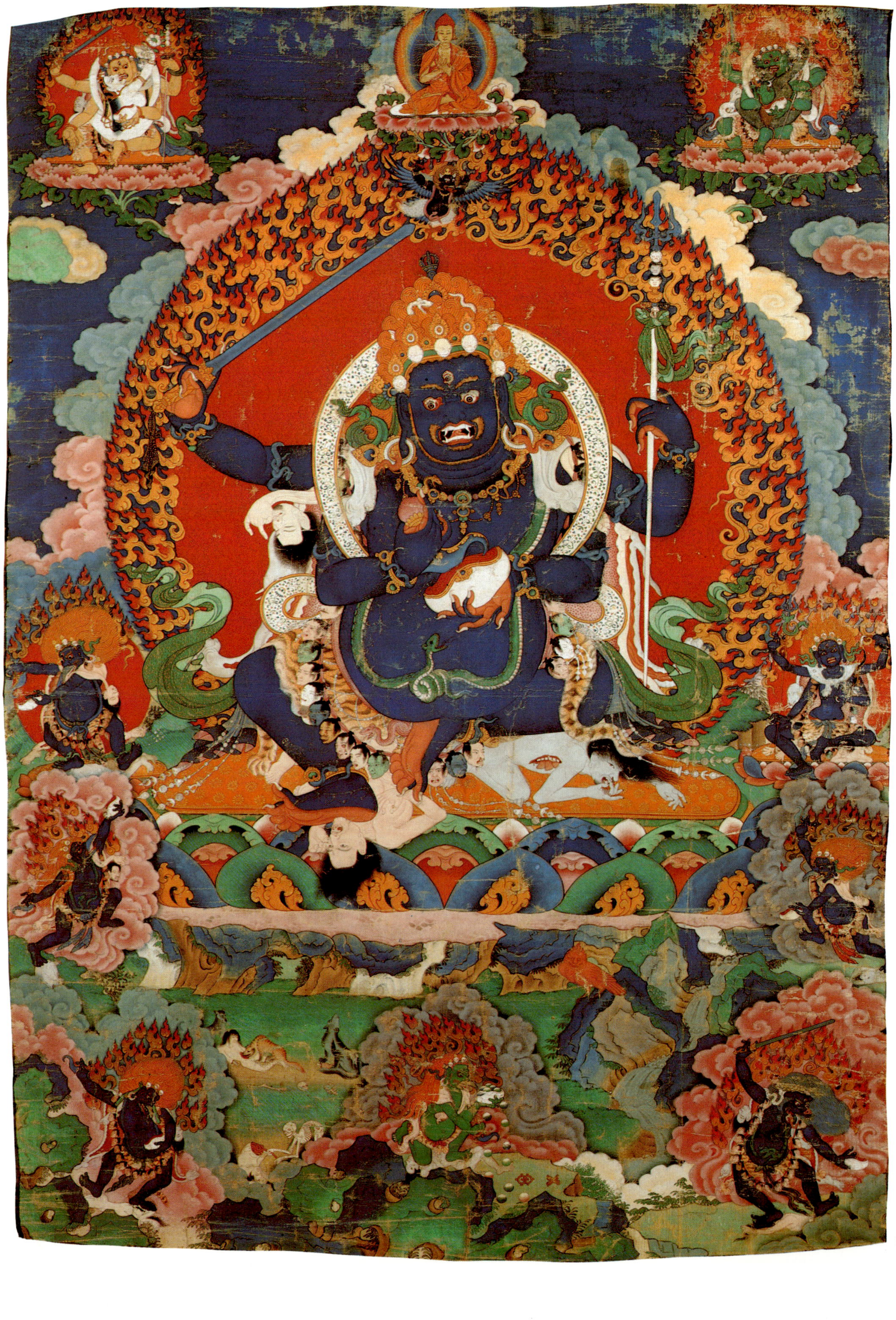

130

I-130 Caturbhuja-Mahākāla

Gönpo Chagshipa (mgon-po-phyag-bshi-pa)
Osttibet, 18. Jh.; 75 x 53 cm (→II-**383**)

In einer gewaltigen visionären Erscheinung, die bis in den Himmel reicht, thront der ›vierarmige‹ blaue Mahākāla auf einem Sonnen-Lotosthron, umhüllt von einem weißen Schal und einer feurigen Mandorla. Er wird vor allem in der Kagyü-Schule als Schutzgottheit der Weisheit (ye-śes-mgon-po) und der Meditierenden verehrt. Höchst lebendig und dramatisch schildert der Maler die zornvolle Erscheinung des Mahākālas und seines Gefolges vor dem Hintergrund einer Gebirgslandschaft mit Leichenackerszenen. Das Ganze wird noch einmal gespiegelt in dem Entsetzen auf den Gesichtern und in den Gesten der beiden besiegten Feinde, die schwerverwundet und blutspeiend unter ihm liegen. Auch die Gesichter der Köpfe der Muṇḍamālā und des Kopfes der Menschenhaut, die er trägt, scheinen noch lebendig. Als Zeichen seiner Macht trägt der Mahākāla Elefantenhaut und Tigerschurz. In seinem vorderen Händepaar hält er eine blutgefüllte Schädelschale und ein Kultmesser, dessen Griff aus einem menschlichen Herzen besteht. In den erhobenen Händen hält er das Schwert der Erkenntnis und den tanrischen Stab (triśūla-khaṭvāṅga). Das flammende Haar wird von einem halben Vajra bekrönt als Zeichen dafür, daß er als Emanation des Akṣobhya gilt. Über seinem Haupt schwebt der mythische Sonnenvogel Garuḍa. Zu seinem aus ihm hervorgehenden Gefolge, das die in ihm verkörperte Weisheit in Taten verwandelt, gehören außerdem fünf rabenköpfige, zornvolle Gottheiten, Charogdong (bya-rog-gdoṅ). Sie halten jeweils eine blutgefüllte Schädelschale (raktakapāla) und ein Opfermesser (karttṛkā) in Händen. Die grüne Erscheinungsform in der Mitte streut Wunschjuwelen (ratna) aus. Zum Gefolge gehören ferner eine rote Eule, die auf einer Felsspitze sitzt, eine vierarmige Form der Ekajaṭī rechts neben dem Thron, die auch als seine Gemahlin betrachtet wird, und der löwenköpfige Siṃhavaktra mit Schwert und blutgefüllter Schädelschale (rechts unten).

Im himmlischen Bereich thronen jeweils auf Lotosblüten eine gelbe und eine grüne Erscheinungsform des Caturbhuja-Mahākāla in Yab-Yum sowie der tibetische Gelehrte Tāranātha (1575-1634).

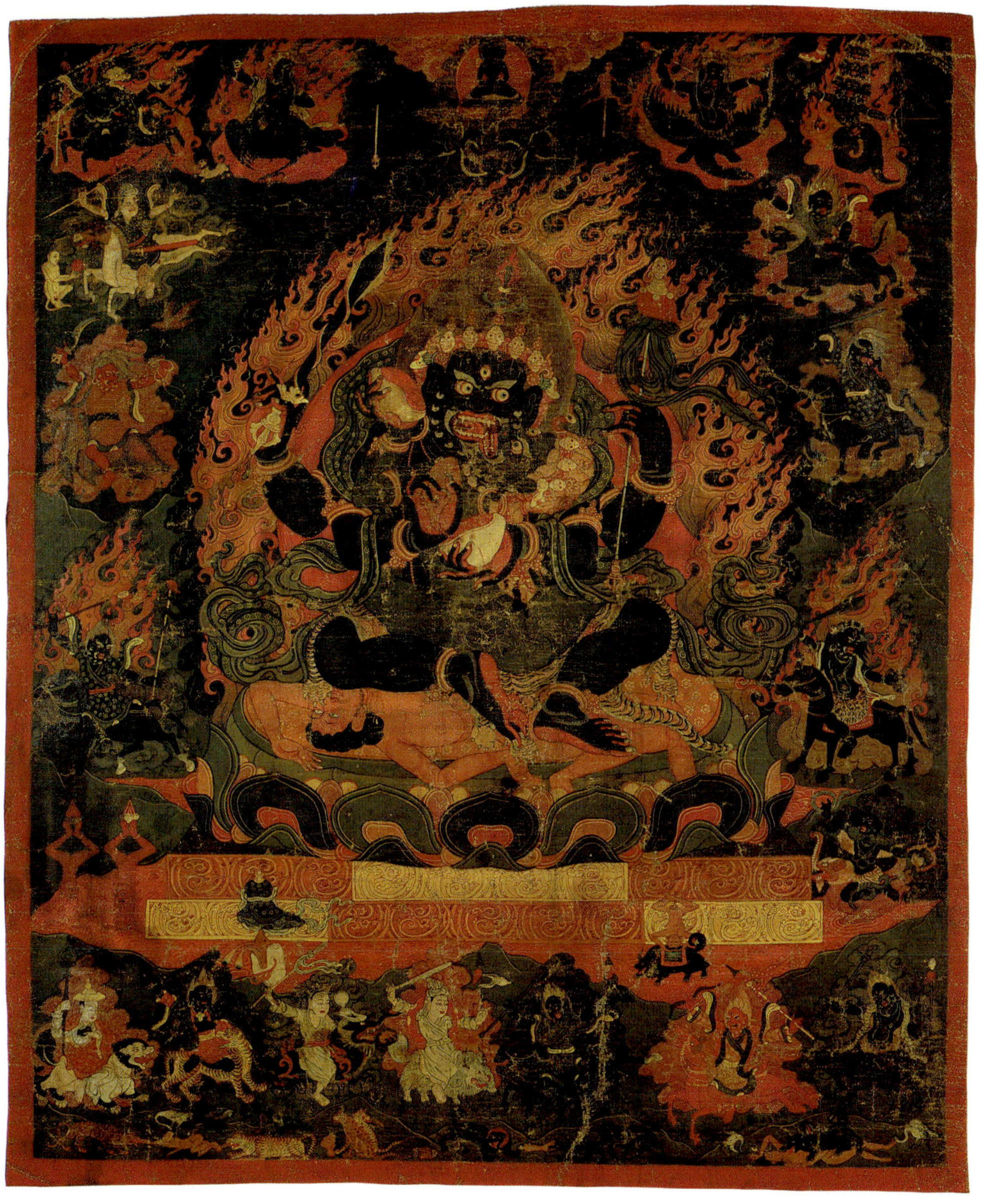

131

I-131 Kākanāma-Mahākāla

Gönpo Charog Mingchen (mgon-po-bya-rog-miṅ-čan)
Südtibet, 17. Jh.; 78 x 63 cm (→II-**385**)

Im Zentrum des Bildes erscheint auf einem über dem Blutmeer schwimmenden Sonnen-Lotos der dunkelblaue Kākanāma-Mahākāla in Yab-Yum. Der ›Rabennamige‹ Mahākāla unterscheidet sich ikonographisch von dem ebenfalls vierarmigen Caturbhuja-Mahākāla (s. I-130) nur dadurch, daß er statt eines Kultmessers in seiner vorderen Rechten ein menschliches Herz hält und statt mit einem Vajra mit einem Cintāmaṇi-Symbol bekrönt ist. Solche Unterschiede in der textlichen und bildlichen Beschreibung der Gottheiten gehen auf die verschiedenen Überlieferungslinien zurück, auf denen die Sādhanas nach Tibet gelangt sind. Kākanāma-Mahākāla gilt als eine Verkörperung des Ādibuddha Samantabhadra, der über ihm thront. Der Mahākāla ist von einem zahlreichen Gefolge (parivāra) zornvoller Gottheiten umgeben (s. II-374), die seine Handlungen ausführenden Gehilfen sind, die Läkyi Gönpo (las-kyi-mgon-po). In der oberen Reihe erscheinen: der auf einem Pferd reitende löwenköpfige Shingkyong (shinskyoṅ), ein auf einem Raben fliegender, rabenköpfiger Charogdong (bya-rog-gdoṅ), eine ebenfalls auf einem Raben fliegende Gottheit, der mit neun Menschenköpfen und einem Rabenkopf ausgestattete Rāhula. Hinter allen Gottheiten wird ein Blutmeer als Zeichen für die unermeßlichen Leiden des Saṃsāra sichtbar. Zu beiden Seiten, jeweils, links und rechts, erscheinen: Brahmā auf einem weißen Pferd, Vajrasādhu hier auf einem Schneelöwen reitend, der rote Yama auf einer Ziege, ein Yakṣa auf dem Teufelspferd, Trakśad, dessen Rappen weiße Hinterhufe hat, und die reitende Śrīmatī Devī. Unterhalb des Thrones und rechts davon reiten die acht Kategorien der Geister, die die Friedhöfe bevölkern und ebenfalls dem Mahākāla unterstehen. Links vom Thron sind zwei Affen dargestellt, die mit ihren Füßen Tormas als besondere Opfergabe für Shingkyong (s. I-86) tragen. Vor dem Thron sind als meditative Opfergaben für den vierarmigen Mahākāla das Opfer der fünf Sinne unter einem dunklen Siegesbanner und ein Mensch, der kopfüber auf einem wilden Yak steht, aufgestellt.

Solche visionären Bilder sind nur für den Eingeweihten bestimmt, der in seinen tantrischen Meditationsübungen bereits sehr weit fortgeschritten ist. Sie sollen ihn innerlich stärken, damit er alle sich ihm in den Weg stellenden Hindernisse überwinden kann.

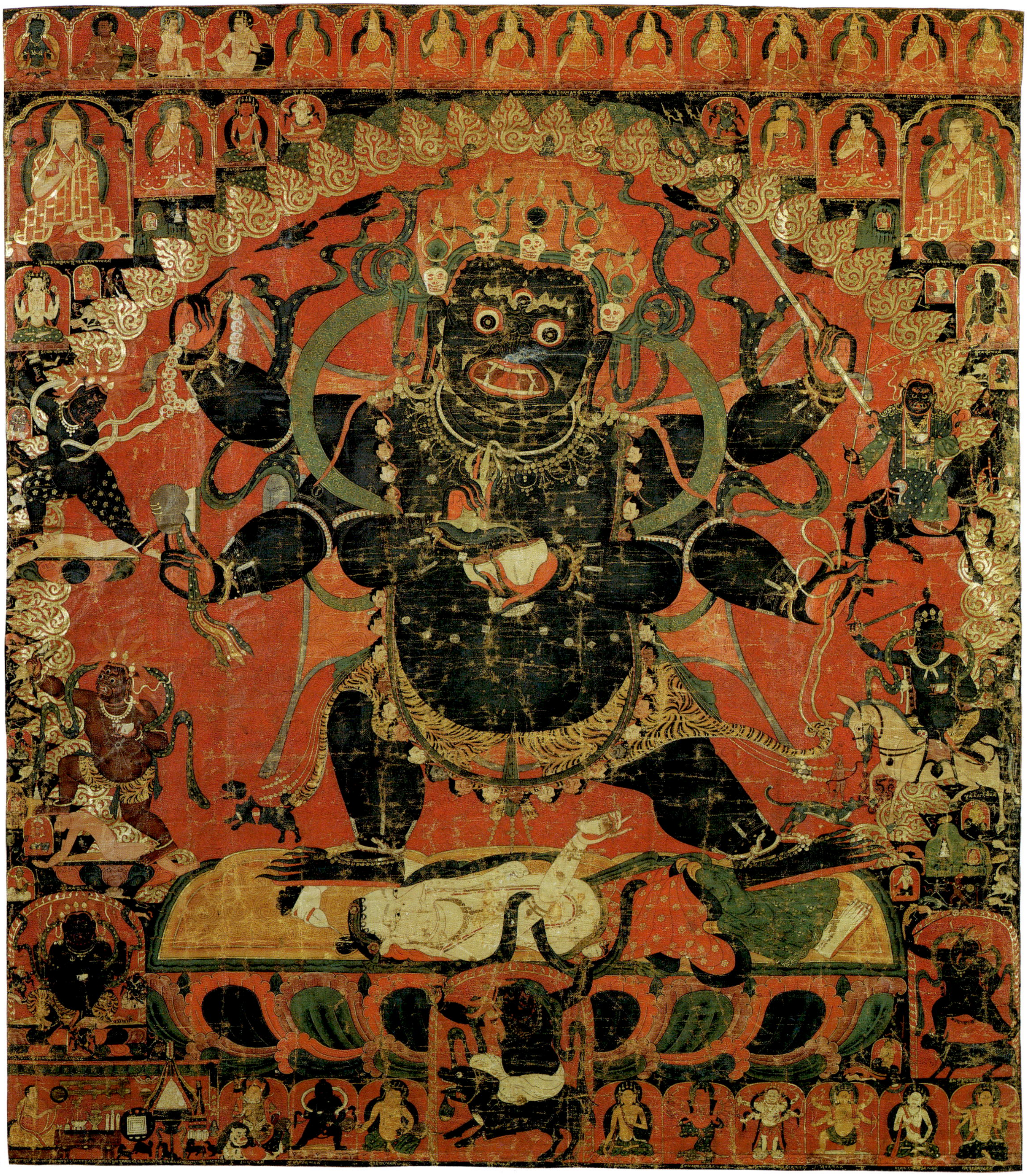

132

I-132 Ṣaḍbhuja-Mahākāla

Gönpo Chagdugpa (mgon-po-phyag-drug-pa)
Tibet, frühes 15. Jh.; 88 x 76,5 cm (→II-**387**)

Das im Stile der Sakya-Tradition in einer ornamental verfeinerten flächigen Malweise gemalte Thangka stellt den ›sechsarmigen‹ Ṣaḍbhuja-Mahākāla dar. Er wird in dem Anfang des 15. Jh.s sich ausbreitenden Orden der Gelugpas als höchster Beschützer des tantrischen Pfades verehrt. Er steht im Ausfallschritt nach rechts (pratyālīḍhāsana) auf einem Sonnen-Lotosthron, vor einer den Bildraum ausfüllenden, feurigen Mandorla mit stilisierten goldenen Flammenzungen. Seine dunkelblaue Körperfarbe, sein aufs höchste erregter Gesichtsausdruck, sein die Nichtigkeit des Daseins symbolisierender Schmuck und seine vielfältigen Attribute kennzeichnen ihn als eine rasend zornvolle Gottheit. In seinem vorderen Händepaar hält er das Kultmesser (Digug, gri-gug) und die mit Blut ge-

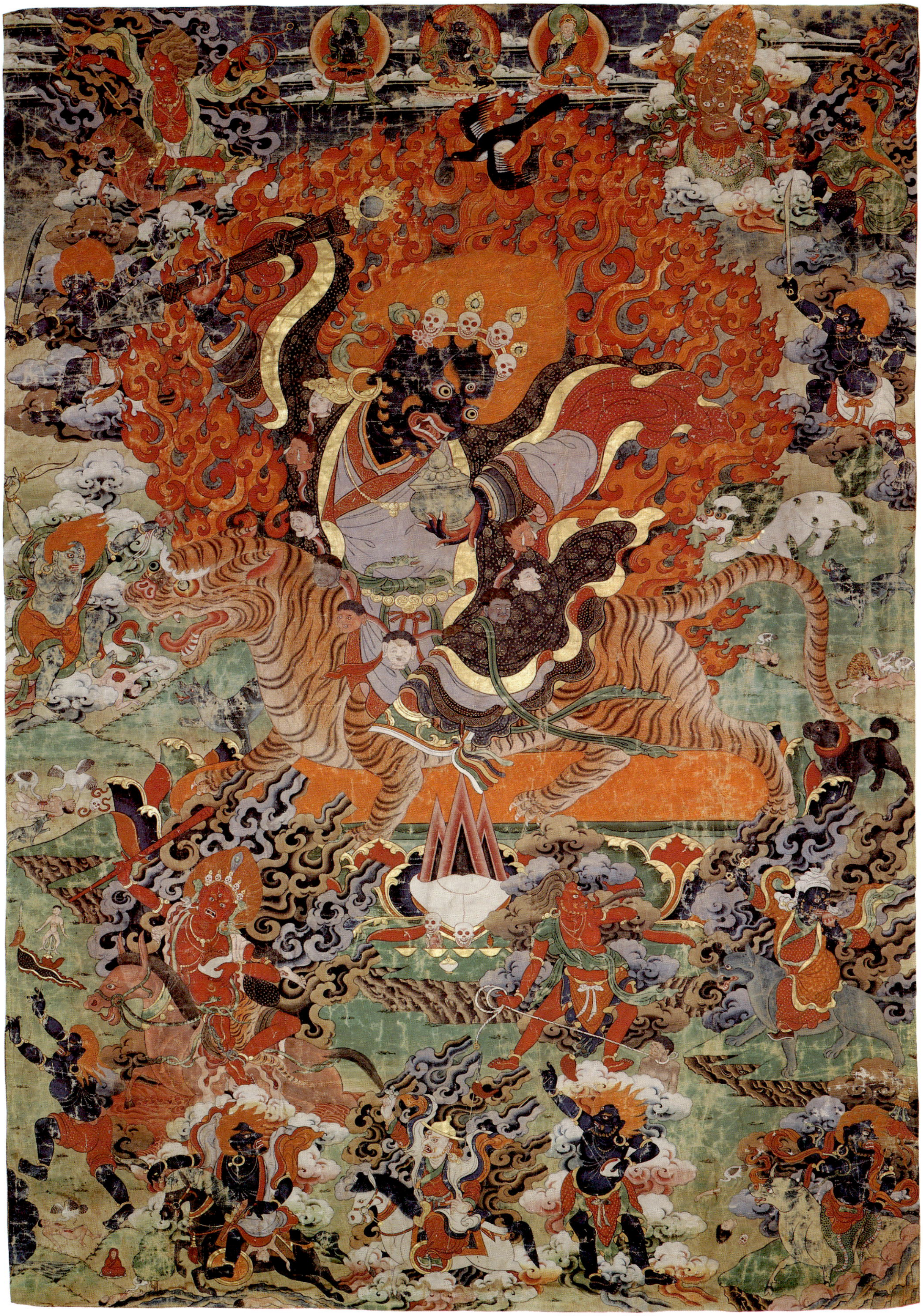

133

füllte tantrische Schädelschale als Symbol für die Vernichtung von Unwissenheit und Leidenschaft. In seinem mittleren Händepaar hält er links die Handtrommel (ḍamaru), Symbol für den Klang des Dharma, und rechts die Fangschlinge zur Überwältigung der Dämonen. Im oberen Händepaar hält er links die Gebetskette aus Totenschädeln als Sinnbild für die Befreiung vom saṃsāra und rechts den von Śiva übernommenen Dreizackstab (rtse-gsum) als Symbol für die Überwindung der drei Grundübel – Begierde, Verblendung und Haß, im Bhavacakra allegorisch als Hahn, Schwein und Schlange dargestellt (s. I-28). Mit seinen Füßen tritt er auf das Haupt und die Füße des weißen elefantenköpfigen Gaṇeśa, den Sohn Śivas, der im Hinduismus als Beseitiger der Hindernisse (vināyaka) gilt. Er wird hier als besiegte und zugleich verehrende Gottheit dargestellt, die dem Mahākāla eine Schädelschale mit seinem Blut darbringt. Rings um die Zentralfigur erscheinen vier begleitende Gottheiten: rechts der auf einem Rappen reitende Trakśad mit einer Lanze und die auf einem Maultier reitende Śrīmatī Devī; unten rechts der büffelköpfige Dharmarāja auf einem Büffel und links der ›vierarmige‹ Caturbhuja-Mahākāla (s. I-130). Ferner sieht man als dienendes Gefolge links den blauen Ṭakkirāja (s. I-100) und den braunen Jinamitra; beide stehen auf Leichen von Dämonen. Unten vor dem Thron reitet der Wächter der Friedhöfe, Kṣetrapāla, auf einem Bären (s. I-134). In den kleinen Szenen an den seitlichen Rändern wird der Ort des visionären Geschehens angedeutet. Es sind die acht Leichenstätten mit Stūpas, meditierenden Yogis und den zehn Richtungsbeschützern, wie sie auch auf den Maṇḍalas der zornvollen Gottheiten zu finden sind (s. I-120). Links unten sitzt der namentlich genannte Stifter des Bildes, der Lama Sherab Gyatso (geb. 1383), in einem Kultraum. Er schlägt eine Stieltrommel, während er ein tantrisches Ritual ausführt. Vor ihm auf einem Altartisch stehen verschiedene Kultgeräte, dahinter sind Butterlampen und Opfergaben für den Mahākāla, u.a. ein großes Torma, aufgestellt. Auch meditative Opfergaben, Kangdzä (bskaṅ-rdzas), in Gestalt von Tieren und ein Maṇḍala werden sichtbar.

In den beiden oberen Reihen erscheinen, jeweils mit Inschriften versehen, die Vermittler und Überlieferungsträger; vor allem zahlreiche Kadampa-Lamas. Der als letzter in dieser Linie dargestellte Lama Lopön Dulzinpa ist ein Schüler Tsongkhapas (s. II-255) gewesen, der ihm hier gegenüber sitzt. Dieser Lama Lopön Dulzinpa (1374-1436) ist sehr wahrscheinlich der Lehrer des Stifters, der ihm dieses Thangka inschriftlich gewidmet hat. So wird hierdurch auch eine zeitliche Einordnung des Bildes ins frühe 15. Jh. möglich.

I-**133** Tagshön-Mahākāla *Abb. S. 215*

Gönpo Tagshön (mgon-po-stag-shon)
Tibet, 19. Jh.; 90 x 63 cm (→II-**390**)

Eine gebirgige Landschaft mit Leichenplätzen bildet das weite Panorama für eine herbeistürmende Schar zornvoller Gottheiten, die einen unsichtbaren Feind verfolgen. Das imaginäre Schlachtfeld ist erfüllt von dem Brüllen des jagenden Tigers, dem Bellen und Schnauben der Tiere und vom Schall der Büffeltrompete. Als Anführer dieser Truppe und beherrschende Gestalt erscheint im Zentrum der ›tigerreitende‹ Tagshön-Mahākāla auf einem Sonnen-Lotosthron. Er ist von lodernden Flammen umhüllt und wird von einem grimmigen Schneelöwen begleitet. In seiner erhobenen Rechten hält er, wie der Bing-Mahākāla, einen magischen Bing-Stab, der hier mit einer eisernen Phurbu-Spitze versehen ist, und in seiner Linken einen eisernen Behälter (par-bu) mit verschiedenen medizinischen Essenzen. Links unterhalb, neben ihm reitet von Rauch umhüllt seine Gemahlin, die rote Palden Lhamo, auf einem Maultier über den Blutsee. Sie schwingt ein Zepter (be-ĉon) aus rotem Sandelholz und hält in ihrer Linken eine blutgefüllte Schädelschale und einen Beutel mit Krankheiten. Beide Gestalten sind von einem teils berittenen Gefolge umgeben, das in verschiedene kämpfende Gruppen unterteilt ist, die insgesamt ein buntes, bewegtes Bild ergeben. Im Hintergrund erscheinen als Vertreter einer Gruppe weiblicher Gottheiten zwei säbelschwingende, blaue Teufel, die nach einer Bevölkerungsgruppe an der indisch-burmesichen Grenze ›Mön‹ genannt werden. Auch im himmlischen Bereich stürmen noch weitere Götter herbei, u. a. der vielgesichtige Gott der Sonnen- und Mondfinsternisse, Rāhula; er ist mit Pfeil und Bogen bewaffnet. Als Hilfstruppen zur Verfolgung fliehender Feinde ziehen verschiedene Tiere mit: ein Wanderfalke über dem Haupt des Tagshön-Mahākāla sowie Wölfe und große schwarze Hunde. Hoch in den Wolken thronen, gleichsam als Beobachter des Geschehens, der Ādibuddha Vajradhara, der blaue Vajrapāṇi und Padmasambhava. Für den Meditierenden sind diese drei der Ausgangspunkt all dieser visionären Erscheinungen. Am Fuße des Thrones ist eine Schädelschale mit drei Tormas aufgestellt, um Schutz und Beistand des Tagshön-Mahākāla zu erbitten.

KAPITEL XVII

Die Dharmapālas als innerweltliche Schutzgottheiten

Herkunft und Wirkungsfeld der Dharmapālas

Die umfangreichste Gruppe innerhalb des lamaistischen Pantheons ist die unter der Bezeichnung ›Dharmapāla‹, ›Beschützer des Dharma‹, zusammengefaßte Gruppe von Gottheiten sehr unterschiedlicher Gestalt und Herkunft. Teils sind sie aus der indischen Tradition, teils aus der tibetischen Tradition dem tibetischen Pantheon eingemeindet worden. Auch hinsichtlich ihres Ranges gibt es sehr deutliche Unterschiede. Allgemein gelten die aus dem indischen Pantheon übernommenen Gottheiten wie Yama und Śrīdevī als besonders hochrangig. So wird z.B. Yama, der altindische Totengott, in seiner neuen Funktion als Dharmarāja, als Dharma-König, in einer dreifachen Erscheinungsform verehrt als Chögyal Chidup, Chögyal Nangdup und Chögyal Sangdup, d.h. als Herr über die ›äußeren‹, ›inneren‹ und ›geheimen‹ Praktiken des Meditierenden. Die Gottheiten indischen Ursprungs werden daher (in Band II) als erste Gruppe vorgestellt. In der zweiten Gruppe folgen dann die Schutzgottheiten aus der vorbuddhistischen Zeit Tibets, die teils aus dem alten Volksglauben übernommen worden sind, teils im Laufe der Zeit Eingang in den tibetischen Buddhismus gefunden haben. Hierzu gehören die aus dem zentralasiatisch schamanistischen Bereich stammenden Gottheiten und die historischen Persönlichkeiten, die aus verschiedenen Gründen in den Rang eines Dharmapālas erhoben worden sind. Auch die im vorigen Kapitel behandelten Mahākāla-Gestalten werden prinzipiell zu den Dharmapālas gerechnet, obwohl sie in der Verwirklichung von Buddhaschaft einen hohen Grad erreicht haben. Das all diese Gottheiten miteinander Verbindende ist der Umstand, daß sie, zu welchem Zeitpunkt auch immer, sich einem tantrischen Meister gegenüber durch Eid verpflichtet haben, fortan den Dharma, die Lehre Buddhas, zu beschützen und denen, die auf dem tantrischen Pfad wandeln, zu dienen und nützlich zu sein.

So hat die Vielzahl und Unterschiedlichkeit der Dharmapālas nicht nur historische Gründe, sondern erklärt sich aus der Vielfalt der Bedürfnisse des Meditierenden und aus den Erfahrungen der tantrischen Praxis. Da diese Übungen, insbesondere in den höheren Tantra-Klassen, mit großen Schwierigkeiten und Gefahren verbunden sind, kommt den Dharmapālas die Aufgabe zu, besondere Hindernisse, die den Meditierenden vom Erreichen seines Zieles abhalten, zu beseitigen und Rückfällen vorzubeugen. Es entspricht der tiefen Menschenkenntnis und der spirituellen Erfahrung, die viele tibetische Lamas erworben haben, daß sie aus therapeutischen Gründen auf diese menschlichen Probleme ihre besondere Aufmerksamkeit gerichtet haben. So erklärt es sich, daß die Meditationslehrer immer wieder neue meditative Hilfsmittel bereitgestellt haben, wenn die bereits bekannten Methoden nicht ausreichten. So sind viele Dharmapālas als spezielle Nothelfer für den Meditierenden zu betrachten, unabhängig davon, ob sie im Gefolge eines Yidam oder alleine auftreten. Sie werden auch als Helfer für den Verstorbenen im Bardo angerufen. Aber auch bei äußeren Schwierigkeiten erbittet man ihren Beistand, wenn es Leben und Besitz zu schützen und zu vermehren gilt. Ihre Aufgabe ist nicht darauf beschränkt, dem einzelnen zu helfen. Ihre Aufmerksamkeit und Fürsorge gilt, wie etwa bei der Lhamo, dem ganzen Kosmos und seinem Geschick. Droht ihm Gefahr und schwillt das Böse zu sehr an, so senden sie Katastrophen, Kriege und Krankheiten über die Menschen. Dharmapāla, ›Beschützer des Dharma‹, ist hier in universellem Sinne gemeint. Einige Dharmapālas, wie z.B. Begtse, zählen zu den Schutzgottheiten niederen Ranges, zu denen man keine Zuflucht nehmen kann, da sie selbst noch keine endgültige Befreiung erlangt haben. Ihre bildlichen Darstellungen werden nicht für die Meditation verwendet. Ebenso wie die Mahākālas erfreuen sich auch die Dharmapālas in den einzelnen Schulen unterschiedlicher Beliebtheit. Eine deutliche Abgrenzung der Zugehörigkeit ist jedoch nicht immer möglich.

I-134 Kṣetrapāla

(kṣe-tra-pa-la)
Tibet, 19. Jh.; 95 x 70 cm (→ II-**392**)

Die machtvolle Gestalt des auf einem Bären reitenden Kṣetrapāla tritt dem Betrachter in visionärer Weise vor Augen. Die den Bildraum beherrschende flammende Erscheinung des ›Wächters der Friedhöfe‹ soll den Meditierenden an einen abgeschiedenen Ort versetzen, wo er sich der Vergänglichkeit des Daseins bewußt werden und ungestört seinen tantrischen Übungen nachgehen kann. Eine wichtige Aufgabe der Dharmapālas, der ›Beschützer des Dharma‹, zu denen Kṣetrapāla gezählt wird, ist die Beseitigung innerer und äußerer Hindernisse, die den Meditierenden vom Erreichen seines Zieles ablenken und abhalten könnten, unabhängig davon, auf welcher Entwicklungsstufe er sich befindet und über welche Gottheit (Yidam) er gerade meditiert. So sind solche Bilder auch als zusätzliche Meditationshilfen zu betrachten.

Der zornvolle, dunkelblaue Kṣetrapāla ist mit einem Tigerfellschurz bekleidet. Er trägt den sogenannten Friedhofsschmuck: eine Menschenhaut, eine Kette aus Menschenköpfen (muṇḍamālā) und Knochenschmuck. In seiner Rechten schwingt er das sichelförmige Kultmesser, mit seiner Linken führt er eine mit Blut gefüllte Schädelschale (raktakapāla) zum Munde, um Unwissenheit und Leidenschaft zu vernichten. Er reitet über einen grimmig blickenden, besiegten Feind, denn er beschützt den Meditierenden auch vor äußeren Gefahren. Zu seinen Begleitern gehören unten links der weiße Sitamahākāla und rechts ein zweiarmiger blauer Mahākāla. Oben in den Wolken erscheinen links Tsongkhapa und rechts, ohne Attribute, ein Gelehrter der Rime-Schule, die im 19. Jh. als traditionsübergreifende Vereinigung aller tibetischen Schulen entstanden ist (s. Einleitung Kap. X). Als kultische und meditative Opfergaben für Kṣetrapāla sind vor seinem Sonnen-Lotosthron drei Schädelschalen mit Medizin und Blut oder Tee und den fünf Sinnesorganen aufgestellt.

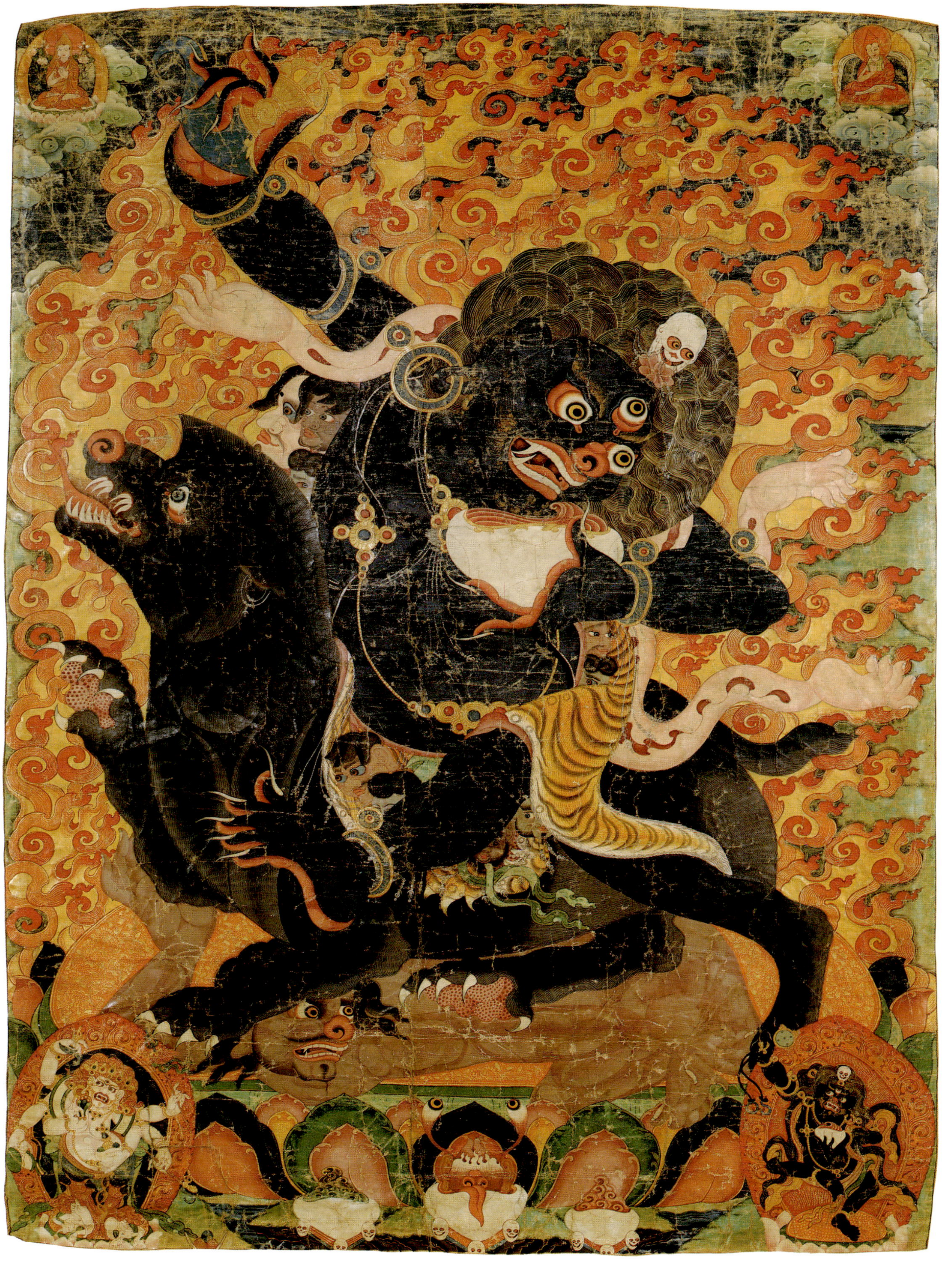

134

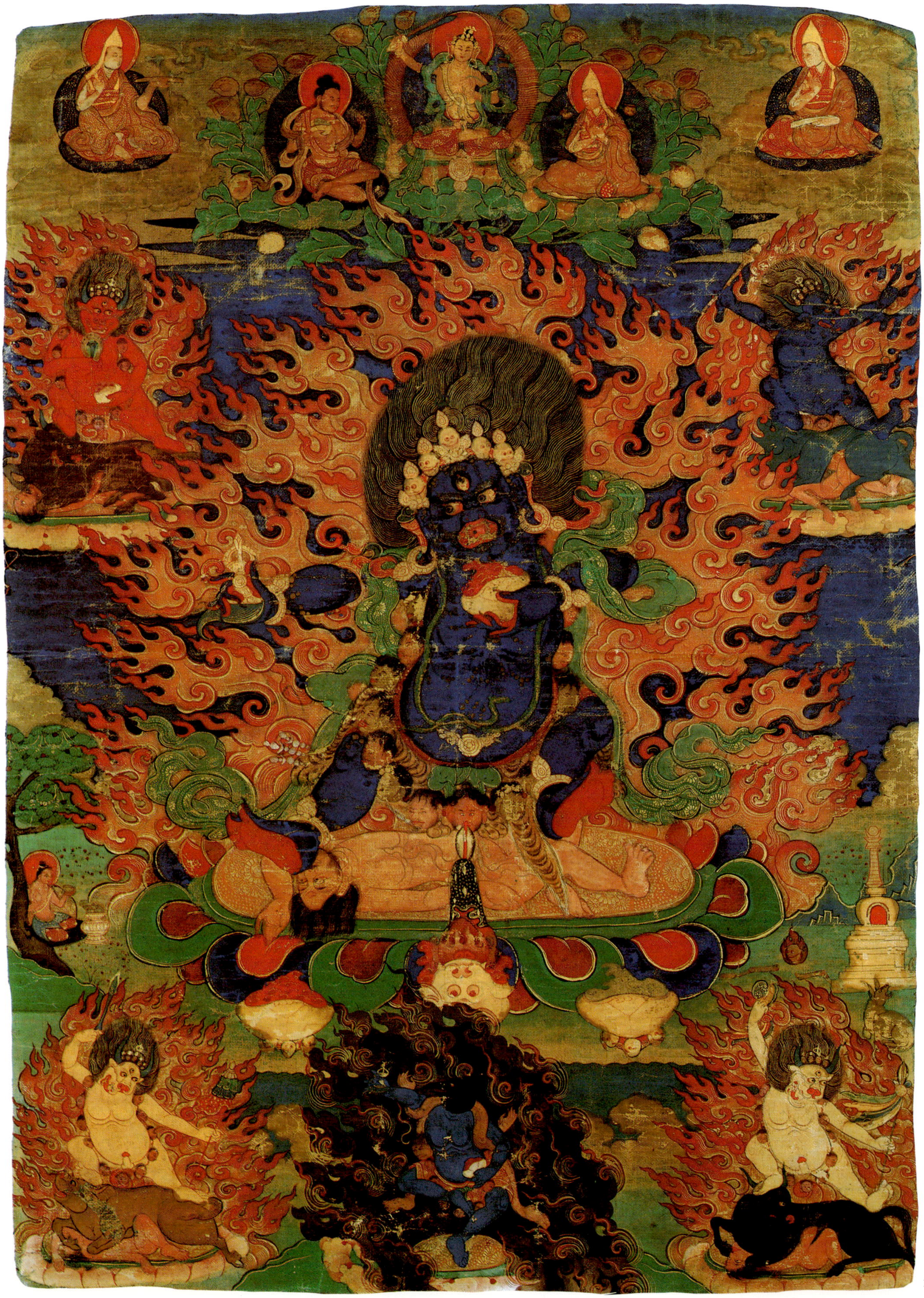

135

I-135 Dharmarāja Yama

Chögyal Nangdup (chos-rgyal-naṅ-sgrub)
Tibet, frühes 19. Jh.; 65 x 46 cm (→II-**395**)

Dem an einer Leichenstätte links unter einem Baum meditierenden Yogi erscheint während eines tantrischen Rituals der auf einem Leichnam tanzende Dharmarāja mit seinem vierfachen büffelköpfigen Gefolge. Es handelt sich bei diesen rasend zornvollen Gestalten um verschiedene Erscheinungsformen des altindischen Totengottes Yama, die in der Gelugpa-Tradition Tibets den Namen Dharmarāja, ›Gesetzeskönig‹, tragen. Es heißt, daß der mächtige Yamāntaka (s. I-107), der ›Bezwinger des Yama‹, den Totengott besiegt und durch ein Gelübde in den Dienst des Dharma gestellt habe. So wird Yama auch als ›Eidgebundener‹, als Samayi-Dharmarāja (dam-čan-chos-rgyal) bezeichnet. Diesen Zusammenhang macht der oben im Bild thronende Mañjuśrī deutlich, dessen zornvolle Erscheinungsform Yamāntaka ist.

Der menschengesichtige Chögyal Nangdup, der ›Herr über die inneren Praktiken‹, der Kultmesser und Schädelschale in Händen hält, soll den Meditierenden vor allen inneren, gedanklichen und emotionalen Ablenkungen bewahren. Die vier anderen jeweils auf einem Büffel reitenden Gestalten, die ihn in der Ordnung eines Maṇḍalas umgeben und unterschiedliche Attribute halten, sind Ausdruck der vier verschiedenen Aktivitäten der Zentralfigur; man könnte sie auch als Boten bezeichnen: Der rote Yama, der ein flammendes Wunschjuwel und eine Schädelschale hält, ist Ausdruck der anziehenden Aktivität; der blaue Yama mit Skelettkeule und Fangschlinge ist Ausdruck der zerstörerischen Aktivität; der gelbe Yama mit Schwert und Siegesbanner ist Ausdruck der vermehrenden Aktivität, und der weiße Yama mit Handtrommel und Pfeil ist Ausdruck der befriedenden Aktivität. Die Büffelstiere der vier Boten zerdrücken mit ihrem Gewicht die unter ihnen befindlichen menschlichen Gestalten, die verkrümmt auf einem mit Blut und Asche bedeckten Sonnen-Lotosthron liegen. Für den meditierenden Yogi versinnbildlichen die fünf von Weisheitsflammen umlohten Gestalten die Vernichtung der fünf Grundübel, die ihn an den Kreislauf der Wiedergeburten fesseln, und ihre Verwandlung in Weisheit, die in der Gestalt Mañjuśrīs, des Bodhisattvas der Weisheit, für ihn sichtbar wird. Im Vordergrund erscheint als Schutzgottheit, die das visionäre Geschehen vor den Blicken Uneingeweihter verbirgt, eine von Rauch umhüllte rabenköpfige Gottheit, die Charogdong heißt.

Die rückseitig auf dem Thangka von dem Stifter verfaßte Inschrift benennt die hier dargestellten Gelugpa-Lamas und Gottheiten und bittet sie eindringlich, ihm zu helfen, sich von allen karmischen Verschleierungen und Ängsten zu befreien, um so bald wie möglich das Ziel seiner meditativen Bemühungen, die vollkommene Siddhaschaft, zu erreichen. So kann man vermuten, daß der Stifter selbst in dem meditierenden Yogi dargestellt ist, wie er die Gottheiten und Lamas um Beistand anruft.

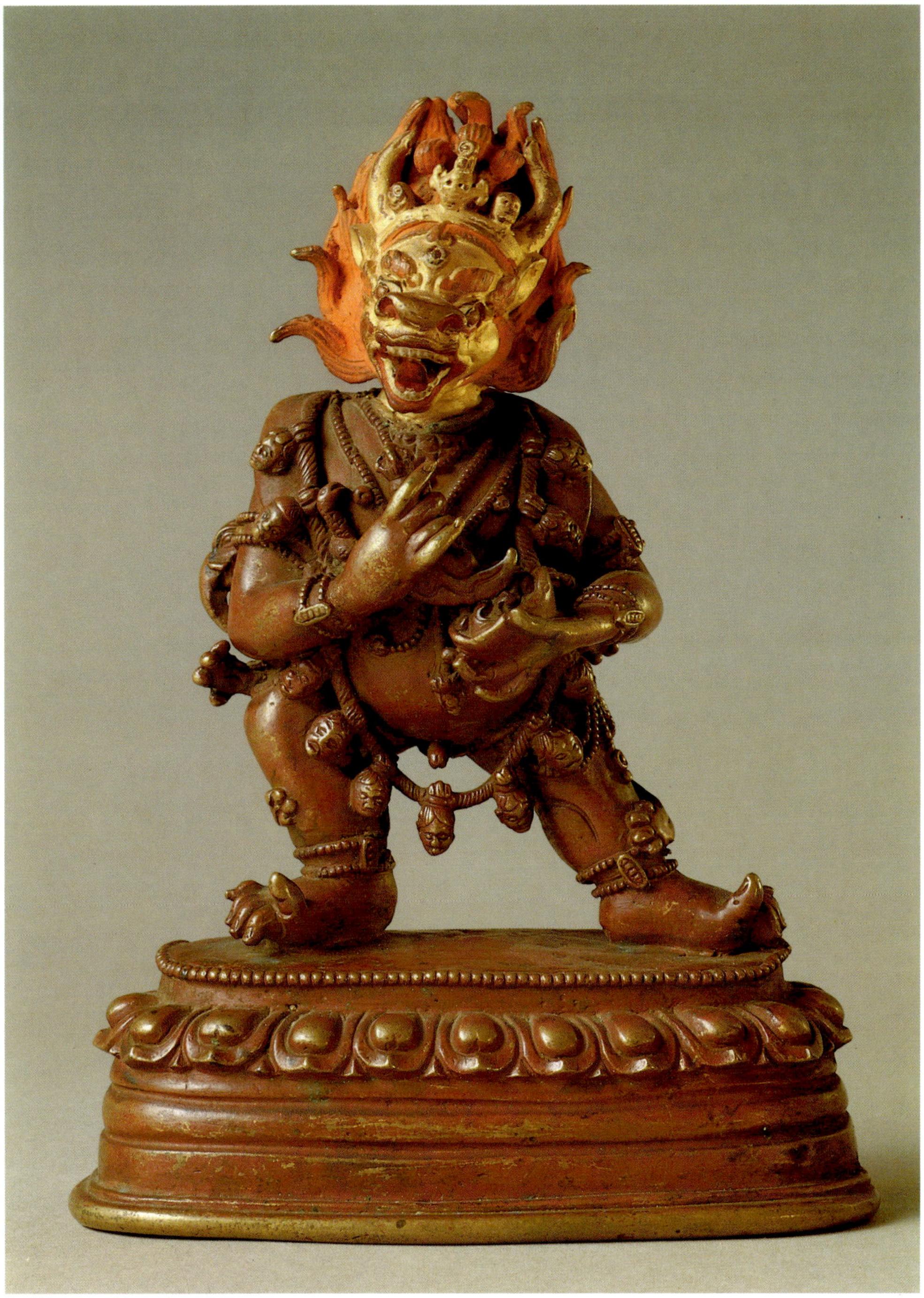

136

I-136 Dharmarāja Yama

Chögyal Sangdup (chos-rgyal-gsaṅ-sgrub)
Tibet, 18. Jh.; Höhe: 15 cm (→II-**396**)

Der meist mit seiner Schwester Yamī oder Cāmuṇḍā verbundene Dharmarāja ist hier als Ekavīra, als ›einzelner Held‹, dargestellt. In dieser Form kann er auch als Ekavīra-Vajrabhairava bezeichnet werden und wird dann als zweiarmige Form des Yidam Vajrabhairava aufgefaßt. Er hat das Haupt eines Büffels und steht im Ausfallschritt auf einem Sonnen-Lotosthron. Die große Zehe seiner Füße ist wie sein Phallus aufgerichtet als Zeichen seiner Erregung. Mit seinen flammenden Haaren und Augenbrauen zeigt er ein furchteinflößendes Aussehen. Seine Augen treten weit hervor, die Augenränder sind gerötet. Sein Mund ist gierig geöffnet und zeigt die blanken Zähne und die eingerollte Zunge. Er ist unbekleidet, nur ein Elefantenfell liegt als Zeichen seiner Furchtlosigkeit über seiner Schulter. Er trägt den Knochenschmuck und die Schädelkrone der zornvollen Gottheiten. In seinen Händen hält er das sichelförmige Kultmesser und eine mit Blut und Leichenteilen gefüllte Schädelschale.

Hauptaufgabe dieses Dharmarājas, der als ›Herr über die geheimen Praktiken‹ bezeichnet wird, ist es, die negativen Kräfte des bewußten und unbewußten Bereichs im Meditierenden zu bändigen und zu läutern.

I-137 Ekamātri Śrīdevī

Machig Pelha (ma-gčig-dpal-lha)
Nepal, 18. Jh.; 61 x 44 cm (→ II-**397**)

Eingerahmt von großen Blüten und unter einem Pfauenfederschirm thont die friedvolle weiße Ekamātri, die ›Einzige Mutter‹. Diese sehr beliebte Muttergottheit gehört zur Gruppe der Lhamos, die vor allem als schreckensvolle Göttinnen bekannt sind. Die Lhamos sind die Hüterinnen des Kosmos. Sie beschützen die Natur und alle Lebewesen, aber auch das Werden und Vergehen und das zeitliche Geschick sind ihnen anvertraut. So können sie, wenn die Menschen sich an der Natur vergreifen, Katastrophen, Kriege und Krankheiten schicken und die Welt in ein Blutmeer verwandeln (s. I-123). Die friedvolle Ekamātri wird vor allem als Herrin und Beschützerin von Lhasa verehrt. Ihr Gesichtsausdruck ist voller Aufmerksamkeit. In ihrer Rechten hält sie einen Pfeil, der mit einem Spiegel und fünf farbigen Bändern in den Farben des Kosmos versehen ist, und in ihrer Linken eine goldene Schale mit Wunschjuwelen. Sie trägt fünffarbige Gewänder, eine siebenblättrige goldene Krone und kostbaren Schmuck wie eine Königin. Sie sitzt in lockerer Sitzhaltung (ardhaparyaṅka) auf einem Mond-Lotosthron. Zur Rechten wird sie flankiert von dem auf einem Löwen sitzenden Siṃhanāda-Avalokiteśvara, der einen Schlangenbaum (nāgavṛkṣa) und einen Lotos mit Buch und Schwert hält, zur Linken von Vasudharā, die eine goldene Schatzvase (kalaśa) und eine Ähre hält. Im himmlischen Bereich über ihr erscheinen auf Wolken Śākyamuni, umgeben von Avalokiteśvara-Ṣaḍakṣarī und Prajñāpāramitā, sowie die grüne und die weiße Tārā, von einem weißen Schal umweht. In den Regenbogenkreisen wird links die fliegende Maitrīḍākinī und rechts die Sarvabuddhaḍākinī sichtbar. Im Vordergrund tritt eine Reihe von Beschützern hervor (v.l.n.r.): der gelbe Reichtumsgott Jambhala, Ṣaḍbhuja-Mahākāla, Sitamahākāla und Kālajambhala. Vorne reitet die zornvolle Magzor Lhamo über einen Blutsee.

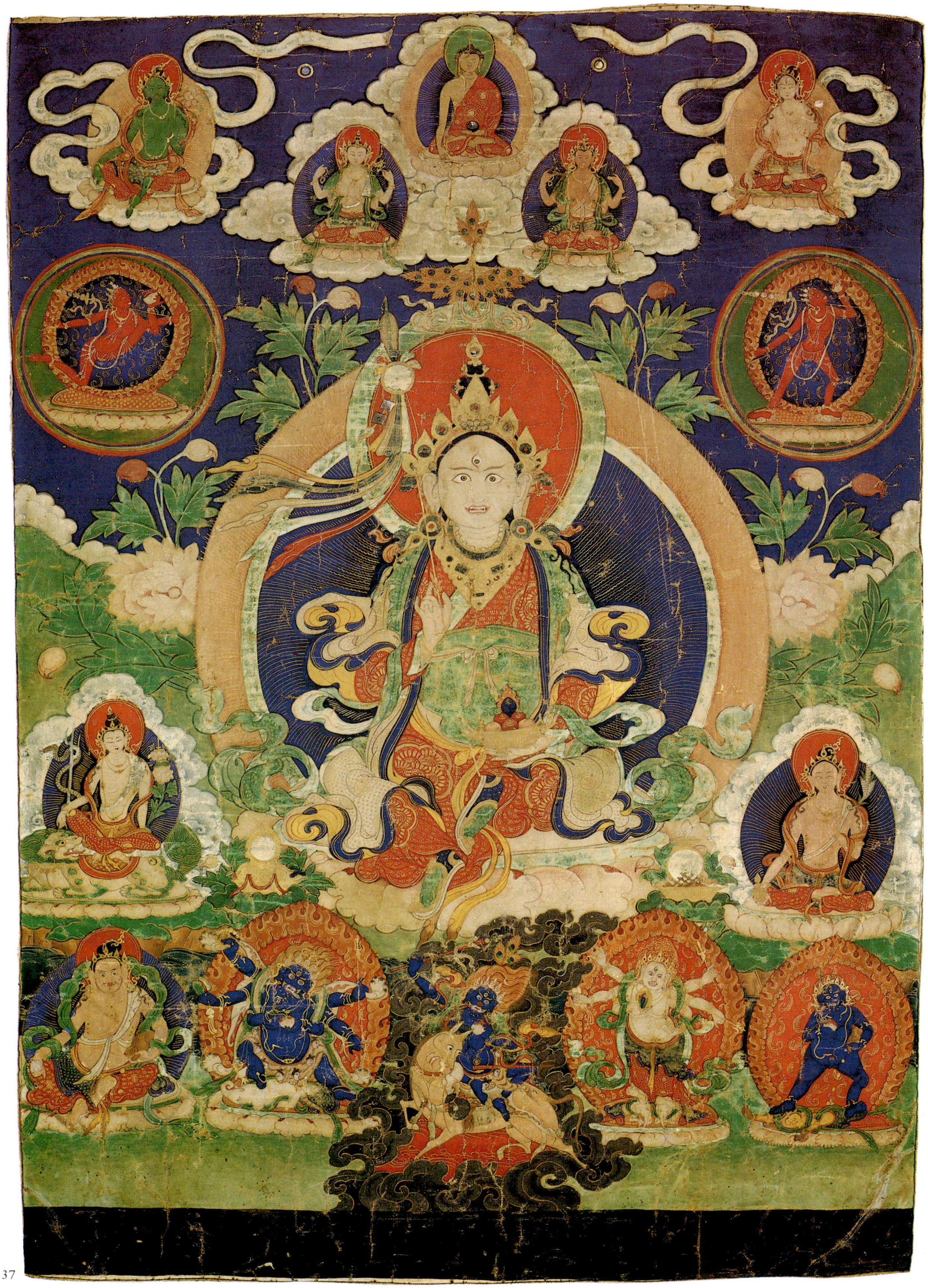

137

I-138 Śrīmatī Devī

Lhamo Düsölma (lha-mo-dud-sol-ma)
Tibet, frühes 17. Jh.; 84,5 x 58,5 cm (→ **II-398**)

Dieses kostbare, ausdrucksstarke Schwarzgrund-Thangka (nag-thaṅ) ist, wie die rückseitige goldene Inschrift berichtet, zum Gedächtnis für Pagsam Wangpö De (1593-1653) auf dessen Leichentuch offenbar bald nach seinem Tode gemalt worden. Dem hohen geistlichen und weltlichen Rang des Verstorbenen entsprechend wurde ein bedeutender Künstler mit der Herstellung des Thangkas beauftragt. In der Inschrift heißt es, daß der Maler oder Stifter in der Nacht, als dieses Bild begonnen wurde, eine strahlende Vision der Lhamo hatte, die aus dem Bild hervortrat, es umwandelte und wieder mit ihm verschmolz.

Die schwarze Lhamo Düsölma, die ›aus dem Niedergang errettende Herrin‹, ist die rasend zornvolle Erscheinungsform der im vorigen Bild vorgestellten Ekamātri, der ›Einzigen Mutter‹. Diese einmal friedvoll, ein anderes Mal zornvoll erscheinende Muttergottheit gehört zu den ursprünglich aus dem indischen Pantheon stammenden Gottheiten, die im Buddhismus die Rolle von Schutzgottheiten des Dharma übernommen haben. Im Hinduismus ist die ›Große Göttin‹, die ›Magna Mater‹, in vielen Manifestationen als Gemahlin Śivas und unter vielen Namen als Pārvatī, Durgā und Kālī bekannt.

Die von Flammen und Rauch umhüllte Lhamo Düsölma sitzt seitwärts mit aneinander geketteten Füßen auf einem Esel. Als Sattel dient ihr die frisch abgezogene Haut eines Menschen. Sie reitet mit ihrem Esel über den Muleting See, der rot gefärbt ist von Blut und angefüllt mit Leichenteilen. Dieser schäumende See ist ein Spiegelbild der zerstörerischen Leidenschaften des Menschen. Die Göttin trägt eine fünffache, goldene Schädelkrone. In ihren vier Händen hält sie einen mit Blut gefüllten Schädel, einen eisernen Phurbu, ein flammendes Schwert mit Skorpiongriff und einen Dreizackstab. Ihre Augenränder sind zornvoll gerötet, in ihrem gierig geöffneten Mund hält sie eine halb verweste Leiche. Sie trägt die blutige Haut eines weißen Elefanten über ihrer Schulter, eine lange Kette mit auf Gedärm aufgezogenen Menschenköpfen, einen Gürtel sich windender Schlangen und einen Büffelfellschurz. In ihrem linken Ohrring befindet sich ein Löwe, im rechten eine Schlange als Zeichen ihrer Herrschaft über Erde und Wasser. Ihr Nabel ist mit Sonne und Mond geschmückt, Zeichen ihrer Herrschaft über die Tageszeiten. Auch ihr Reittier ist mit einer dunklen Menschenhaut geschmückt. Das Zaumzeug besteht aus Schlangen, ein menschliches Herz hängt wie eine Glocke daran. An der Flanke des Esels wird ein drittes Auge sichtbar, das aus einer Pfeilwunde entstanden ist.

Die schreckenerregende Lhamo Düsölma ist von vier zornvollen Begleiterinnen (devī) und drei schwarzen Dienerinnen (nag-mo) umringt, die alle ebenfalls auf Eseln reiten. Sie halten entweder Kultmesser und Schädelschale, oder Herz und Schädel in Händen. Den äußeren Kreis des Gefolges bilden vier rabenköpfige Torhüterinnen auf verschiedenen Tieren und acht tierköpfige Richtungsbeschützerinnen auf schwarzen Maultieren. Dieses neunzehnköpfige Gefolge der Lhamo jagt, von Rauchschwaden umweht, wie eine wilde, berittene Kriegerschar über ein imaginäres Schlachtfeld. Keine Bewegung der Tiere, keine Geste, kein Gesichtsausdruck wiederholt sich. Dennoch wird für den Meditierenden eine hierarchische Gliederung in der maṇḍalaartigen Anordnung der Gestalten sichtbar, die für ihn zugleich ein Hinweis auf den universellen Charakter des Geschehens ist. So erweitert sich sein Blick stufenweise fortschreitend von der düsteren Leichenstätte im Vordergrund über den roten Muleting-See, der sich über die ganze Erde ausbreitet, bis hin zu der himmlischen Szenerie, wo der in der Vorzeit regierende Buddha Kāśyapa der vor ihm knienden Lhamo Einweihung erteilt und sie zur Beschützerin des Kosmos ernennt. Als Überlieferer dieser Tradition erscheinen von Strahlen umgeben der Mahāsiddha Nāropa sowie Marpa (links) und Milarepa (rechts). Für den Meditierenden soll dieses Schreckensbild, wie es schauerlicher nicht sein kann und in der religiösen Kunst seinesgleichen sucht, nicht nur eine Mahnung sein, den der Lhamo anvertrauten Kosmos zu achten, sondern er soll gleichsam hindurchschauen durch den alles einhüllenden Rauch auf den tiefdunklen Grund des Bildes, der ihn die Leerheit (śūnyatā) aller Erscheinungen erkennen läßt. Für den Stifter des Thangkas ist es auf Grund seines visionären Erlebnisses unzweifelhaft, daß dieses Bildnis der Lhamo Düsölma nicht nur Segen zu spenden vermag, sondern auch die Kraft hat, dem Meditierenden zu zeitlicher und vollkommener Siddhaschaft zu verhelfen.

I-139 Śrīmatī Devī

Abb. S. 226

Magzor Lhamo (dmag-zor-lha-mo))
Tibet, 19. Jh.; 97 x 64,5 cm (→ **II-402**)

Inmitten einer von Flammen und Rauch erfüllten Szenerie erscheint, auf einem fahlen Maultier über den Blutsee reitend, die schwarze zweiarmige Magzor Lhamo. Sie ist die Dienerin der vierarmigen Lhamo Düsölma und wird die ›Krieg, Katastrophen und Krankheitszauber bringende Göttin‹ genannt. Sie schwingt in ihrer Rechten ein Zepter aus Sandelholz (be-čon), mit ihrer Linken führt sie eine Schädelschale zum Munde, die mit Senfkörnern und Blut gefüllt ist, Symbolen von Tod und Leidenschaft. Sie ist ähnlich wie ihre Herrin mit einer auf Gedärm aufgezogenen Kette aus Menschenköpfen geschmückt und bekleidet mit einem wehenden zweifarbigen Umhang sowie mit einer frischen Menschenhaut und einem Tigerfellschurz, der von einer Schlange gehalten wird. Am Gürtel trägt sie einen langen Kreuzstab, den sie von Māra, dem Teufel, erhalten hat. Ihr Sattel ist mit einem weißen Schädel geschmückt, die Satteldecke besteht aus der frisch abgezogenen Haut eines Yakṣa und das Zaumzeug aus Schlangen. Als Herrin über die Tsän-Dämonen (btsan) hat sie auch von diesen viele Geschenke erhalten, die sie als Attribute mit sich führt: einen Beutel mit Krankheiten, zwei magische Würfel, die die Lebenszeit bemessen, rote Tafeln, in die Yama die Todeszeichen eingeritzt hat, und ein buntes Fadenknäul als Symbol des Gefangenseins und des Todes. Der Pfauenfederschirm, ihr besonderes Hoheitszeichen, soll ein Geschenk von Brahmā sein. Die schreckensvolle Göttin wird von zwei zornigen Dienerinnen begleitet: die linke, Makaravaktrā, mit dem Kopf eines Meerungeheuers, führt das Maultier an einer Schlangenleine; die rechte, Siṃhavaktrā, mit dem Kopf eines Löwen, hält Kultmesser und eine Fangschlinge. Beide tragen die Häute von Yakṣas. Zu ihrem weiteren Gefolge gehören die vier reitenden Göttinnen der Jahreszeiten. Sie halten in der Linken jeweils eine mit Blut gefüllte Schädelschale und besitzen das dritte Auge der Weisheit. Links oben reitet die blaue Königin des Frühlings auf einem Wildpferd. Sie hält ein gebogenes Messer. Rechts oben reitet die rote Königin des Sommers auf einem Stier, sie schwingt einen Stab. Links unten reitet die gelbe Königin des Herbstes auf einem Hirsch, sie hält ebenfalls ein gebogenes Messer. Rechts unten reitet die schwarze, eine Keule schwingende Königin des Winters auf einem Kamel.

Am unteren Bildrand erscheinen die ›Fünf Schwestern des langen Lebens‹ auf verschiedenen Reittieren. Diese Schutzgottheiten waren ursprünglich Berggöttinnen Tibets. Es sind die Miyo Langzangma (mi-gyo-glaṅ-bzaṅ-ma) auf einem Tiger, die Thingi Shalzangma (mthiṅ-gi-shal-bzaṅ-ma) auf einem Pferd, die Dorje Tseringma (rdo-rje-tze-riṅ-ma) auf einem Schneelöwen, die Täkar Dozangma (gtad-dkar-'gro-bzaṅ-ma) auf einem Drachen und die Chöpen Dinzangma (čod-pan-mgrin-bzaṅ-ma) auf einer Hirschkuh. Als Opfergaben für die Lhamo sind vor ihnen Perlen und drei Schädelschalen aufgebaut, in der Mitte das mystische Opfer der fünf Sinne.

Oben in der Mitte des Bildes erscheint, auf seinem Reittier und einer Leiche stehend, Samayi-Dharmarāja (dam-čan-chos-rgyal) mit seiner Prajñā Cāmuṇḍā. Es ist der altindische Totengott, die hier als mächtiger Herr der Lhamo erscheint. Links von ihm thront der Ādibuddha Vajradhara und rechts ein indischer Gelehrter. An den Seiten sitzen jeweils zwei hohe Lamas aus der Sakya-Schule.

Es ist immer wieder bemerkenswert, wie es den tibetischen Malern gelungen ist, ein so vielschichtiges und symbolbeladenes Bild überschaubar zu gestalten, ohne die große Komposition aus dem Auge zu verlieren oder in einen Schematismus zu verfallen. Die düstere Grundstimmung einerseits und die leuchtende Farbigkeit der Gestalten andererseits steigern noch den visionären Charakter des dramatischen Geschehens, das wie eine Vision künftigen Schreckens erscheint.

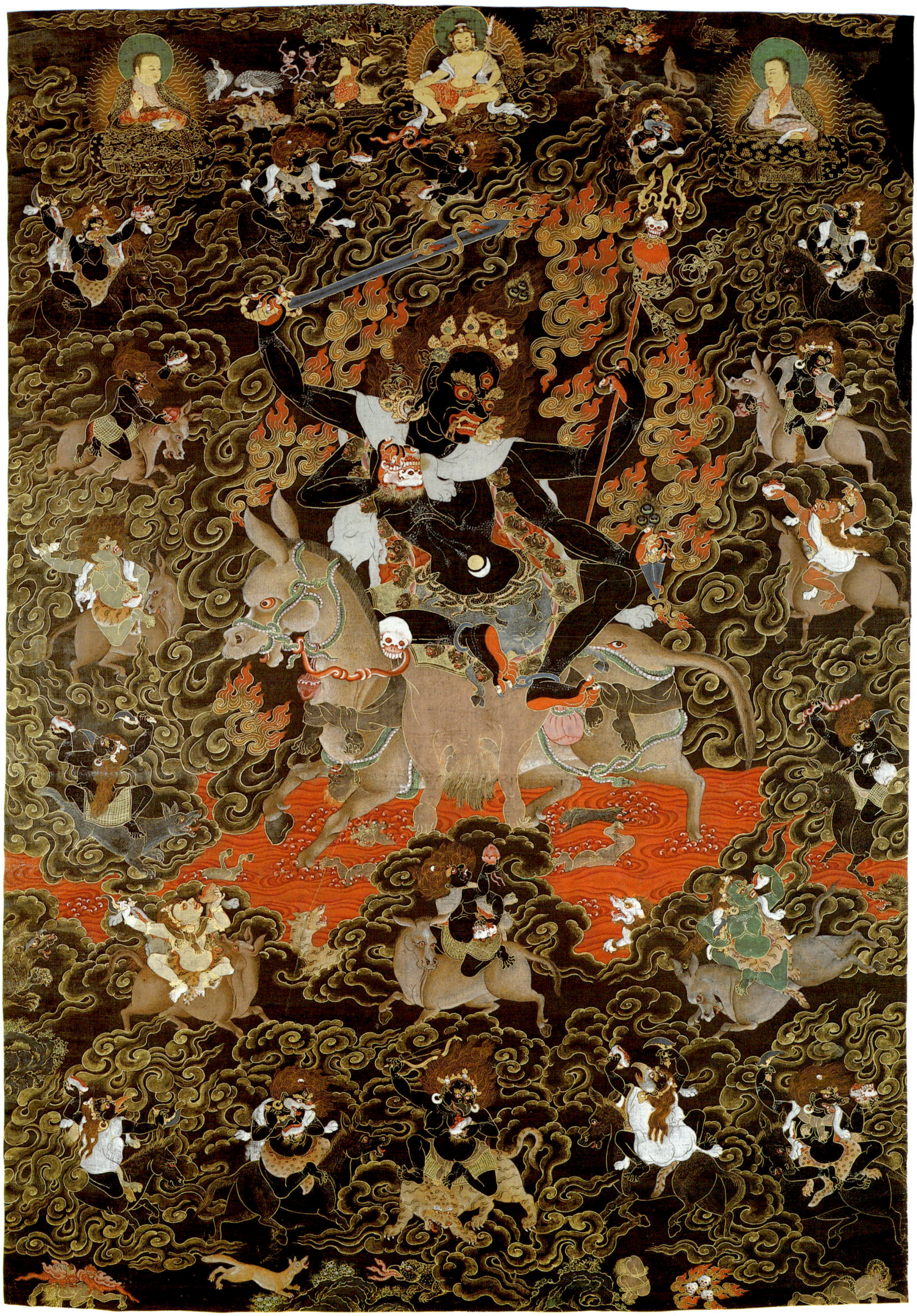

138

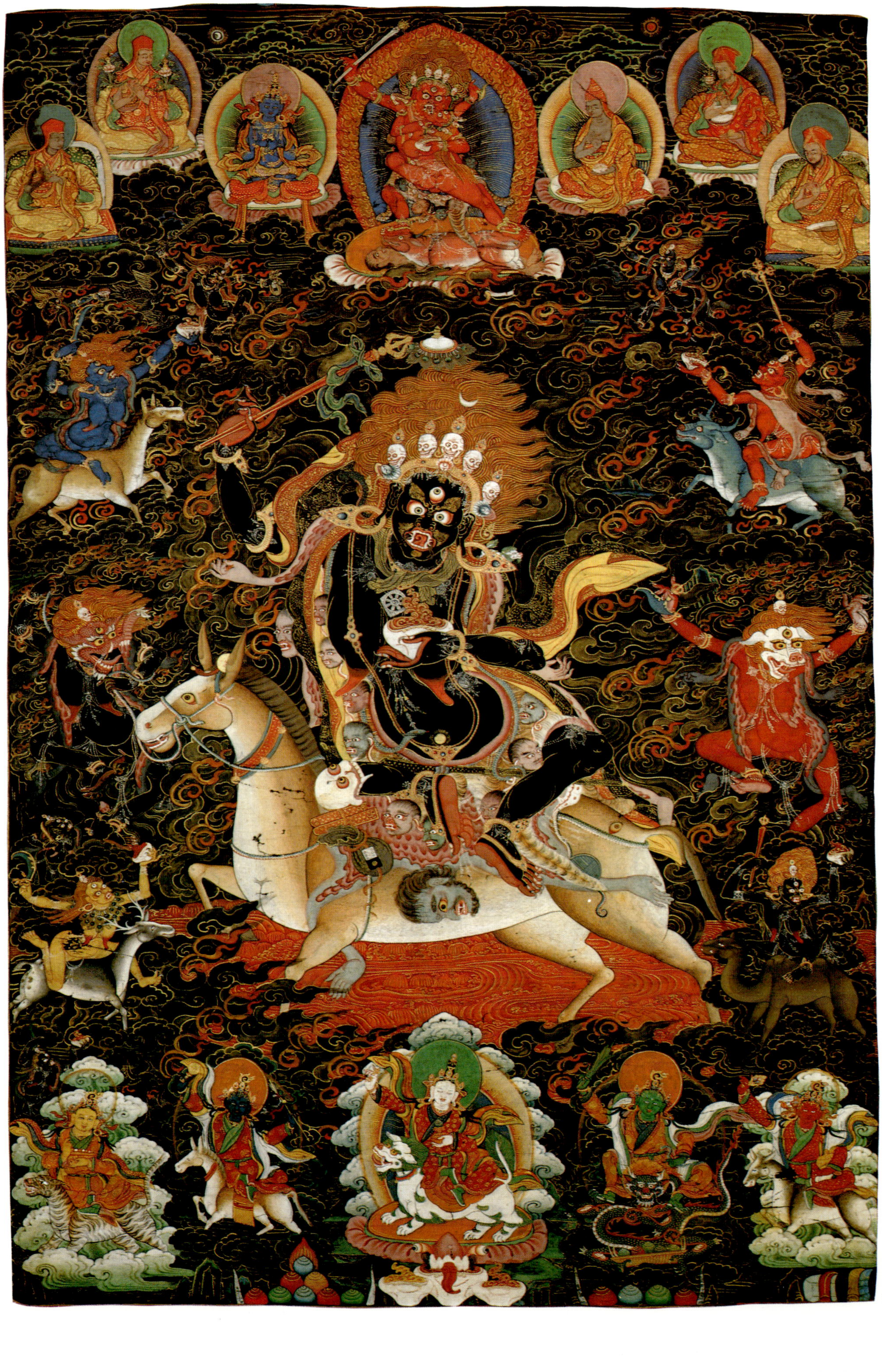

139

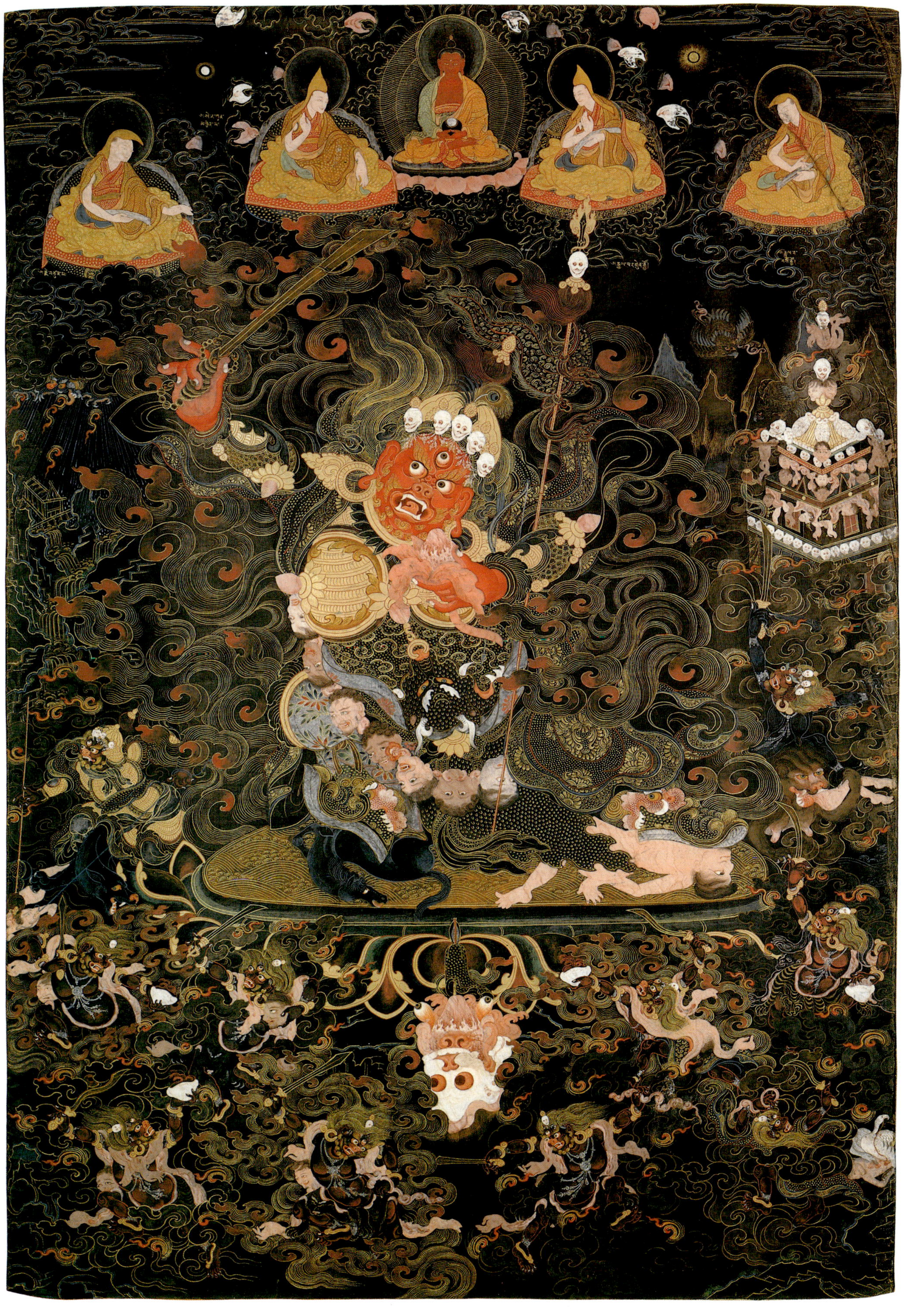

140

I-140 Begtse

Abb. S. 227

(beg-rtse)
Tibet, 19. Jh.; 85 x 58 cm (→II-407)

Der Dharmapāla Begtse ist ursprünglich ein zentralasiatischer Kriegsgott gewesen, worauf sein Name ›Kupfernes Panzerhemd‹ und seine Kleidung hinweisen. Begtse galt als der Sohn eines Yakṣa und einer Rākṣasī und wird zu den niederen Schutzgottheiten tibetischer Herkunft gerechnet, zu denen man keine Zuflucht nehmen kann wie zu einem Yidam, weil sie selbst noch nicht die volle Befreiung erlangt haben.

Begtse erscheint von Flammen und Rauch umgeben mit seinem dämonischen Gefolge, den acht Dithog (gri-thog), Messerhaltern, welche auf dem Schlachtfelde die Leichen zerschneiden. Im Ausfallschritt (pratyālīḍha) tritt Begtse auf ein Pferd und einen Menschen. Der dunkle Lotos, auf dem sie liegen, ist von einem Blutsee bedeckt. Begtse ist von gedrungener Gestalt mit zornigem roten Gesicht und trägt einen reichgeschmückten Panzer sowie mongolische Stiefel. In seiner Rechten schwingt er ein kupfernes Schwert mit Skropiongriff. In seiner linken Armbeuge hält er eine Lanze mit lederner Flagge sowie Pfeil und Bogen. Mit der linken Hand führt er ein menschliches Herz zum Munde, um es mit seinen Eberzähnen zu zerreißen. Als seine Begleiter erscheinen links der auf einem Wolf reitende Sogdag (srog-bdag) und rechts, auf einem menschenfressenden Yeti reitend, seine rotgesichtige Schwester Dongmarma (gdoṅ-dmar-ma) sowie links oben ein Feuer und Hagel speiender Drache. Rechts oben in den Bergen wird sein mit menschlichen Trophäen geschmückter Schädelpalast, Marutse, sichtbar, der die Behausung Begtses ist. In der oberen Bildebene, die die Herkunft des Bildes anzeigt, thronen vier namentlich genannte Hierarchen der Gelugpa um den roten Amitābha gruppiert. Es sind (v.l.n.r.): Jetsunpa (rje-btsun-pa), Sera Kunkhyen (se-ra-kun-mkyen), der II. Dalai Lama Gyalwa Gedün Gyatso (rgyal-ba-dge-'dun-rgya-mtzo, 1475-1542) und der III. Dalai Lama Gyalwa Sönam Gyatso (rgyal-ba-bsod-nams-rgya-mtzo, 1543-1588).

Dieses Thangka mit seiner düsteren, spannungsgeladenen Atmosphäre ist kein spezielles Meditationsbild. Es soll jedoch dem Betrachter die Welt der Vernichtung und des Todes eindringlich vor Augen führen, nicht um Angst und Schrecken zu erzeugen, sondern um ihn vor einem sinnlos verlorenen Leben zu warnen und ihn aufzurufen, sich von Haß und Leidenschaft zu befreien. So gilt Begtse in Tibet nicht mehr als Kriegsgott, sondern als Friedensstifter.

KAPITEL XVIII

Die Lokapālas und Norlhas als Richtungs- und Reichtumsbeschützer

Die Gottheiten für weltliche Anliegen

Ebenso wie die Dharmapālas gehören auch die Lokapālas und Norlhas zu den rangniederen Gottheiten des lamaistischen Pantheons. Sie werden nur als Helfer angerufen, um Schutz vor äußeren Gefahren und weltliche Güter zu erbitten. Auch diese vielfältige Gruppe von Gottheiten läßt sich unterteilen in diejenigen, die der indischen Götterwelt entstammen wie die vier Dikpālas, und diejenigen, die zu den ursprünglich in Tibet beheimateten Göttern gehören. Die Legende verbindet die vier großen Richtungsbeschützer der vier Weltgegenden mit vier Königen, die von Buddha bekehrt wurden, als sie während seiner Predigt im Kreise um ihn herum saßen. Jedem von ihnen wurde dabei die Gegend anvertraut, in deren Richtung sie saßen. Sie werden daher auch als die ›Vier Großkönige‹, ›Catur Mahārāja‹, bezeichnet. Ihre Aufgabe ist es, die Welt vor dem Eindringen von Dämonen zu bewahren und den Dharma zu beschützen. Sie haben versprochen, diese zeitüberdauernde Aufgabe zu erfüllen. Die vier Dikpālas werden daher, ähnlich wie die sechzehn Arhats, mit denen sie meist zusammen dargestellt sind (s. Einleitung Kap. VI), als zeitentrückte Gestalten verstanden. Ihr Wohnsitz ist der Berg Meru, von wo aus sie über die vier Himmelsrichtungen wachen. Auch als Wächter der himmlischen Paradiese (s. Kap. XV) treten sie in Erscheinung. Sie werden immer als grimmige Krieger, umgeben von einer Flammenaureole, dargestellt: als Zeichen ihrer Kampfbereitschaft und Weisheit. Die Verehrung der vier Weltenwächter ist auch im chinesischen und japanischen Buddhismus verbreitet. In Tibet werden die vier Dikpālas meist am Eingang der Tempel bildlich dargestellt. Einer aus dieser Vierergruppe, Vaiśravaṇa, der Beschützer des Nordens, gilt zugleich als Gott des Reichtums, als solcher wird er auf einem Schneelöwen reitend dargestellt.

Daneben gibt es eine zweite, ebenso populäre Reichtumsgottheit, Jambhala, der offenbar aus Ostindien stammt. Dieser tritt in verschiedenen Erscheinungsformen auf: als gelber, Pītajambhala, als weißer, Sitajambhala, und als schwarzer, Kālajambhala. In der Sakya- und Gelug-Schule wird Jambhala als eine Emanation von Vaiśravaṇa angesehen. Parallel zu den männlichen Reichtumsgottheiten gibt es auch zahlreiche weibliche Reichtumsbeschützerinnen, die als Emanationen der Vasudharā gelten. Sie erscheinen manchmal als weibliche Entsprechung (prajñā) von Jambhala.

Auch aus der vorbuddhistischen Götterwelt Tibets stammen zahlreiche Gottheiten, die als Lokapālas und Norlhas Aufnahme in den tibetischen Buddhismus gefunden haben. Es handelt sich zumeist um Berggottheiten, deren lokale Verehrung unangetastet blieb, nachdem sie gebändigt und in den Dienst des Dharma gestellt wurden. So unterstehen die Norlhas höherrangigen Gottheiten und werden meist zusammen mit diesen dargestellt und verehrt. Ihre Beliebtheit als Beschützer und Vermehrer weltlicher Güter ist jedoch sehr groß, nicht nur bei den Viehzüchtern, Bauern und Kaufleuten, sondern auch bei den Lamas, die sie bei ihren morgendlichen Rezitationen kultisch verehren, wobei kleine Jambhala-Figuren mit Milch und Wasser begossen werden. Diese Rituale sollen die Reichtumsgötter erfreuen, sie zu tätigem Mitleid auffordern und sie bewegen, die habgierigen Geister zu beschwichtigen.

Eine besondere Rolle als Beschützer Tibets spielt der legendäre König Gesar Ling, der von den Tibetern als historische Gestalt betrachtet wird. Seine hier erfolgte Zuordnung zu den Lokapālas mag daher fragwürdig erscheinen. Läßt man jedoch die historischen Bezüge beiseite, so wird der mythische Charakter der im Gesar-Epos geschilderten Himmel- und Höllenfahrt Gesars wie auch der der anderen Heldengeschichten offensichtlich. So wird König Gesar ähnlich wie die Könige von Śambhala auch als ein am Ende der Zeiten wiederkehrender Herrscher verstanden, der die Feinde Tibets vernichtend schlagen wird. Er wird jedoch nicht nur als Kriegsgott, sondern auch als Reichtumsbeschützer rituell verehrt.

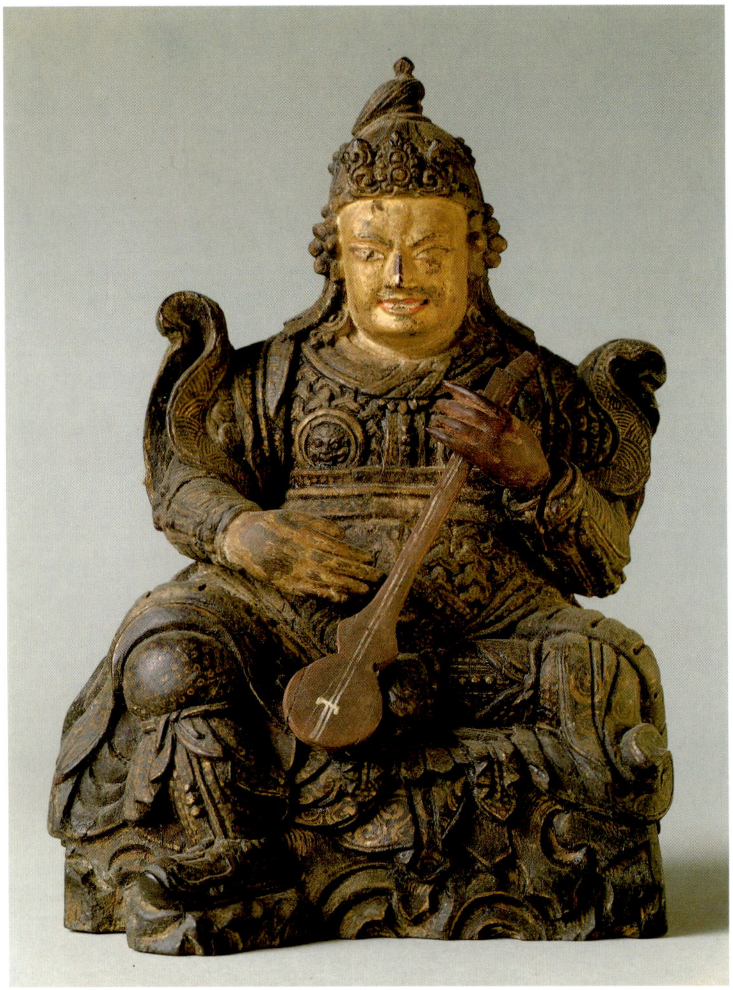

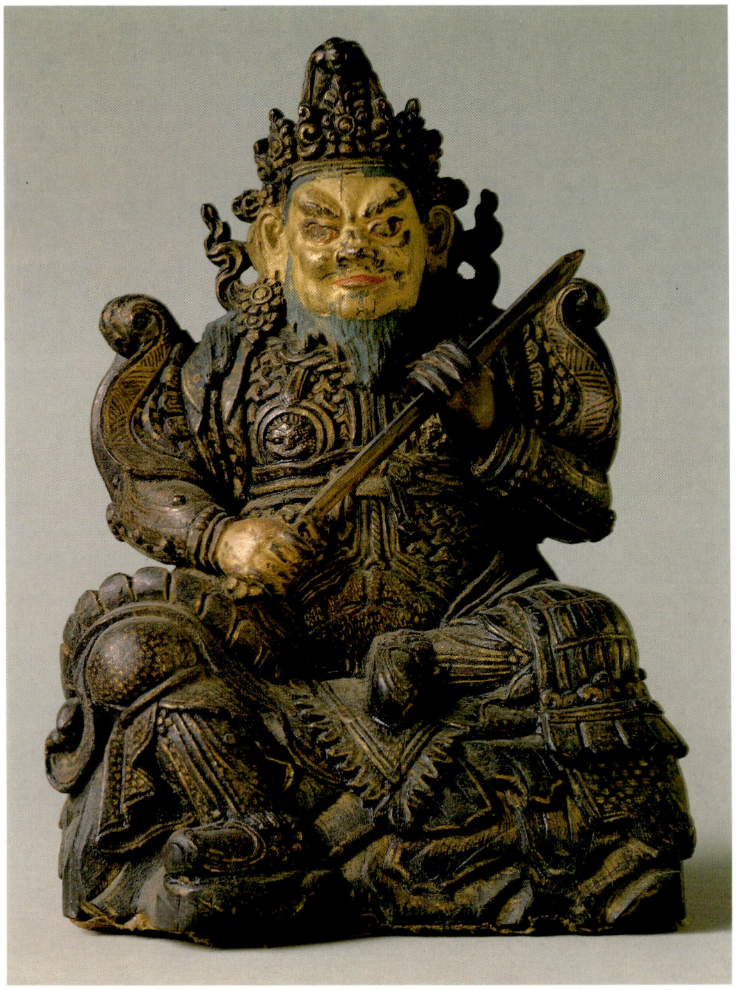

141

I-141 Die vier Dikpālas

Gyalchen Deshi (rgyal-chen-sde-bshi)
Tibet, 17. Jh.; Höhe: je 18 cm (→ II-415)

Die Beschützer der vier Haupthimmelsrichtungen werden auch die ›Vier Großkönige‹, ›Catur Mahārāja‹ oder Weltenwächter genannt. Ihr himmlischer Wohnort ist der Berg Meru, von wo aus sie die ihnen jeweils anvertrauten Bereiche beobachten, um den Dharma, die Lehre Buddhas, vor Schaden zu bewahren. Sie sind als Krieger dargestellt, jedoch überwiegend mit friedvollen Attributen in Händen. Ihre mit Löwen- und Tsipataköpfen verzierte, aus Lederteilen gefertigte Rüstung und die langen Stiefel

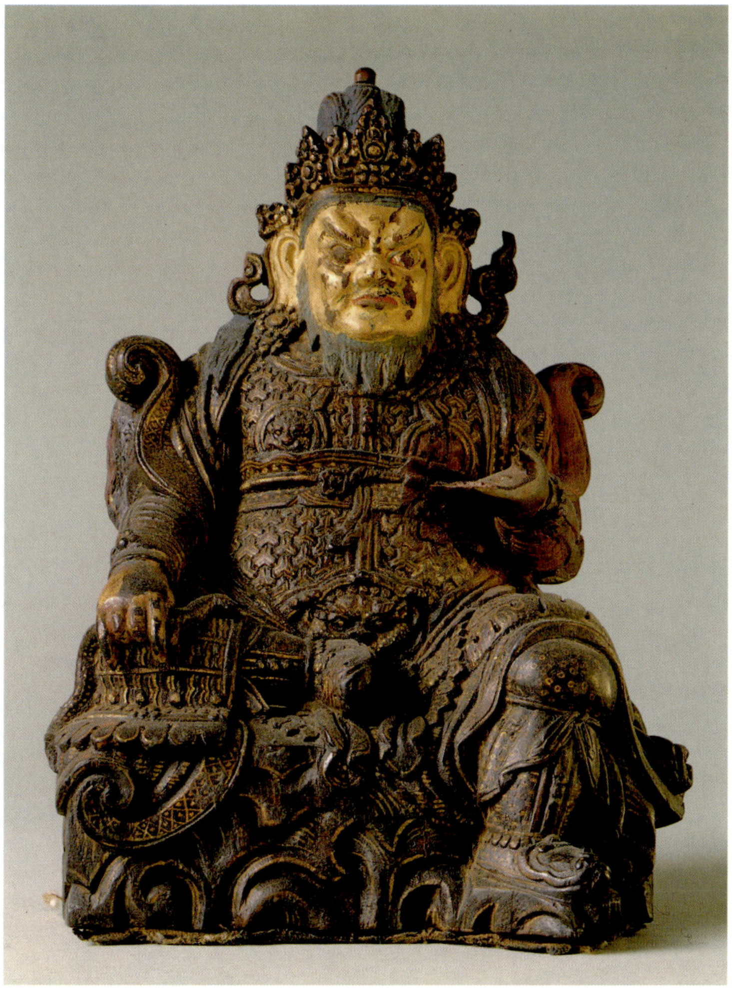

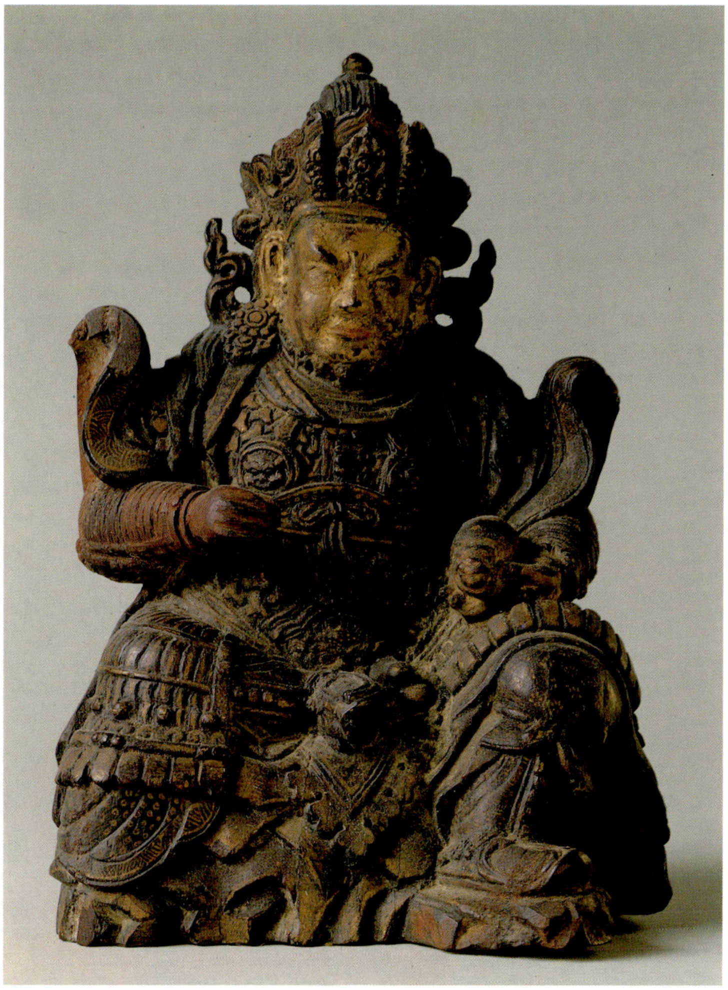

erinnern an die Bekleidung zentralasiatischer Krieger. Sie thronen jeweils auf stilisierten Berggipfeln. Mit Ausnahme des ersten sind sie als alte Männer dargestellt und blicken grimmig drein. Es handelt sich um:

1. Dhṛtarāṣṭra mit der Laute, den Beschützer des Ostens
2. Virūḍhaka mit dem Schwert, den Beschützer des Südens
3. Virūpākṣa mit Schlange und Stūpa [fehlt], den Beschützer des Westens
4. Vaiśravaṇa mit Siegesbanner [fehlt] und Manguste, den Beschützer des Nordens

Die Gesichter der vier holzgeschnitzten Figuren sind kultisch bemalt.

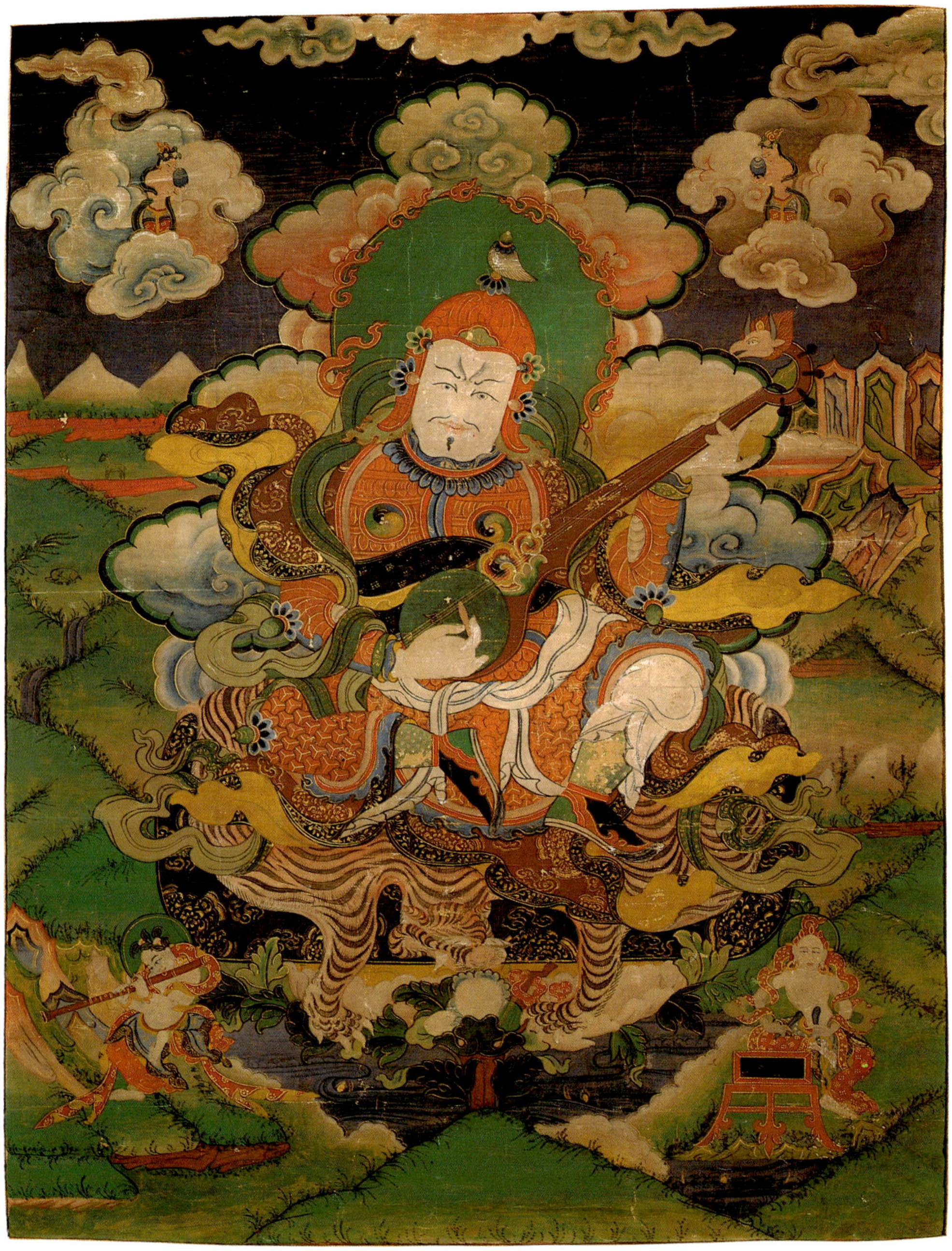

142

I-**143** Virūḍhaka

Phagkyepo ('phags-skyes-po)
Tibet, 19. Jh.; 67,5 x 52 cm (→II-**417**)

Der Name ›Virūḍhaka‹ bedeutet ›Sprößling‹ nach einem Horn, das ihm aus dem Kopf wachsen soll und vielleicht mit dem Rüssel des Makara-Helms, den er trägt, identisch ist. Der schwarze Virūḍhaka ist der Beschützer der südlichen Weltgegend. Er zieht sein gebogenes Schwert aus der Scheide und blickt in die Ferne. Er ist zugleich der König und Heerführer der Kumbhāṇḍas (tib. Dulbum, grul-bum), zwergenhafter, dämonischer Wesen von schwarzer Hautfarbe, die ihm hier Opfergaben darbringen. Sie halten einen Korallenzweig und eine Perle, die in einen Glücksschal (kha-dar) gehüllt ist, in Händen.

I-**142** Dhṛtarāṣṭra

Yülkhor Sung (yul-'khor-sruṅ)
Tibet, 19. Jh.; 67,5 x 52 cm (→II-**416**)

Der inmitten einer weit überschaubaren Gebirgslandschaft thronende weiße Dhṛtarāṣṭra, ›der sein Reich fest Haltende‹, ist der Beschützer der östlichen Region. Er spielt auf einer Laute (vīṇā) und wird dabei von zwei himmlischen Musikanten (gandharva; tib. dri-za) auf Querflöte und Schlagzeug begleitet. Er sitzt auf einer aus einem Bergsee emporsteigenden weißen Lotosblüte auf einem Sitzkissen, über das ein Tigerfell gebreitet ist. Er tägt eine kostbare Lederrüstung und einen Lederhelm mit einem Siegesbanner als Spitze. Ein von Flammen umsäumter, grüner Nimbus umgibt ihn. In den Wolken schweben zwei Devīs; jede trägt ein Wunschjuwel (ratna).

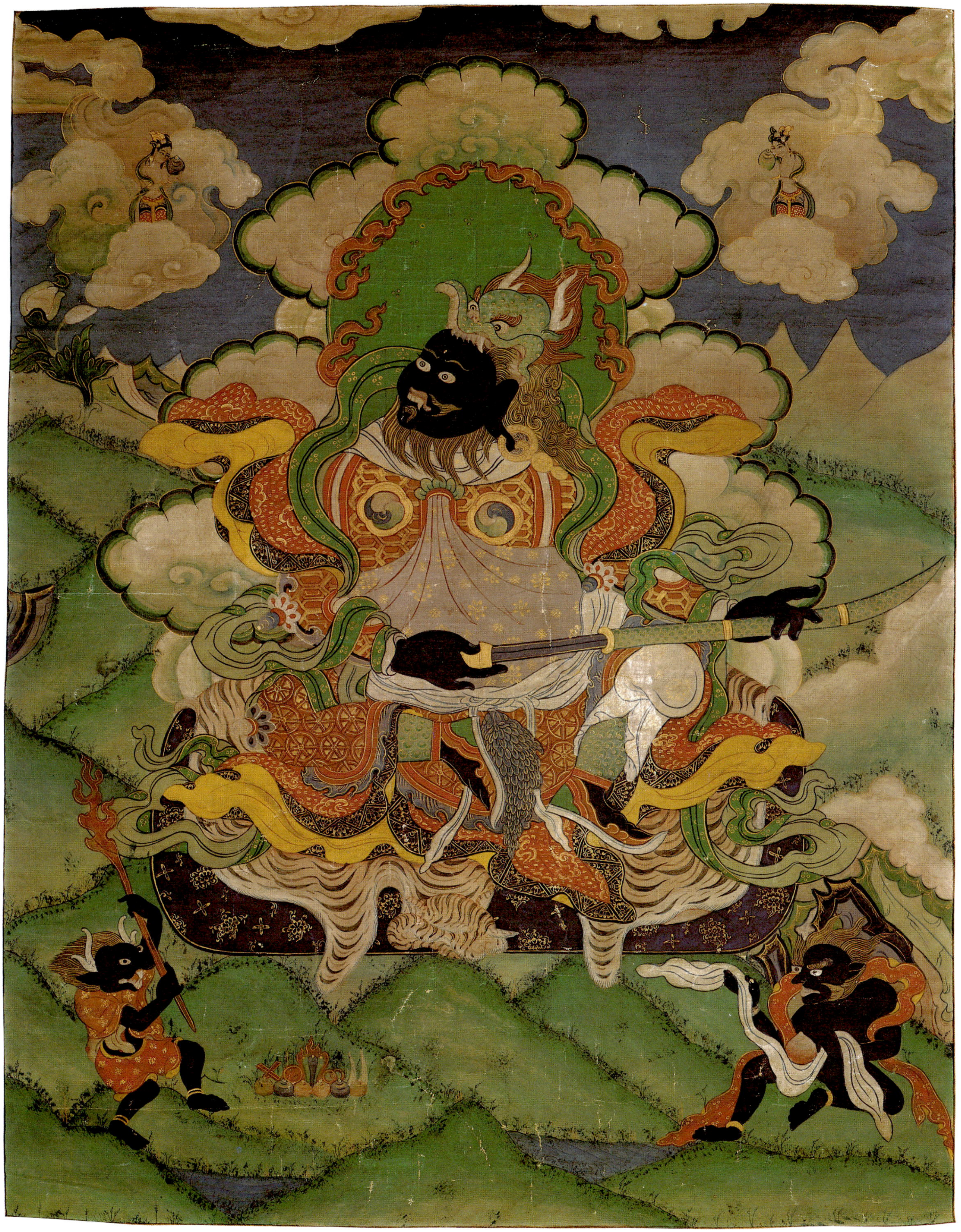

143

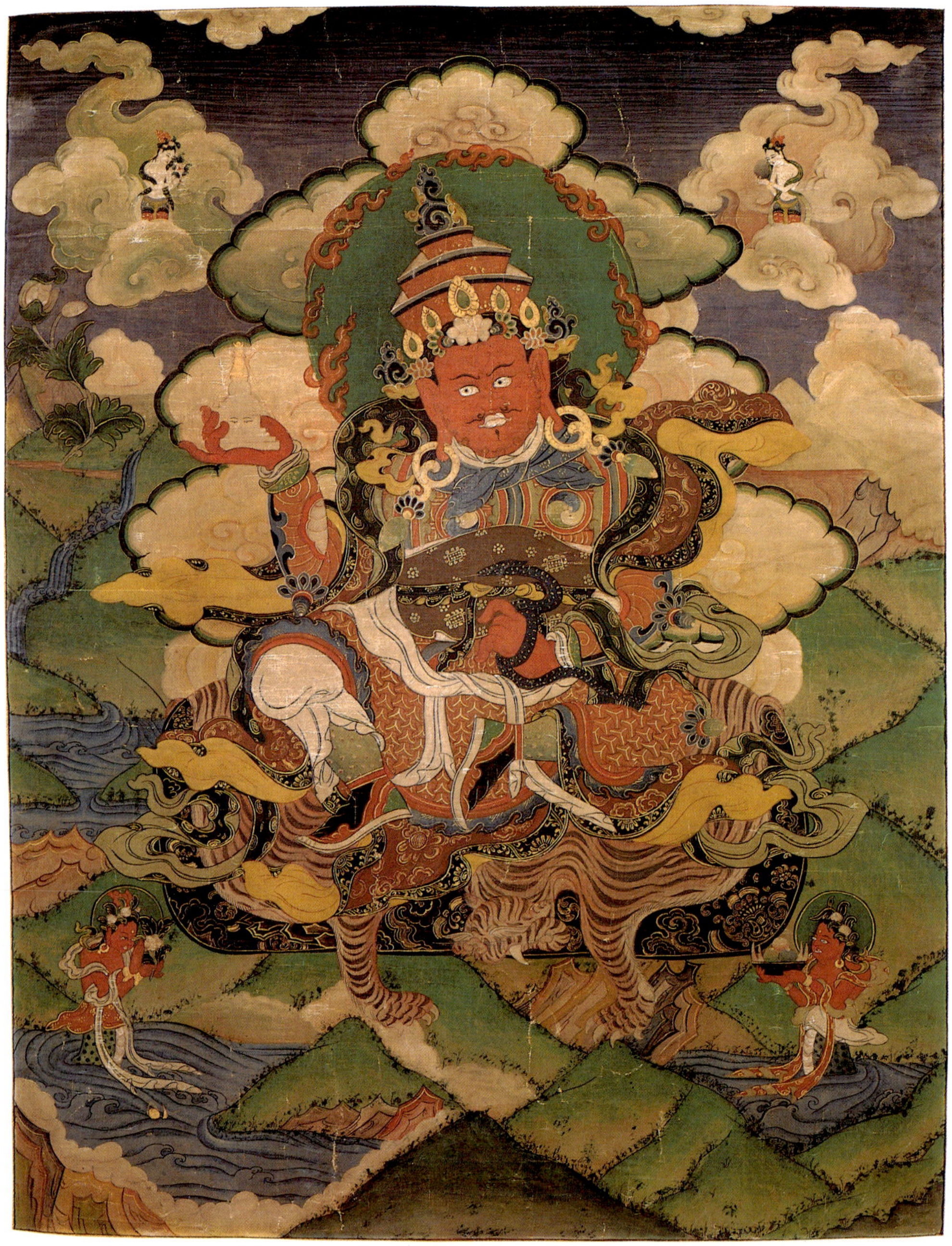

144

I-145 Vaiśravaṇa

Namthöse (rnam-thos-sras)
Tibet, 19. Jh.; 67,5 x 52 cm (→ II-**419**)

Landschaftskulisse, Bildaufbau und Darstellung der Zentralfiguren der vier Thangkas (I/142-145) stimmen weitgehend überein, auch wenn der Maler versucht hat, die mythische Szenerie abwechslungsreich zu gestalten. Die Wolken, welche die Weltenwächter umgeben, entrücken sie zugleich in eine jenseitige Sphäre. Der gelbe Vaiśravaṇa ist der Beschützer der sich nach Norden ausbreitenden Gefilde. Er hält in seiner Rechten ein Rundbanner als Siegeszeichen und in seiner Linken eine Juwelen speiende Manguste, denn er ist auch der Beschützer des Reichtums und aller Schätze. Die Yakṣas, mit übernatürlichen Kräften ausgestattete Wesen von wildem, dämonischen Charakter, bilden seine Gefolgschaft.

I-144 Virūpākṣa

Chenmizang (spyan-mi-bzaṅ)
Tibet, 19. Jh.; 67,5 x 52 cm (→ II-**418**)

Der rote Virūpākṣa, ›der an den Augen Entstellte‹, thront inmitten einer lieblichen, wasserreichen Gebirgslandschaft. Er ist der Hüter der westlichen Bereiche und zugleich der Buddha-Reliquien, weshalb er einen weißen Stūpa in seiner Rechten hält. In seiner Linken hält er eine Schlange, denn er ist auch der Herrscher über die Nāgas (klu), der Beschützer der Gewässer und der Schätze der Erde. Zwei Nāginīs, Quellgeister mit einem Schlangenunterleib, tauchen aus den Gewässern auf, um Blumen und Perlen als Opfergaben zu überreichen.

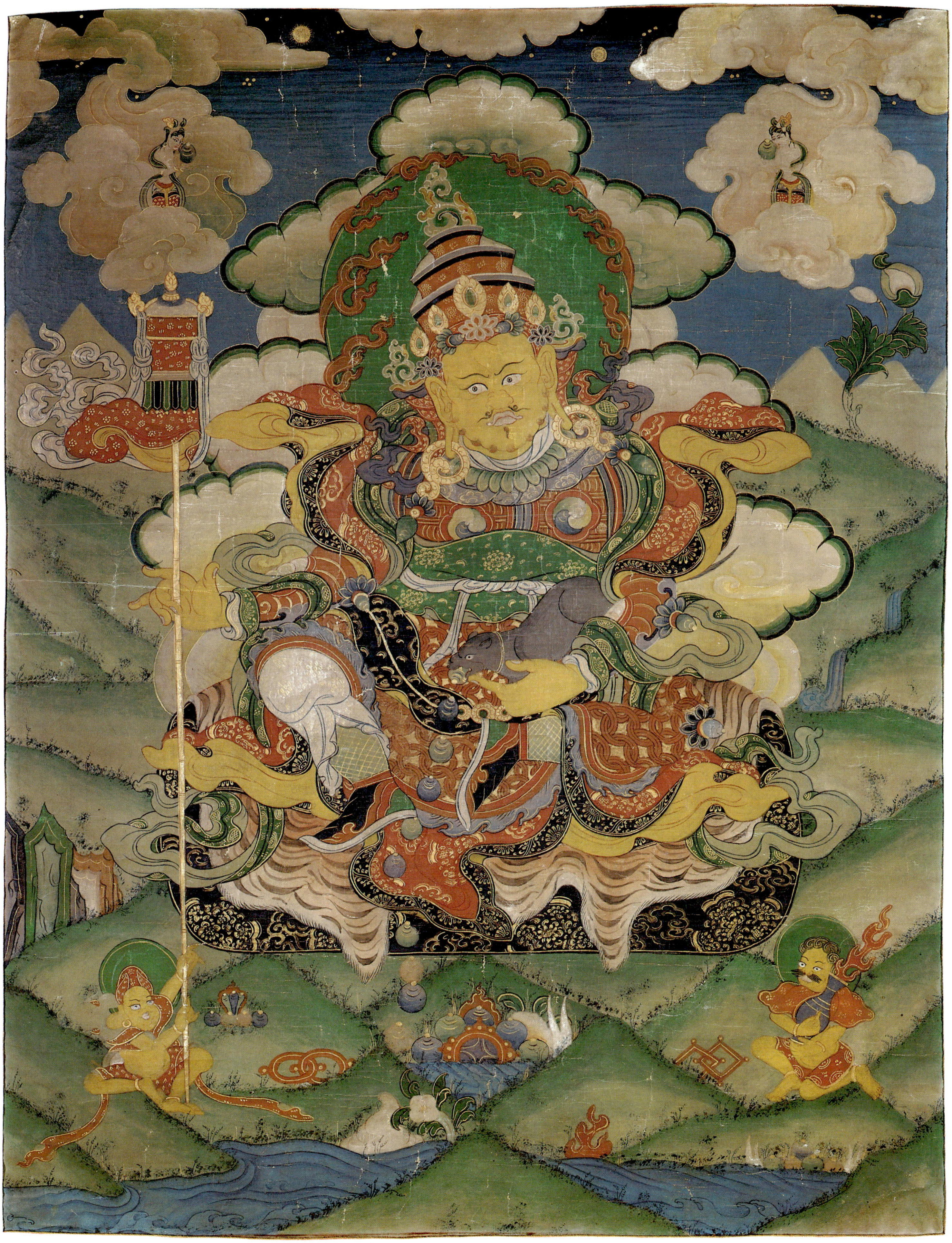

145

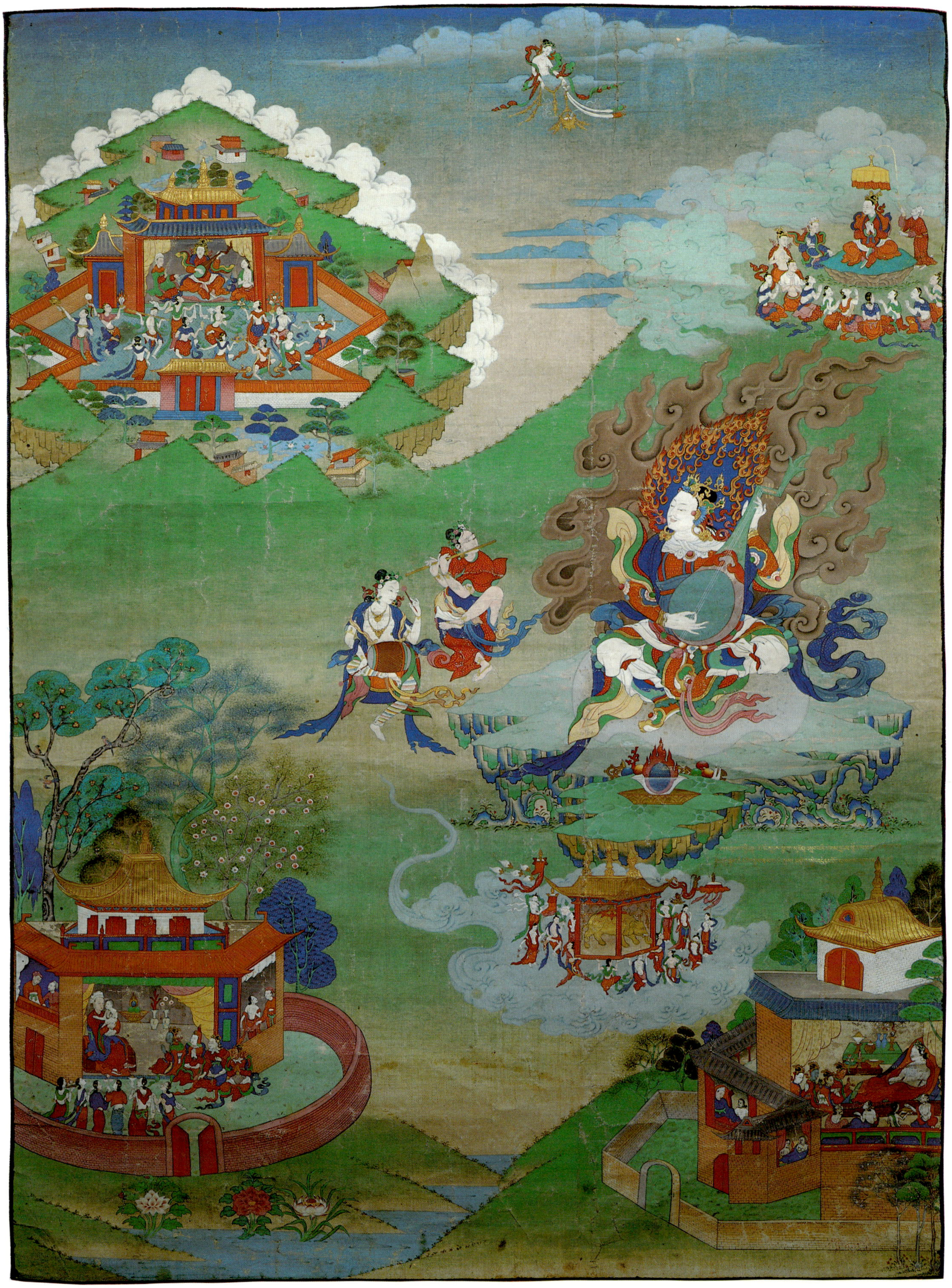

146

I-146 Dhṛtarāṣṭra

Yülkhor Sung (yul-'khor-sruṅ)
Osttibet, 18. Jh.; 81 x 61 cm (→ II-**420**)

In einer paradiesischen Landschaft thront auf einem schneebedeckten Berggipfel der Beschützer des Ostens, Dhṛtarāṣṭra, der von einem flammenden Nimbus und Rauch umhüllt ist. Er spielt auf einer Knickhalslaute (vīṇā) gemeinsam mit zwei hübschen Ghandarvas, die ihn auf einer goldenen Querflöte und einer Pauke begleiten und dazu tanzen. In den Wolken schwingt eine Devī ein Räuchergefäß. Die vier sich um die Hauptfigur gruppierenden Szenen zeigen, analog zur Lebensgeschichte Buddha Śākyamunis, rechts unten die wunderbare Empfängnis Dhṛtarāṣṭras: während seine Mutter in einem königlichen Palast auf ihrem Lager ruht, erscheint ihr in einer von Göttinnen getragenen Sänfte ein goldener Elefant. Die Szene gegenüber zeigt den König, seinen Sohn auf dem Schoß haltend, in seinem Palast, während ihm vier andere Könige Verehrung erweisen und Dienerinnen Geschenke bringen. Die Szene rechts oben zeigt Dhṛtarāṣṭra als jungen Prinzen unter einem Ehrenschirm im Kreise von Zuhörern, denen er Belehrungen erteilt. Gegenüber auf einem hohen, von Wolken umhüllten Berggipfel wird der himmlische Palast Dhṛtarāṣṭras sichtbar. Im Vorhof weilen musizierende, tanzende und Opfer darbringende Devīs.

Das Bild gehört wahrscheinlich zu einer Serie von Thangkas mit Darstellungen aus den Lebensgeschichten der vier Dikpālas.

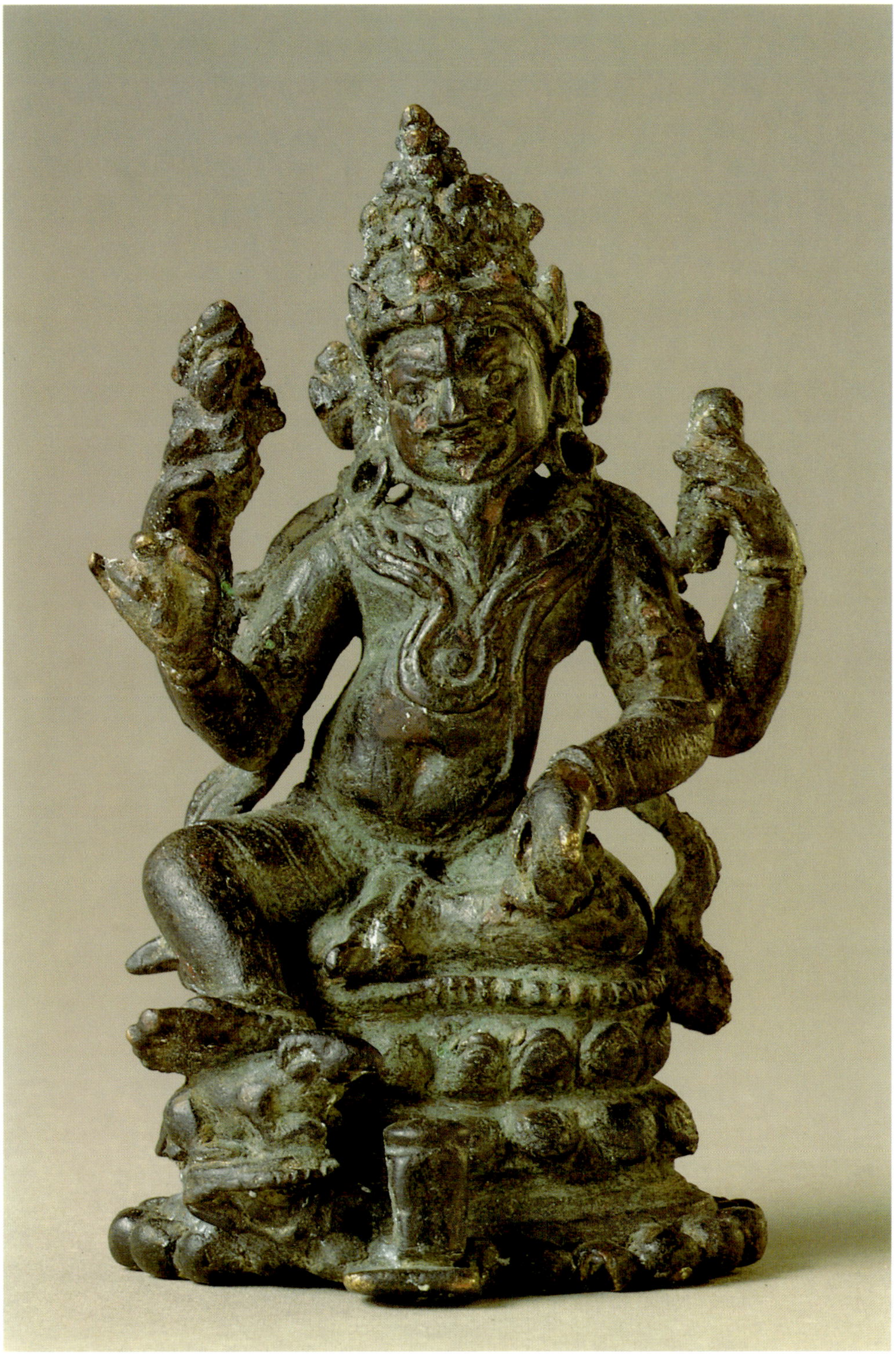

147

I-147 Agni Deva

Dangsong Melha (draṅ-sroṅ-me-lha)
Nordostindien, 12. Jh.; Höhe: 9,5 cm (→ II-**424**)

Die den späten Pāla-Stil repräsentierende Bronzefigur zeigt den indischen Feuergott Agni, der im lamaistischen Pantheon sowohl als Richtungsbeschützer als auch bei der Ausübung des tantrischen Feuerrituals verehrt wird. Der auf einem von Perlen umsäumten doppelt umlaufenden Lotosthron sitzende vierarmige Agni hat die Gesichtszüge und Abzeichen eines alten Brahmanen mit weißem Bart, aufgesteckten und herabhängenden langen Haaren, Stirnzeichen und der Brahmanenschnur (bhāvanāsūtra). Er trägt eine Krone und hält in seiner hinteren rechten Hand einen Blütenzweig; das Attribut der vorderen Rechten ist abgebrochen. In seinen linken Händen hält er eine Wasserschale zur Reinigung und eine zusammengelegte Gebetskette (mālā). Mit dem rechten Fuß steht er auf seinem Reittier, einem Widder (in anderen Darstellungen ist es manchmal auch ein Ziegenbock). Vor ihm steht ein lingam-ähnlicher Altarstein für das Feueropfer.

In den tibetischen Klöstern werden Figuren von indischen Gottheiten, die oft von Pilgern gebracht werden, nicht als fremdartig empfunden, weil sie in Liturgie und Rituale einbezogen werden.

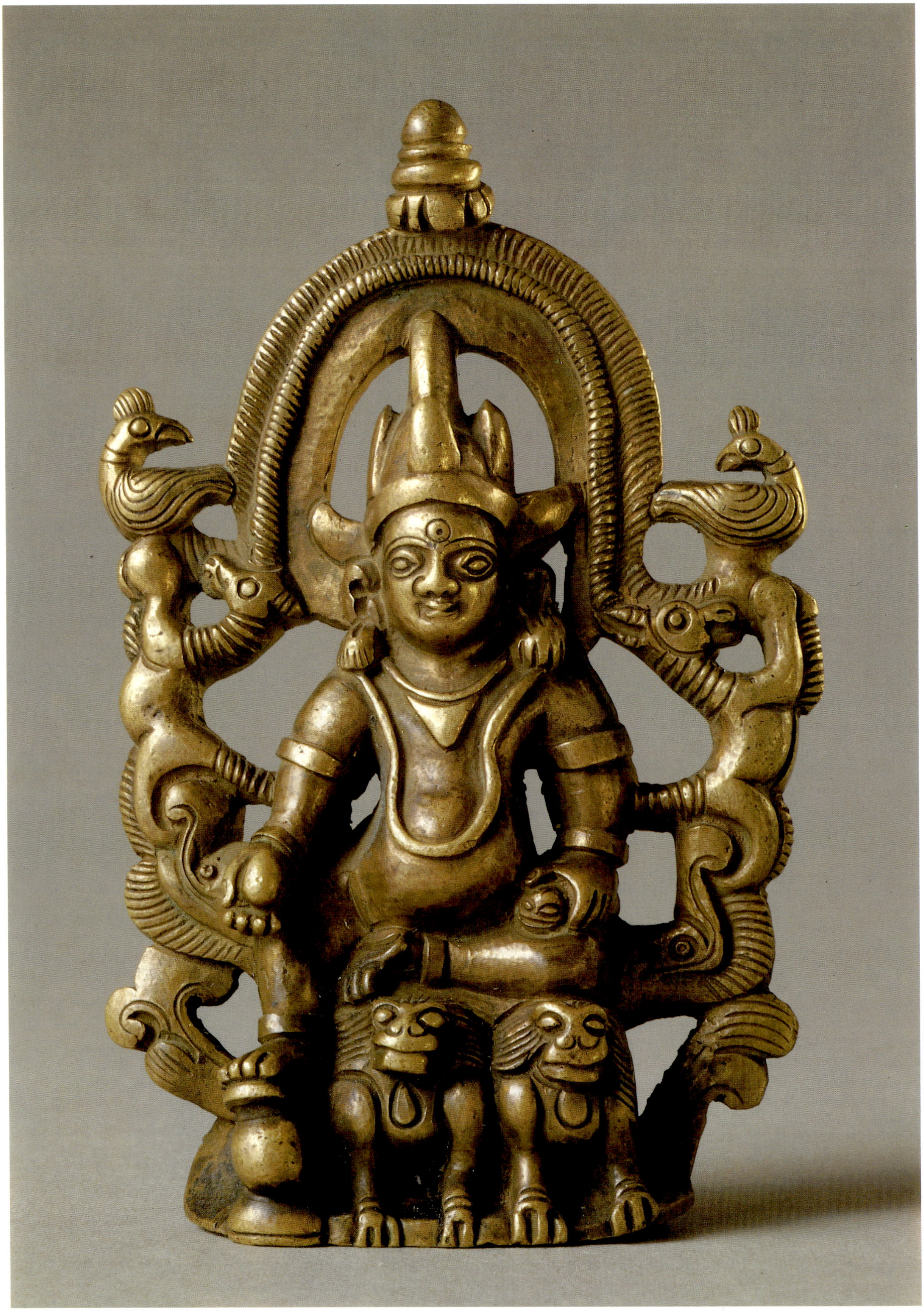

148

I-**148** Pītajambhala

Jambhala Serpo (dzam-bha-la-ser-po)
Bihar, 15. Jh.; Höhe: 9,5 cm (→ II-**431**)

Diese aus Nordostindien stammende Bronzefigur zeigt den Reichtumsgott Jambhala oder Kubera, der zu den aus dem indischen Pantheon übernommenen buddhistischen Gottheiten gehört. Der Legende nach soll er von Buddha selbst bekehrt worden sein. In den tibetischen Klöstern wird Jambhala in den täglichen morgendlichen Ritualen der Lamas angerufen, um geistliche Güter zu spenden und den Wohlstand der Menschen zu vermehren.

Jambhala thront auf einem Löwenpaar. Sein rechter Fuß ruht auf einer Schatzvase. In seiner Linken hält er eine samenreiche Jambhara-Frucht, in seiner Rechten eine kleine Manguste (nakula), die als Schätzebringerin gilt. Es könnte sich hier auch um einen aus ihrem Fell gefertigten Geldbeutel handeln. Jambhala ist von einem Toraṇa umgeben, das von Wasserdrachen (makara), Einhörnern und Pfauen gebildet und von einem Lotos bekrönt wird.

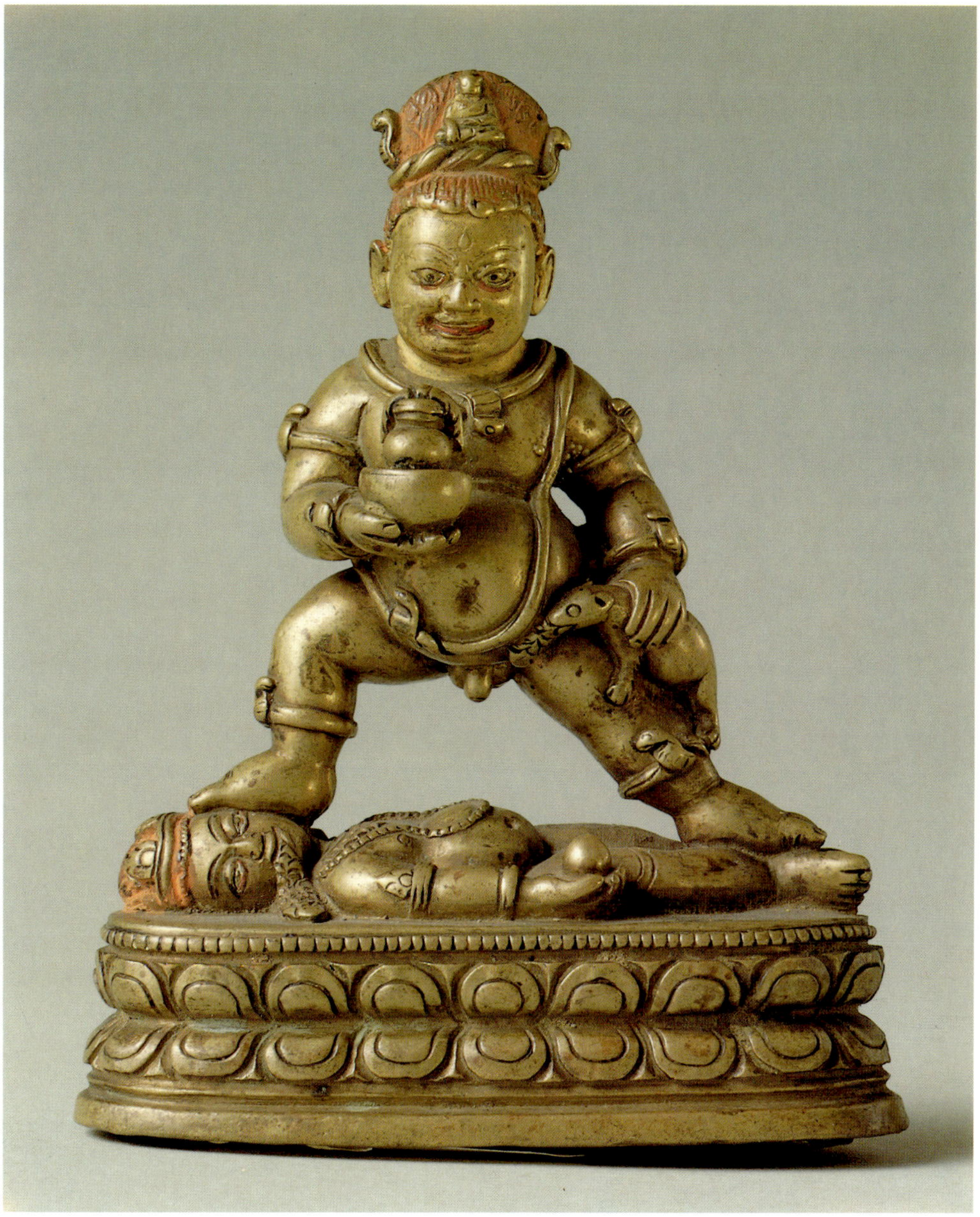

149

I-**149** Kālajambhala

Jambhala Nagpo (dzam-bha-la-nag-po)
Nordostindien, 12. Jh.; Höhe: 11 cm (→ II-**436**)

Kālajambhala ist die schwarze, zornvolle Erscheinungsform des buddhistischen Reichtumsgottes. Er ist von zwergenhafter, kindlicher Gestalt und hat einen dicken Bauch. Acht Schlangenkönige schmücken seinen nackten Körper. In seinem flammenden, von Schlangen umwundenen Haar erscheint Ratnasambhava, als dessen Emanation er gilt. In seiner Rechten hält er eine Schädelschale mit einer Schatzvase (kalaśa), mit seiner Linken hält er einen Juwelen speienden Mungo umfaßt. Die Mungos sind Schlangenfresser. So versinnbildlicht dieses Attribut Kālajambhalas einerseits seine Herrschaft über die Schätze hütenden Nāgas, andererseits seine Spendenfreudigkeit. Er steht im Ausfallschritt mit den Füßen auf dem von ihm überwundenen Pītagaṇapati (Nordag Serpo, nor-bdag-ser-po), das ist der indische Reichtumsgott Kubera (auch Kuvera), der ebenfalls Juwelen speit und eine Jambhara-Frucht und einen Geldbeutel in Händen hält. Dies versinnbildlicht, daß der Reichtum, den Kālajambhala spendet, nicht nur äußerlicher Art ist, sondern auch die Früchte meditativer Bemühungen beinhaltet. Er wird daher auch in einigen Schulen als Yidam verstanden.

Die indischen Gesichtszüge und die Plastizität der Figuren sowie der schmale, ornamentale Lotossockel lassen den nordostindischen Pāla-Stil erkennen.

KAPITEL XIX

Die Versammlungsplätze aller Gottheiten und Heiligen

Kyabyül und Tzogshing als Meditationsbild und Lehrtafel

Die meditative Vergegenwärtigung der Hauptgottheiten des lamaistischen Pantheons und die täglich dreimalige innere Zufluchtnahme zu ihnen ist für jeden Buddhisten in Tibet verpflichtend. Wie sich der Meditierende diese Versammlung der Gottheiten jeweils vorzustellen hat, ist nicht genau festgelegt. Sicherlich wird er sich diesen ›Zufluchtsort‹, Kyabyül (skyabs-yul), wie er allgemein genannt wird, als eine paradiesische Stätte vorstellen. Der hierfür gebräuchliche Terminus ›Tzogshing‹ (tzog-śiṅ) hat eine doppelte Bedeutung. Er kann als tzogs-shiṅ, ›Feld der Verdienst-Erwerbungen‹, verstanden werden, oder als tzog-śiṅ (gleichlautend), ›Versammlungsbaum‹. Dieser wird oft auch als ›Wunschjuwelenbaum‹ (dpag-bsam-ljon-śiṅ) vorgestellt.

Vor allem in der Nyingma- und Gelug-Schule ist ein Bildtypus entstanden, der die Hauptgottheiten des lamaistischen Pantheons und die Gyüpi-Lamas, die bevollmächtigten Übermittler der Tradition, zu einer Lehrtafel zusammenfaßt und in Form eines riesigen Weltenbaumes veranschaulicht. Die Symbolik des Weltenbaumes, der aus der Mitte der Welt hervorwächst und die drei Welten (triloka) miteinander verbindet, ist uralt. Es handelt sich um einen Archetypos, der in vielen Religionen zu finden ist. In der tibetischen Malerei ist der Weltenbaum oft mit zwei anderen religiösen Archetypen, dem Weltenberg und dem Maṇḍala verbunden oder nebeneinandergestellt. Wie dieser nur in der Malerei zu findende Bildtypus entstanden ist, ist ungeklärt. Heilige Bäume werden sowohl in Indien als auch im schamanistischen Bereich Asiens verehrt, wo sie als Schamanenbäume eine wichtige Rolle spielen. Auch in den Darstellungen der acht Leichenplätze Indiens (s. Einleitung Kapitel XIII), welche die Yogis zur Meditation aufsuchen, ist der geschmückte Baum stets zu finden. Der Umstand, daß die Darstellung des Weltenbaumes als Tzogshing (tzog-śiṅ), als Versammlungsplatz der Gottheiten und Heiligen erstmalig in der Nyingma-Tradition auftaucht, hängt offenbar mit der Darstellung Padmasambhavas als ›Lotosgeborener‹ zusammen. Der Nachweis der Traditionszugehörigkeit und die belehrende Absicht des Bildtypus lassen auf eine späte Entstehungszeit nach der zweiten Verbreitung des Buddhismus schließen. Da dieser Weltenbaum gleichsam ständig wächst durch die neu hinzukommenden Überlieferungsträger, läßt sich aus seiner Größe und an Hand der zuletzt dargestellten Personen oft das Alter bzw. die Entstehungszeit des Bildes bestimmen.

Neben dem Tzogshing gibt es die einfach ›Kyabyül‹, ›Zufluchtsort‹, genannten Darstellungen aller Gottheiten und Heiligen, die einen pyramidalen, dem Weltenberg entsprechenden Bildaufbau haben, in der hierarchischen Gliederung der Gottheiten jedoch dem Tzogshing ähneln. Im Zentrum beider Bildtypen befinden sich die Begründer der jeweiligen Schulen, also Padmasambhava oder Tsongkhapa, als Repräsentanten und Vermittler der in ihnen sich vereinigenden Traditionslinien. Zugleich thronen sie über der versammelten Götterwelt, deren Spitze sie gleichsam bilden. Sie nehmen damit den Rang Buddha Śākyamunis ein, der oftmals als ihr Innerstes, in ihrem Herzen sichtbar wird. In anderen Schulen ist an Stelle von Padmasambhava oder Tsongkhapa Buddha Śākyamuni im Zentrum des Bildes dargestellt. Für den Meditierenden ist die als Verkörperung des Ādibuddha verstandene zentrale Figur im Grunde mit seinem eigenen Wurzel-Lama austauschbar, der ihm die tantrischen Initiationen vermittelt hat.

Tzogshing und Kyabyül sind mit ihrem komplexen Gehalt nicht nur für die meditative Praxis bestimmt; sie sollen auch dem schlichten Gläubigen die untrennbare Einheit von Buddha, Dharma und Saṅgha bildlich vor Augen führen.

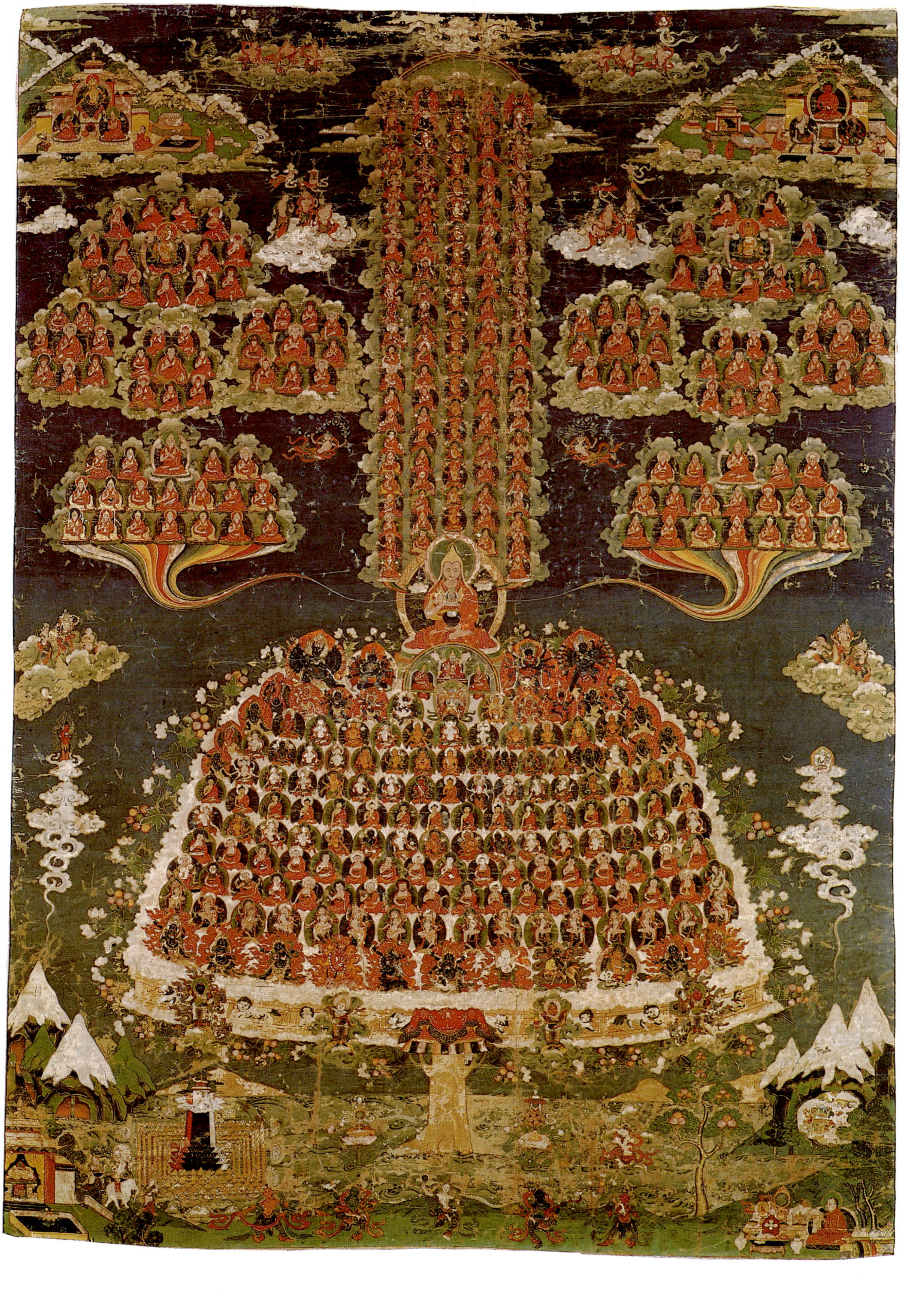

I-150 Versammlungsbaum der hundert Götter

Abb. S. 241

Gaden Lhagyami Tzogshing (dga'-ldan-lha-brgya-ma'i-tzog-śiṅ)
Tibet, 19. Jh.; 102 x 72,5 cm (→II-**446**)

Der große, Blüten und Früchte tragende Baum, auf und über dem die wichtigsten Gottheiten und Heiligen des lamaistischen Pantheons dargestellt sind, wird ›Gaden Lhagyami Tzogshing‹, d.h. ›Versammlungsbaum der hundert Götter gemäß der Gaden-Überlieferung‹, genannt, womit die Traditionslinie der Gelugpas gemeint ist. Die Zahl Hundert steht hier für die Gesamtheit der Gottheiten. Die Anzahl aller dargestellten Personen beträgt 435. Das komplexe Bild, in dessen Zentrum Tsongkhapa, der Begründer der Gelug-Schule, thront, soll einerseits eine Lehrtafel sein, die auch dem schlichten Gläubigen die Gottheiten und Heiligen vor Augen führt, zu denen er täglich seine Zuflucht nimmt; andererseits dient es dem Eingeweihten dazu, sich mit seinem eigenen Wurzel-Lama als dem direkten Vermittler der gesamten Überlieferung meditativ zu verbinden. Dieser Wurzel-Lama thront hier umgeben von zwei Schülern in einem Lichtbogen unter der Zentralfigur. Er hat porträtartige Züge.

Ausgangspunkt für die Betrachtung des Bildes ist der rechts unten sitzende Schüler des Wurzel-Lama, der als rituelle Dankesgabe ein Reismaṇḍala darbringt. Während er die Gottheiten und Heiligen anruft, läßt er vor seinem inneren Auge den mächtigen, bis in den Himmel reichenden Weltenbaum entstehen, der die drei Welten (triloka) – die irdische, die unterirdische und die überirdische – miteinander verbindet. Dieser Weltenbaum wächst aus dem Urozean empor und ist Thronsitz aller Gottheiten, die ihrem Rang entsprechend in elf Reihen angeordnet sind. Zuoberst erscheinen jeweils in Yab-Yum die vielarmigen Yidam Gestalten als Repräsentanten der Initiationsgottheiten des höchsten (Anuttara-Yoga-)Tantra (v.l.n.r): Vajrabhairava, Guhyasamāja, Cakrasamvara und Hevajra sowie in der Mitte, etwas nach unten versetzt, Kālacakra. In den nächsten drei Reihen erscheinen jeweils die Repräsentanten der drei folgenden Tantra-Klassen (Yoga-, Caryā- und Krīyā-Tantra), entsprechend der Zuordnung der Gelug-Tradition. Es folgen jeweils in einer Reihe: die Buddhas, die Bodhisattvas und Tārās, die sechzehn Arhats, die Ḍākas und Ḍākinīs sowie die Dharmapālas und Norlhas. Der goldene, von acht Schneelöwen getragene, mächtige Thron dieser Gottheiten wird von den vier Dikpālas bewacht.

Gleichsam als hohe, fünffache Säule über der zentralen Figur werden die wichtigsten Initiationsübermittler der tibetischen Schulen sichtbar. Die mittlere Reihe, die von dem Ādibuddha Vajradhara als Offenbarer angeführt wird, läuft über neuzehn Manifestationen von Mañjuśrī direkt auf Tsongkhapa zu, der als Verkörperung Mañjuśrīs gilt. Auch die anderen vier Linien verbinden sich in ihm, als Zeichen dafür, daß er Einweihungen von allen Schulen erhalten hat. Diese ganze über ihm dargestellte Gruppe von Gottheiten wird ›Nyamlen Djinlabgyü‹ (ñams-len-byin-rlabs-brgyud) genannt. Es handelt sich um die Überlieferungslinien der durch Initiation von Lehrer zu Schüler zu tantrischer Praxis ermächtigten Gyüpi-Lamas (brgyud-pa'i-bla-ma). Ebenfalls durch Lichtbögen von links und rechts auf ihn zulaufend erscheinen, maṇḍalaartig angeordnet und jeweils auf fünf Wolkenbergen, zahlreiche Lamas. Die rechte, von Mañjughoṣa angeführte Fünfer-Gruppe wird ›Gambhīradarśana‹ (zab-mo-lta-brgyud), ›tiefsinnige philosophische Überlieferung‹, genannt. Es sind die Vertreter der nicht-tantrischen Lehrsysteme, vor allem die Philosophen der auf Nāgārjuna zurückgehenden Mādhyamika-Schule, welche die Vermeidung der Extreme und die klare Einsicht in die Leerheit aller Erscheinungen lehrt. Die linke Fünfer-Gruppe wird von Maitreya angeführt, der im Zentrum der oberen Gruppe erscheint. Es sind die philosophischen Lehrmeister verschiedener tantrischer Schulen mit ihren jeweiligen Schülern. Diese Gruppe wird ›Prathitācāryā‹ (rgya-chen-spyod-brgyud) genannt. Es handelt sich um die Überlieferungsträger der Anfang des 5. Jh.s entstandenen Yogacārā-Schule und der auf sie zurückgehenden Philosophie und meditativen Praxis.

Während sich für den Meditierenden diese vielfältig gewachsene Überlieferung in der Gestalt Tsongkhapas verbindet, die diesen als Repräsentanten einer dreifachen Tradition ausweist, erscheinen im Herzen Tsongkhapas das Bildnis Buddha Śākyamunis und in dessen Herzen das Bildnis des Ādibuddha Vajradhara als Zeichen für die Drei-Einheit von Buddha, Dharma und Saṅgha. Man kann die drei miteinander verbundenen Gestalten aber auch als bildhafte Beschreibung der Stufen eines Initiationsweges verstehen: Tsongkhapa als Lama und Vermittler, Vajradhara als Yidam und Übungsweg, Śākyamuni als Ziel, d.h. Buddhaschaft.

Über diesem Weltenbaum, den himmlische Musikanten und Bannerträgern umschweben, erblickt der Meditierende die beiden Paradiese, in die er zu gelangen sich bemüht. Links wird Tuṣita, das Paradies des künftigen Buddha Maitreya, den Atīśa und Tsongkhapa umgeben, sichtbar; rechts Sukhāvatī, das Paradies des Amitābha, dem Padmapāṇi und Vajrapāṇi zur Seite stehen.

Im Vordergrund erscheinen vor einem Palast, szenisch gruppiert, die fünf Chöpi Lhamos und Indra auf einem weißen Elefanten. Als verehrende Gottheit taucht aus der Tiefe des Wassers auch ein Schlangenkönig (nāgarāja) auf. Als meditativ dargebrachte, symbolische Opfergabe schwimmt auf dem Urozean, von Ringbergen und Kontinenten umgeben, der Weltenberg. Der Betrachter soll dieses im Hintergrund von schneebedeckten Gipfeln und goldenen Bergen eingerahmte Panorama innerlich als visionäres Ereignis erleben.

I-151 Tzogshing

(dpag-bsam-ljon-śiṅ)
Tibet, 18. Jh.; 56 x 40,5 cm (→II-**447**)

Ausgangspunkt für die Betrachtung dieses Meditationsbildes ist wie im vorigen Thangka der rechts unten vor einem Altartisch sitzende Lama, der einen goldenen Weltenberg als symbolische Opfergabe darbringt. Während seines meditativen Rituals wird ihm eine visionäre Schau zuteil, die ihn in eine überirdische Landschaft hineinversetzt, die einem Maṇḍala gleicht und in den Farben der fünf Tathāgatas glänzt. Der Lama erblickt einen bis in den Himmel ragenden, blühenden ›Wunschjuwelenbaum‹ (dpag-bsam-ljon-śiṅ), in dessen gewaltiger Krone Buddhas und Heilige wie Früchte thronen. Im Zentrum erscheint der goldene Bodhisattva Padmapāṇi auf einem Mond-Lotosthron. Seine Rechte zeigt die Geste der Gunstgewährung, in seiner zur Lehrgeste erhobenen Linken hält er eine Lotosblüte als Sinnbild der Reinheit. Um ihn herum erscheinen in drei sich überschneidenden, kreisförmigen Aureolen oben zehn Buddha-Gestalten, zu seiner Rechten zehn gekrönte Bodhisattvas und zu seiner Linken fünf Pratyeka-Buddhas, die aus eigener Kraft Buddhaschaft erlangt haben, und fünf Lamas. Die beiden unteren, ihm verehrend zugewandten Gruppen bilden gemeinsam den Mahāyāna-, Hīnayāna- und Vajrayāna-Saṅgha, die große buddhistische Gemeinschaft der Heiligen. Padmapāṇi, der überzeitliche Lehrer des Dharma, thront genau in der Mitte der drei Kreise, als Sinnbild für die Drei-Einheit von Buddha, Dharma und Saṅgha, bei welcher der Gläubige im täglichen Gebet seine Zuflucht findet. Für den Meditierenden wird im Bilde Padmapāṇis zugleich sein eigener Guru oder Wurzel-Lama sichtbar, der sich ihm gütig zuwendet und ihn belehrt. Der grüne Baum, der sich über die Erde erhebt und reiche Früchte trägt, wird ihm zum Symbol für das verdienstvolle Streben nach dem Erleuchtungsgeist (bodhicitta). Im Geiste bringt der Meditierende den versammelten Gottheiten Opfergaben in Gestalt einer goldenen Schale mit zahlreichen Wunschjuwelen (cintāmaṇi) dar, um damit seinen Wunsch zum Ausdruck zu bringen, daß dieser Baum immerfort wachsen möge. In sein liturgisches Gebet bezieht er auch die am Fuße des Baumes versammelten Devas und Devīs ein – u.a Brahmā, Indra und die fünf Chöpi Lhamos als Opfergabendarbringer für Padmapāṇi. Sein sehnlichster Wunsch und seine Bitte sind es, in diesem ›reinen Land‹ wiedergeboren zu werden, das sich ihm mit den Lotosteichen und den friedlich zusammenlebenden Tieren als eine Paradieslandschaft enthüllt. Er hofft, einst selbst in diesem visionär geschauten Land zu weilen und ebenso wie die anderen hingebungsvoll der Stimme des Dharma zu lauschen, um schließlich auch Befreiung zu erlangen.

Als Hinweis auf das der Darstellung zugrunde liegende Sādhana erscheinen oben im Bild zwei tantrische Erscheinungsformen von Mañjuśrī als vierköpfiger Yidam: links Guhyaka-Mañjuśrī ('jam-dpal-gsaṅ-ldan), der ›Sanfte Herr der Geheimnisse‹, rechts Saṃkṣiptakula-Mañjuśrī (rigs-'dus-'jam-dpal), der ›Sanfte Herr der versammelten Buddha-Familien‹.

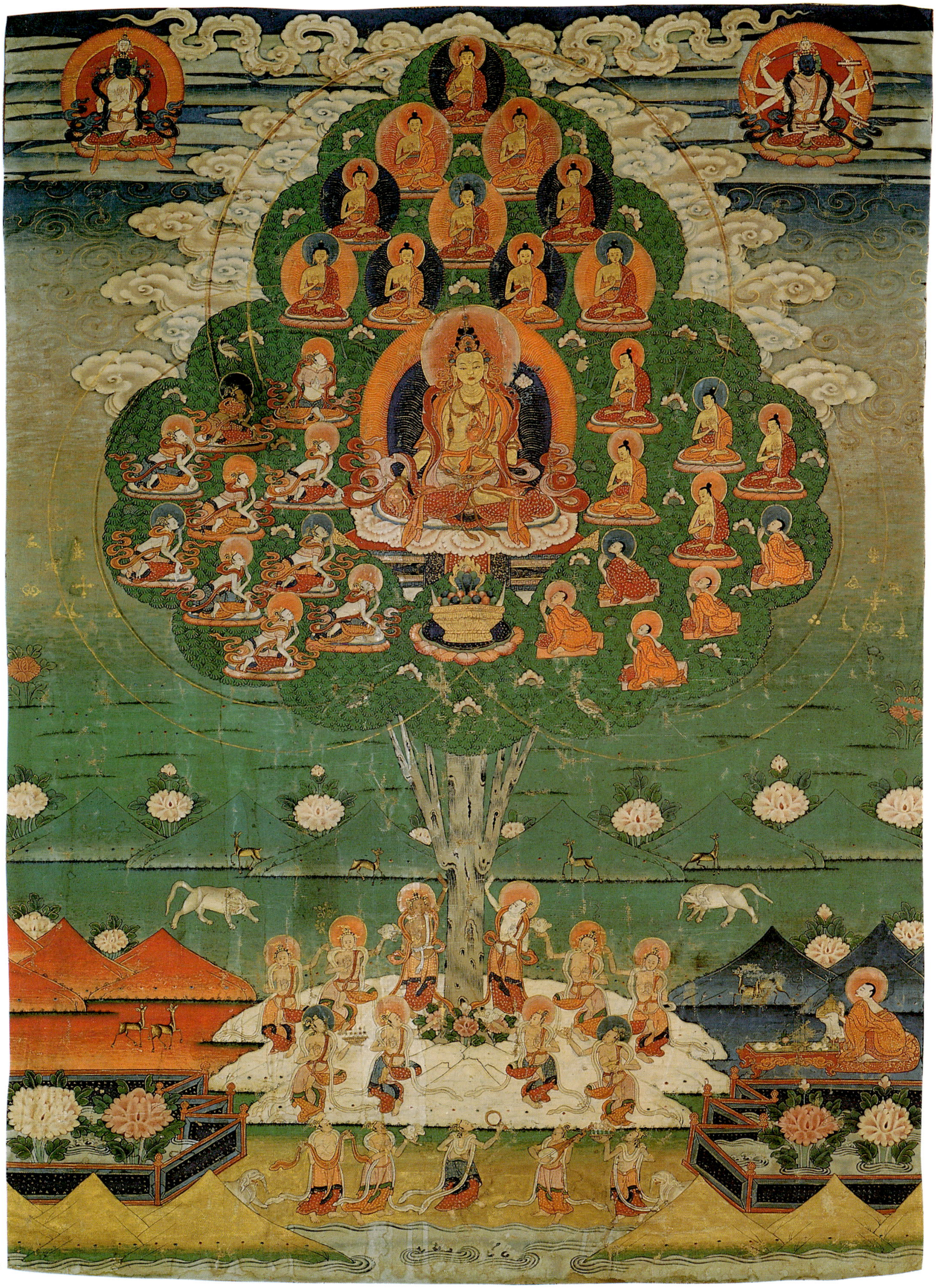

151

Die Kunst der Bönpos

Die in Band II vorgestellten Beispiele nicht-buddhistischer Kunst gehören in den Bereich der späten Bön-Religion, deren Ikonographie noch ziemlich unerforscht ist. Die ursprünglich in Tibet heimische Bön-Religion ist eine Form animistisch-schamanistischer Religiosität gewesen, wie sie einst in Sibirien und ganz Innerasien bis nach China zuhause war und auch heute in Resten noch zu finden ist. Ekstasetechniken, Tieropfer und Totenkult spielen eine wichtige Rolle im Schamanismus, der mit seinen Wurzeln in die frühgeschichtliche Welt der Jäger und Sammler zurückreicht.

Mit dem Eindringen des Buddhismus in Tibet seit dem 7./8. Jh. und dessen späterer Erhebung zur Staatsreligion verliert diese ursprüngliche Form der Religiosität zunehmend an Bedeutung, bzw. sie wandelt sich unter dem Einfluß des Buddhismus, so daß man auch von einem lamaistischen Bön-Priestertum spricht. Einige Elemente werden in den tibetischen Buddhismus integriert, z. B. im Orakelwesen, andere entwikkeln sich in enger Anlehnung an buddhistische Vorstellungen und Gebräuche zu der sogenannten späten Bön-Religion, deren Anhänger sich selbst ebenfalls als Buddhisten betrachten, allerdings mit dem Unterschied, daß sie nicht Buddha Śākyamuni als den ersten ›Erleuchteten‹ betrachten, sondern Tönpa Shenrab Miwo (ston-pa-gśen-rabs-myi-bo), der vor mehr als 17 000 Jahren im Land des Westens (stag-gzigs) erschienen ist. Die Tradition der Bönpos ist, verstreut auf kleinere Klöster, in Tibet immer lebendig geblieben, bis im Zeichen der Kulturrevolution auch diese tibetischen Klöster vernichtet wurden.

Auch in der Ikonographie des späteren Bön wird die Anlehnung an buddhistische Vorbilder deutlich, so daß der Laie ihre unterschiedliche Herkunft und Bedeutung nur schwer erkennen kann. So wird der legendäre Begründer der Bön Religion, Tönpo Shenrab Miwo, sehr ähnlich dargestellt wie Buddha Śākyamuni, wie das erste Beispiel (II-449) zeigt. Auch hinsichtlich der anderen Gottheiten wird die Anlehnung an buddhistische Vorbilder oft sehr deutlich. Wie aus den Weiheinschriften hervorgeht, ist auch die Art und Weise der Verehrung der Bön-Gottheiten von der der buddhistischen kaum verschieden, wenn man von den manchmal unterschiedlichen Namen und Attributen absieht. So werden sie z.B. auch angerufen, um dem Stifter zu einer Wiedergeburt im Sukhāvatī oder zur Erlangung der Buddhaschaft zu verhelfen.

Die Herstellung der Kultfiguren, die in späterer Zeit auch formal große Ähnlichkeit mit den buddhistischen aufweisen, ist sicherlich oft von denselben Newari-Künstlern erfolgt.

KAPITEL XX

Pilgerkarte der heiligen Stadt Lhasa

Diese zur Orientierung der Pilger angefertigte Karte zeigt das Panorama der Hauptstadt Lhasa, rechts den großen Tempelkomplex des Tsuglakhang (gtsug-lag-khaṅ) und links den Potala auf einem weithin sichtbaren Hügel, den Regierungssitz der Dalai Lamas, die geistliche und weltliche Herrschaft in ihrer Person vereinten. Von dem links außerhalb der Karte gelegenen Eisenberg, dem Chagpori, wird in perspektivischer Verkürzung der Blick auf die Altstadt sichtbar, wobei der Potala von seiner Breitseite gezeigt wird. Die Karte läßt den Bebauungsstand um etwa 1900 erkennen. Damals hatte die Stadt etwa 30000 Einwohner, zwei Drittel davon waren Mönche. Heute hat die Stadt ca. 120000 Einwohner, zwei Drittel davon sind Chinesen. Im Vordergrund sieht man die über das Nyamo-Flüßchen führende, überdachte ›Türkisbrücke‹, die ihren Namen wegen des Daches aus türkisgrünen Glasurziegeln erhielt. Heute dient sie nur noch als Lagerhaus.

Anläßlich der großen religiösen Feste, insbesondere zum Neujahrsfest, Losar (lo-gsar), das hier gezeigt wird, füllt sich die Stadt mit Zehntausenden von Pilgern, die von weither kommen. Auch die Mönche der benachbarten Gelugpa-Klöster Drepung, Sera und Ganden strömen herbei. Wir sehen einen langen Zug Berittener vom Potala aus über den Barkhor, den mittleren Ringweg, zum Jokhang, dem zentralen Heiligtum Tibets, ziehen und am Schluß die von zahlreichen, sich abwechselnden Trägern getragene Sänfte des Dalai Lama unter einem königlichen Ehrenschirm. Im Lichthof der Versammlungshalle ('du-khang) sitzen die Mönche, erkennbar an ihren roten Roben, in langen Reihen vor dem Thronsitz des Dalai Lama. Ein wichtiger Bestandteil des Losar-Festes sind die im Potala stattfindenden Cham-Tänze, alte, von den Mönchen aufgeführte Mysterienspiele, die auf dem Bild nicht dargestellt sind. Die sich über mehrere Wochen hinziehenden Neujahrsfeierlichkeiten finden ihren religiösen Höhepunkt in der Mönlam-Feier, dem ›Großen Gebet‹ für das Glück aller Lebewesen.

Zum Abschluß wandelt sich das religiöse Fest zu einem Volksfest außerhalb der Stadt, verbunden mit sportlichen Wettkämpfen wie Bogenschießen und Reiterspielen; auch eine Militärparade zu Ehren des Dalai Lama findet statt, wie oben im Bilde gezeigt wird.

Einer der ersten und zugleich letzten Europäer, der dieses Losar-Fest 1938/39 miterlebt hat, wie es noch in alter Weise gefeiert wurde, ist Ernst Schäfer, der darüber in seinem Buch *Das Fest der weißen Schleier* berichtet.

I-152 Ansicht von Lhasa und Losar-Fest *Abb. S. 246/247*

Tibet, 19. Jh.; 93 x 61 cm (→ II-**459-461**)

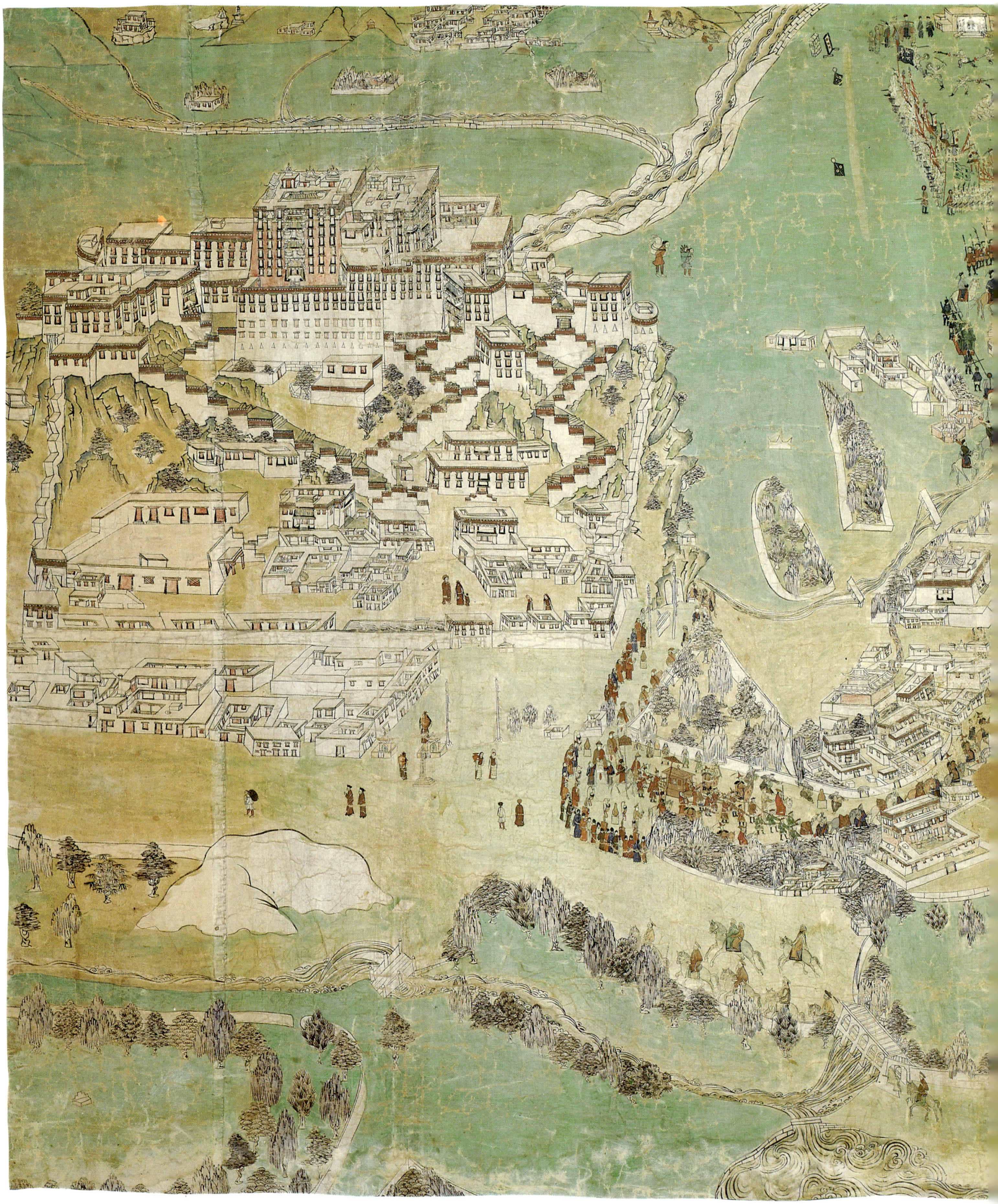

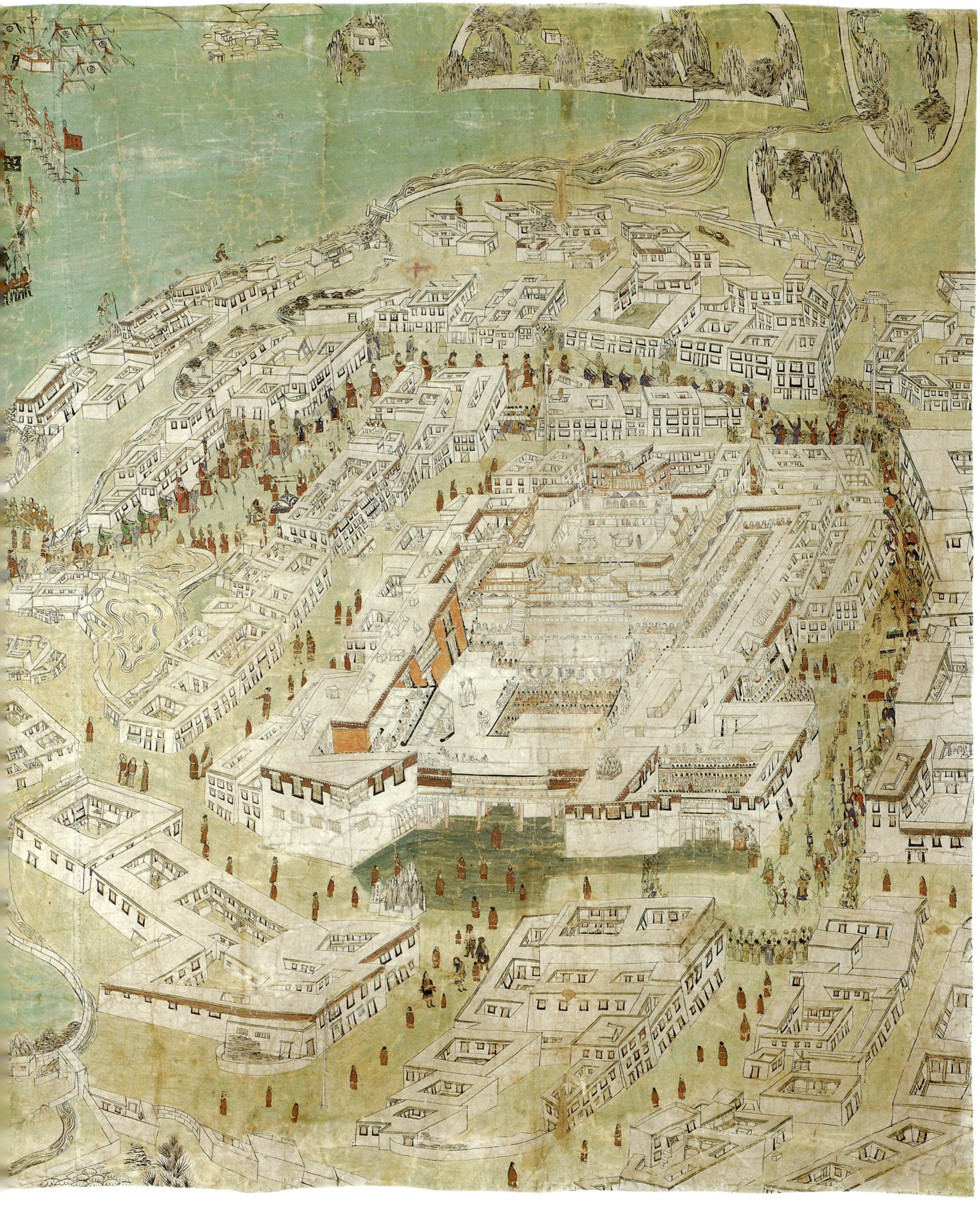

152

KAPITEL XXI

Kangdzä als symbolische Opfergaben

Wunscherfüllende Gaben für die Gottheiten

Neben den Darstellungen der Gottheiten und Heiligen findet man auf Thangkas und Wandgemälden häufig Darstellungen symbolischer Opfergaben, Kangdzä (bskaṅ-rdzas), ›Wunscherfüllende Gaben‹. Sie ergänzen gleichsam die real dargebrachten Opfergaben und sollen wie diese die Gottheiten erfreuen. Sie können auch rein meditativ dargebracht werden. In diesem Falle dienen die bildlichen Darstellungen als Hilfsmittel für die Meditation. Man unterscheidet drei Kategorien von Kangdzä:

1. bildliche Darstellungen von Gaben wie Schmuck, neuen Kleidern sowie Attributen für die Mahākālas, Dharmapālas und Norlhas
2. sinneserfreuende Gaben für die zornigen Gottheiten, die meist in Schädelschalen dargebracht sind, sowie rituelle Speiseopfer, Torma, auch Opfertiere und Felle von wilden Tieren
3. allgemeine Gaben für alle Gottheiten; hierzu gehören insbesondere der Weltenberg Meru, aber auch Paläste als Wohnstätten der Götter, Teiche mit Blumen oder symbolische Gaben wie die acht Glückssymbole (aṣṭamaṅgala) oder die sieben königlichen Glückssymbole (saptaratna).

Die Kangdzä gehören zur Ausstattung eines Gönkhang (mgon-khaṅ), des nicht allgemein zugänglichen ›Hauses der Schutzgottheiten‹. Die den uneingeweihten Betrachter erschreckende Symbolik der Bilder erinnert an die Meditationsplätze der Yogis, die Leichenstätten, die zugleich die Wohnorte der Dharmapālas sind.

Bei der kompositorischen Gestaltung dieser symbolischen Opfergaben haben die Maler wesentlich mehr Freiheiten als bei der Darstellung von Gottheiten und Heiligen.

I-**153** Sumeru

Rirab (ri-rab)
Nepal, datiert 1872; 66 x 44 cm (→ II-**462**)

In einer Verbindung von Ansicht und Aufsicht ist das lamaistische Universum dargestellt. Als Weltenachse erhebt sich im Zentrum der ›König der Berge‹, Sumeru, der symbolisch mit dem Berg Kailāsa gleichgesetzt wird. Dieser dreizehnstufige Weltenberg ist von sieben durch Meere voneinander getrennten goldenen Ringgebirgen umgeben. Der viereckige Berg leuchtet in den Farben der vier Edelsteine, aus denen er zusammengesetzt ist: Saphir, Rubin, Topas oder Smaragd und Diamant. Die unteren fünf Sockelzonen werden von Schlangenwesen (nāga), Erddämonen (yakṣa), Riesen (rakṣa), Halbgöttern (asura) und den vier Catur Mahārājas oder Dikpālas bewohnt (s. Einleitung Kap. XVIII). Auf dem Gipfel des ringsum von diesen Weltenwächtern bewachten Berges wird der Götterpalast Indras sichtbar, der von himmlischen Apsaras umgeben ist. Darüber erheben sich, immer weiter ausgreifend, die vierundzwanzig himmlischen Sphären mit den Götterpalästen, u.a. auch der Tuṣita-Himmel des Maitreya. Den Abschluß bilden die vier Sphären der Formlosigkeit (arūpadhātu), die hier nicht dargestellt sind, und der transzendente Bereich des Ādibuddha Vajradhara. Auch nach unten setzt sich nach tibetischer Vorstellung der Weltenberg fort in acht unsichtbare Höllenzonen. Rings um den Weltenberg wird als kreisförmige Scheibe der von eisernen Bergen und Wolken begrenzte Urozean sichtbar, der in den Farben der ihm jeweils zugewandten Seite des Meru erglänzt. Aus diesem Urozean tauchen maṇḍalaförmig angeordnet die vier unterschiedlich geformten Hauptkontinente (gliṅ-bshi) auf, jeweils von zwei Nebenkontinenten umgeben. Sie alle ruhen auf einem goldenen Fundament, das am Rande der Scheibe sichtbar wird. Der vordere, im Süden gelegene blaue Kontinent wird ›Jambudvīpa‹, der ›Jambufrucht-Kontinent‹, genannt. Dies ist die Welt der Menschen. Die anderen Kontinente, die ebenfalls von Sonne und Mond bestrahlt werden, sind nach tibetischer Anschauung von unbekannten Wesen bewohnt.

Solche Darstellungen des Universums, die oft auch als Wandmalereien in den Klöstern zu finden sind, dienen für Mönche und Laien nicht nur als Lehrtafeln; sie werden zugleich als meditative, symbolische Opfergaben für alle Gottheiten verstanden.

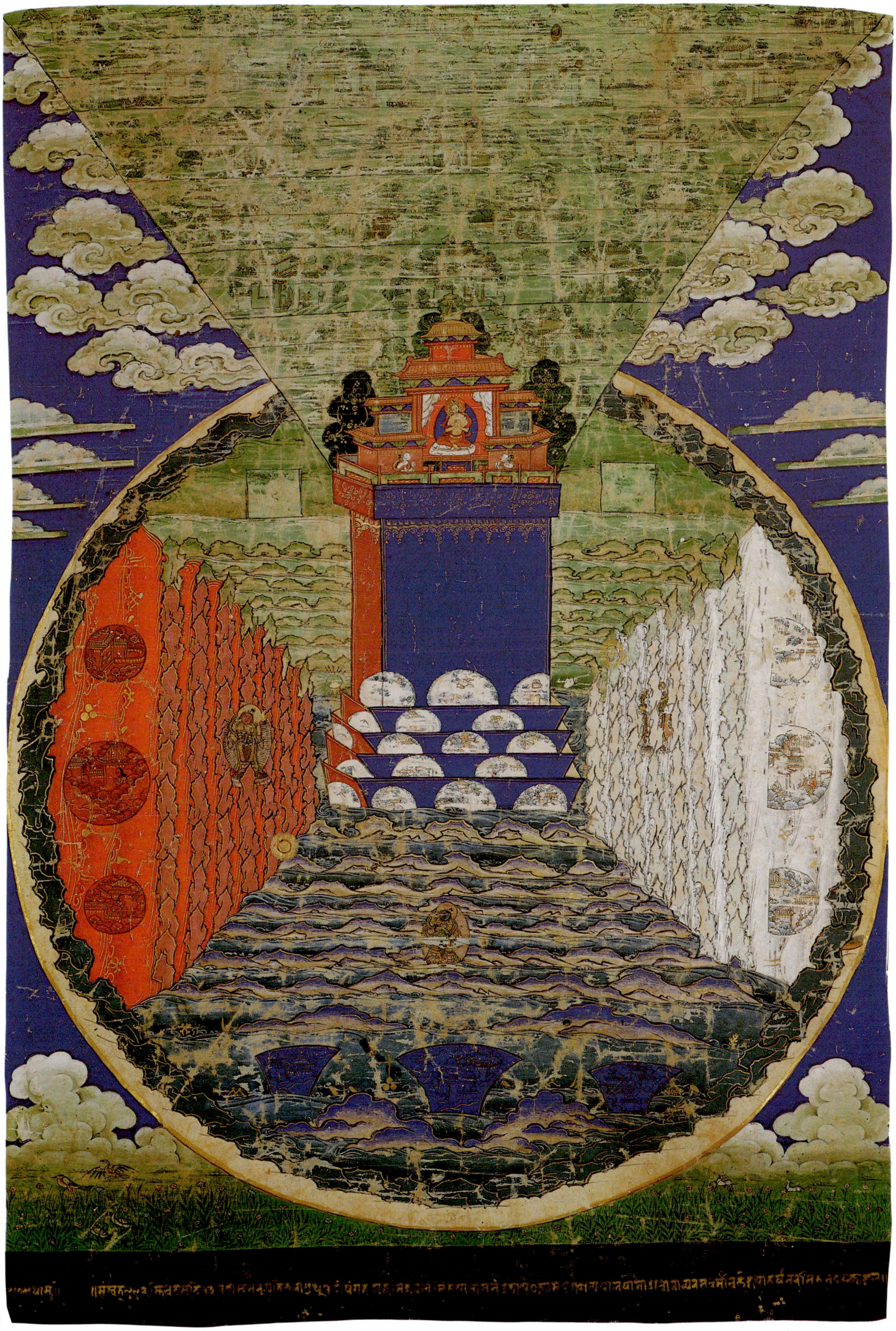

153

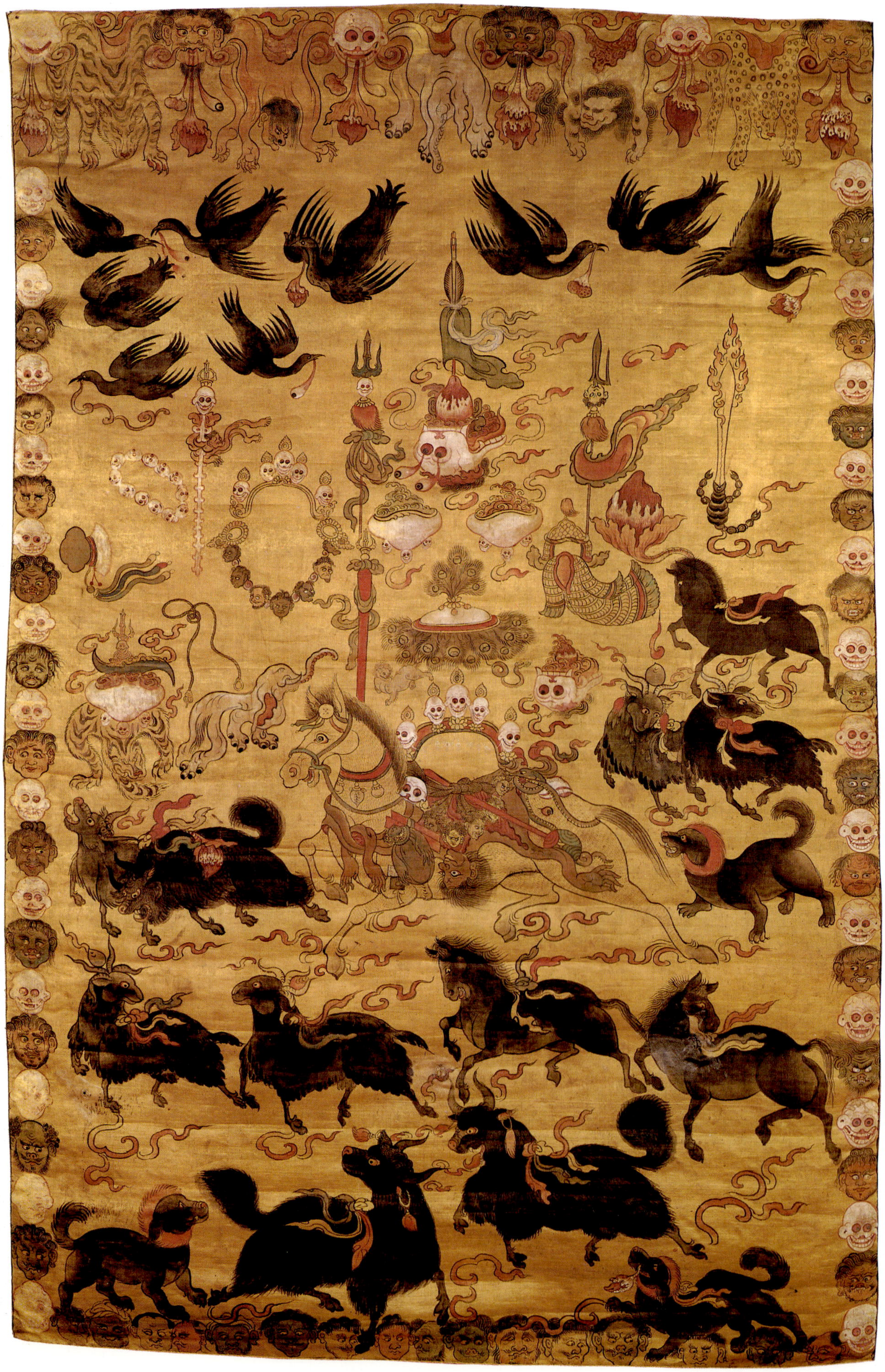

154

I-154 Kangdzä (Wunscherfüllende Gaben)

(bskaṅ-rdzas)
Tibet, 17./18. Jh.; 117 x 74,5 cm (→ II-**463**)

In den meist gesonderten Tempeln für die Schutzgottheiten, Gönkhang (mgon-khaṅ), die nicht allgemein zugänglich sind, findet man neben den realen Opfergaben wie Waffen, Tierfellen und Tormas auch die auf Thangkas dargestellten Geschenke für die zornvollen Gottheiten. Es sind oft Attribute, die die Gottheiten tragen, oder symbolische Opfergaben, die ihnen in Form von gefüllten Schädelschalen dargebracht werden.

Die hier bildlich dargestellten Gaben sind für drei zornvolle Gottheiten bestimmt: den sechsarmigen Ṣaḍbhuja-Mahākāla, die auf einem Maultier reitende Palden Lhamo und für den mit einem Panzerhemd bekleideten Begtse. Die Gottheiten selbst sind nicht dargestellt. Der Betrachter kann sie nur auf Grund ihrer Attribute imaginieren, die ihnen als Geschenk zugedacht sind. Sie sind jeweils an der Stelle gemalt, wo die Gottheiten sie zu tragen pflegen, z.B. der Pfauenfederschirm und die Schädelkrone über dem Haupt der Lhamo, die auf einem mit einer frischen Menschenhaut gesattelten Maultier reitet. Links davon sieht man die Attribute des Ṣaḍbhuja-Mahākāla und rechts die des Begtse, der ein menschliches Herz zum Munde führt. Über diesen attributiven Gaben erscheinen zwei mit Medizin und Blut gefüllte Schädelschalen und das mit einem Pfeil und einem schwarzen Tuch bekrönte symbolische Opfer der fünf Sinne (dbaṅ-po-lṅa-yi-me-tog). Auch die im Vordergrund dargestellte schwarze Herde von Yaks, Pferden, Schafen und Hunden soll die drei Dharmapālas erfreuen, ebenso die fliegenden schwarzen Geier, die in ihren Schnäbeln menschliche Organe tragen. Die auf kostbarer, gelber Seide gemalten Opfergaben werden von einer Girlande aus Tierfellen, Menschenhäuten sowie Menschenköpfen in unterschiedlichem Verwesungszustand eingerahmt. Diese dekorativen Elemente erinnern daran, daß der Gönkhang als Leichenstätte verstanden wird, die Wohnort der zornvollen Schutzgottheiten ist.

I-155 Kangdzä (Wunscherfüllende Gaben)

Abb. S. 252

(bskaṅ-rdzas)
Tibet, 18. Jh.; 55 x 37 cm (→ II-**468**)

Das Bild gehört mit den drei folgenden zu einem Tempelbehang, zu dem insgesamt vierzehn Darstellungen bzw. Teile gehören (s. II/464-470 und 471-477). Der Behang war für einen Tempel für die Schutzgottheiten (mgon-khaṅ) bestimmt.

Als Geschenke für eine zornvolle Gottheit sind hier drei rituelle Schädelschalen (menrak) mit Opfergaben dargestellt. Links steht auf einem Feuer eine Schädelkalotte, in der die fünf in Blut schwimmenden Sinnesorgane sich in Rauch auflösen (s. Kap. XXIII). In der mittleren Schädelschale steht ein Opferkuchen (torma), in dem ein Pfeil steckt, und in der rechten befindet sich Medizin. Die fliegenden schwarzen Raben bringen ein menschliches Herz und verschiedene Sinnesorgane für das Opfer herbei. Als Girlande hängen zusammen mit menschlichen Organen auf Gedärm aufgezogene Leoparden- und Tigerfelle herab.

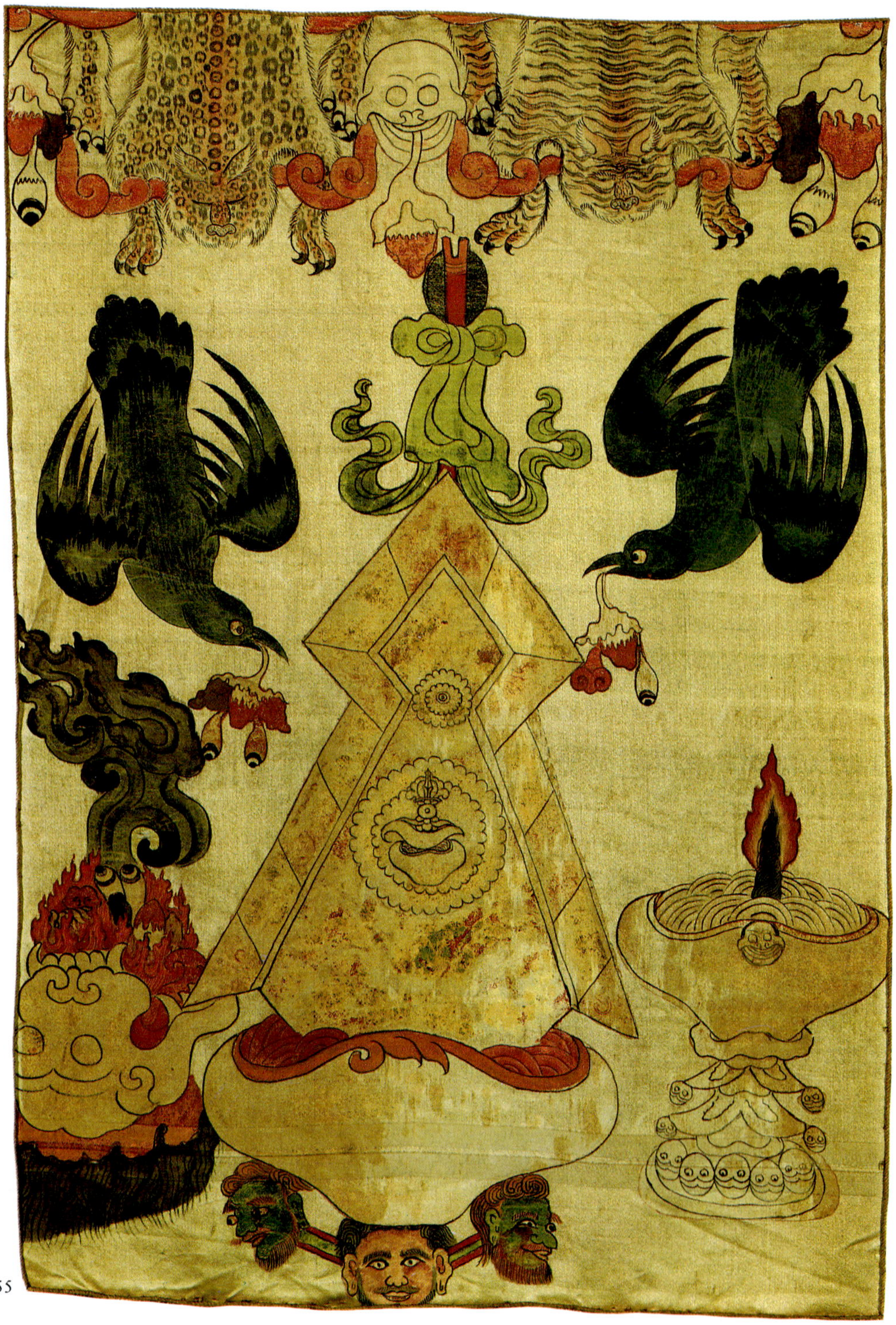

155

I-156 Kangdzä (Wunscherfüllende Gaben)

(bskaṅ-rdzas)
Tibet, 18. Jh.; 55 x 37 cm (→ II-**466**)

Als Geschenke und Opfergaben für die zornvolle Palden Lhamo sind auf diesem Thangka im Vordergrund ein Spiegel, eine mit Blut gefüllte rituelle Schädelschale (menrak), in der ein Dreizackstab (triśūla) steckt, sowie ein Würfel und ein roter Stab dargestellt. Würfel und Stab sind Geschenke, die die Lhamo einst von dem Totengott Yama erhielt, um die Lebenslänge der Menschen zu bemessen. Vier schwarze Tiere gehören ebenfalls zu den Opfergaben, die sie erfreuen sollen.

I-157 Kangdzä (Wunscherfüllende Gaben)

Abb. S. 254

(bskaṅ-rdzas)
Tibet, 18. Jh.; 55 x 37 cm (→ II-**476**)

Als eine allgemeine Gabe für alle friedvollen Gottheiten sind hier ein Palast mit Hausrat und Kleidern sowie ein Park mit einem Lotosteich dargestellt. Auf den acht Blüten eines sich verzweigenden und hervorragenden Lotosstengels werden die acht glückbringenden Objekte und Substanzen (aṣṭamaṅgaladravya) sichtbar, welche Buddha einst als Geschenke nach seiner Erleuchtung überreicht wurden. Es handelt sich um einen Metallspiegel (me-loṅ), in dem der Hineinschauende sein Schicksal lesen kann, ein weißes Muschelhorn (duṅ-dkar), eine Schale mit Pfirsichen (bil-ba), eine Schale mit Joghurt (sho), eine Schale mit Durwa-Gras (dur-ba), eine Schale mit Giwang-Medizin (gi-waṅ), eine Schale mit Senfkörnern (yuṅ-dkar) und um eine Schale mit Zinnoberpulver (li-khri). Über einem der Zweige des Lotosstengels hängt ebenfalls als Glückszeichen die Haut eines Lungenfisches.

I-158 Kangdzä (Wunscherfüllende Gaben)

Abb. S. 255

(bskaṅ-rdzas)
Tibet, 18. Jh.; 55 x 37 cm (→ II-**477**)

Dieses Thangka stellt allgemeine Gaben für alle Gottheiten dar, die acht Glückssymbole (aṣṭamaṅgalacihna; tib. bkra-śis-rtags-brgyad), die man in verschiedenen Kombinationen immer wieder auf Thangkas findet. Sie sollen an das Ereignis von Buddhas Erleuchtung erinnern. Auf einem dreifach verzweigten Lotos steht links der unendlich ineinander verschlungene Glücksknoten (dpal-gyi-be'u); über ihm erhebt sich das Rundbanner (mchog-gi-rgyal-mtzan), das Siegeszeichen des Buddhismus. In der Mitte unten befindet sich die Lotosblüte (pad-mabzaṅ-po), das Symbol der Reinheit; auf ihr ruht die Schatzvase (gter-chen-po'i-bum-pa), die geistige Schätze enthält. Das rechtsgedrehte Muschelhorn (duṅ-dkar-gyas-'khyil) darüber verkündet den Ruhm der Heiligen, es wird von den zwei goldenen Fischen (gser-gyi-ña) umgeben, welche die Errettung aus dem Ozean des Leidens symbolisieren. Rechts sieht man das goldene Dharmacakra (gser-gyi-'khor-lo), das von Buddha in Bewegung gesetzte Rad der Lehre. Das Ganze wird von einem vor allem Übel beschützenden Ehrenschirm (rin-chen-gdugs) überragt. Als kleinere Glückszeichen sind ferner fünf der sieben königlichen Symbole (saptaratna; tib. rin-chen-sna-bdun), die einen Weltenherrscher (cakravartin) zieren, dargestellt: Ohrringe des Königs und der Königin, ein Schmuckornament, das Horn eines Einhorns und die Stoßzähne eines Elefanten.

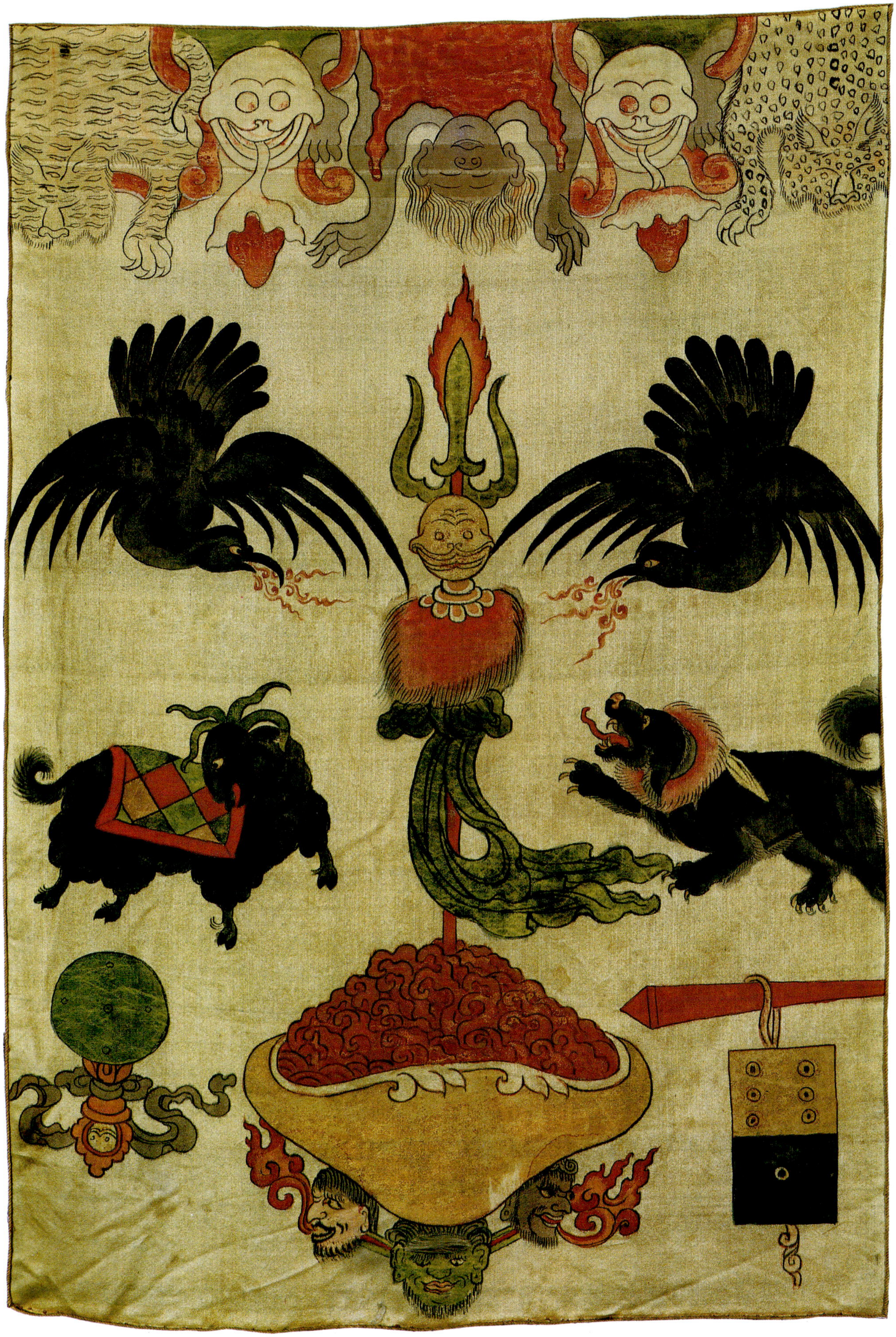

156

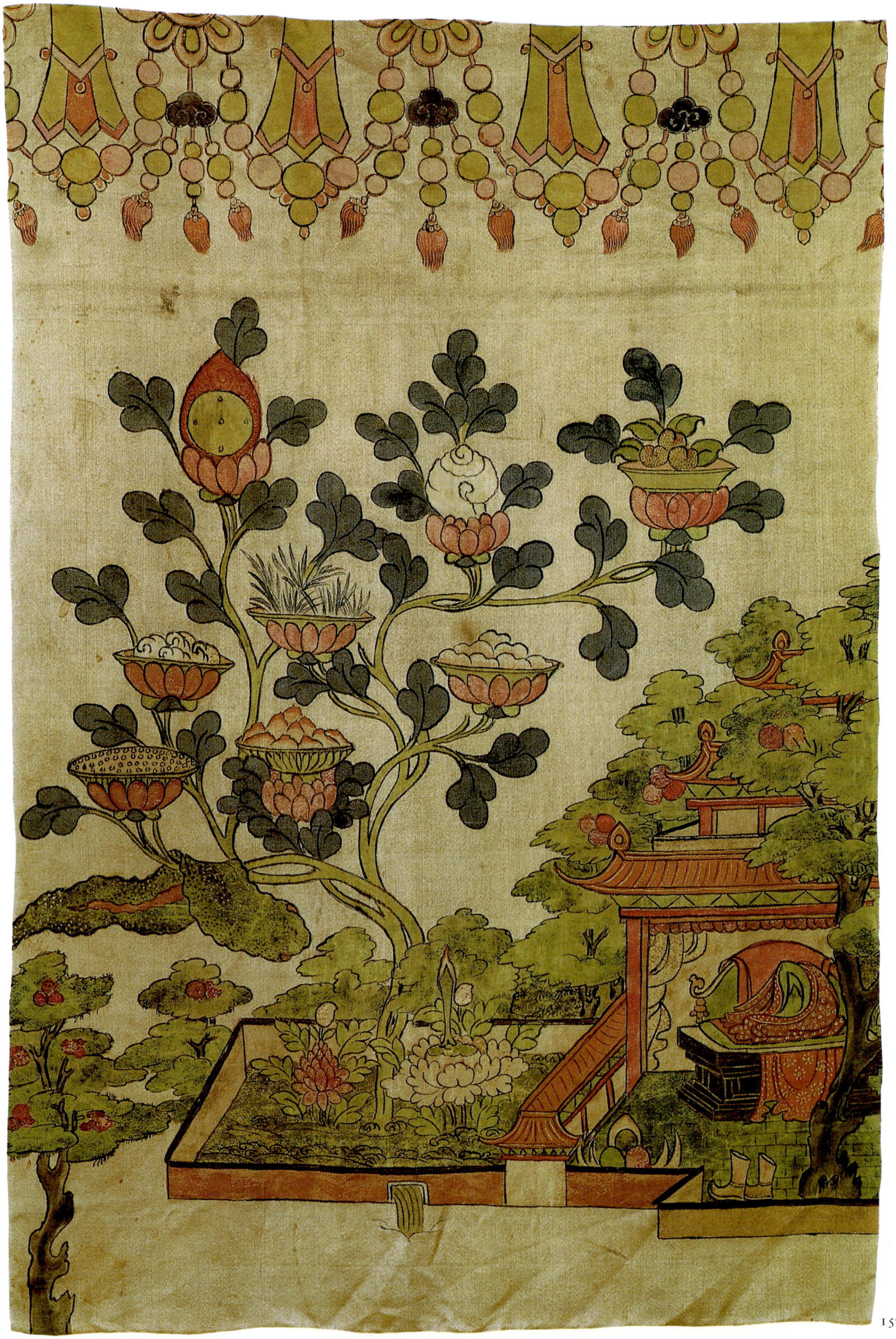

157

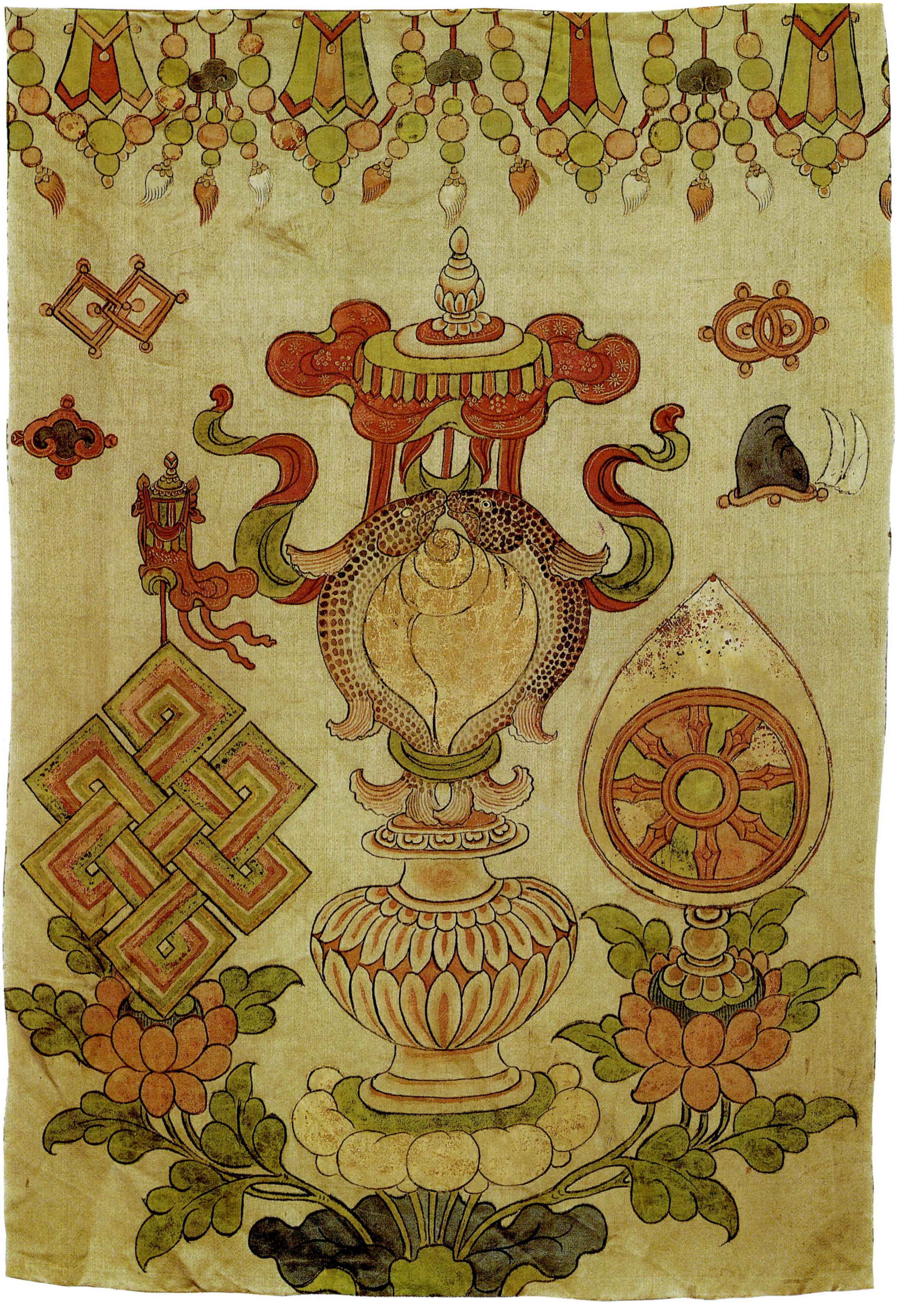

158

KAPITEL XXII

Amulette und Diagramme

Die tibetische Astrologie reicht bis in vorbuddhistische Zeit zurück. Sie ist bis in die Gegenwart lebendig geblieben. Nicht nur im Glauben des Volkes spielt sie eine große Rolle und wird bei allen wichtigen Entscheidungen und Ereignissen zu Rate gezogen, sie wird auch an den Hochschulen gelehrt. Wie ihre Symbolik zeigt, ist die tibetische Astrologie stark von der chinesischen beeinflußt, von der sie die zwölf Tierkreisbilder und die acht Orakelzeichen (pakua) übernommen hat.

Astrologische Diagramme wie dieses dienten nicht nur dazu, die günstigen und ungünstigen Tage des 360 Tage zählenden Jahres zu errechnen, sie wurden auch als Fahnen bei Prozessionen mitgeführt, um den Weg von unheilvollen Mächten freizumachen. Aus diesem Grunde ist das quer zu lesende Diagramm gerahmt wie ein Thangka und auch so aufzuhängen. Ähnlich wie bei einem Thangka erscheinen in der obersten Reihe die Hauptrepräsentanten der Überlieferungslinie. Sie werden angeführt von den Persönlichkeiten Śākyamuni, Padmasambhava und Mañjuśrī als dem Schutzpatron der Astrologie. Darauf folgen die fortlaufenden Felder für die Symbole der astrologisch bedeutsamen Gottheiten und die farbigen Felder der 360 Kalendertage.

Die sechs großen Felder darunter dienen zur Berechnung der astrologischen Konstellationen in den verschiedenen Lebensphasen, bei beabsichtigten Reisen oder zur Bestimmung der Rituale bei Hochzeiten. Der Tibeter unterteilt z.B. die Wochentage in vier gewöhnliche und drei Ausnahmetage, letztere sind der Lebensgeisttag, la (bla), der Herzenstag, sog (srog), und der Feindtag, sheza (śed-gza'), d.h. der ungünstige Tag. Diese Tage sind bei den Menschen unterschiedlich. Im mittleren Feld unten wird eine auf dem Rücken liegende Schildkröte sichtbar; sie symbolisiert die Erde und gilt als eine Manifestation von Mañjuśrī. Man glaubt, daß auf ihrem Brustpanzer die astrologischen Zeichen sichtbar werden. Um die Schildkröte herum erscheinen die fünf astrologischen Elemente: Eisen, Erde, Wasser, Holz und Feuer sowie die zwölf Tierkreisbilder. Durch die Kombination der Elemente mit den Tierkreisbildern ergibt sich der tibetische 60-Jahres-Zyklus. Das Jahr 1989 z.B. ist das Erde-Schlange-Jahr 2116 tibetischer Zeitrechnung.

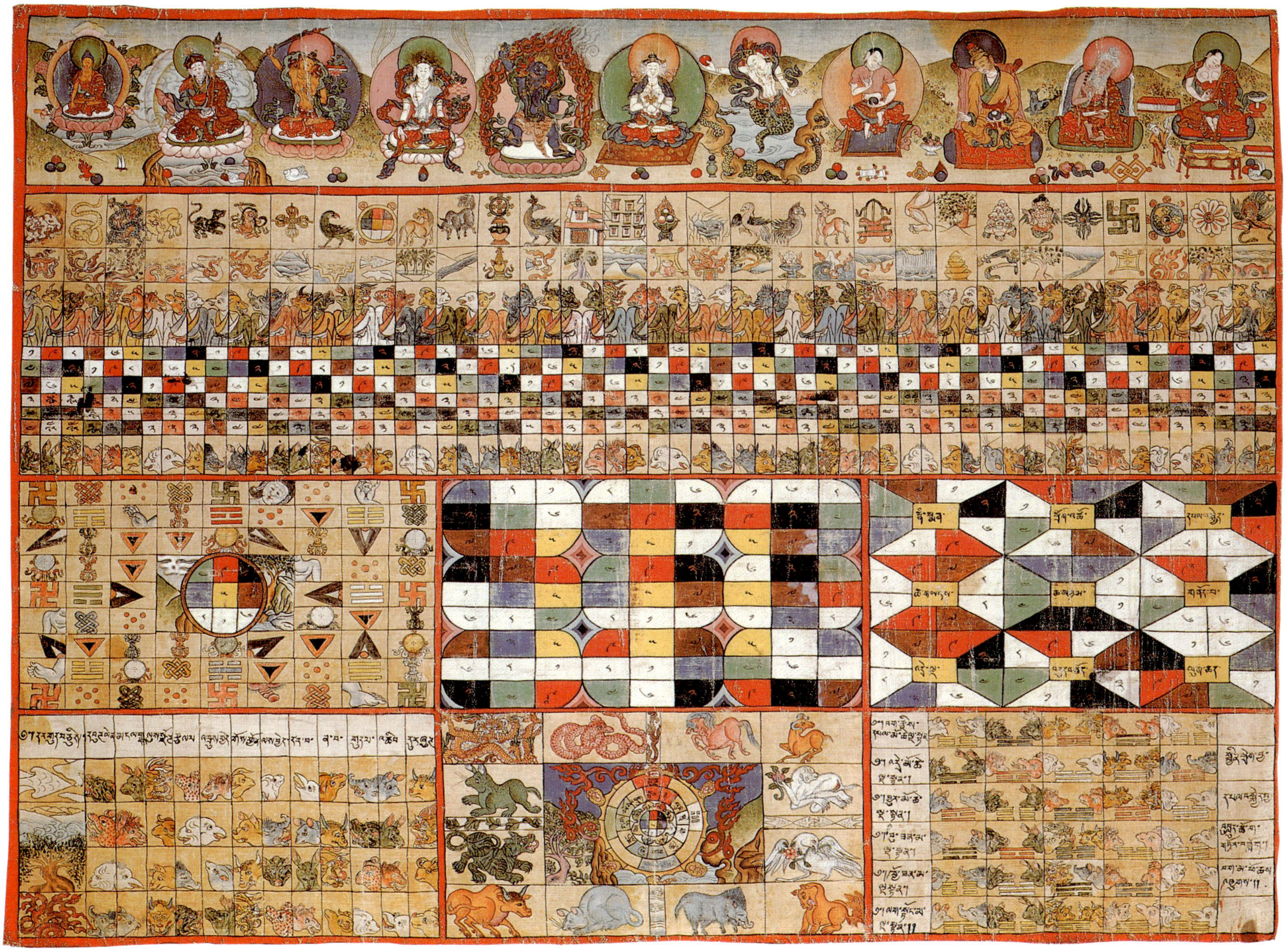

159

I-159 Astrologisches Grundberechnungsdiagramm

Tsikyeremig (rtsis-gshi'i-re'u-mig)
Tibet, 19. Jh.; 61 x 45 cm (→II-**480**)

KAPITEL XXIII

Kultornate und Ritualgeräte

Symbolik und rituelle Verwendung der Schädelschale

Unter den verschiedenen Ritualgeräten, die bei tantrischen Riten der Lamas Verwendung finden, spielen vor allem zwei Geräte eine wichtige Rolle: das sichelförmige Kultmesser, karttṛkā, tib. Digug (gri-gug), und die Schädelschale, kapāla, tib. Thöpa (thod-pa). Das Kultmesser ist ein Symbol für die Vernichtung des falschen Ichbewußtseins und der Leidenschaft, die Schädelschale wird allgemein als Behälter der Weisheit verstanden. Beide Kultgeräte sind auch häufige Attribute der zornvollen Gottheiten. Hier sollen nur die vielfältigen Formen und der Gebrauch der Schädelschale erläutert werden. Sie ist ein hochrangiges Kultgerät, das in mehrfacher Weise verwendet wird, vom einfachen Verehrungsobjekt bis zum meditativen Hilfsmittel bei den höchsten Tantra-Riten, die nur von den eingeweihten Lamas durchgeführt werden können. Es lassen sich folgende Verwendungsmöglichkeiten unterscheiden:

1. als Reliquie und Verehrungsgegenstand
2. als symbolischer Spender von Reichtum und Wohlergehen
3. als Menrak (paarweises Altargerät)
4. als Nangchö (rituelles Meditationswerkzeug)
5. als Attribut der zornvollen Gottheiten und Cham-Tänzer

Zur Herstellung eines Kapāla können verschiedene Materialien verwendet werden. Meist ist es die Schädelkalotte eines Menschen, aber es gibt auch Schädelschalen aus Metall, Holz oder Edelstein. Wird die Schädelkalotte eines Verstorbenen benötigt, so ist nicht nur das Einverständnis seiner Familie erforderlich, sondern es wird auch ihre kultische Eignung durch einen Lama geprüft, die er aus ihrer Form und dem Verlauf ihrer Nahtlinien abliest. Auch das Leben des Verstorbenen spielt dabei eine wichtige Rolle. Für den Tibeter ist der Kopf des Menschen als Sitz seiner Gedankentätigkeit zugleich das Gefäß für höchste Erkenntnis im religiösen Sinne. Erst so wird die Symbolik des Kapāla verständlich, daß gleichsam der wertvollste Behälter, den der Mensch besitzt, zur Schale für Opfergaben und damit selbst zur Opfergabe wird.

Tantriker und Yogis verwenden das Kapāla ganz allgemein als Trink- und Eßschale, um sich stets die Vergänglichkeit des Daseins vor Augen zu halten. Oft ist es ihr einziger Besitz, doch als Objekt selbst ist es völlig wertlos. So kann es auch ganz allgemein als Zeichen für Askese und tantrische Meditation verstanden werden. Auch in unserem Kulturkreis ist ja der Totenkopf ein Sinnbild des Todes. Wenn nun im tibetischen Buddhismus eine Schädelschale zum Ritualgerät wird, so dient dieses vor allem dem Zweck, denjenigen, der daraus trinkt oder es kultisch benutzt, aus aller weltlichen Befangenheit zu lösen sowie Widerwillen, Angst und Zweifel in ihm abzutöten. So ist gerade das Kapāla in vielen tantrischen Meditationen unverzichtbar. Es kann dabei auch rein visuell vorgestellt werden. Als typisch tantrisches Symbol verstanden, ist das Kapāla gleichsam ein visuelles und meditatives Bindeglied zwischen Saṃsāra und Nirvāṇa, ein spezielles Werkzeug, um Befreiung zu erlangen.

Entsprechend seiner verschiedenen Verwendungsweise ist das Kapāla auch unterschiedlich in seiner Gestaltung und Art der Aufbewahrung:

1. Als Reliquie eines bedeutenden Lamas ist es weiterhin ein Verehrungsgegenstand. Es wird meist verschlossen aufbewahrt oder auch in einen Stūpa eingemauert.
2. Als symbolischer Spender von Reichtum und Wohlergehen besteht es ebenfalls aus einer Schädelkalotte, die sich meist in einem Schatzschrank befindet, aber auch als glückbringender Schatz weitergegeben werden kann.
3. Als Altargerät wird das Kapāla häufig zusammen mit rituellen Speiseopfern, Torma (gtor-ma), auf den Altären aufgestellt. Es sind meist sehr kleine, oft aus Metall gefertigte Geräte. Diese werden als ›Menrak‹ bezeichnet und immer paarweise verwendet. Sie enthalten entweder Medizin (sman) oder Blut (rakta), bzw. schwarzen Tee in Wasser aufgelöst. Diese Opferschalen stehen immer auf einem Dreifuß, der oft noch einmal mit Schädelköpfen aus dem gleichen Material verziert ist. Der Dreifuß symbolisiert eine Feuerstelle. Der Inhalt der Opferschale soll sich gleichsam ins Immaterielle verwandeln, um von den herbeigerufenen Gottheiten als Speise angenommen zu werden.
4. Als Nangchö (naṅ-mchod), als ›Opfer des Innersten‹, wird das Kapāla als Zeremonialgerät für spezielle Riten benutzt, mit denen man sich an die tantrischen Gottheiten wendet. In der symbolischen Gestaltung und in der reichen Verzierung dieser Kapālas spiegelt sich der gesamte meditative Prozeß wieder, der mit ihrer Hilfe vollzogen wird. Entsprechend den geographisch oft unterschiedlichen handwerklichen Traditionen gibt es bei dieser Kategorie verschiedene Gestaltungsformen. Das Zeremonialgerät besteht gewöhnlich aus drei Teilen: dem Ständer, der Schädelschale als Behälter und einem Deckel mit Knauf. Der Ständer wird gebildet von einer bogenförmigen

Standfläche, die an eine Mondscheibe erinnert, und einem darauf stehenden pfeilartigen Dreifuß, der an seinen Ecken mit drei Schädelköpfen verziert ist, ein Hinweis auf die drei Grundübel, die es zu überwinden gilt – Unwissenheit, Begierde und Haß. Bogen und Pfeil dagegen sind Sinnbild für die Entschlossenheit und das Streben nach höchster Erkenntnis. Oft ist der Dreifuß noch mit umzüngelnden Flammen verziert, die ihn als Feuerstelle kennzeichnen, und von zwei Flaggen umweht, welche die Anwesenheit von Wind signalisieren, der notwendig ist, um das Feuer anzufachen. Die beiden anderen Teile, Schädelschale und Deckel, bilden gleichsam den Opferkessel, der auf dieser Feuerstelle steht. Das Kapāla ist hier nicht nur Symbol für einen einzelnen Menschen, sondern für den gesamten Kosmos, während der darüber befindliche, fünfstrahlige Vajraknauf das überirdische Licht und die fünf transzendenten Weisheiten der fünf Tathāgatas symbolisiert. Für den Meditierenden vollzieht sich nun während des Rituals ein Schmelzvorgang, ein Transformationsprozeß, in den er selbst miteinbezogen ist. Dieses Geschehen, das zugleich innerlich visualisiert wird, läßt sich folgendermaßen beschreiben: angefacht durch den Wind, der hier als erster Beweger erscheint, und durch das innere Feuer wird das Kapāla derart erhitzt, daß die irdischen Elemente vollkommen verdampfen. Gleichzeitig bringt die Hitze die fünf transzendenten Weisheiten über dem Deckel zum Schmelzen, so daß sie sich wie vom Himmel herab in den irdischen Bereich ergießen, wo sie jetzt als reine Opfergaben für die jeweils angerufenen Gottheiten dienen. Man kann diesen Transformationsprozeß, der an alchimistische Verfahren erinnert, aber auch als inneres Geschehen beschreiben, als eine Vereinigung der Gegensätze: als Aufsteigen lunarer Energie und Absteigen solarer Energie im Menschen, wie dies im Yoga praktiziert wird, oder als ein höchstes Opfer, in dem sich der Meditierende vollkommen mit der Opfergabe identifiziert. Mit solchen tantrischen Ritualen sucht der Meditierende seinem Ziel, Befreiung zu erlangen, näher zu kommen.

5. Als Attribut bestimmter Gottheiten schließlich, von denen das Kapāla als Opfergabe in Empfang genommen oder weitergereicht wird, ist es von einfacher Form und bei Kultfiguren meist aus dem gleichen Material hergestellt wie diese. Auch die Cham-Tänzer, die ja in Gestalt von Gottheiten auftreten, halten bei ihren Tänzen ein einfaches Kapāla aus verschiedenen Materialien in Händen. Manchmal besteht das Kapāla auch aus dem Mittelteil einer Schädelkalotte, die mit Haarsträhnen oder schwarzen Seidenquasten versehen ist.

I-160 Fünf-Tathāgata-Krone

Rig-ngä Ugyen (rigs-lṅa'i-dbu-rgyan)
Tibet; Höhe: 13 cm (→II-**484**)

Die fünfblättrige Krone aus feiner Seidenstickerei, die von den tibetischen Lamas bei bestimmten festlichen Zeremonien getragen wird, hat ihr Vorbild in der lotosförmigen Kopfbedeckung indischer Könige der Frühzeit, die auch bei den Schamanen Zentralasiens zu finden ist. Die Fünf-Tathāgata-Krone kennzeichnet ihren Träger als Eingeweihten. Sie wird ihm zu Beginn seiner tantrischen Ausbildung übergeben und bevollmächtigt ihn, tantrische Riten auszuüben. Der tibetische Name Rig-nga (rigs-lṅa) entspricht dem Sanskritwort pañcakula, wodurch zum Ausdruck gebracht wird, daß diese Krone den Lama mit der Familie der fünf Tathāgatas verbindet, die auf den fünf Lotosblättern der Krone zusammen mit den ihnen zugeordneten Symbolen und Keimsilben (bīja) dargestellt sind.

Es gibt auch Lamakronen, die entweder nur das Bildnis oder die mantrische Silbe oder die Embleme tragen. Die fünf Tathāgatas sind entsprechend dem kosmischen Maṇḍala den fünf Himmelsrichtungen zugeordnet:

Süden	Ratnasambhava	Gelb	cintāmaṇi	TRAṂ
Osten	Akṣobhya	Blau	vajra	HŪṂ
Zentrum	Vairocana	Weiß	cakra	OṂ
Westen	Amitābha	Rot	padma	HRĪḤ
Norden	Amoghasiddhi	Grün	viśvavajra	ĀḤ

Die fünf transzendenten Tathāgatas sind jeweils von einem Toraṇa, das aus fünf mythischen Tieren gebildet wird, umgeben, welche die Vollkommenheiten eines Buddha symbolisieren. An beiden Seiten hängen, an einem Blütenornament gehalten, fünffarbige Schärpen herab. Sie symbolisieren die fünf Ḍākinīs, bzw. die Weisheitspartnerinnen der Tathāgatas.

160
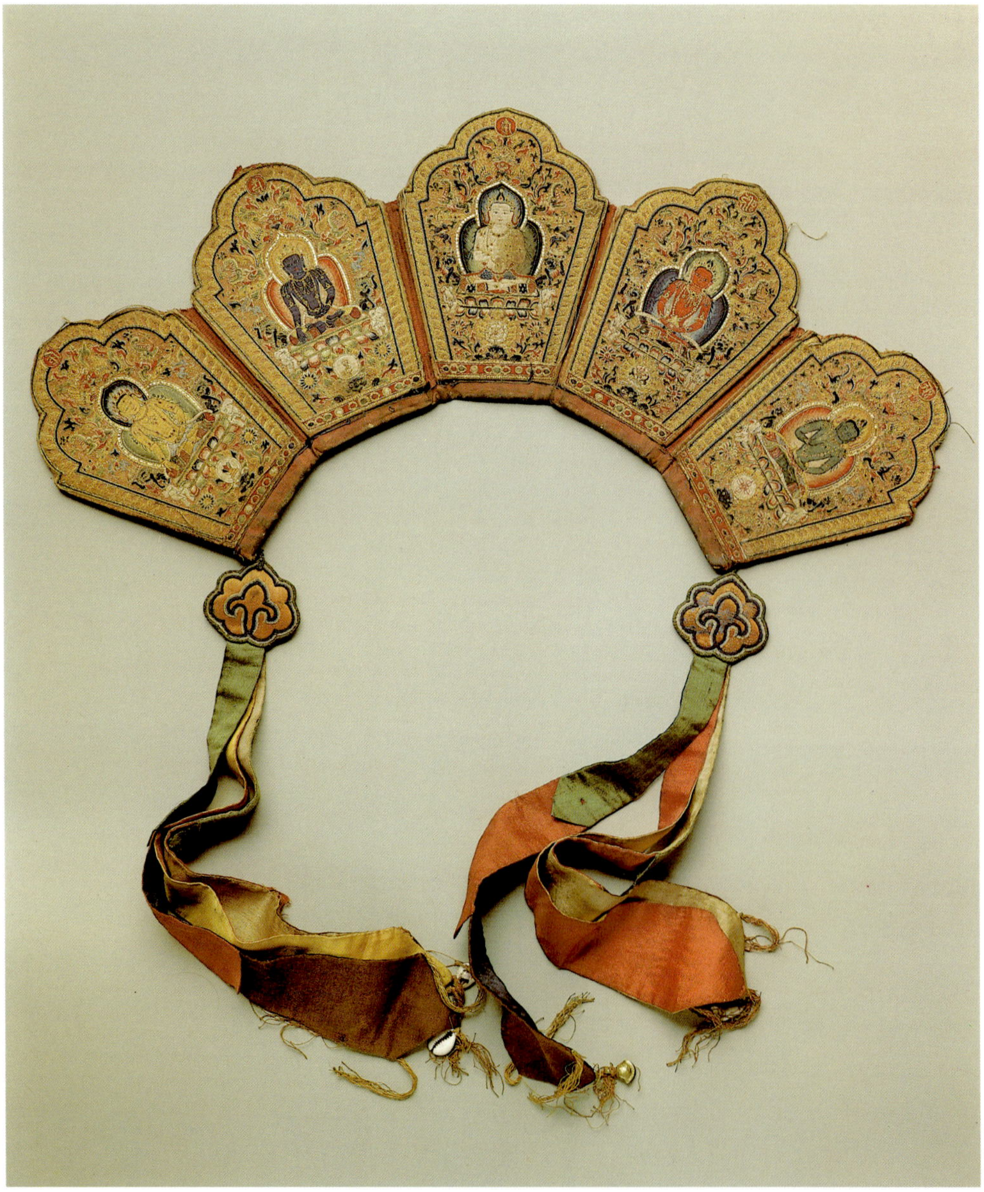

I-161 Vajra und Ghaṇṭā

Dorje und Dilbu (rdo-rje / dril-bu)
Sinotibetisch, 15./16. Jh.; Höhe: 22,5 und 18 cm (→II-**489**)

Vajra und Ghaṇṭā, die hier mit ihren Etuis gezeigt werden, bilden die Hauptkultgeräte der Lamas bei allen Zeremonien, insbesondere bei Initiationen. Der Vajra war in Indien ursprünglich ein Attribut des vedischen Gewittergottes Indra und wurde als Donnerkeil verstanden. Im Vajrayāna-Buddhismus ist er zu einem Symbol des klaren, unzerstörbaren Absoluten, zum ›Diamantzepter‹, umgedeutet worden. Der Vajra ist zum Symbol des Tathāgata Akṣobhya, des ›Unerschütterlichen‹, geworden und ist zugleich das Hauptattribut des Ādibuddha Vajradhara, des ›Offenbarers der Geheimnisse‹, und des Vajrapāṇi, des ›Hüters der Geheimnisse‹. Der in der rechten Hand gehaltene Vajra versinnbildlicht das männliche, die in der Linken gehaltene Glocke, Ghaṇṭā, das weibliche Prinzip. In den tantrischen Zeremonien werden beide Ritualgeräte immer gemeinsam verwendet; sie sind Symbol für die angestrebte Vereinigung von Weg und Weisheit, upāya und prajñā, und für die Aufhebung der Gegensätze in der Erkenntnis der Leerheit aller Erscheinungen, śūnyatā, welche im kugelförmigen Zentrum symbolisch sichtbar wird.

Es gibt verschiedene Formen des Vajras: fünfstrahlige, dessen fünf Strahlen zu beiden Seiten einschließlich der Mittelachse die fünf Tathāgatas und ihre fünf Weisheitspartnerinnen symbolisieren, und neunstrahlige wie dieses hier, mit beidseitig vier zusätzlichen Strahlen, welche die acht Mahābodhisattvas symbolisieren. Diese erweiterte ›neunstrahlige‹ Form wird ›Tsegu‹ (rtse-dgu) genannt.

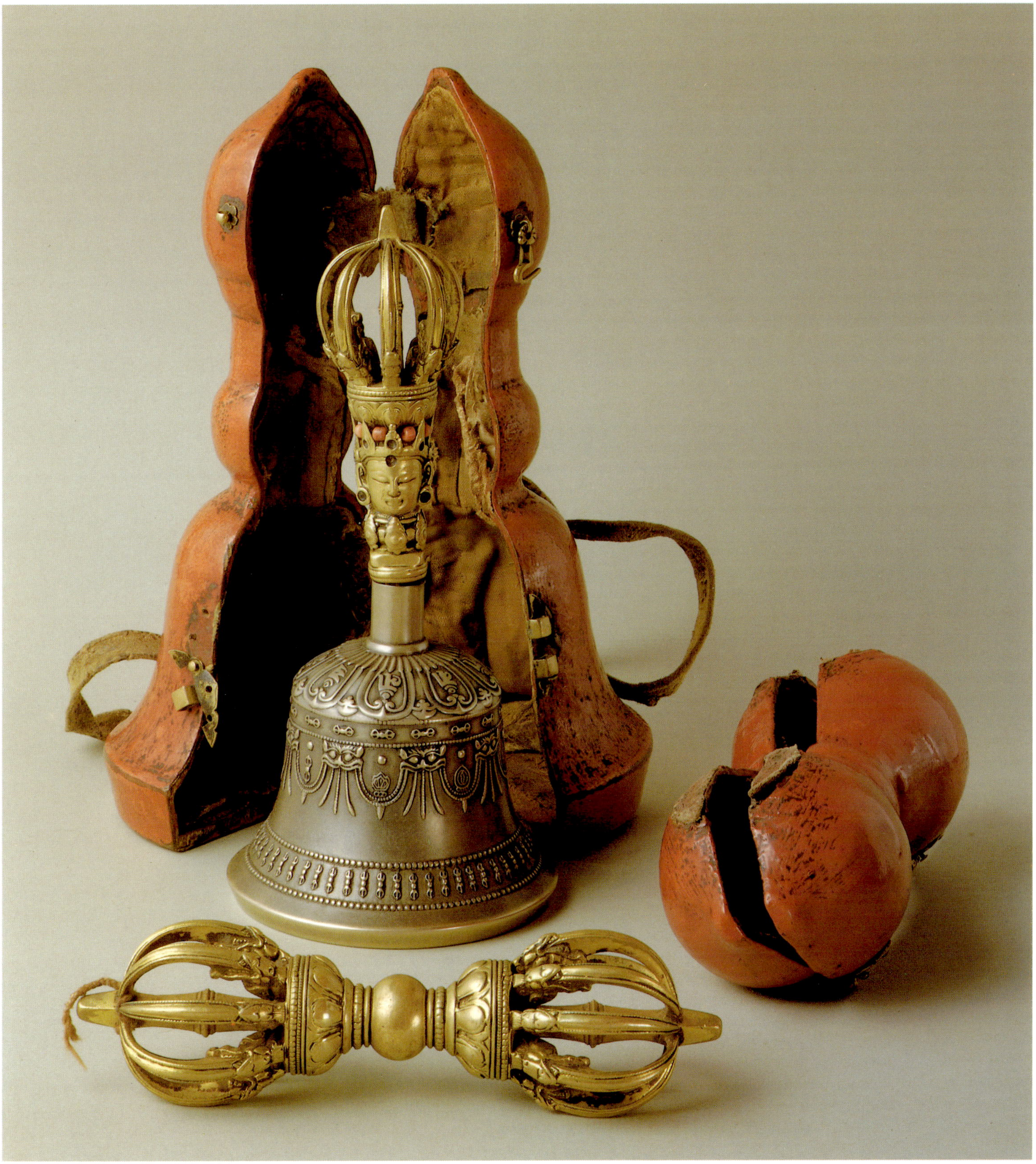

161

Die zu diesem Vajra gehörige Glocke hat die gleiche Anzahl von Strahlen, die aus dem Maul eines Makara hervortreten und sich oben wie bei dem Vajra mit der Mittelachse verbinden. Im oberen Teil des Glockengriffs wird das gekrönte Haupt Vairocanas, des zentralen Tathāgatas, sichtbar. Der Klangkörper der Glocke symbolisiert einen Götterpalast, Shalyekhang (gshal-yas-khaṅ). Sein kuppelförmiges Dach ist mit einem achtblättrigen Lotos verziert, auf dessen Blättern die Keimsilben der anderen vier Tathāgatas und ihrer Weisheitspartnerinnen sichtbar werden. Es folgt ein Ring von Vajras und als Girlandenschmuck eine Reihe von Kīrtimukhas, zwischen denen die Symbole der acht Mahābodhisattvas erscheinen. Den Abschluß bildet nochmals eine Reihe aufrechter Vajras. Sie sind Sinnbild dafür, daß der langtönende Klang der Glocke dem unendlich sich ausbreitenden Klang des Dharma entspricht. Innen zeigt die Glocke die Marke der Yung-Lo-Ära. Die beiden lamaistischen Ritualgeräte sind offenbar für ein buddhistisches Kloster in China hergestellt worden.

I-**162** Vajra

Namchag Dorje (gnam-lčags-rdo-rje)
Tibet; Höhe: 12 cm (→ II-**491**)

›Dorje‹ bedeutet ›Herr‹ oder ›König der Steine‹. Dieser offenbar sehr alte, möglicherweise aus Meteoreisen hergestellte fünfstrahlige Dorje wird ›Namchag Dorje‹, ›Dorje aus Himmelseisen‹, genannt. Die Tibeter glauben, daß solch ein Stück ebenso wie auch die eisernen Phurbus vom Himmel herabgefallen sind. Sie werden daher als magisch aufgeladen betrachtet. Sie werden als kostbarer, heiliger Schatz verehrt und als Attribute der Schutzgottheiten im Gönkhang aufbewahrt. Als Amulette werden sie auch am Körper getragen, da man davon überzeugt ist, daß sie vor Verwundungen schützen. Bei Kriegsleuten erfreuen sie sich daher hoher Wertschätzung.

Ein stilistisch sehr ähnlicher fünfstrahliger Dorje, ebenfalls aus Eisen, ist im Katalog *Der Weg zum Dach der Welt*, S. 335, links, abgebildet und von N. Gonpo Ronge als Stück aus dem 7. Jh. bezeichnet.

I-**163** Vajra

Dorje (rdo-rje)
China, 14. Jh.; Höhe: 26 cm (→ II-**494**)

Der reichverzierte, aus mehreren Teilen gegossene Vajra zeigt in der Mitte jeweils abwechselnd die Häupter der vier Tathāgatas und der vier Prajñās. Die neun Strahlen, die aus einem dreifachen Lotoskranz hervortreten, haben die Gestalt von Greifen und Drachen. Die Mittelachse ist von Schlangen umwunden. Die Spitze wird von Lotosblüte und Juwel bekrönt.

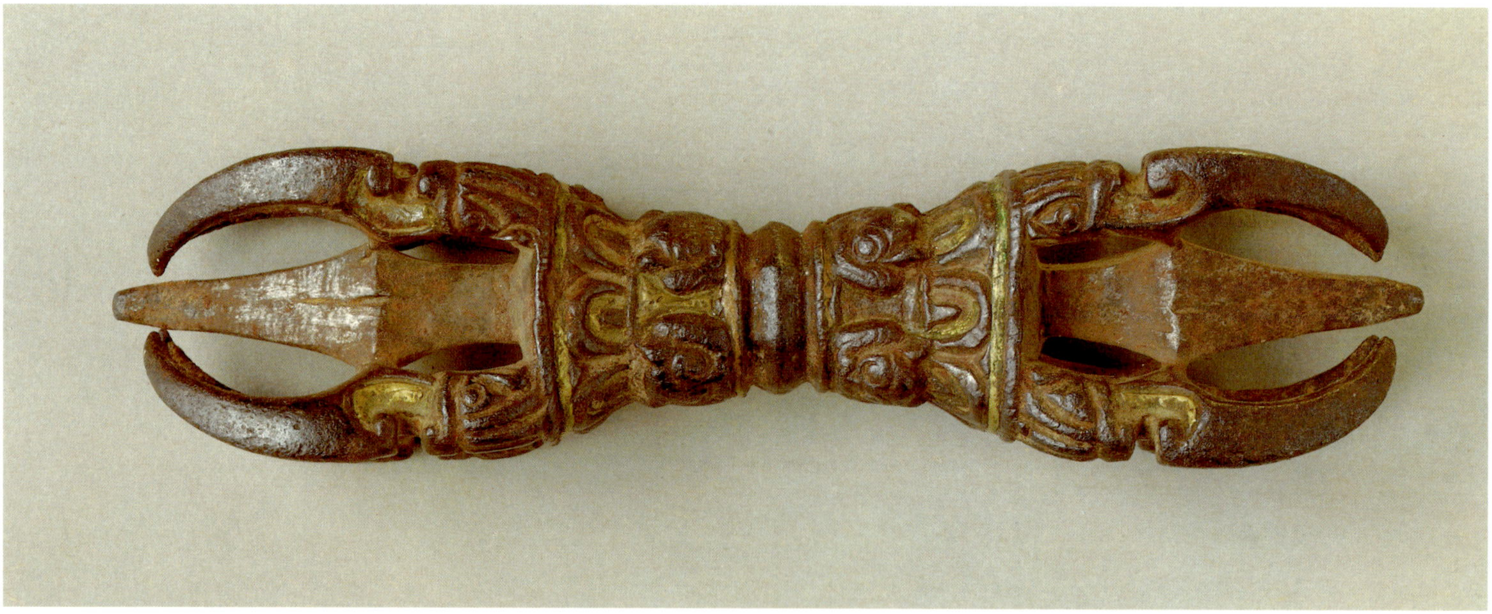

162

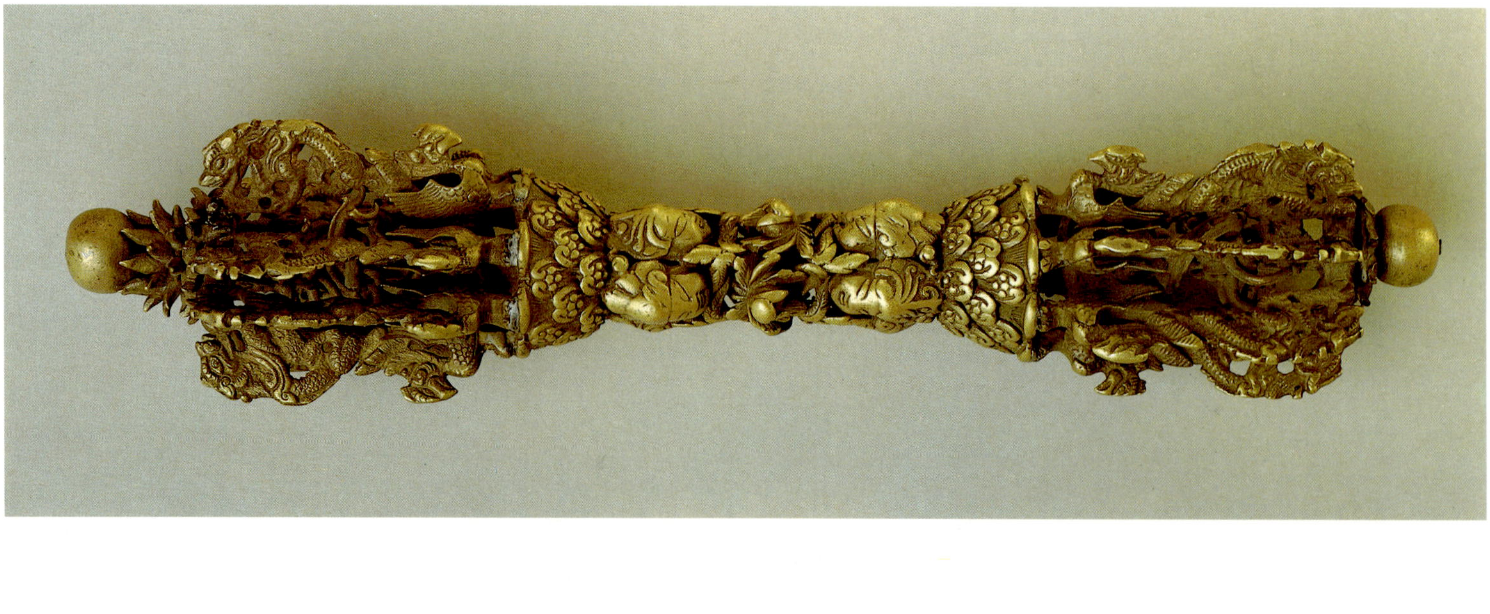

163

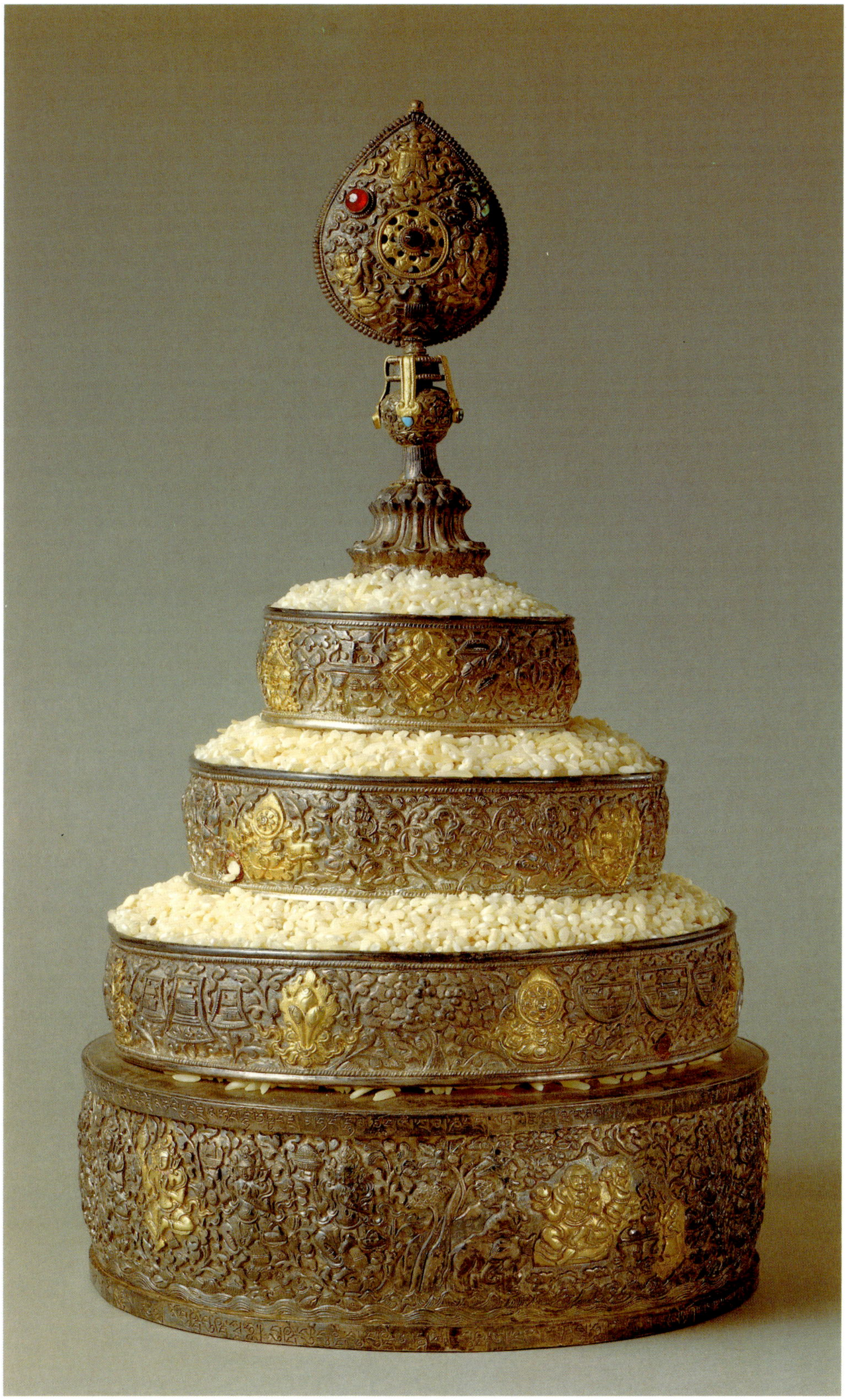

164

I-**164** Opfermaṇḍala

Mäṇḍäl (maṇ-ḍal)
Tibet; ∅ 18,5 cm (→ II-**496**)

Das reichverzierte silberne, partiell vergoldete Ritualgerät wird, gefüllt mit Reis oder anderen Körnern, in den Klöstern zur täglichen Opferdarbringung verwendet oder auch als persönliche Gabe einem Lehrer von seinem Schüler überreicht. Diese Zeremonie ist auch auf Thangkas häufig abgebildet. Das Ritualgerät wird als maṇḍalaförmiges Abbild des Kosmos verstanden, in dessen Mitte der Weltenberg Meru als Spitze aufragt.

I. Auf dem Hauptteil des Mäṇḍäl sind dargestellt: 1. über einem umlaufenden Gewässer die sechzehn Gaben darbringenden Göttinnen, Chöpi Lhamo, mit verschiedenen Gaben; 2. zwei Szenen mit dem Arhat Hvashang und den ›vier harmonischen Brüdern‹ (mthun-po-spun-bshi), die durch vier übereinander stehende Tiere – Elefant, Affe, Hase und Fasan – dargestellt sind; 3. der verbildlichte ›sechsfache Wunsch für langes Leben‹ (tse-riṅ-rnam-drug): ein weiser Alter unter einem Baum, umgeben von einem Hirsch- und einem Kranichpaar, unter ihnen Felsen und Wasser (s. II-444)

II. Der erste Reifen zeigt die vier Hauptkontinente mit den acht Nebenkontinenten, die sieben königlichen Juwelen (saptaratna) sowie fünf andere wünschenswerte Dinge: eine goldene Schatzvase, einen Juwelenberg, einen Juwelenbaum, eine selbstentstandene Ernte und schließlich eine Kuh.

III. Der zweite Reifen zeigt das Dharmacakra mit den beiden Gazellen, die fünf die Sinne erfreuenden Gaben (pañcakāmaguṇa) und acht Chöpi Lhamos.

IV. Der dritte und kleinste Reifen zeigt noch einmal die sieben königlichen Symbole sowie verschiedene Chödzä (mchod-rdzas), ›Gaben für die Gottheiten‹, und andere Gaben: einen Palast mit einem Lager, kostbare Bekleidung und Ritualgeräte.

V. Die auf einem Lotos und einer Schatzvase stehende Spitze in Form einer flammenden Perle zeigt im Zentrum das Dharmacakra, das auf der Vorderseite von den beiden indischen Götter Brahmā (l) und Indra (r) verehrt wird. Es ist umgeben von Sonne und Mond, dargestellt in rotem Glasstein und Türkis, und bekrönt mit einem Siegesbanner; auf der Rückseite des Dharmacakra hält, bekrönt von einem Ehrenschirm, eine der beiden Gaben darbringenden Gottheiten ein Opfermaṇḍala in Händen.

In dieser vielfältigen Symbolik der Grundform und der bildlichen Darstellungen verschmelzen kosmologische und religiöse Elemente. Die insgesamt 37 Gaben repräsentieren alle Gaben des Kosmos.

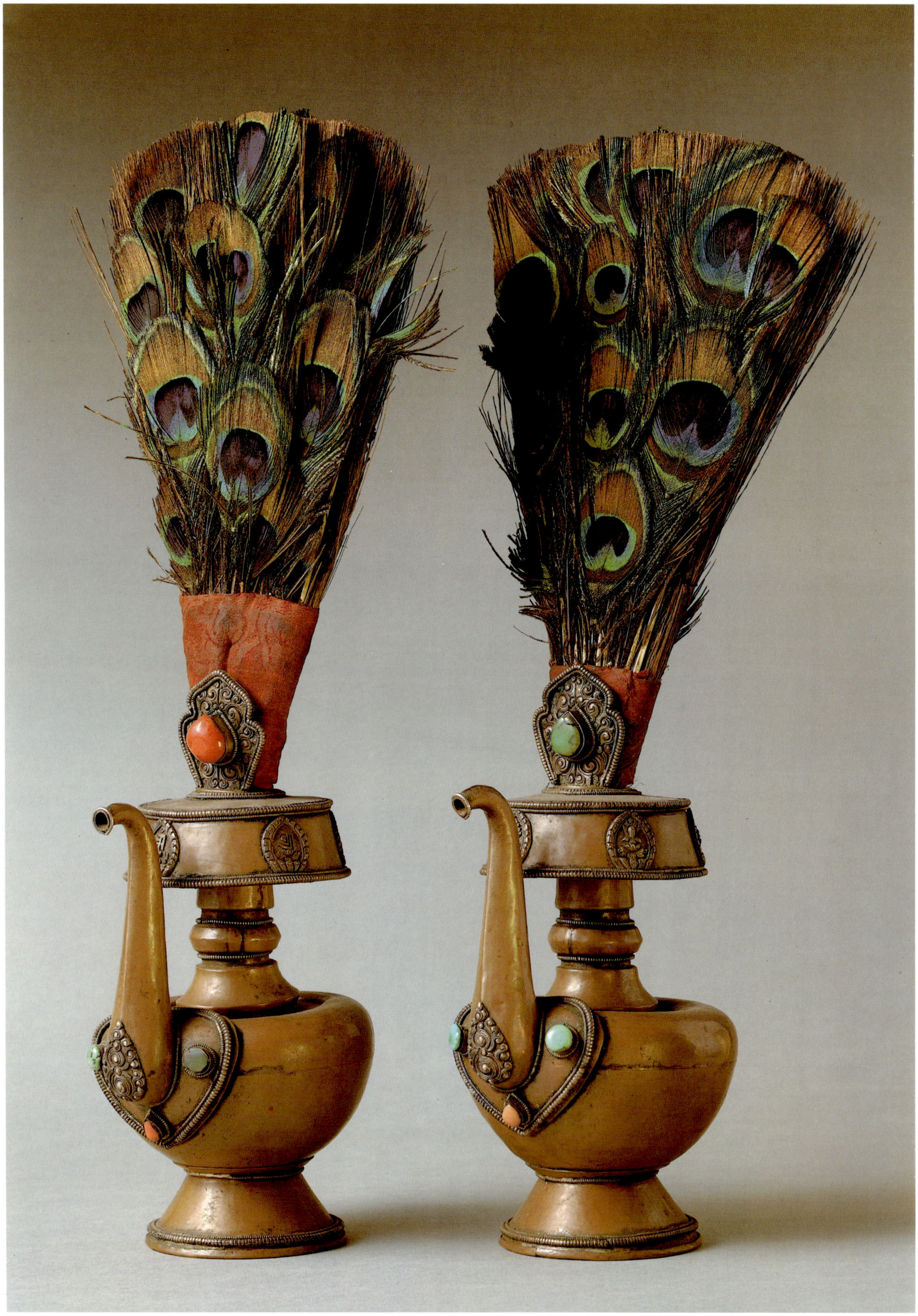

165

I-**165** Kalaśa

Bumpa (bum-pa)
Tibet; Höhe: je 20 cm (→ II-**500**)

Solche vorwiegend kupfernen, kannenförmigen Gefäße werden bei Reinigungsritualen und tantrischen Initiationen benutzt. Sie werden mit Wasser gefüllt, dem Medizin und Safran beigemengt ist. Diese Flüssigkeit wird geweiht und so zum Träger der ›sechs Vollkommenheiten‹, pāramitā, (s. Einleitung Kap. XI), durch welche die ›sechs Unreinheiten‹ – Unfreigebigkeit, Willensschwäche, Ungeduld, Faulheit, Zerstreutheit und Irrtum – abgewaschen und in ihr Gegenteil verwandelt werden. Die schirmförmige Kappe des Gefäßes, die gleichzeitig als Griff dient, ist daher bei der einen Kanne mit den Attributen der fünf Tathāgatas, die der anderen mit den Lettern ihrer Keimsilben (bīja) geschmückt. In den Kappen stecken Hülsen, welche die Flüssigkeit aufnehmen, und sie tragen einen Fächer aus Pfauenfedern und Kuśa-Gras zum Versprengen der Flüssigkeit. Die Pfauenfeder ist ein Symbol der Giftvernichtung und Reinigung, weil man annimmt, daß der Pfau gegen Gifte gefeit sei. Das Kuśa-Gras wird in Indien zur Herstellung von Sitzmatten verwendet. Wie wir aus der Lebensgeschichte Buddha Śākyamunis wissen (s. I-15), hat er auf einer solchen Matte gesessen, als er die Erleuchtung erlangte. Die Kannen werden mit Tüchern oder Glücksschals umhüllt.

I-**166** Jīvana Kalaśa

Tsebum (tze-bum)
Tibet; Höhe: 24,5 cm (→ II-**503**)

Die reichverzierte, feuervergoldete ›Vase des langen Lebens‹, die symbolisch mit dem Lebenswasser (amṛta) gefüllt ist, wird bei der ›Lang-Leben-Initiation‹ verwendet, wenn der ›Buddha des langen Lebens‹, Amitāyus, angerufen wird. Der Lama berührt dabei die Stirn des Initianden mit der Kalaśa und bekräftigt die Anwesenheit der Gottheit mit den Worten: »Amitāyus ist in diesem Gefäß.« Amitāyus wird meist mit dieser Vase in Händen dargestellt.

Ein stilisierter Blütenzweig mit vier Ranken wächst aus der Kalaśa, in dessen Mitte die Keimsilbe HRĪḤ, bīja des Amitāyus, erscheint.

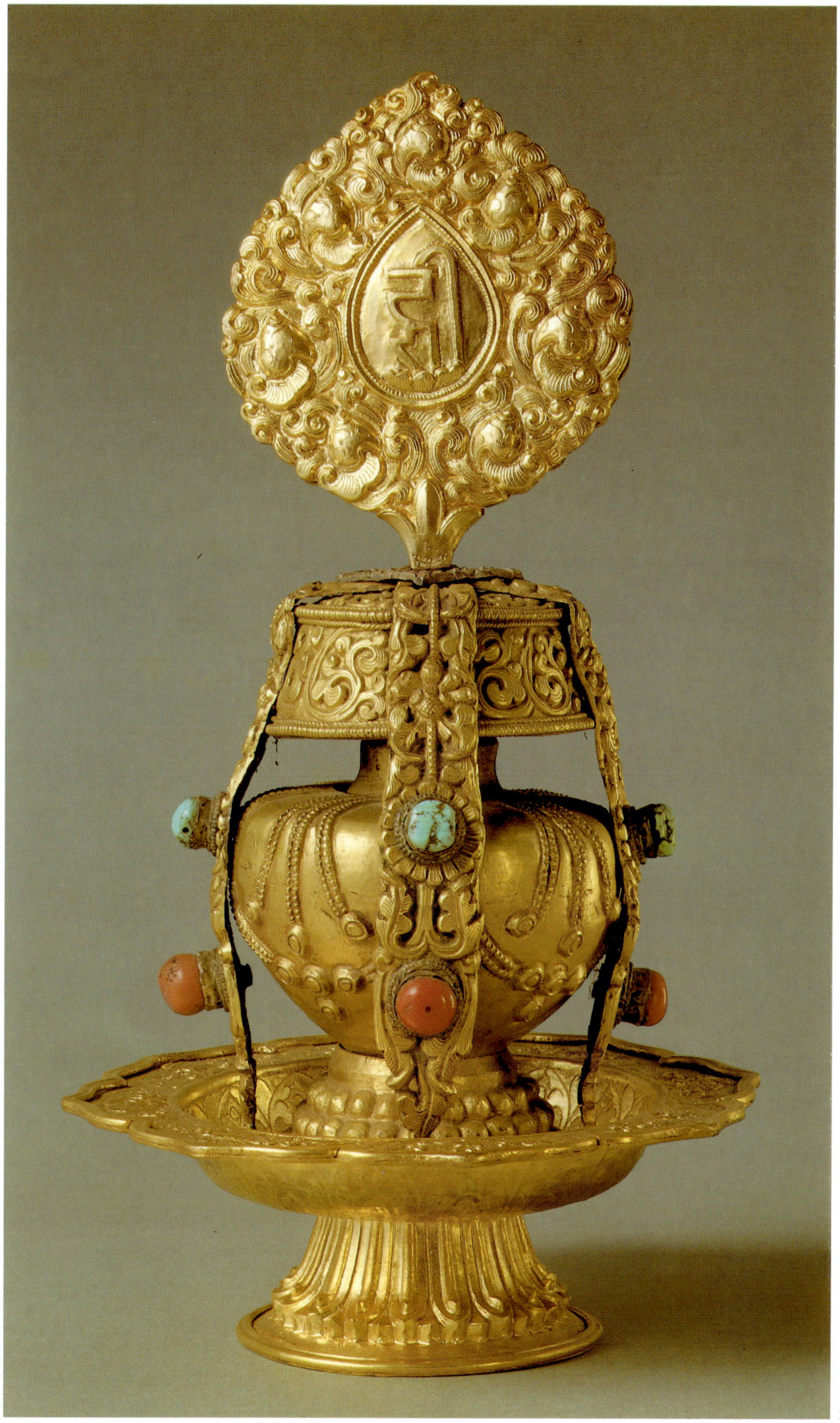

166

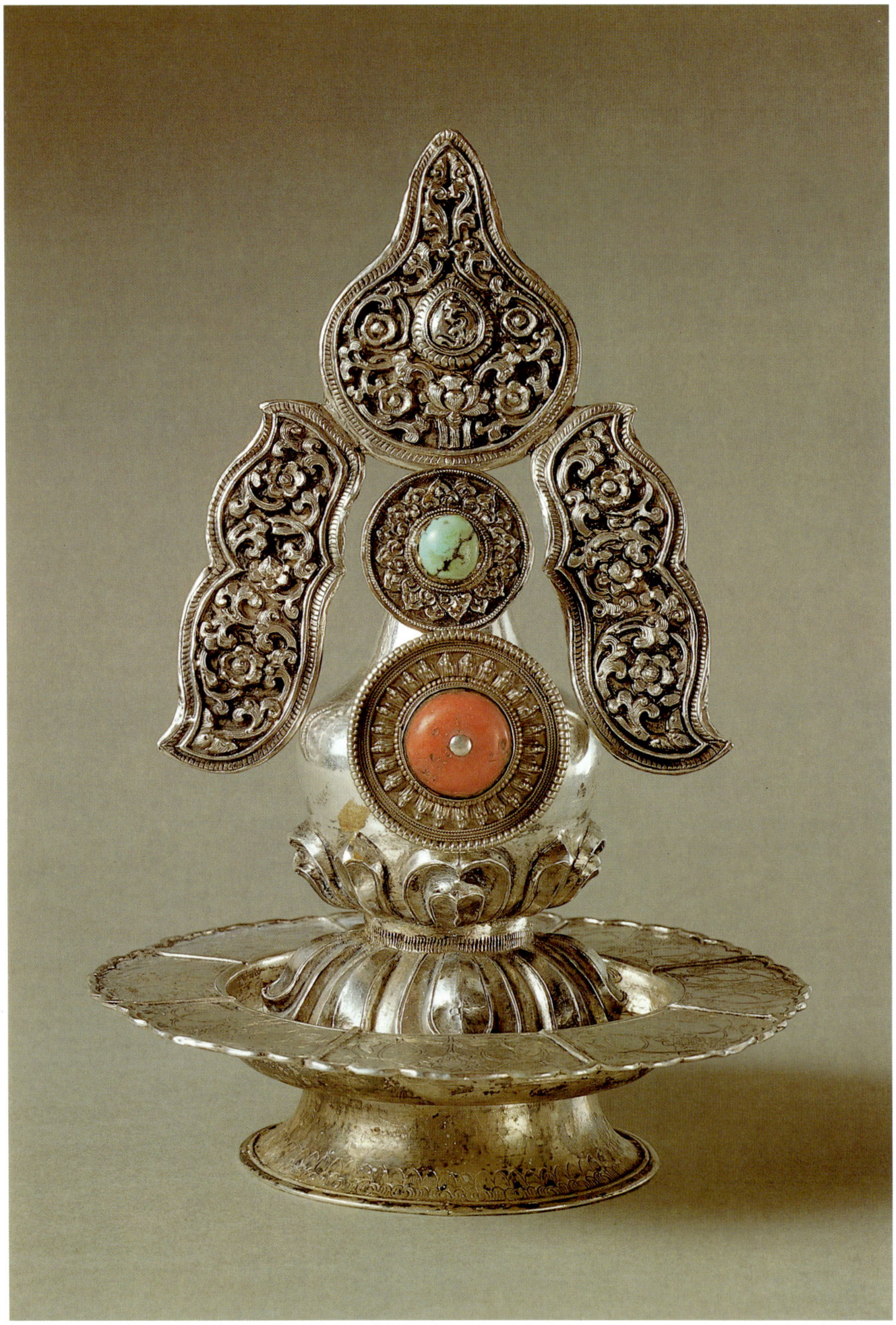

167

I-167 Rituelles Speiseopfer

Torma (gtor-ma)
Tibet; Höhe: 22,5 cm (→ II-**510**)

Tormas werden meist aus geröstetem Gerstenmehl, Tsampa, in vorgeschriebener Form und Farbe hergestellt und mit gefärbter Butter verziert. Sie sind Speiseopfergaben für die jeweils rituell angerufenen Gottheiten oder repräsentieren diese Gottheiten selbst im Tempel. Für die Verwendung außerhalb des Klosters, besonders für Reisen, werden Tormas aus Metall oder Holz hergestellt. Sie werden mit Speise und Medizin gefüllt und geweiht.

Das aus Silber getriebene Reise-Torma besteht aus mehreren Teilen: einem Teller mit lotosförmigem Rand und dem eigentlichen Opferkuchen, dessen blüten- und blattförmige Verzierung normalerweise aus Butter besteht. Auf seiner Spitze erscheint die Keimsilbe HŪṂ.

I-168 Kultkarten: Mahāsiddhas

Tsagli (tsakli)
Tibet; je 10 x 8 cm (→ II-**505**)

Kultkarten mit den Darstellungen von Göttern, ihren Attributen oder Bījas sowie von Heiligen werden bei Initiationen verwendet, wobei der Meister dem Schüler die Karten der Reihe nach auf den Kopf oder in die Hand legt.

Diese Kultkarten stammen aus einer Serie mit den Darstellungen der 84 Mahāsiddhas, der großen tantrischen Yogis und Gelehrten aus Indien. Die teils szenisch ausgeschmückten Darstellungen sind von dem Maler jeweils in goldener Schrift mit dem tibetischen Namen des Heiligen versehen.

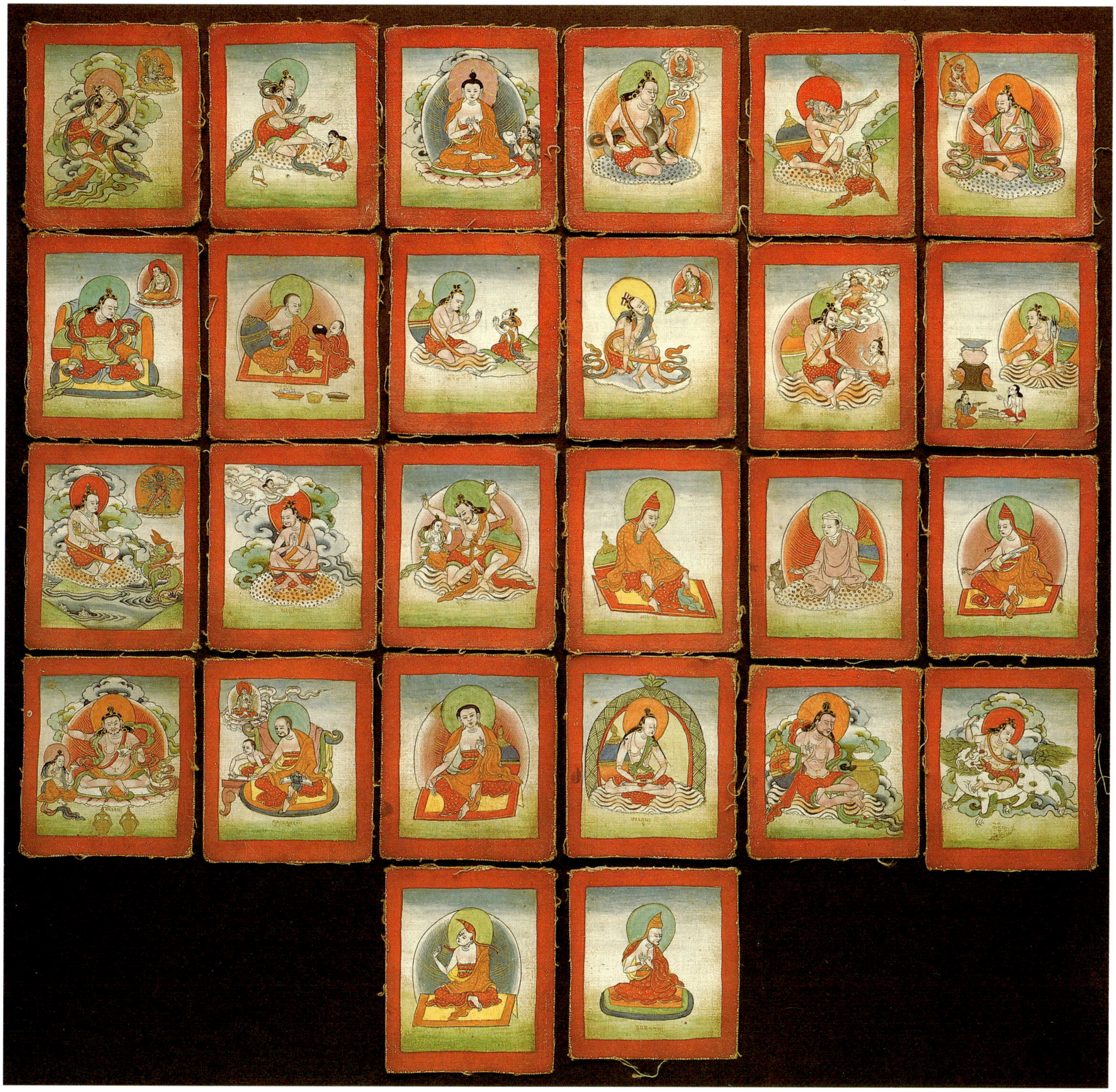

168

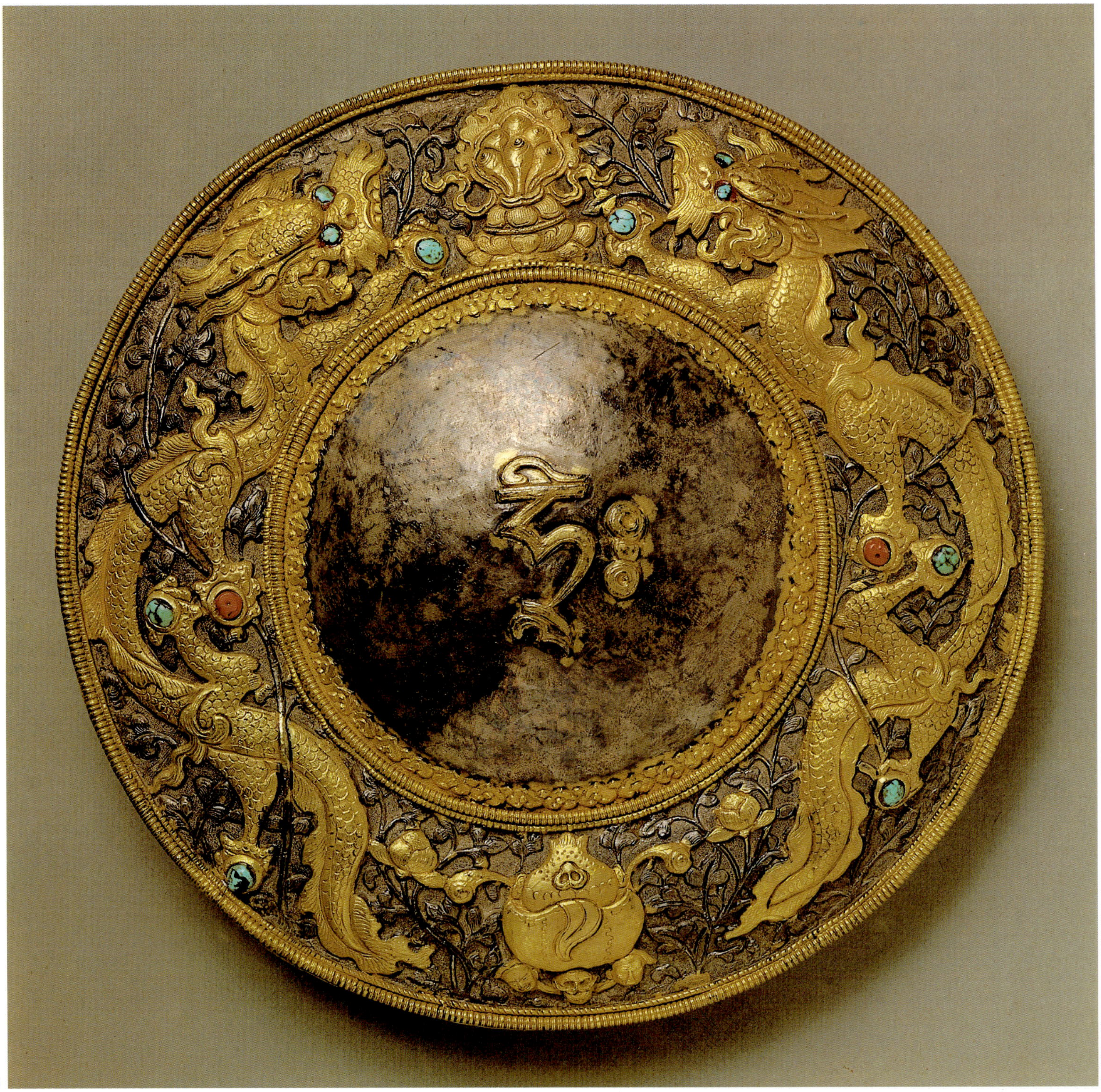

169

I-**169** Orakelspiegel

Melong (me-loṅ)
Tibet; Ø 26 cm (→ II-**520**)

Die Orakelspiegel werden von den tibetischen Orakelpriestern, die meist Laien sind, zu ihren Zeremonien angelegt. Auch die Schwarzhuttänzer tragen sie bei den Cham-Mysterienspielen. Diese Spiegel haben magischen Charakter, sie sollen fernliegende kosmische Ereignisse einspiegeln. Da sie auf der Brust getragen werden, sieht der Orakelpriester selbst nicht hinein; er wird bei der Zeremonie zu Medium und Sprachrohr der in ihn eintretenden Gottheit.

Im Zentrum des Spiegels wird die Keimsilbe HRĪḤ sichtbar, mit der die Orakelgottheit angerufen wird. Den Rahmen des gewölbten Spiegels bilden Rankenwerk und zwei goldene Drachen, die Wunschjuwelen in ihren Krallen halten. Am Rahmen sieht man unten eine rituelle Schädelschale (menrak) mit dem Opfer der fünf Sinne und oben das flammende Cintāmaṇi-Symbol.

I-**170** Orakelspiegel

Melong (me-loṅ)
Tibet; Ø 16,5 cm, Behang: 70 cm (→ II-**521**)

In der Mitte des silbernen Spiegels wird die Keimsilbe KYAIH sichtbar, mit der verschiedene Schutzgottheiten angerufen werden. Auf dem vergoldeten Rahmen eine Friedhofsszenerie. In der Liturgie für den Orakelgott Dagtsen (dragbrstan) heißt es dazu: »Der Körper des Toten ist zurückgekehrt zu den fünf Elementen, und das Skelett hat sich verwandelt in ... Juwelenschmuck.« Diese Reinigung und Verwandlung ist hier durch Flammen und Korallen angedeutet.

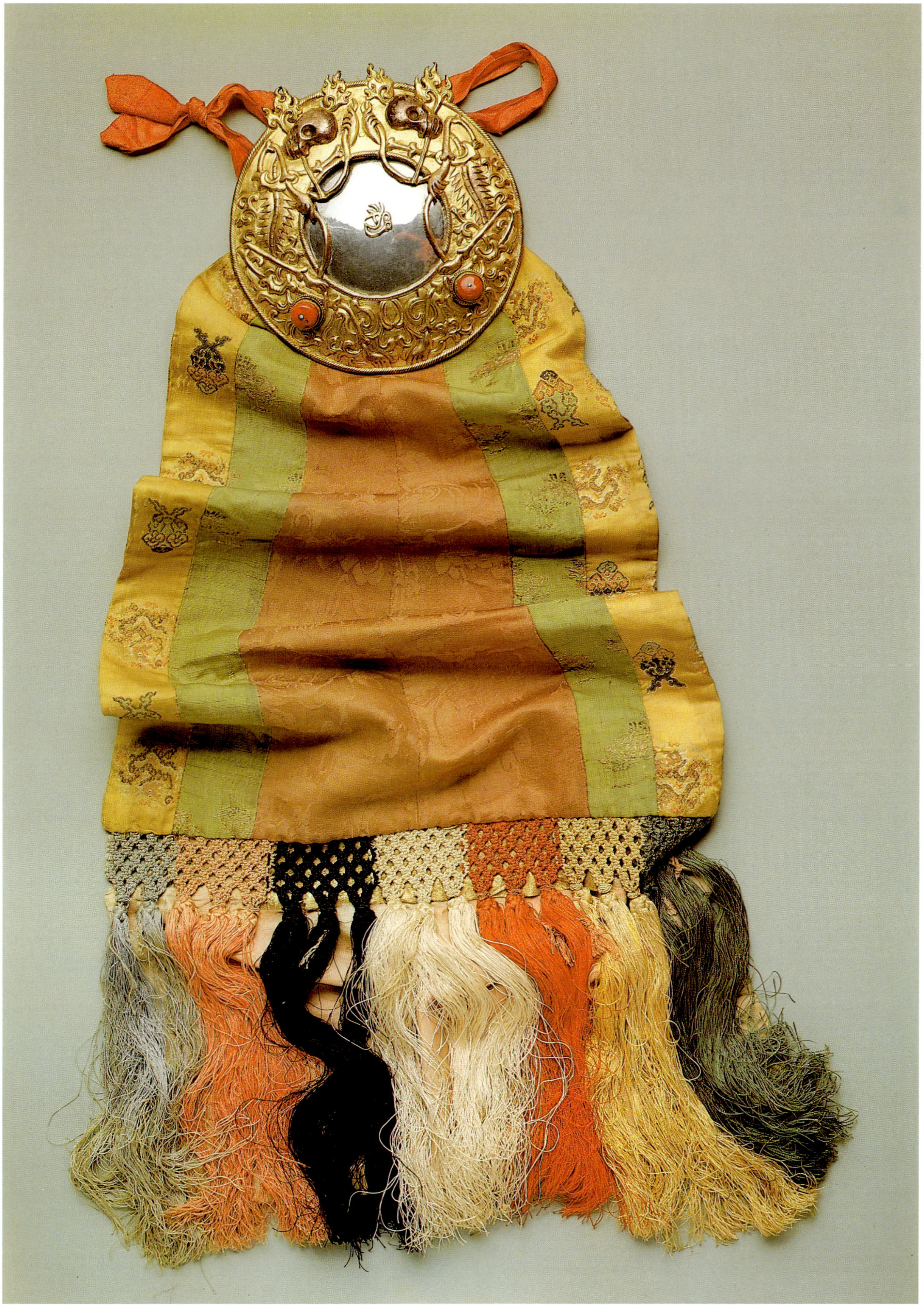

170

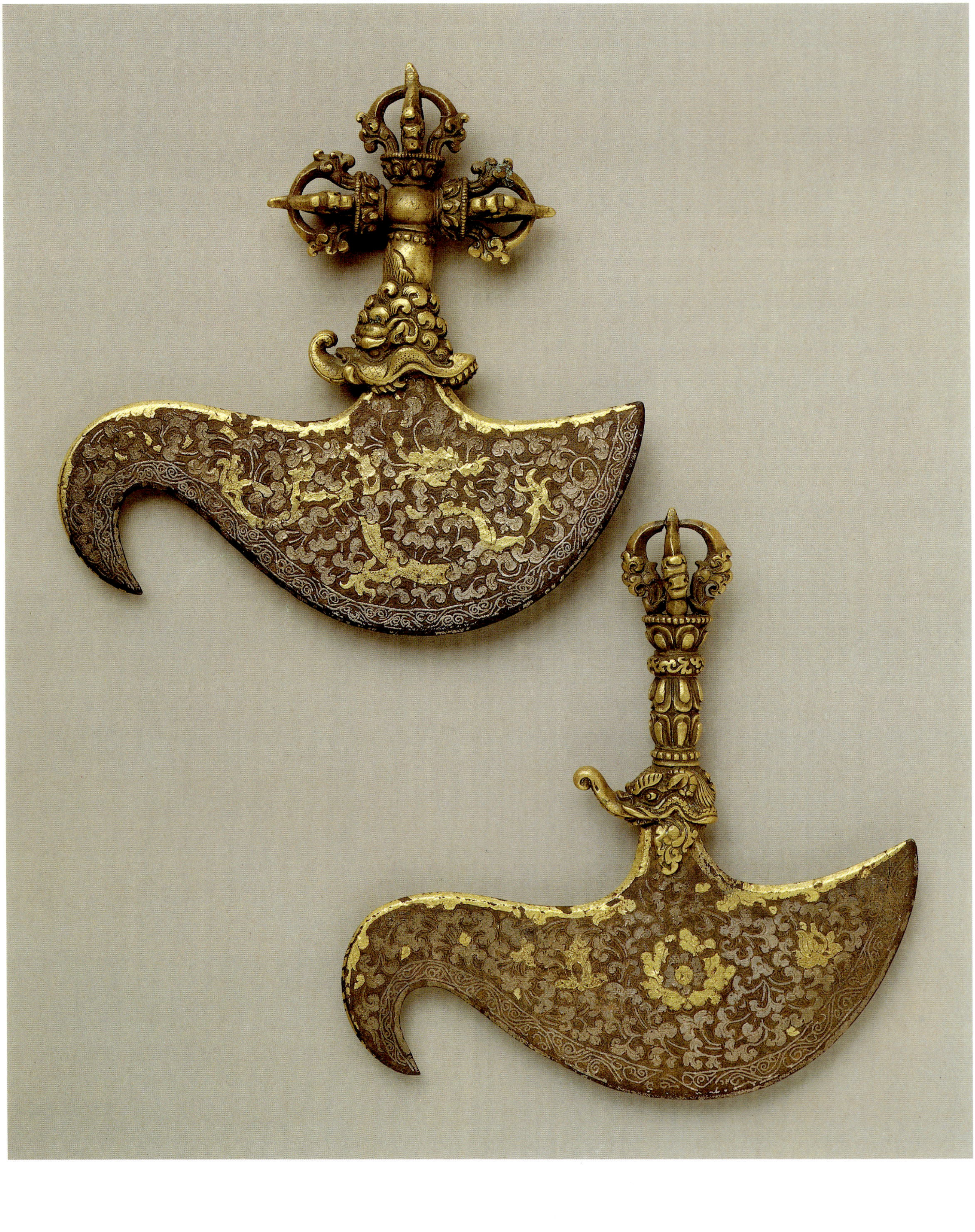

171

I-171 Karttṛkā (Kultmesser, Paar)

Digug (gri-gug)
Tibet; je 16,5 cm (→II-**524**)

Das Kultmesser, das bei vielen tantrischen Riten meist zusammen mit dem Kapāla Verwendung findet, wird nicht zum Schneiden benutzt, sondern es hat eine rein symbolische Bedeutung. Es soll das falsche Ich-Bewußtsein und die Leidenschaft vernichten. Auch als Attribut der zornvollen Gottheiten findet man es häufig. Es wird immer in der rechten Hand gehalten.

Die eiserne Klinge ist beidseitig mit Blütenranken, Bordüren und einem Drachen, bzw. einer Lotosblume gold- und silbertauschiert. Die Form der Klinge soll einen friedvollen Halbmond, der in eine Löwenkralle ausläuft, darstellen. Sie tritt aus einem Makarakopf hervor. Das mythische Meerungeheuer symbolisiert die im Meer des Leidens befindlichen Lebewesen. Es wird hier aber auch mit dem Planetengott Rāhu identifiziert, der die Sonnen- und Mondfinsternisse hervorruft. Hier läßt der Makara den von ihm verschlungenen Mond als Sinnbild für die Befreiung der Lebewesen wieder aus sich hervortreten. Die Griffe der Kultmesser sind jeweils mit einem halben Vajra und einem halben Viśvavajra verziert.

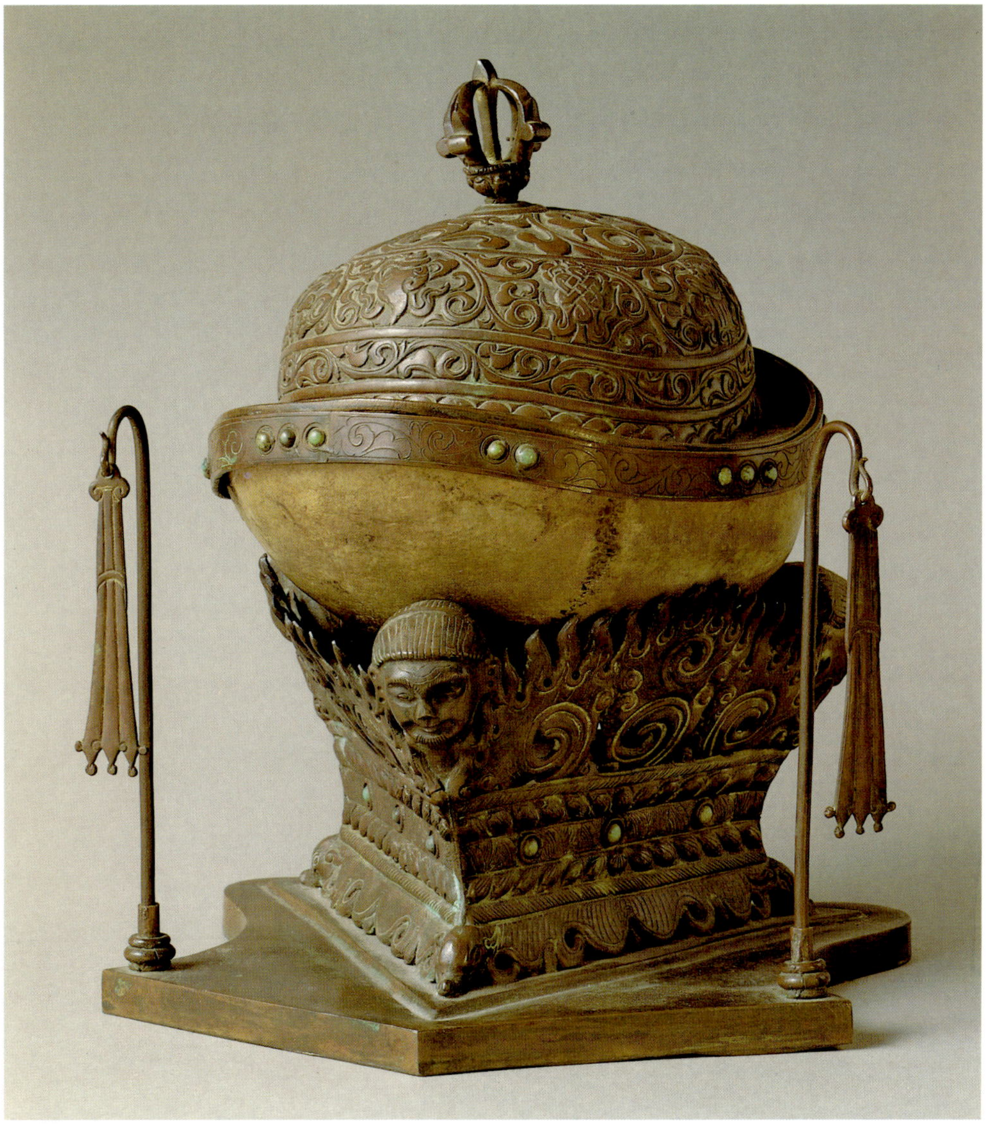

172

I-172 Kapāla

Nangchö Thöpa (naṅ-mchod-thod-pa)
Tibet; Höhe: 23,5 cm (→II-**527**)

Die zu einem mehrteiligen Ritualgerät umgestaltete Schädelschale wird ›Opfer des Innersten‹ genannt und für spezielle tantrische Riten verwendet. In der symbolischen Gestaltung des Ritualgerätes spiegelt sich zugleich der bei diesen Riten zu vollziehende Meditationsvorgang. Auf einem pfeilförmigen, mit zwei Wimpeln geschmückten Untersatz, der das Streben nach höchster Erkenntnis symbolisiert, steht eine mit drei Köpfen versehene dreieckige Feuerstelle, aus der Flammen emporschlagen. Die drei Köpfe versinnbildlichen die drei Grundübel, die es zu vernichten gilt. Die darauf ruhende Schädelschale und der Deckel bilden den Opferkessel, in dem sich der Meditierende den gesamten Kosmos vorstellt, einschließlich seiner Person. Die Flaggen symbolisieren den Wind, der das Feuer anfacht, wodurch ein doppelter Schmelzvorgang stattfindet, bei dem die irdischen Elemente vollkommen verdampfen. Gleichzeitig ergießen sich von dem mit einem Vajra bekrönten Deckel die Weisheiten der fünf transzendenten Tathāgatas in Form von amṛta in das Gefäß. Im weiteren Verlauf der Zeremonie wird diese reine Substanz als ›Opfer des Innersten‹ zur Reinigung verwendet. Der Deckel des Opferkessels ist mit Ranken und den acht buddhistischen Glückssymbolen (aṣṭamaṅgala) verziert, um damit die Kostbarkeit seines Inhalts zum Ausdruck zu bringen.

I-175 Weihrauchgefäß

Pöphor (spos-phor)
Tibet; Höhe: 28 cm (→II-**548**)

Die Weihrauchgefäße werden bei Prozessionen, größeren Initiationen, bei den Cham-Spielen und Orakelzeremonien verwendet. Bei Prozessionen werden sie meist paarweise vorweg getragen. Ihre Bedienung obliegt einem Zeremonienmeister. Sie werden mit Holzkohle sowie dem Harz von Wacholder und Sandelholz gefüllt. Durch den entsteigenden Rauch sollen der Raum oder der Platz gereinigt und unheilvolle Geister vertrieben werden. Behälter und Schirm sind mit Rankenmotiven verziert, der Deckel außerdem mit zwei Drachen.

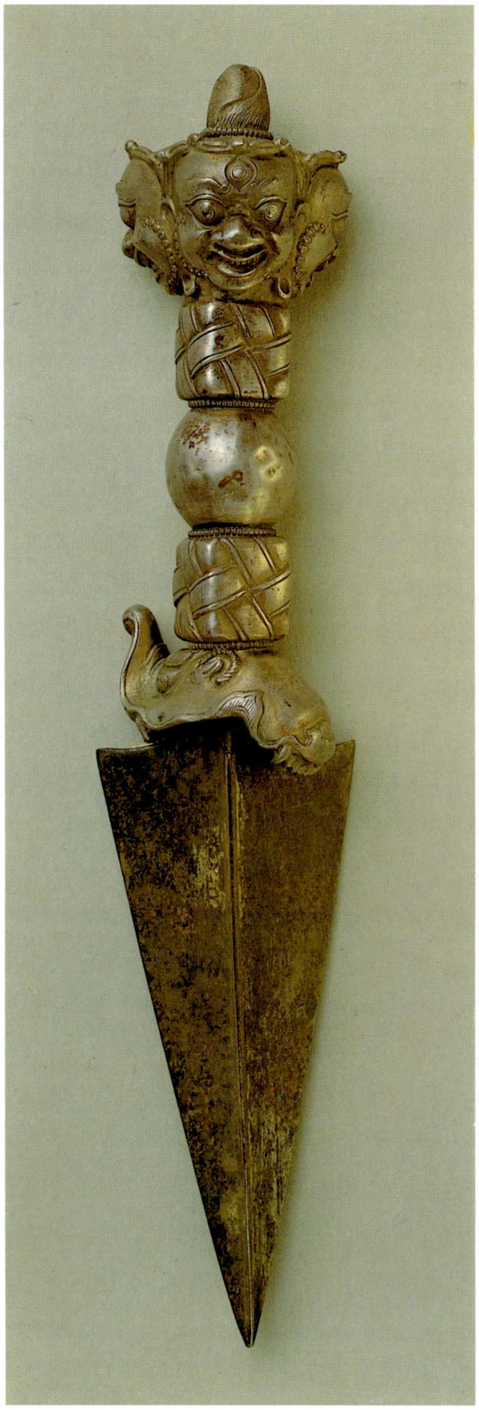

173

I-174 Garuḍakīla

Chungchen Phurdjug (khyuṅ-chen-phur-mjug)
Tibet; Höhe: 11 cm (→II-**546**)

Dieser von dem Oberkörper des mythischen Vogels Garuḍa und einer Schlange gebildete Phurbu wurde als Ring getragen. Der geflügelte Garuḍa, der als Feind der Schlangen gilt, hat die Hände erhoben, als hielte er in ihnen eine Schlange, die er zerbeißt. Sein Kopf ist mit einer Sonnenscheibe bekrönt. Die Verwendung des altertümlichen Phurbus ist nicht eindeutig zu klären. Er könnte vorbuddhistisch sein.

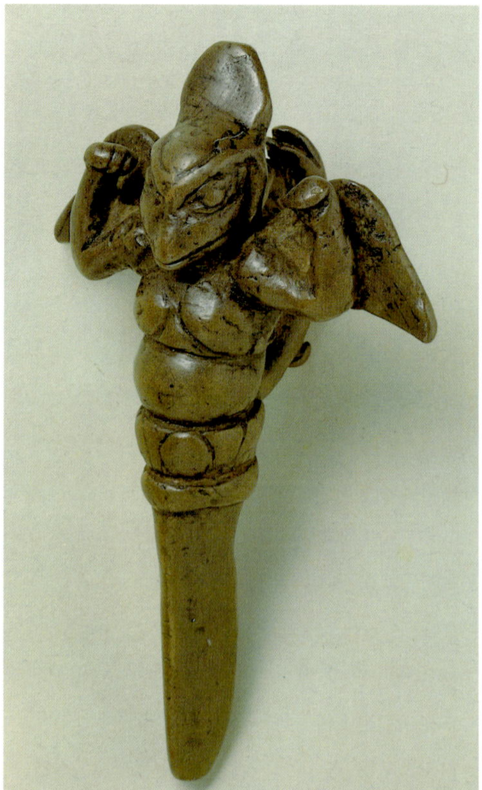

174

I-173 Kīla

Phurbu (phur-bu)
Tibet, 18. Jh.; Höhe: 23 cm (→II-**545**)

Der dreigesichtige und stets dreischneidige Ritualdolch wird bei zahlreichen tantrischen Zeremonien verwendet. Er repräsentiert sowohl die dreigesichtige, zornvolle Initiationsgottheit (Yidam) Vajrakīla, als auch deren Attribut: Vajrakīla hält einen Phurbu in Händen. Die aus einem Makaramaul hervortretende dreischneidige Klinge ist ein Symbol für die damit zu vollziehende Vernichtung der drei Grundübel – Begierde, Verblendung und Haß –, die im Zentrum des Lebensrades allegorisch als Hahn, Schwein und Schlange dargestellt sind (s. I-28).

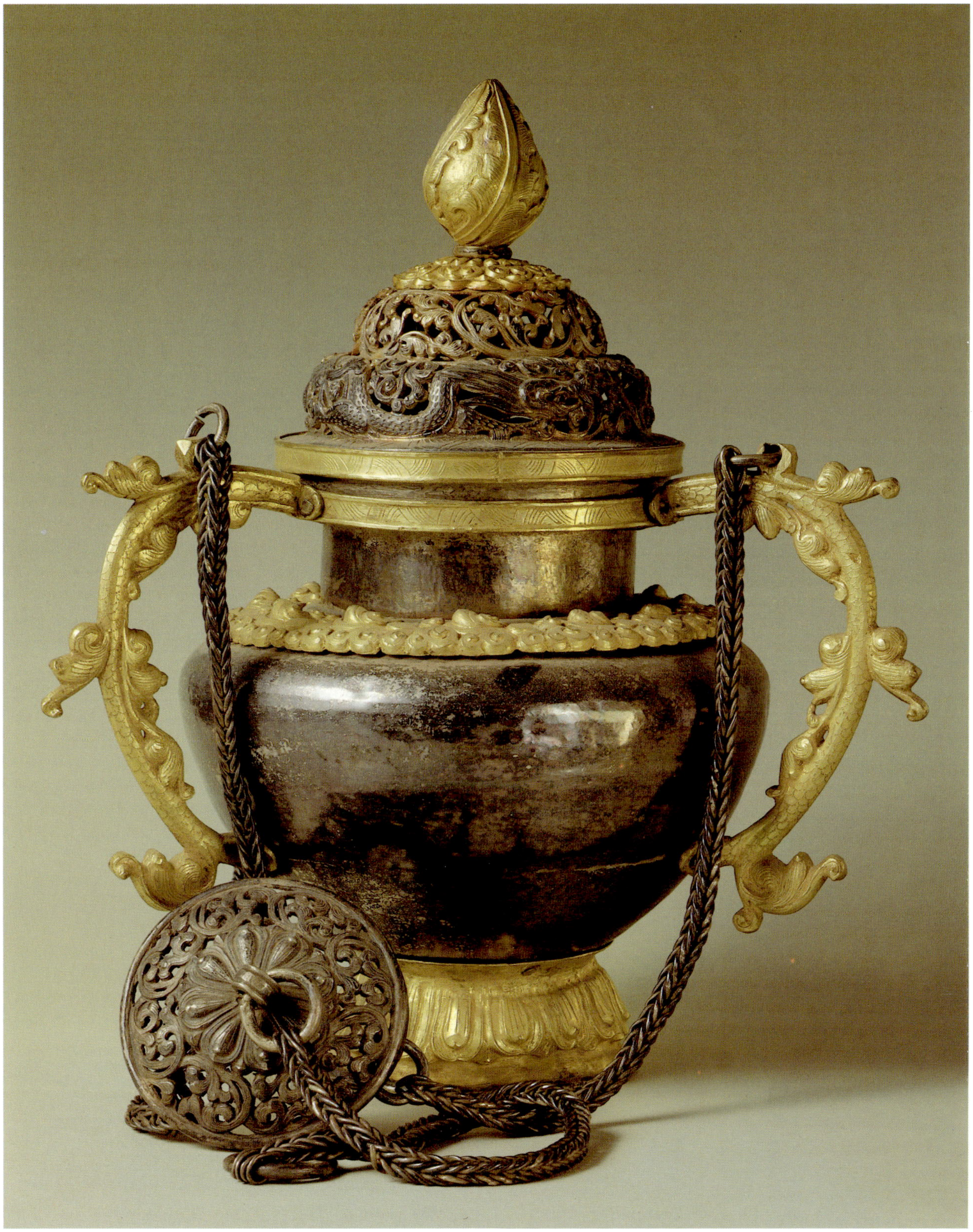

175

KAPITEL XXIV

Tanzkostüme, Requisiten und Masken

Masken und Kulttanz in Tibet

In vielen größeren Klöstern Tibets fanden früher anläßlich bestimmter religiöser Feste Mysterienspiele statt, die ›Cham‹ ('cham) genannt werden. Sie waren meist mit Prozessionen und ausführlichen Maskentänzen unter Begleitung des Mönchsorchesters verbunden. Heute werden sie nur noch in einigen Klöstern Ladakhs, Bhutans und Nordindiens aufgeführt. Wer als Europäer das erste Mal an diesen Cham-Spielen teilnimmt, ist leicht geneigt, sie in ihrer bunten Vielfalt von Aufzügen und Gestalten als einen volkstümlichen Brauch zu betrachten. In unserer christlichen Tradition hat das Element des Tanzes in der Liturgie keinen Platz; es ist jedoch, wie das Beispiel Indiens zeigt, ein ursprünglich religiöses Phänomen. Auch die Cham-Tänze in Tibet sind rein religiöser Natur. Sie gehören nicht zu der aus Indien stammenden buddhistischen Überlieferung, sondern sie sind bereits ein Bestandteil tibetischer Kultur gewesen, als der Buddhismus im 7. und 8. Jh. in Tibet Fuß faßte, diese Tänze in seinen Kultus integrierte und sie in seinem Sinne umdeutete.

Der Ursprung dieser Kulttänze verliert sich im Dunkel der Vorgeschichte. Alle zentralasiatischen Völker besitzen Gebräuche, die mit Natur- und Geisterglauben verbunden sind. Dahinter steht die Vorstellung, daß der Mensch mit Hilfe der Geister, die er durch magische Beschwörungen und Opfer zu erreichen sucht, Einfluß auf den Ablauf des Naturgeschehens gewinnen kann, von dem er unmittelbar abhängig ist. Er erlangt auf diese Weise ein Stück eigener Freiheit der Natur gegenüber, und zugleich wird das, was ihm die Natur gewährt – die eigene Gesundheit, die Fruchtbarkeit des Viehs und der Felder –, zu einem Geschenk der Götter, denen er sich zu Dank verpflichtet fühlt. Besonders bei den Schamanenpriestern, die sich mit Hilfe bestimmter Ekstasetechniken in Trance versetzten, war der Tanz ein Mittel, die Gottheiten in sich eintreten zu lassen. Solche Vorstellungen und Techniken liegen auch den tibetischen Orakelzeremonien bis heute zugrunde.

Da der Buddhismus in Tibet in erster Linie eine klösterliche Religion war, ist es nicht verwunderlich, daß die Klöster zu Pflegestätten der Cham-Tänze geworden sind. Hinsichtlich der Kunstfertigkeit und Ausstattung der Spiele wetteiferten die Klöster miteinander, und die Spiele selbst erfreuen sich im Volke, das von weit her zusammenströmt, großer Beliebtheit. Eines der bekanntesten Feste ist das Tsechü Cham (tzes-bču'i-'cham), der ›Tanz des zehnten Tages‹, der alljährlich am zehnten Tag des Affenmonats zu Ehren Padmasambhavas, der in Tibet als zweiter Buddha verehrt wird, stattfindet. Die Cham-Spiele sind Abschluß und festlicher Höhepunkt mehrwöchiger Meditationen und vorbereitender Riten in den Klöstern und dauern meist mehrere Tage. Sie sind keine dramatischen Spiele in unserem Sinne, sondern Kulthandlungen, die einem rituell festgelegten Ablauf folgen, wobei die verschiedenen Tanzfiguren, die mit Kreide auf den Boden gemalt werden, choreographisch genau einstudiert werden. Dabei gibt der Vortänzer zu den einzelnen Abschnitten des Tanzes singend das jeweils folgende Thema an, z.B. singt er: »Zur Weihe der Erdfläche zeichnet eine achtblättrige Lotosblüte auf die Erde!« Der Tanzplatz ist meist der Klosterhof, der zu Beginn der Spiele von den Lamas geweiht und als Maṇḍala betrachtet wird. Er erweitert sich gleichsam zu einem kosmischen Raum und wird zu einer heiligen Fläche, auf der die verschiedenen Gottheiten der Reihe nach auftreten und in immer sich wiederholenden, kreisenden Bewegungen eine unsichtbare Mitte tanzend umschreiten.

Die Verwandlung des Tänzers in die jeweilige Gottheit kommt durch die Kleidung und insbesondere die Maske zum Ausdruck, die der Mönch trägt. Die Maske ist nach tibetischer Anschauung nicht ein beliebiges Requisit. Sie ist vielmehr identisch mit der abgebildeten Gottheit und wird ebenso als Heiligtum verehrt wie eine Statue. Die Tanzmasken der niederen Gottheiten werden alljährlich unter den Mönchen ausgelost. Die Masken der höheren Gottheiten sind den erfahrensten und meditativ am meisten fortgeschrittenen Lamas vorbehalten. Nach Abschluß des Spiels werden alle Masken wieder zurückgetragen in besondere Räume, meist in die Kapelle der Schutzgottheiten, Gönkhang, wo sie aufbewahrt und regelmäßig kultisch verehrt werden. In manchen Klöstern haben sich um uralte Masken, die nicht mehr getragen werden dürfen, Legenden gerankt. So soll die berühmte Hundemaske des Sakya-Klosters sogar fliegen können.

Die Tanzmasken werden entsprechend dem dargestellten Wesen in verschiedene Kategorien eingeteilt. Es gibt Götter-, Schutzgeister-, Menschen- und Tiermasken. Sie werden aus Holz, Pappmaché oder Metall hergestellt und kultisch bemalt. Daneben gibt es auch kleinere aus Lehm gestaltete Standmasken, die im Gönkhang verweilen oder bei größeren Reisen der Lamas in einem Amulettkasten (ga'u) mitgenommen werden. Die oft unheimlichen Tiermasken stellen vor allem die zahlreichen tierköpfigen Gottheiten des Bardo dar, die dem Verstorbenen, wie es im *Tibetischen Totenbuch* heißt, auf seinem Weg durch das dunkle Gefilde des Bardo erscheinen. Ihr Auftreten bei den Cham-Spielen hat daher zugleich die Aufgabe, die andächtig teilnehmenden Betrachter der Spiele auf die künftige Begegnung vorzubereiten und ihnen die Furcht vor ihrem Anblick zu nehmen. An den alten kultischen Spielen teilzunehmen, ist ein religiöses Verdienst; für den Ausführenden besteht ihr Hauptzweck darin, durch die meditative Verwirklichung der Gottheit, mit der er tanzend eins geworden ist, alle Hindernisse auf seinem eigenen Wege zu beseitigen und bereits die Glückseligkeit der Buddhaschaft zu verspüren.

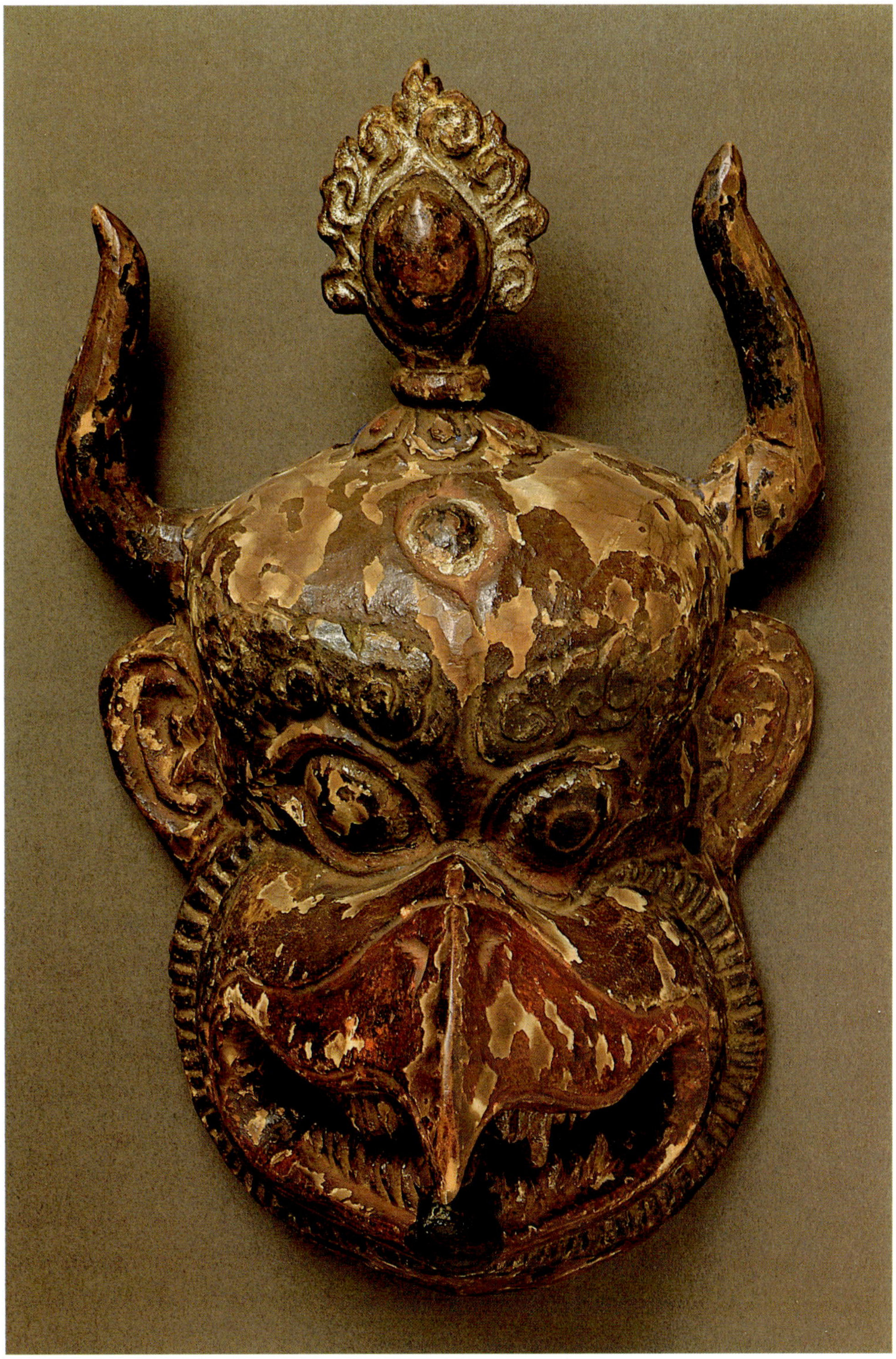

176

I-**176** Garuḍa-Maske

Chung Bag (khyuṅ-gyi-'bag)
Tibet; Höhe: 36 cm (→II-**567**)

Der Träger dieser gehörnten Vogelmaske repräsentiert den mythischen Vogel Garuḍa, der als Erzfeind der Schlangen (nāga) gilt. Die Maske ist mit einem flammenden Juwel bekrönt. Beim Tanz schauen die Maskenträger meist durch den geöffneten Mund der Maske.

I-179 Berggöttin-Maske

Tseringma Bag? (tze-riṅ-ma'i-'bag)
Tibet; Höhe: 31,5 cm (→II-**566**)

Alle Mitwirkenden der im Volke sehr beliebten Cham-Spiele sind Mönche des Klosters, in dem diese Mysterienspiele stattfinden. So ist auch der Träger dieser Maske einer tibetischen Berggöttin ein Mönch. Die Gestalt gehört zum Gefolge des Padmasambhava, der als erster die einheimischen Gottheiten unterworfen und sie als Beschützer des Dharma in den Dienst des Buddhismus gestellt hat. Die lächelnde Berggöttin hat eine helle Hautfarbe. Ihre Krone ist mit den Symbolen von Sonne und Mond geschmückt.

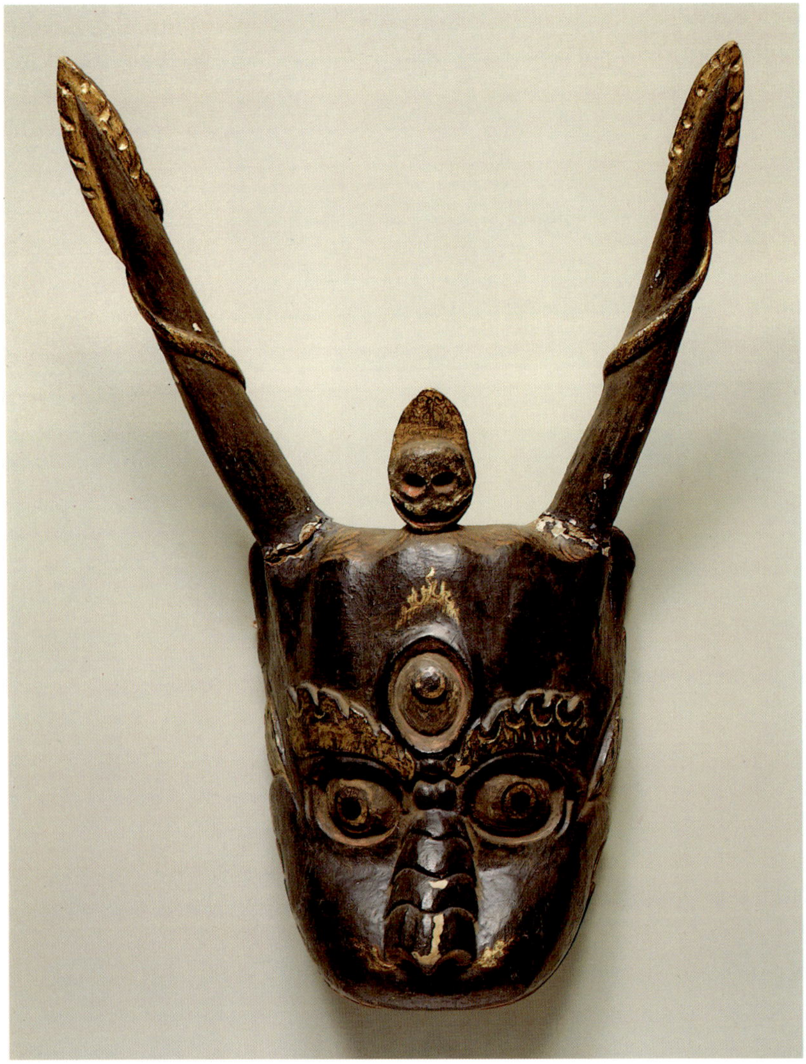

177

I-177 Yamāntaka-Maske

Dorje Jigdje Bag (rdo-rje-'jigs-byed-kyi-'bag)
Tibet; Höhe: 50 cm (→II-**560**)

Der Träger dieser Büffelmaske repräsentiert bei den Cham-Spielen den büffelköpfigen Yamāntaka, den Sieger über den indischen Totengott Yama. Die aus Holz geschnitzte und kultisch bemalte Maske zeigt auf der Stirn das Weisheitsauge der zornvollen Gottheit und ist mit einem Totenschädel bekrönt. An den Spitzen der Büffelhörner treten Flammen der Weisheit hervor.

I-178 Mahākāla-Standmaske

Gönpo Bag (mgon-po'i-'bag)
Tibet; Höhe 9,5 cm (→II-**563**)

Bei dieser kleinen, aus Ton geformten Maske handelt es sich nicht um eine Tanzmaske. Es ist eine Standmaske, die an Stelle einer Mahākāla-Statue im Gönkhang, dem Raum der Schutzgottheiten, aufbewahrt und kultisch verehrt wird. Das Betreten dieses Raumes ist außer den betreuenden Mönchen nur Eingeweihten erlaubt.

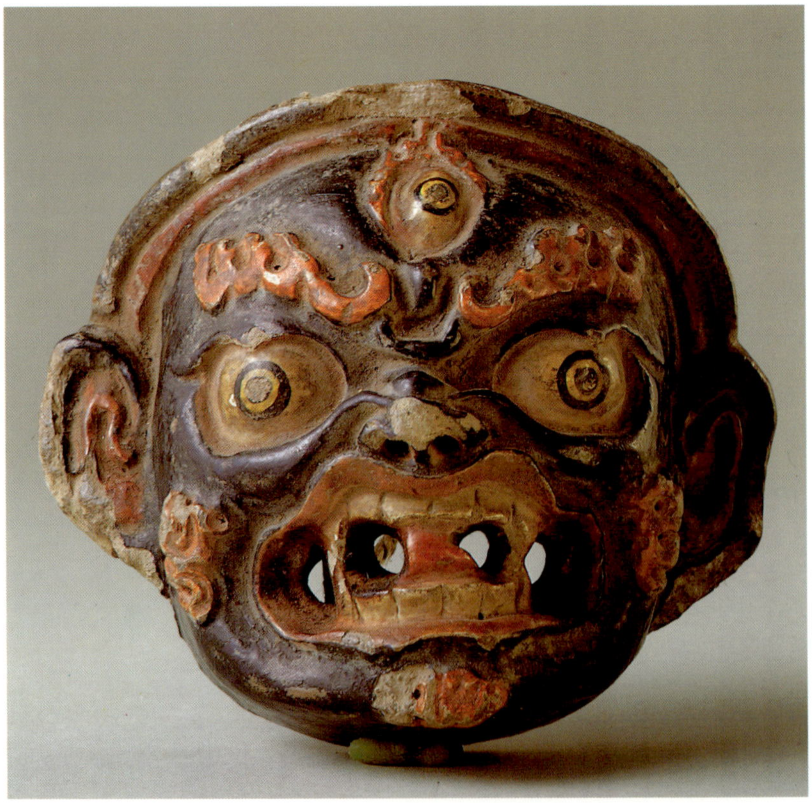

178

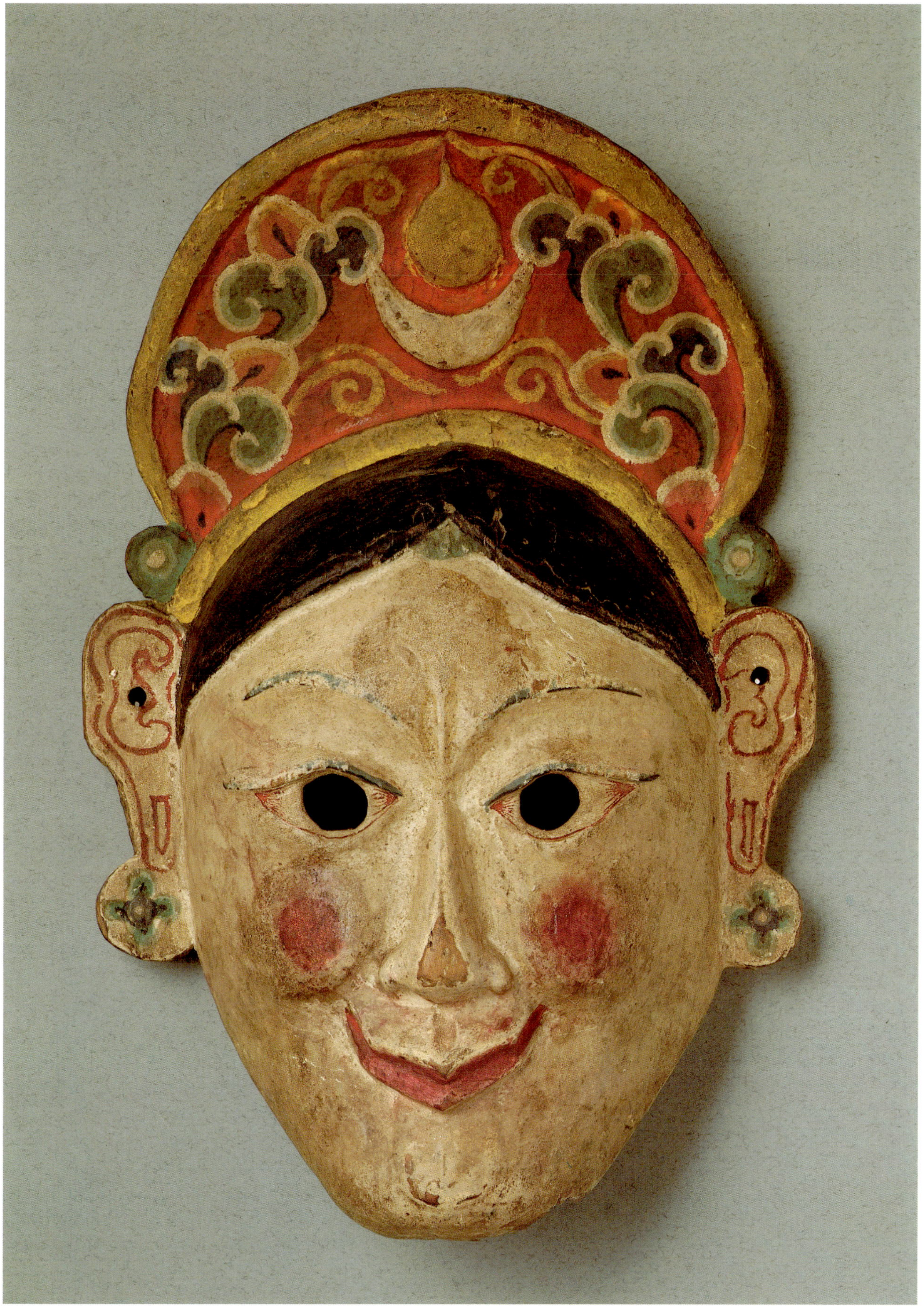

179

KAPITEL XXV

Musikinstrumente

Die religiöse Klangwelt Tibets

Im Gegensatz zum Hīnayāna-Buddhismus, wo die Musik im religiösen Leben keine Bedeutung hat, weil man sie als eine Form des sinnlichen Vergnügens betrachtet, spielt die Musik in der Liturgie des tibetischen Buddhismus eine wesentliche Rolle. Wenn man sich einem tibetischen Kloster nähert, hört man meist schon von weitem das dumpfe Dröhnen der alphornähnlichen Langhörner, Dungchen (duṅ-chen), das sich beim Näherkommen mit dem hellen Klang der Becken und dem liturgischen Gesang der Mönche vermischt. Der Tagesablauf einer Klostergemeinschaft erfolgt nach strengen liturgischen Regeln, und der liturgische Gesang, der die Mönche zu bestimmten Stunden von Sonnenauf- bis Sonnenuntergang zusammenführt, gehört neben der eigenen Meditation und den sonstigen Pflichten zu ihren Hauptaufgaben im Kloster. Darüber hinaus sind es vor allem die größeren Feste wie etwa die Cham-Spiele, bei denen das Mönchsorchester eine wichtige Funktion hat. Bereits als Novizen müssen die Mönche die liturgischen Gesänge erlernen und sich mit den verschiedenen Instrumenten vertraut machen; hierzu gehört auch die Beherrschung der Atemtechnik. Es gibt drei Gruppen von Musikinstrumenten: Blasinstrumente, Trommeln und Becken:

Blasinstrumente

1. Dungkar (duṅ-dkar): Muschelhorn, das auch als Signalhorn verwendet wird
2. Kangling (rkaṅ-gliṅ), Rakang (rwa-rkaṅ) und Mikanglingbu (mi-rkaṅ-gliṅ-bu): Trompeten aus Metall, Horn oder Menschenknochen in unterschiedlicher Länge; die Knochentrompete wird bei den Riten für die Schutzgottheiten verwendet; als Einzelinstrument wird sie von den Yogis während ihrer Meditation auf den Leichenplätzen verwendet (s. Einleitung Kap. XIII).
3. Dungchen (duṅ-chen): Langhörner; sie sind oft bis zu vier Meter lang und bestehen aus Rohrteilen, die man ineinanderschiebt; sie werden vorne auf ein Gestell gesetzt oder bei Prozessionen von jungen Mönchen getragen; man nennt die Langhörner aus Messing Radong (rag-duṅ), die aus Kupfer Zangdong (zaṅs-duṅ) und die aus Silber Ngüldong (dṅul-duṅ)
4. Gyaling (rgya-gliṅ): Oboen aus Holz, Gold, Silber oder Kupfer

Trommeln, Nga (rṅa)

1. Ngachen (rṅa-chen): in den Klöstern aufgestellte große Trommeln
2. Lag-nga (lag-rṅa): kleinere Stieltrommeln, die mit einem biegsamen, sichelförmigen Stock geschlagen werden
3. Ḍamaru (ḍa-ma-ru): Handtrommeln; es gibt zwei Arten dieser sanduhrförmigen Trommeln, die immer von einer Glocke (ghaṇṭā) begleitet werden: eine größere, Chöddar (gčod-dar), deren Klangkörper aus Holz, und eine kleinere, deren Klangkörper aus zwei Schädelschalen besteht, die bei den tantrischen Riten verwendet wird, sie wird Thödar (thod-dar) genannt; oft gibt der Abt des Klosters mit ihnen die Einsätze in der Liturgie an; die größere, vielfach mit Totenschädeln oder Leichenackerszenen bemalte Handtrommel dient dem gleichen Zweck wie die Knochentrompete (s.o.)

Becken

1. Rölmo (rol-mo): buckelförmiges Beckenpaar, das senkrecht aufeinandergeschlagen wird
2. Silnyen (sil-sñan): flaches hellklingendes Beckenpaar, das waagrecht gegeneinander bewegt wird
3. Tingshag (tiṅ-śag): Zimbeln, die aus einer besonderen Metallegierung hergestellt und meist paarweise gespielt werden; sie dienen zur rituellen Gabenverteilung an die Geister, z.B. die Pretas
4. Kharga (khar-rṅa): Gong; er hat oft nur eine Signalfunktion
5. Gaṇḍi (gaṇ-di): eine Art schmaler, hölzerner Gong, der mit einem Holzstab angeschlagen wird; er dient dazu, die Mönche während ihrer sommerlichen Klausur zusammenzurufen.

All diese Instrumente werden meist paarweise und gleichzeitig gespielt. Saiteninstrumente wie Laute (vīṇā) und Querflöte, Theling ('phred-gliṅ), sind weltliche Instrumente, die in der Sakralmusik nicht verwendet werden.

Über die Herkunft der ganz eigenständigen tibetischen Musiktradition und der verschiedenen Instrumente weiß man noch wenig. In der schamanistisch beeinflußten Bön-Religion spielten Trommeln eine wichtige Rolle.

Die Überlieferung bringt die Sakralmusik, die in einer besonderen Notation festgehalten ist, mit einigen Oberhäuptern von Schulen, z.B. Sakya Paṇḍita, und Termas, wiederentdeckten ›Schätzen‹, in Verbindung. Zu der aus Indien stammenden buddhistischen Überlieferung gehören die mystischen Gesänge (dohā), die zum geistigen Erbe der Mahāsiddhas gehören. Sie sind wahrscheinlich nur mündlich überliefert worden. Aus Indien stammen auch das Muschelhorn und sein kultischer Gebrauch und offenbar die aus Schädelschalen hergestellte Handtrommel und die Knochentrompete, die oft als Attribute der Siddhas und Yogis in den bildlichen und plastischen Darstellungen erscheinen. Liturgie und Sakralmusik haben ihre spezielle Ausformung wahrscheinlich erst nach der Wiederbelebung des Buddhismus in Tibet seit dem 11./12. Jh. in den größeren Klöstern erfahren. So sollen die Langhörner zur Begrüßung des indischen Gelehrten Atīśa (982-1054) erfunden worden und in Gebrauch gekommen sein. Liturgie und Sakralmusik haben sich seither weitgehend unverändert erhalten und innerhalb der verschiedenen Orden unterschiedliche Ausprägungen erfahren. Ihre meditative Grundlage ist jedoch überall die gleiche. Eine besondere Form des Gesanges in sehr tiefen Stimmlagen pflegen heute noch die Tantra-Kollegs der Gyümapa (rgyud-smad-pa) und Gyütöpa (rgyud-stod-pa).

Im Unterschied zur europäischen Musik, die auf dem Zusammenspiel von Instrumenten und Stimmen basiert, ist die tibetische Ritualmusik der Liturgie untergeordnet. Sie begleitet die Meditation der Lamas und dient zugleich als inspirative Unterstützung bei der Visualisierung der in der Liturgie angerufenen Gottheiten. Zeitweise tritt die Musik ganz zurück. Manchmal folgen dunkle und helle Klänge unmittelbar aufeinander, um zu höchster Wachheit aufzurufen. Die Instrumente versuchen nicht, menschliche Stimmen nachzuahmen oder flüchtigen Emotionen Ausdruck zu verleihen. Sie sollen vielmehr durch ihren Klang den Dharma ertönen lassen, der eins ist mit dem Klang der Natur. Das ist der Grund, der uns diese Musik als so fremdartig und archaisch empfinden läßt. Dennoch geht auch für uns eine ganz unmittelbare, seltsam erregende Wirkung von ihr aus, die nicht nur durch den liturgischen Charakter bedingt ist; man hat vielmehr den Eindruck, Urlaute der Natur zu vernehmen, die uns im Dröhnen der Langhörner die Unendlichkeit des Raumes und im monotonen Gleichtakt der Trommeln die Unendlichkeit der Zeit erleben lassen. Wenn man als Fremder dieser Musik lauscht, hat man manchmal den Eindruck, als ob die tiefen Schatten der Berge bis in das Innerste des Klosters fallen und sich nicht fortbewegen. Lama Anagarika Govinda, der als Europäer tief in die tibetische Geisteswelt eingedrungen ist, beschreibt seinen Eindruck folgendermaßen: »Die tiefgehende, seelisch erregende Wirkung der tibetischen Ritualmusik, die den Hintergrund der Liturgie bildet, ist nicht auf Melodie, sondern in erster Linie auf Rhythmus und das Zusammenwirken konstanter – ich möchte fast sagen archetypischer Lautelemente aufgebaut, von denen jedes durch ein ihm entsprechendes Instrument dargestellt wird. Die Instrumente versuchen nicht die Variationen und Bewegungen des menschlichen Gesanges nachzuahmen, sondern repräsentieren den totalen Ausdruck elementarer Naturphänomene, unter denen die menschliche Stimme nur eine der vielen Schwingungsarten darstellt, aus denen die Symphonie des Universums sich zusammensetzt.« (*Der Weg der weißen Wolken*, S. 58)

Die Musik und der liturgische Gesang, den die Mönchsgemeinschaft täglich zu Ehren der mit zahllosen Namen angerufenen Gottheiten anstimmt, dienen dem sie mit Hingabe Ausübenden zur inneren Läuterung, um durch die Beseitigung karmischer Hindernisse schließlich Befreiung zu erlangen.

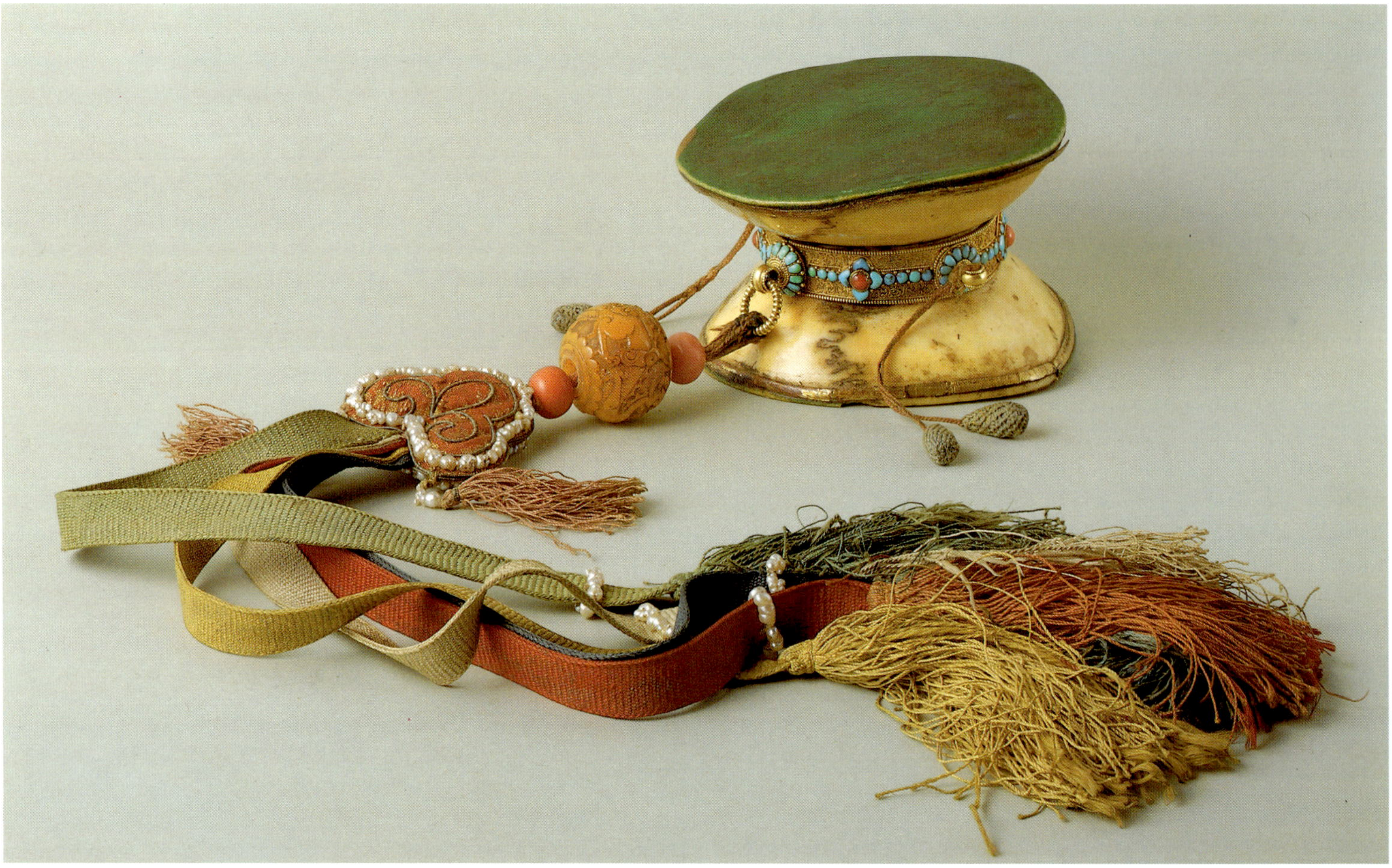

180

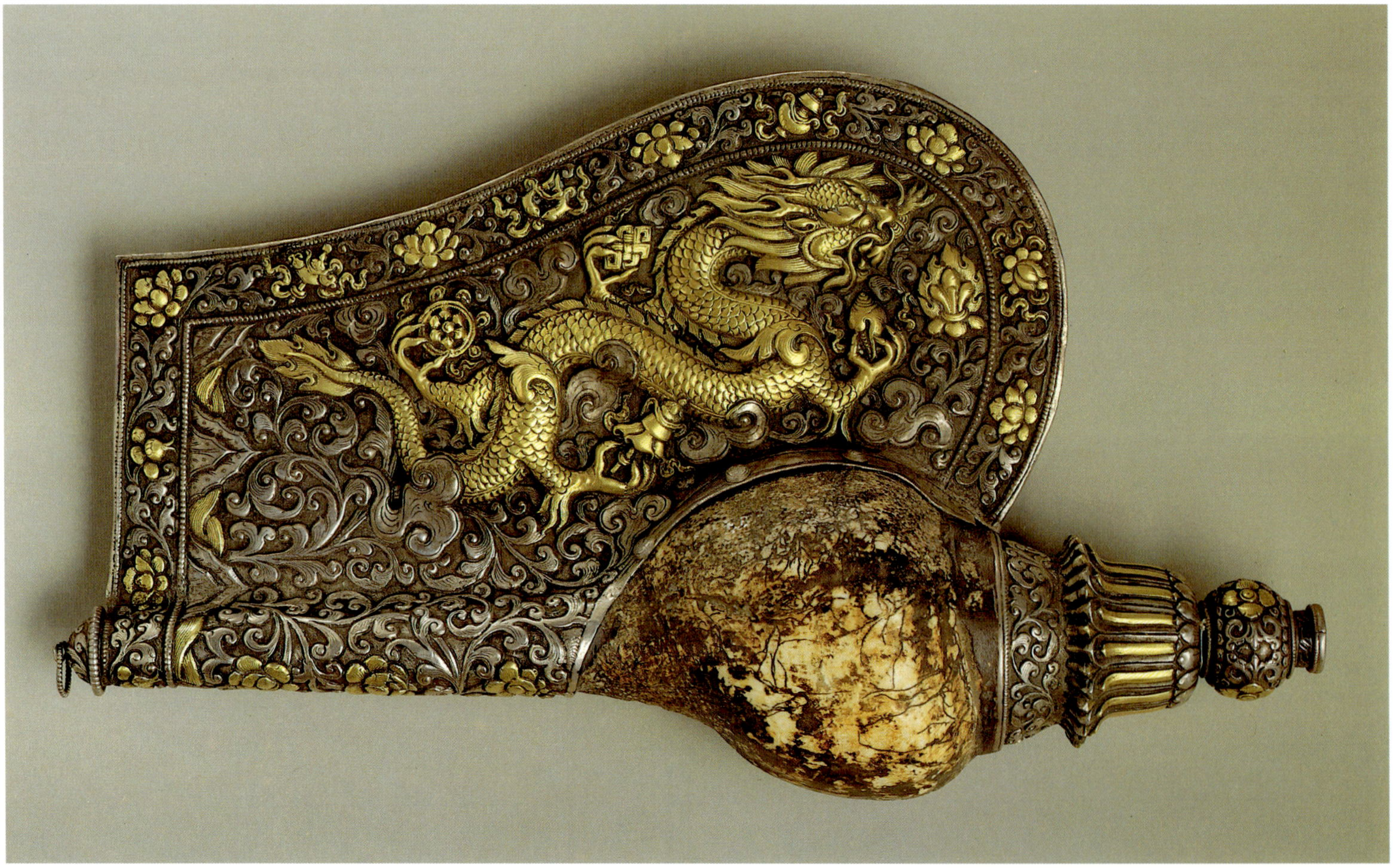

181

I-**180** Ḍamaru (Handtrommel)

Thödar (thod-dar)
Tibet, 18. Jh.; Ø 13 cm (→II-**570**)

Die kleine Handtrommel begleitet die Rezitationen des Abtes bei den tantrischen Riten. Sie besteht aus zwei sanduhrartig zusammengesetzten und mit Ziegenhaut bespannten Schädelschalen. Durch das Drehen der Hand schlagen die beiden Stoffkugeln abwechselnd auf die Felle. Der goldene Ring in der Mitte ist mit Goldfiligran und Ornamenten aus Türkisen, Korallen und Perlen geschmückt. Die Griffkugel aus Bernstein ziert ein Drache. Die fünf Bänder in den fünf kosmischen Farben und ihre Befestigungen sind mit Perlen verziert. Die (später hinzugefügten) Wimpel sind Seidenapplikationen.

I-**181** Śaṅkha (Muschelhorn)

Dungkar (duṅ-dkar)
Tibet, 19. Jh.; Höhe: 35 cm (→II-**581**)

Das auch einzeln geblasene Muschelhorn dient vor allem dazu, die Mönche zum Gebet zusammenzurufen. Der Bläser soll dabei im Stillen ein Gebet sprechen.

Das Muschelhorn besteht aus dem Gehäuse einer Meeresschnecke, das mit einem Mundstück und einem flügelartigen Griff versehen ist. Alle Metallteile sind aus Silber mit teils feuervergoldeter Treibarbeit und Ziselierung. Die Außenseite des Flügels zeigt einen fliegenden Drachen, der vier der acht buddhistischen Glückssymbole in seinen Klauen hält. Auf der Randverzierung sieht man zwischen Rankenwerk die vier übrigen Glückssymbole. Hieran erkennt man, daß es sich bei diesem Muschelhorn um ein Einzelstück handelt. Auf der von Svastikabändern umrahmten Innenseite des Flügels ist ein Viśvavajra mit der Keimsilbe O und eine Inschrift eingraviert, die den Wunsch ausdrückt, daß alle Lebewesen den reinen Ton des Dharma aus diesem Muschelhorn begreifen mögen.

I-**182** Oboen (Paar)

Gyaling (rgya-gliṅ)
Tibet, 19. Jh.; Länge: je 60 cm (→II-**586**)

Die immer paarweise gefertigten und gespielten Oboen gehören zu den Musikinstrumenten, die wahrscheinlich als letzte Eingang in das Ensemble des Mönchsorchesters gefunden haben. In zahlreichen Klöstern werden die Oboen, oft im Wechselspiel mit den Langhörnern (ra-duṅ), bei Tagesanbruch und bei Sonnenuntergang auf dem Dach des Gebetsraumes geblasen. Diese beiden Instrumente verfügen als einzige über ein eigenes Repertoire an Musikstücken.

Der Schallbecher der Oboe ist mit getriebenen Bändern und Rankenwerk verziert. Die Ringe zwischen den Grifflöchern sind mit Türkisen und Korallen besetzt. Hinter dem Mundstück sind zwei durchbrochene Silberkugeln als Schmuck befestigt.

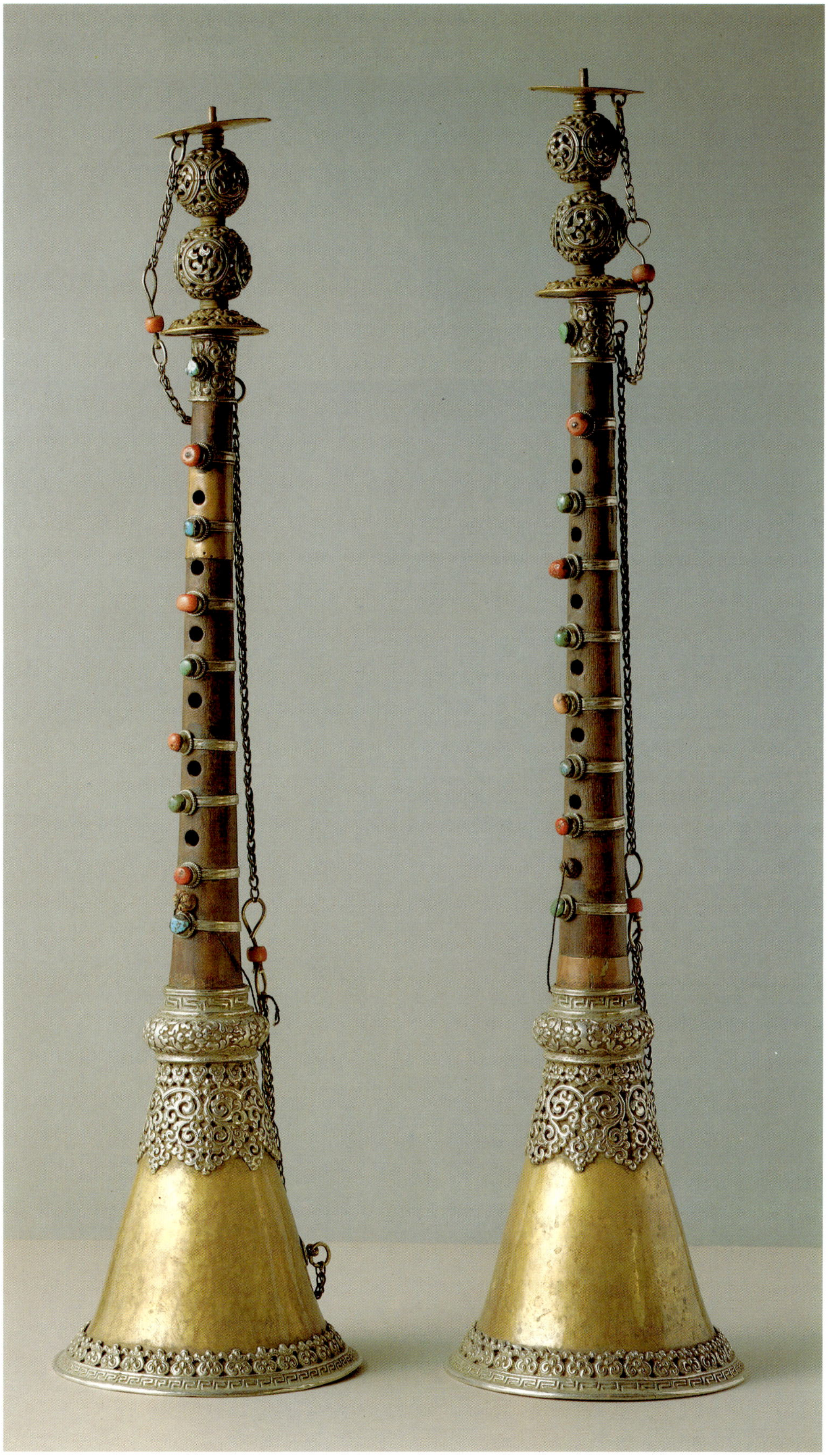

182

KAPITEL XXVI

Der Ga'u als Reisealtar und Amulettschrein

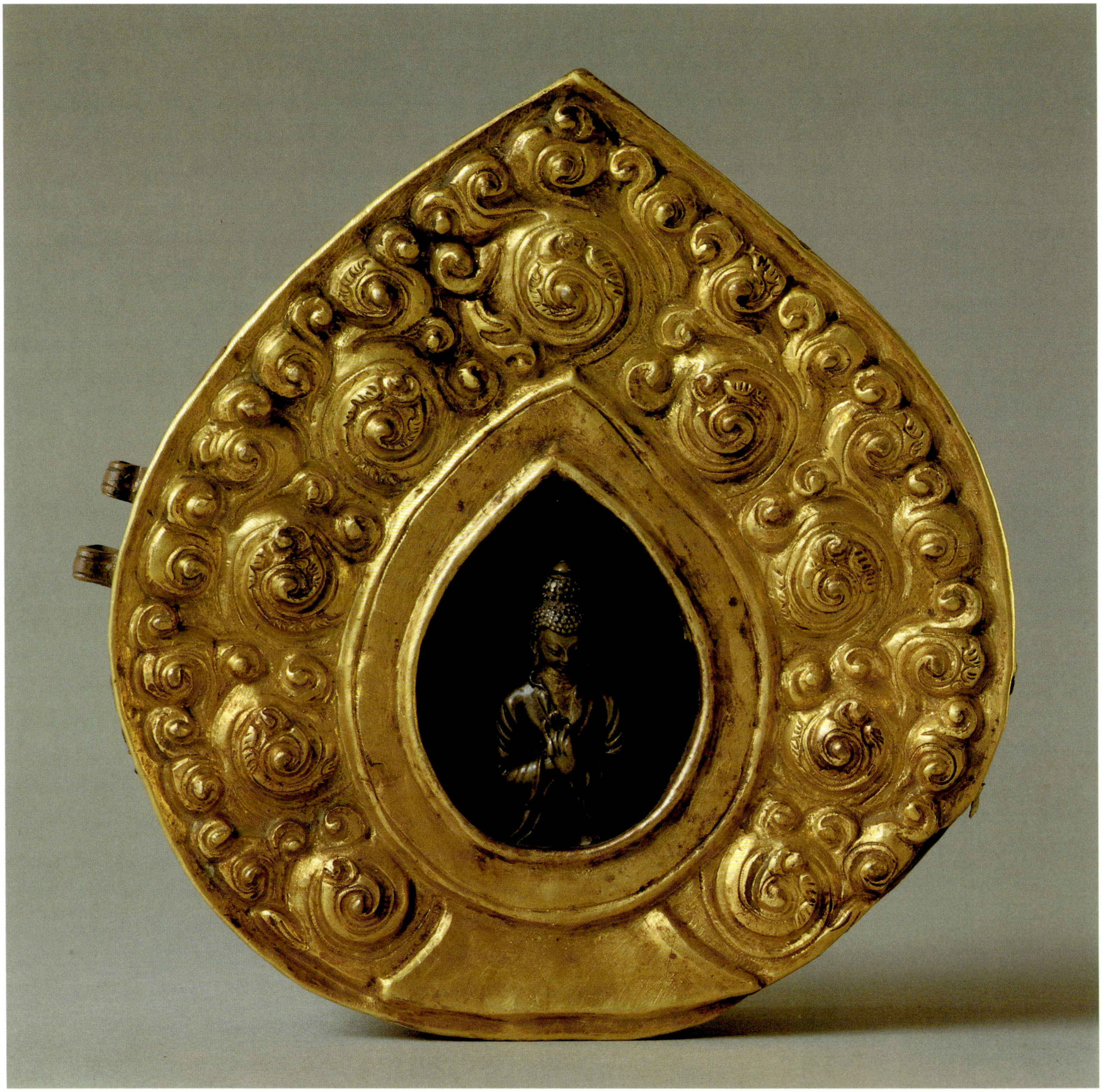

183

I-183 Reisealtar mit Maitreya-Figur

Ga'u (ga'u)
Tibet; Höhe: 15 cm (→ II-**594**)

Ein Ga'u wird in Tibet als Reisealtar oder Amulettbehälter verwendet. Solch ein flacher Reisealtar wird von den Lamas bei ihren häufigen Reisen zu den oft entfernten Klöstern und Ansiedlungen auf dem Rücken getragen. Im Inneren befindet sich eine kleine, meist bekleidete Kultfigur (die hier abgebildete Maitreya-Figur gehört ursprünglich nicht in diesen Ga'u, siehe II-23). Kehrt der Lama von der Reise zurück, wird der Reisealtar wieder in den Tempelraum (lha-khang) gestellt.

Das blattförmige, feuervergoldete Vorderteil ist mit getriebenen Rankenornamenten verziert. Das ›Fenster‹ für die Kultfigur ist umrahmt von einem sockelförmigen Thron mit Mandorla.

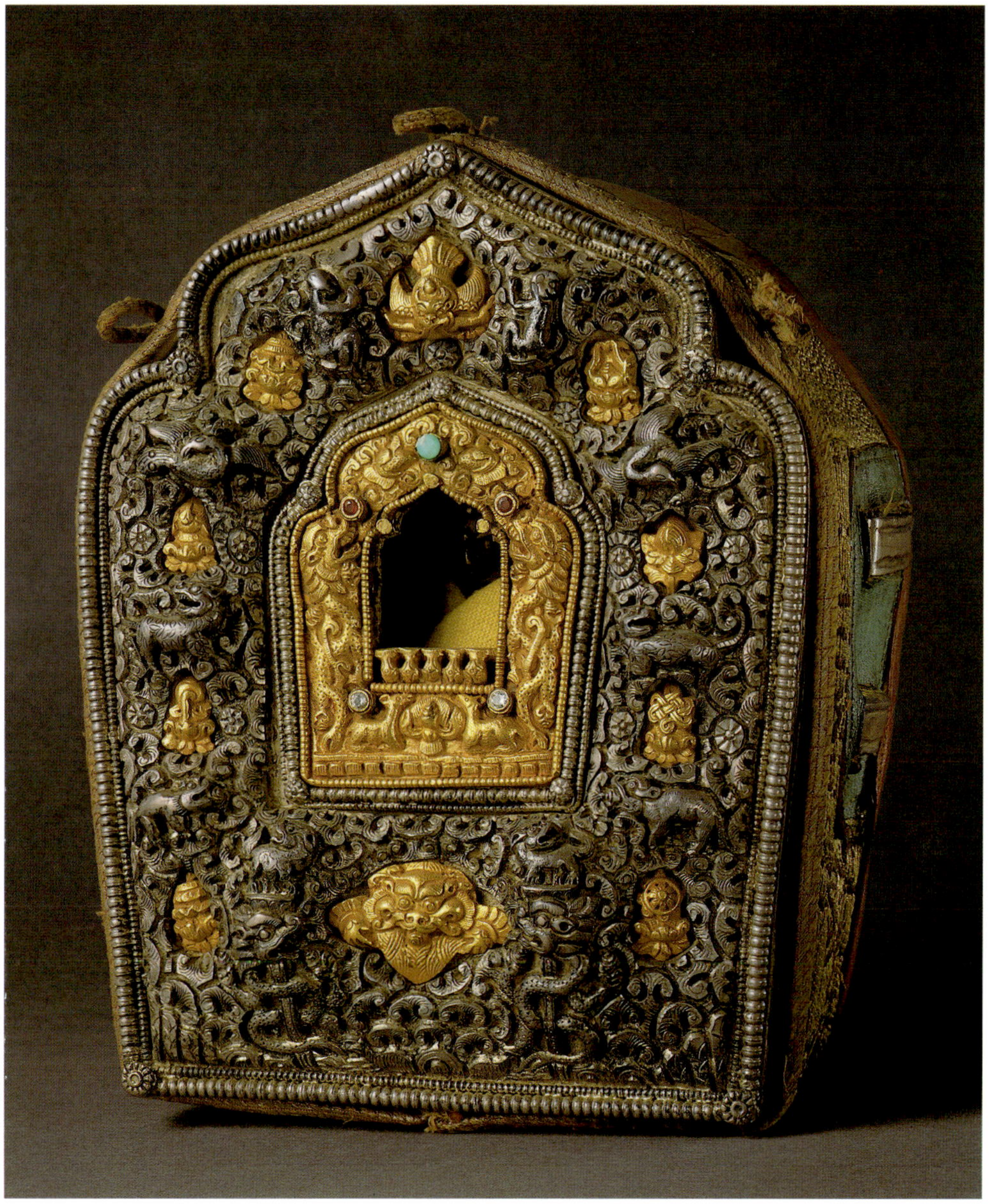

184

I-184 Reisealtar mit Buddha-Figur

Ga'u (ga'u)
Tibet, Figur 14. Jh.; a) 17 x 13 cm,
b) Höhe: 8 cm (→ II-**595**)

Der reichverzierte Reisealtar, der um den Hals gehängt und unter dem Arm getragen wird, stammt wahrscheinlich aus dem Besitz eines wohlhabenden Kaufmanns.

Die künstlerische Gestaltung solcher Stücke ist nicht durch Vorschriften festgelegt; doch greift der Künstler gerne auf bekannte Symbolgruppen als Verzierung zurück. Die reliefartig gearbeitete, silberne Vorderseite zeigt zwischen Rankenwerk sechs paarweise angeordnete Tiere sowie die acht vergoldeten Glückssymbole (aṣṭamaṅgala). Zwischen den von Drachen umwundenen Säulen (unten) erscheint ein Tsipata und zwischen den Affen (oben) ein Garuḍa. Das mit Edelsteinen besetzte Schreinfenster wird von zwei Himmelsdrachen und zwei Gazellen eingerahmt. Die herausschauende kleine Bronzefigur des Buddha Śākyamuni stammt aus dem 14. Jahrhundert.

I-**185** Amulettschrein mit Tzatza

Ga'u (ga'u)
Tibet; a) 8 x 6 cm; b) Höhe: 7 cm (→II-**602**)

Kleine Amulettschreine werden unter oder über der Kleidung auf der Brust getragen. Sie sind meist mit Bildreliefs aus Ton und Asche, Tzatza (sa-tstza), oder besonders wirkmächtigen, geweihten Gegenständen gefüllt.

Die goldene Vorderseite des Schreins ist mit Türkisen und den acht Glückssymbolen verziert. Das unbemalte Bildrelief zeigt Padmasambhava zwischen seinen beiden Schülerinnen; jede Figur thront auf einem Lotos.

I-**186** Reisealtar

Ga'u (ga'u)
Tibet; 16 x 15 cm (→II-**603**)

Der fensterlose Schrein aus Silber dient zur Aufbewahrung von Attributen und Gaben für die Schutzgottheiten oder auch einer kleinen Standmaske einer Schutzgottheit (s. I-177). Man kann den Schrein, der auf Reisen mitgenommen wird, auch als transportablen Gönkhang bezeichnen. Die getriebene Vorderseite zeigt eine vielfältige Symbolik. Im Zentrum sind Kangdzä (bskaṅ-rdzas), symbolische Opfergaben für die zornvollen Schutzgottheiten, dargestellt (v.o.n.u.): Kultmesser, Schädelschale, Skelettkeule und Fangschlinge. Um diese Kangdzä herum gruppiert erscheinen als Richtungsbeschützer des Ostens, Westens, Nordens und Südens ein Tiger im Bambuswald, ein Schneelöwe im Gebirge, ein Garuḍa in den Lüften und ein Drache im Himmel. Die obere Reihe zeigt jeweils auf einem Lotosthron (v.l.n.r.): das Kālacakra-Monogramm, auch ›Mantra der zehn Mächtigen‹, Namchu Wangden (rnam-bču-dbaṅ-ldan), genannt, und übereinander Lotosblüte, ein Buch mit zwei doppelköpfigen Vögeln und ein Schwert. Diese Dinge stehen für Padmasambhava, den ›Lotosgeborenen‹, Śāntarakṣita, den Gelehrten und ersten zweisprachigen Übersetzer, und für den König Trisong Detsen. Diese Verknüpfung geht auf ein bekanntes Gedicht von Sakya Paṇḍita (1182-1251) und eine diesem zugeschriebene Wandmalerei im Sakya-Kloster zurück. Die rechte Symbolgruppe bilden Siegesbanner, darüber Sonne und Mond als Sinnbilder für die Zwillingseinheit der Gegensätze sowie drei Mischwesen – garuḍaköpfiger Löwe, fischköpfiger Otter und ein in einer Muschel wohnender Makara. Sie versinnbildlichen die Verwandlung von Feindschaft in Freundschaft. Man nennt diese allegorische Verbildlichung ›Mithun Yulgyäl‹ (mi-mthun-gyulrgyal), ›Siegreich über Disharmonie‹. Auf den mit Rankenwerk verzierten Seiten des Schreins sind jeweils zwei der acht Glückssymbole dargestellt.

Auf der herausnehmbaren Rückwand erscheint ziseliert das Geister abschirmende Diagramm, Sidpa Hochag (srid-pa-ho-phyag), in Form der auf dem Rücken liegenden Schildkröte, die als Orakeltier angesehen wird. Sie hält in Vorder- und Hinterfüßen jeweils Standarten mit Fröschen, den Boten des Glücks und Unglücks. Auf ihrem Bauchpanzer sieht man die zwölf Tierkreisbilder, die acht Trigramme (chinesische Orakelzeichen, pa-kua), welche nach tibetischer Anschauung Götter repräsentieren, und im Zentrum das in neun Felder eingeteilte Mewa (sme-ba) mit neun Zahlen, die astrologische Berechnungen für das Jahr ermöglichen (s. I-159 bzw. II-480). Das linke Band zeigt (v.o.n.u.) die Monogramme von zwölf Jahresgöttern, Sternen und Planeten sowie die Zeichen der herrschenden Erdgötter. Das rechte Band zeigt die Monogramme der Wassergeister, der übrigen Erdgötter sowie unter den Triratna-Symbolen jeweils kosmologische Monogramme. Das kleine untere Band zeigt die Symbole der sieben Wochentage:

Sonne	Sonntag	Nyima (ñi-ma)
Mond	Montag	Dawa (zla-ba)
rote Augen	Dienstag	Migmar (mig-dmar)
Hand	Mittwoch	Lhagpa (lhag-pa)
Phurbu	Donnerstag	Phurpu (phur-bu)
Pfeilspitze oder Hut	Freitag	Pasang (spa-saṅs)
(Komet?) Bündel	Samstag	Penpa (spen-pa)
Rabenkopf	Rāhu (alle Tage)	Zah (gza')

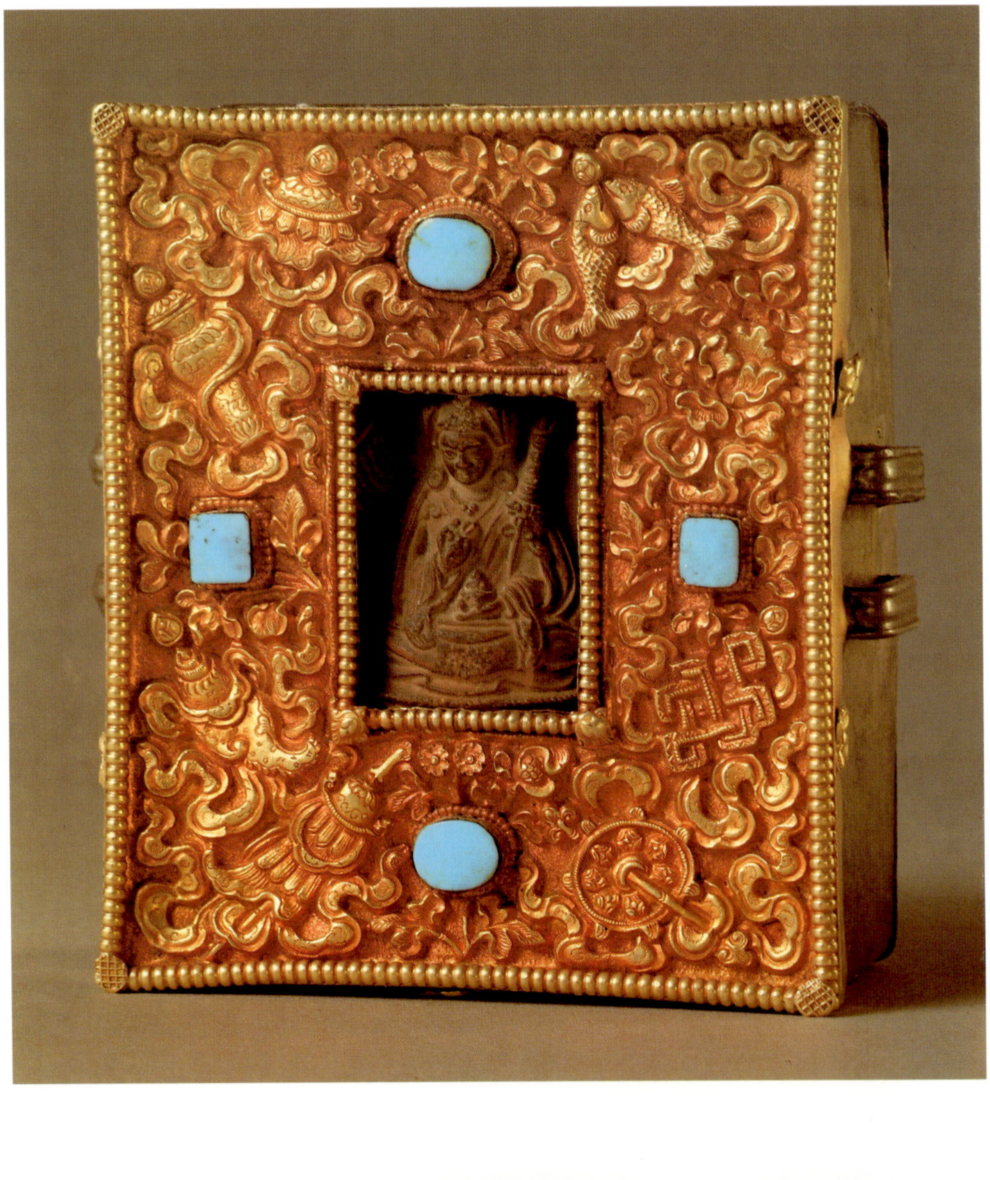

185

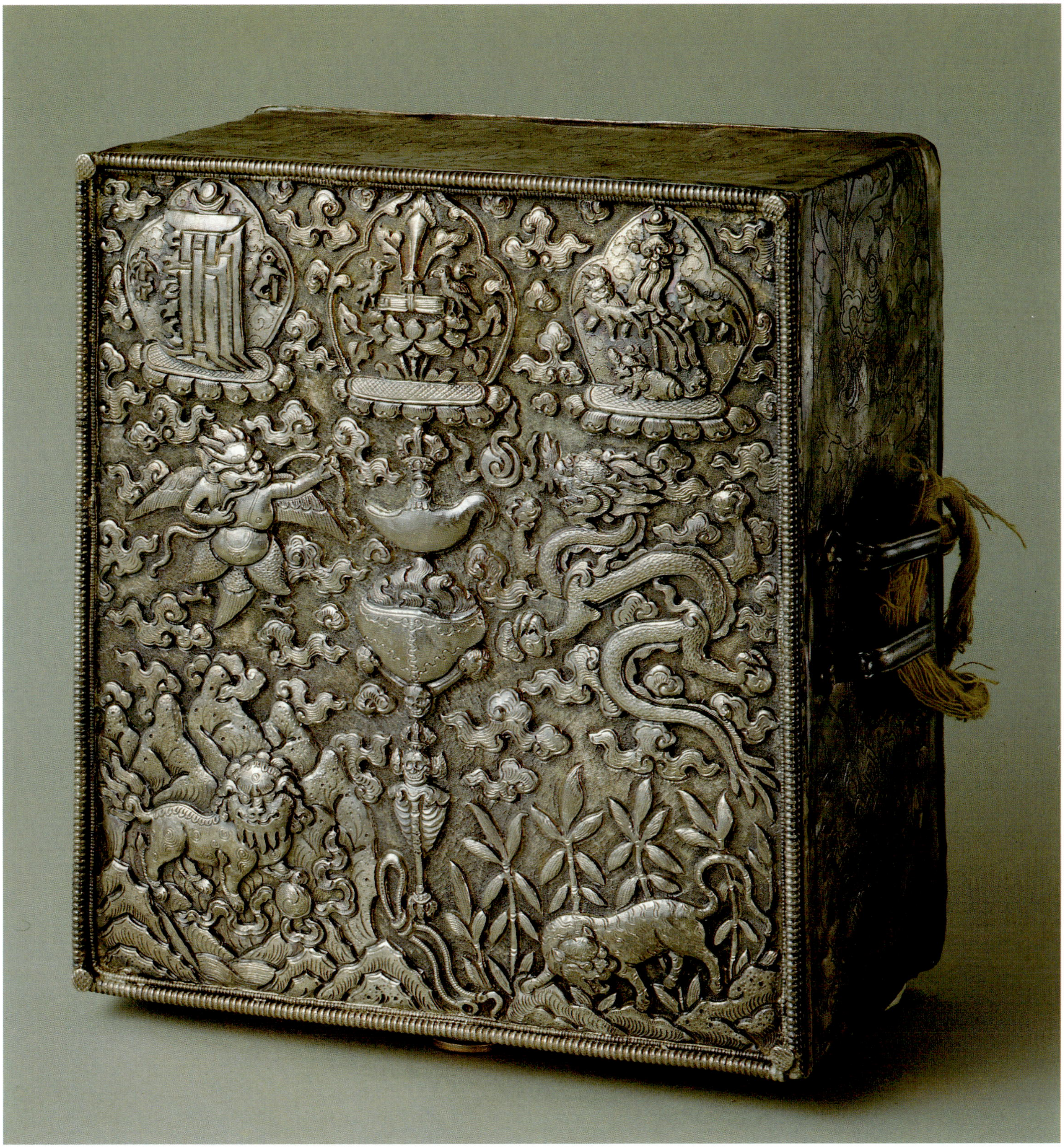

186

KAPITEL XXVII

Tonabdrucke und Modeln

I-**187** Tzatza: Akṣobhya-Guhyasamāja

Tzatza: Sangdü Mikyöpa (gsaṅ-'dus-mi-bskyod-pa'i-sa-tstza)
Tibet; Höhe: 17 cm (→ II-**608**)

Tzatzas sind reliefartige figurative ›Tonabdrucke‹. Sie werden mit Hilfe einer Model aus Ton, der mit einer fünffachen kostbaren Juwelensubstanz vermengt wird, hergestellt. Für das Zermahlen der Juwelen verwendet man ein spezielles Reibegerät (gser-rdar; s. II-553). Die Tonabdrucke werden nicht gebrannt, sondern meist nur mit Steinfarbe kultisch bemalt. Eine Sonderform bilden die stūpaförmigen Tzatzas, denen Asche oder zermahlene Knochen von Heiligen sowie medizinische Substanzen beigemengt sind. Ganz kleine stūpaförmige oder figürliche Tzatzas gelten als besonders heilig und wertvoll. Sie bleiben normalerweise unbemalt. Die Herstellung von Tzatzas gilt als verdienstvolles Werk; sie werden in Tempeln oder im Freien an heiligen Orten, z.B. in Höhlen, aufgestellt. Die stūpaförmigen Tzatzas werden auch als Füllung von Stūpas verwendet. – Vor einem lotosblattförmigen Hintergrund thront auf einem Sonnen-Lotosthron der dreiköpfige und sechsarmige Yidam Akṣobhya-Guhyasamāja in Vereinigung (yab-yum) mit seiner hellblauen sechsarmigen Prajñā (s. I-102). Der Stifter dieses Tzatzas war wahrscheinlich mit dieser tantrischen Initiationsgottheit besonders verbunden.

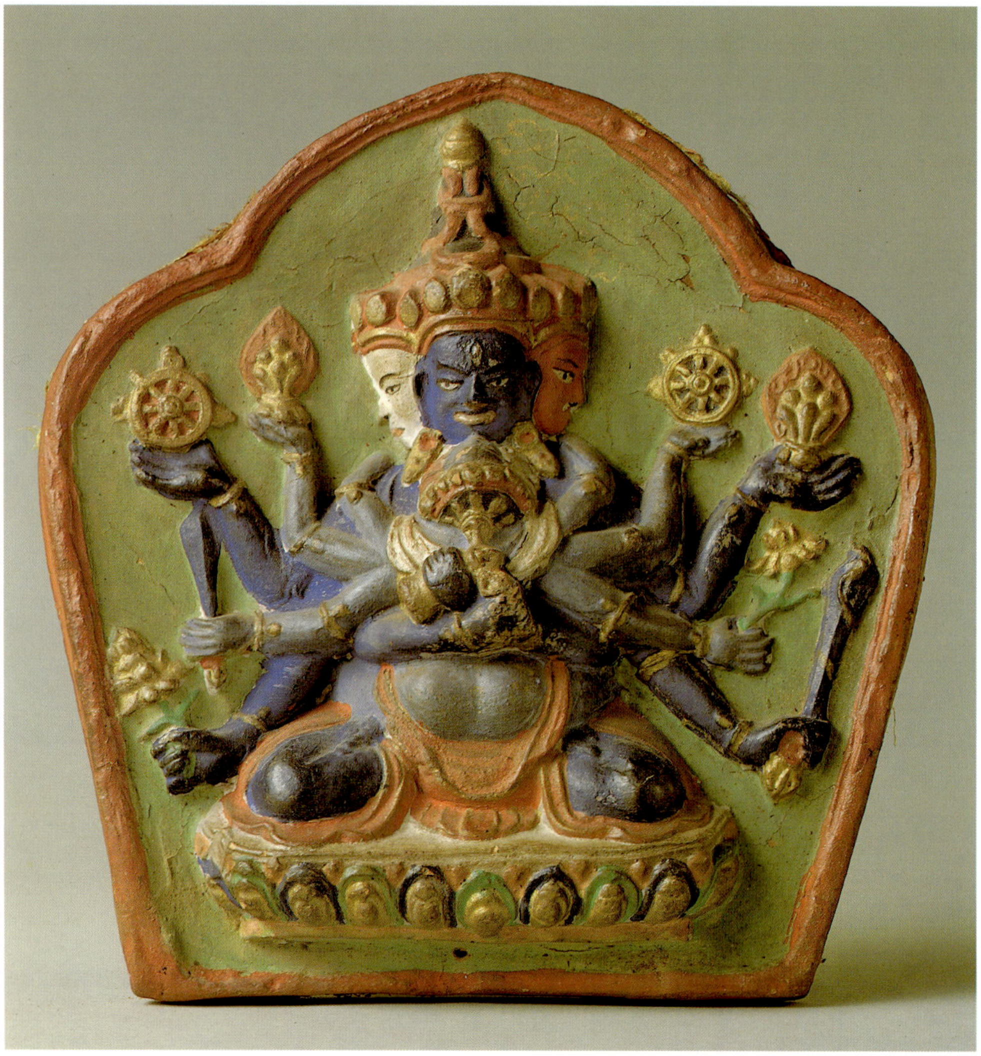

187

I-**188** Tzatza: Zangdog Palri

(zaṅs-mdog-dpal-ri'i-sa-tstza)
Tibet; Höhe: 21 cm (→ II-**610**)

Im Zentrum der szenischen Darstellung erhebt sich zwischen Sonne und Mond der von Devas und Devīs umschwebte ›kupferfarbige Berg‹ mit dem dreistöckigen, himmlischen Palast des Padmasambhava. Im Vordergrund ist eine Leichenackerszene dargestellt (s. I-122). Auf der roten Umrandung sind die umlaufenden Mantras nicht mehr zu entziffern.

Die Herstellung der Tzatza-Model, nach der dieses Tzatza geformt wurde, erfolgte sicher mit dem Wunsch, im Paradies des Padmasambhava, Zangdog Palri, wiedergeboren zu werden. Das Tzatza wurde nach seiner Fertigstellung geweiht.

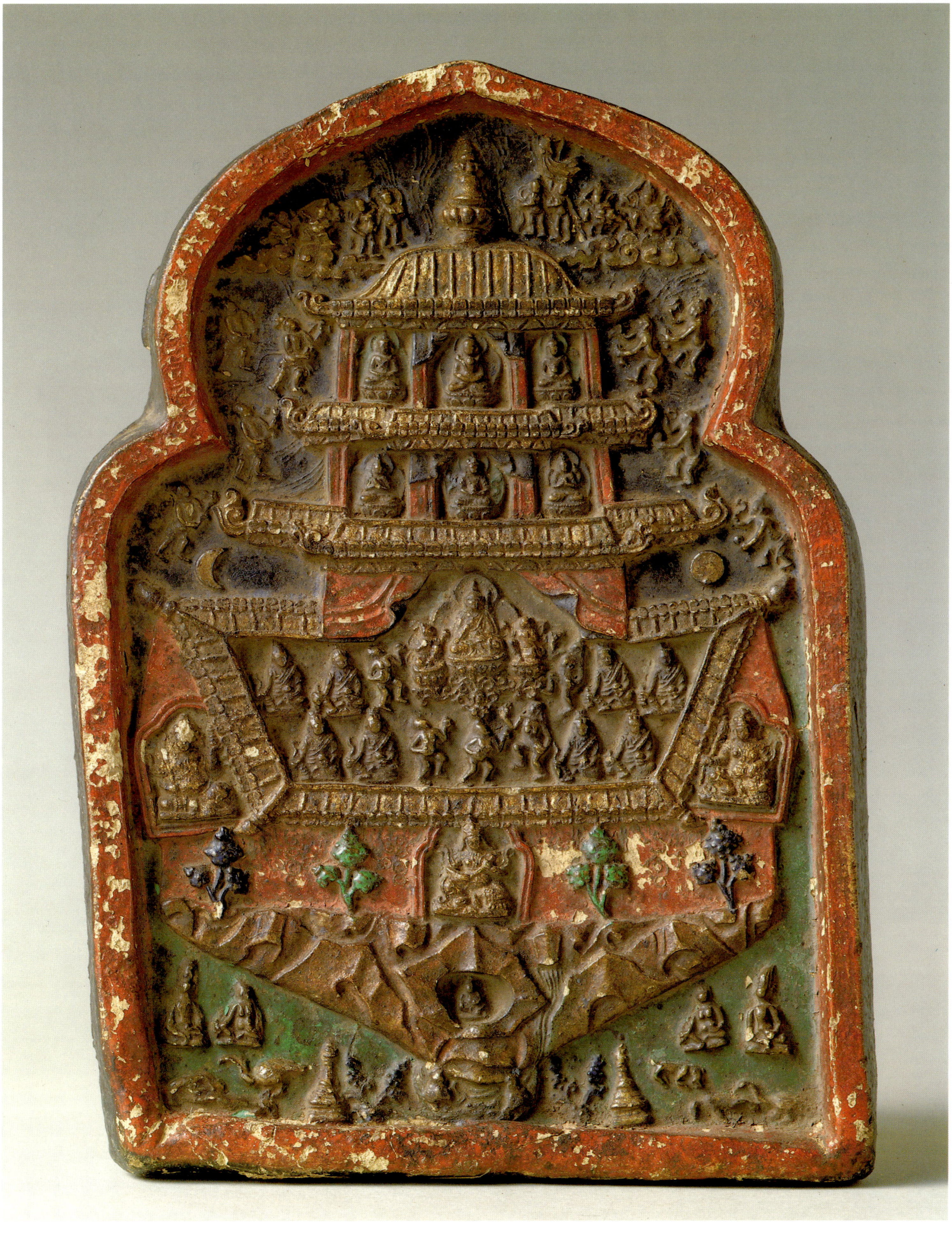

188

KAPITEL XXVIII

Tempelausstattung

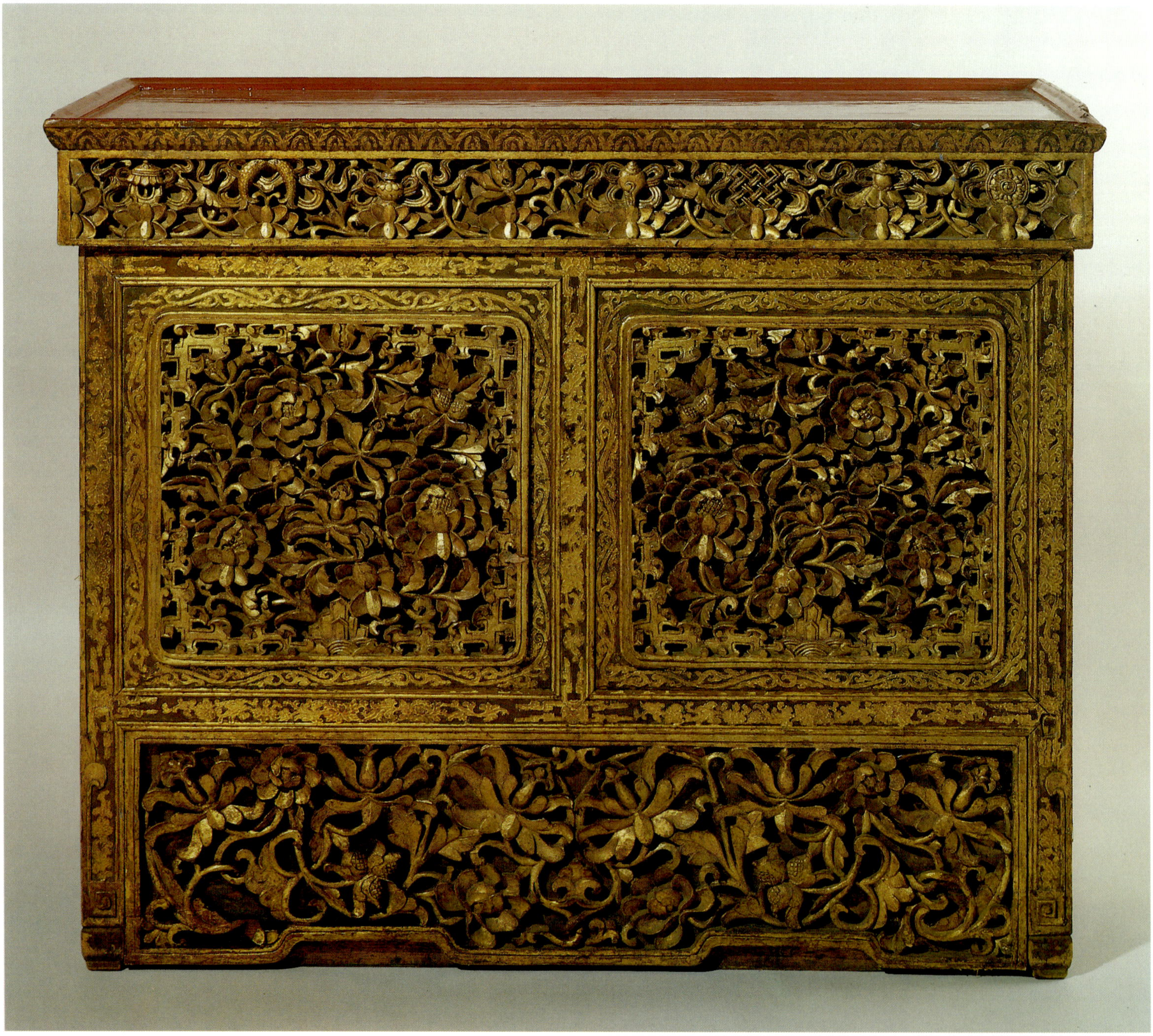

189

I-189 Throntisch (Paar)

Serchog (gser-lčog)
Tibet; je 75 x 91 x41 cm (→ II-**624**)

Prunkvolle hohe Tische, die an den vier Seiten geschlossen sind, wurden in Tibet bei festlichen Gelegenheiten vor den erhöhten Sitzen der Lamas und weltlichen Würdenträger aufgestellt. Die dem Betrachter zugewandte Vorderseite und die Seitenwände des Tisches sind kunstvoll geschnitzt und vergoldet. In die von Rankenleisten eingefaßten Felder sind Lotosblüten, -knospen und -früchte in einem stilisierten Gewässer eingeschnitzt, in die breite Leiste unter der Tischplatte die acht buddhistischen Glückssymbole (aṣṭamaṅgala).

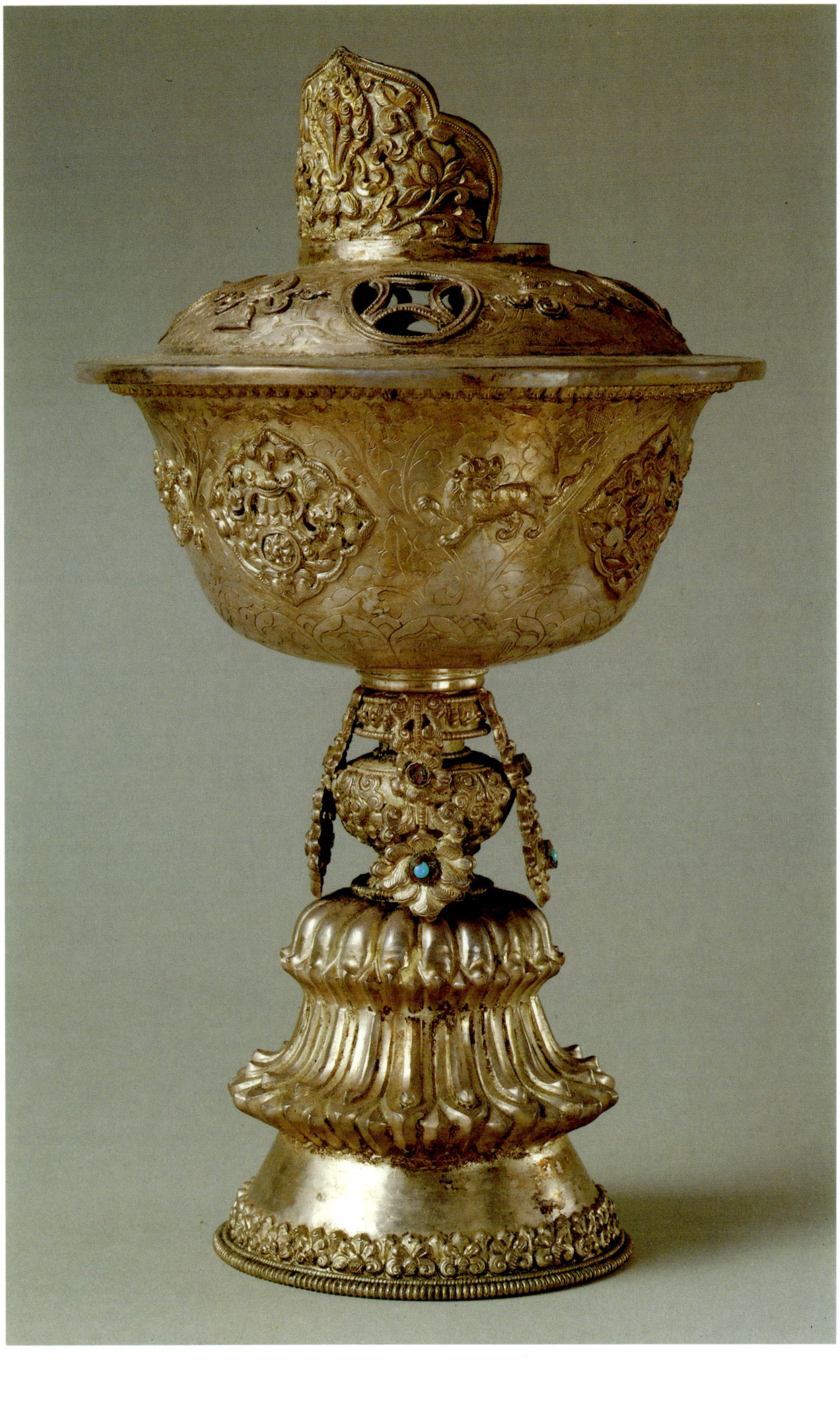

190

I-190 Silberne Butterlampe mit Deckel

Chöme Ngülkong (mchod-me-dṅul-koṅ)
Tibet; Höhe: 26 cm (→ II-**644**)

In allen tibetischen Tempeln findet man in großer Zahl ständig brennende Butterlampen. Sie dienen nicht zur Beleuchtung der meist dunklen Räume, sondern sie sind nach einer alten indischen Tradition Lichtgaben für die Gottheiten. Die Lampe ist eine der sieben Gaben (saptopacāra), mit denen man einen Gast bei seinem Kommen erfreute – ein Platz, Wasser zum Fußwaschen, Blumenschmuck, Weihrauch, ein Licht, Getränk und Speise.

Die Butterlampen werden meist paarweise aus Kupfer oder Silber, manchmal auch aus Gold hergestellt und haben oft eine beachtliche Größe. Die Dochte bestehen aus mit Baumwolle umwickelten Bambusstäbchen. Mönche versorgen ständig die Butterlampen, indem sie gereinigtes, flüssiges Butterschmalz nachfüllen.

Die aus Silber getriebene Butterlampe ist mit Symbolen, Rankenwerk und Bordüren verziert. Den Fuß bilden zwei Reihen umlaufende Lotosblütenblätter, auf denen eine Vase (kalaśa) mit vier Blütenranken steht. Der kegelförmige Behälter ist mit den acht buddhistischen Glückssymbolen, je zwei in einem Medaillon, und den vier richtungsbeschützenden mythischen Tieren – Tiger, Schneelöwe, Garuḍa und Drache – verziert. Auf dem durchbrochen gearbeiteten Deckel sind die fünf die Sinne erfreuenden Gaben (pañcakāmaguṇa) – Spiegel, Duftmuschel, Früchte, Zimbeln jeweils mit einem Schal – dargestellt. Die Bekrönung bilden Lotosblütenranken mit einem reliefartigen Cintāmaṇi-Symbol.

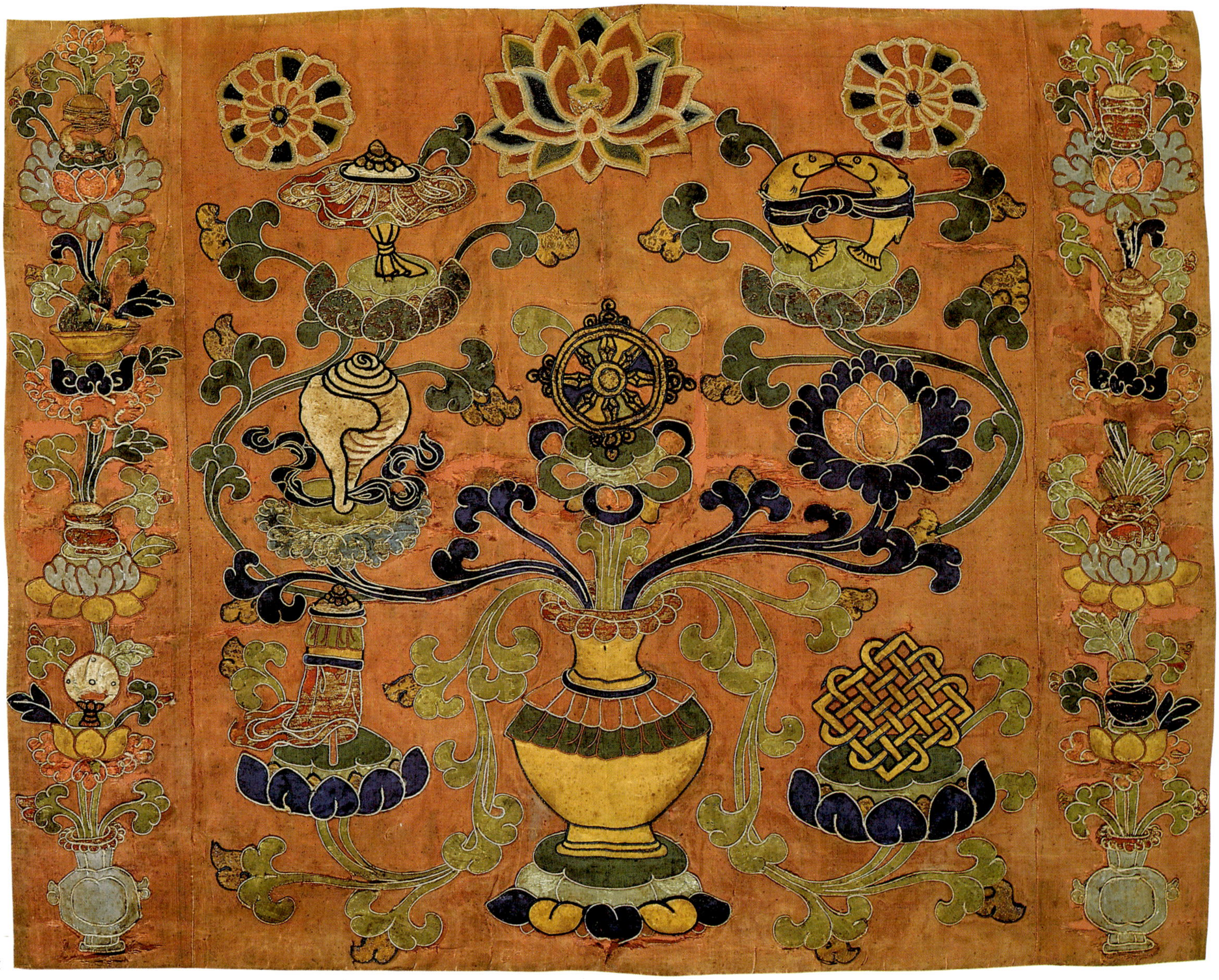

191

I-**191** Altardecke

Tingkheb Lhändupma (tiṅ-khebs-lhan-grub-ma)
Tibet, 19. Jh.; 98 x 112 cm (→II-**658**)

Das (abgebildete) Mittelfeld der mit Seidenbrokat eingefaßten Altardecke ist eine Seidenapplikation auf einem rosafarbenen Seidengrund. Appliziert sind die acht buddhistischen Glückssymbole, jeweils auf einer Lotosranke mit Blüte, in einem besonderen aus einer Vase hervortretenden Arrangement (s. I-158). Es sind: die goldene Vase, das achtspeichige Rad der Lehre, das runde Siegesbanner, das weiße Muschelhorn, der Ehrenschirm, der endlose Knoten, die Lotosblüte und die beiden miteinander verbundenen goldenen Fische. Zu beiden Seiten sind ebenfalls Vasen mit den acht glückbringenden Objekten und Substanzen appliziert, die an die Geschenke erinnern, die Buddha nach seiner Erleuchtung empfangen hat (s. I-157).

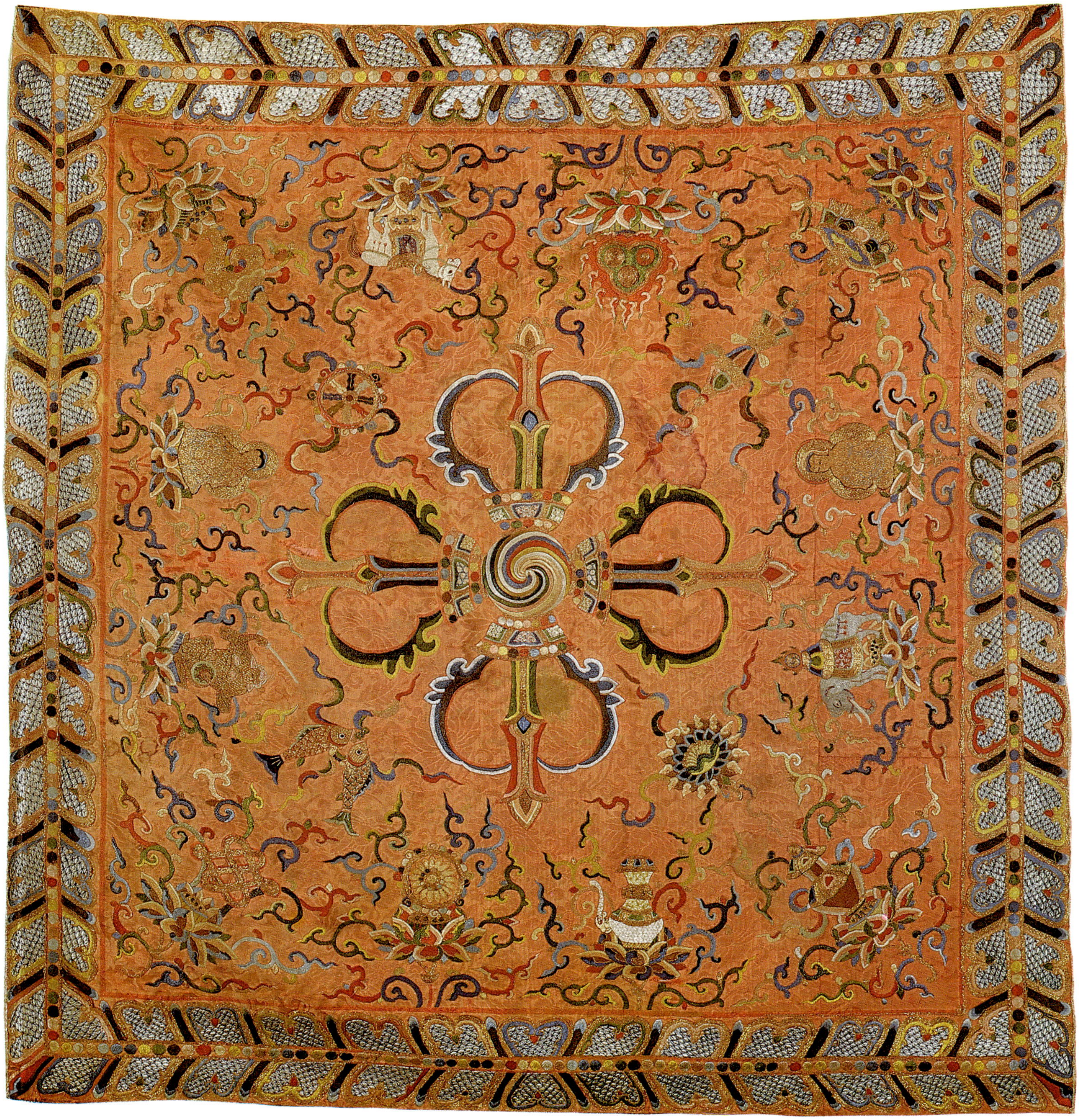

192

I-192 Altardecke

Tingkheb Tsemdupma (tiṅ-khebs-tzem-grub-ma)
China, 18. Jh; 89 x 153 cm (→II-**659**)

Das (abgebildete) Mittelfeld der Altardecke ist eine kostbare, teilweise mit Goldfäden durchzogene Seidenstickerei auf einem mit Rankenwerk gemusterten Seidentuch. Der Viśvavajra, der ›All-Vajra‹, in der Mitte bringt das Vorhandensein des Absoluten in allen Himmelsrichtungen zum Ausdruck. Das drehende Juwel, Norbu Gachil (nor-bu-dga'-'khyil) im Kreuzungspunkt des Viśvavajras symbolisiert die ewige Schwingung im Kosmos. In dem von Bordüren mit Blattmotiven und Perlen eingerahmten Feld sind ringsum die acht buddhistischen Glückssymbole (aṣṭamaṅgala) und die sieben königlichen Juwelen (saptaratna) eingestickt. Die Mittelfeld ist mit Brokatstreifen umrahmt.

KAPITEL XXIX

Gebrauchsgegenstände

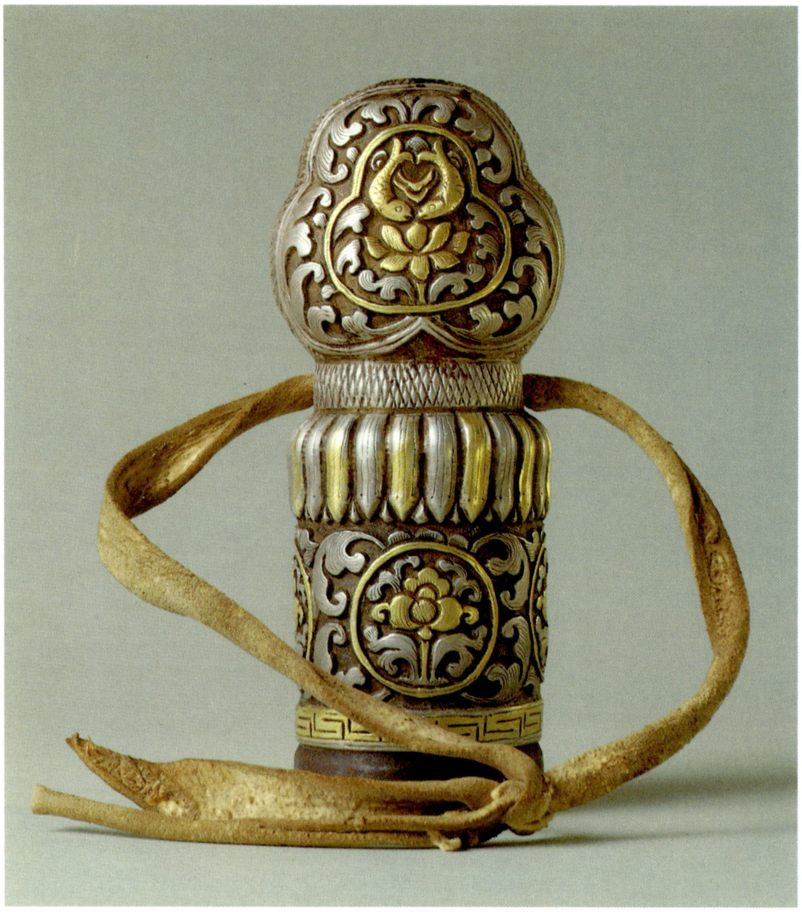

193

I-**193** Petschaft

Thetse (the'u-tse)
Tibet; Höhe: 13 cm (→ II-**691**)

Das Petschaft diente zum Siegeln von Dokumenten. Er stammt wahrscheinlich aus einem Kloster oder Adelshaus in Lhasa. Das in altmongolischer, nicht voll entzifferbarer Schrift eingravierte Siegel gibt darüber keine Auskunft. Das mit Rankenwerk verzierte große Petschaft zeigt rundherum vier Lotosblüten, jeweils in einem Medaillon, und am Griff auf beiden Seiten die beiden goldenen Fische, eines der acht buddhistischen Glückssymbole.

I-**194** Zierschwert mit Scheide

Di (gri)
Tibet oder Mongolei; Länge: 54 cm (→ II-**699**)

Das von einem Adligen seitlich am Gürtel getragene Zierschwert ist ein Statussymbol. Der massive Griff besteht aus Silber. Das Mundblatt ist feuervergoldet. Die aus Silber getriebene und ziselierte Scheide ist beidseitig mit flachen Korallen und Türkisen verziert, die zwei Blütenbänder bilden. Ein getriebener und beidseitig punzierter Drache bildet ihre feuervergoldete Spitze. Das Schwertblatt ist eine Schmiedearbeit aus Eisenstäben; es ist doppelseitig geschliffen.

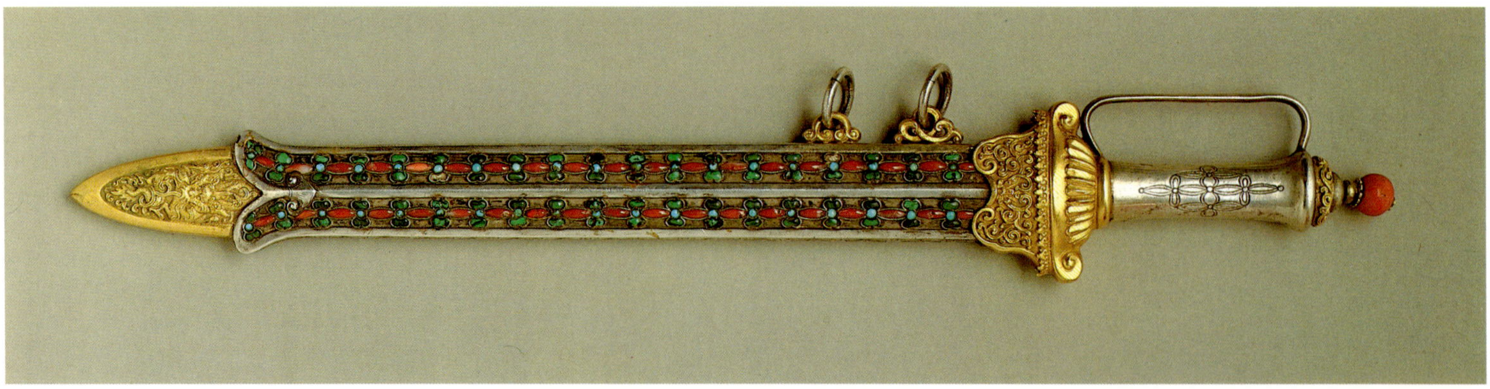

194

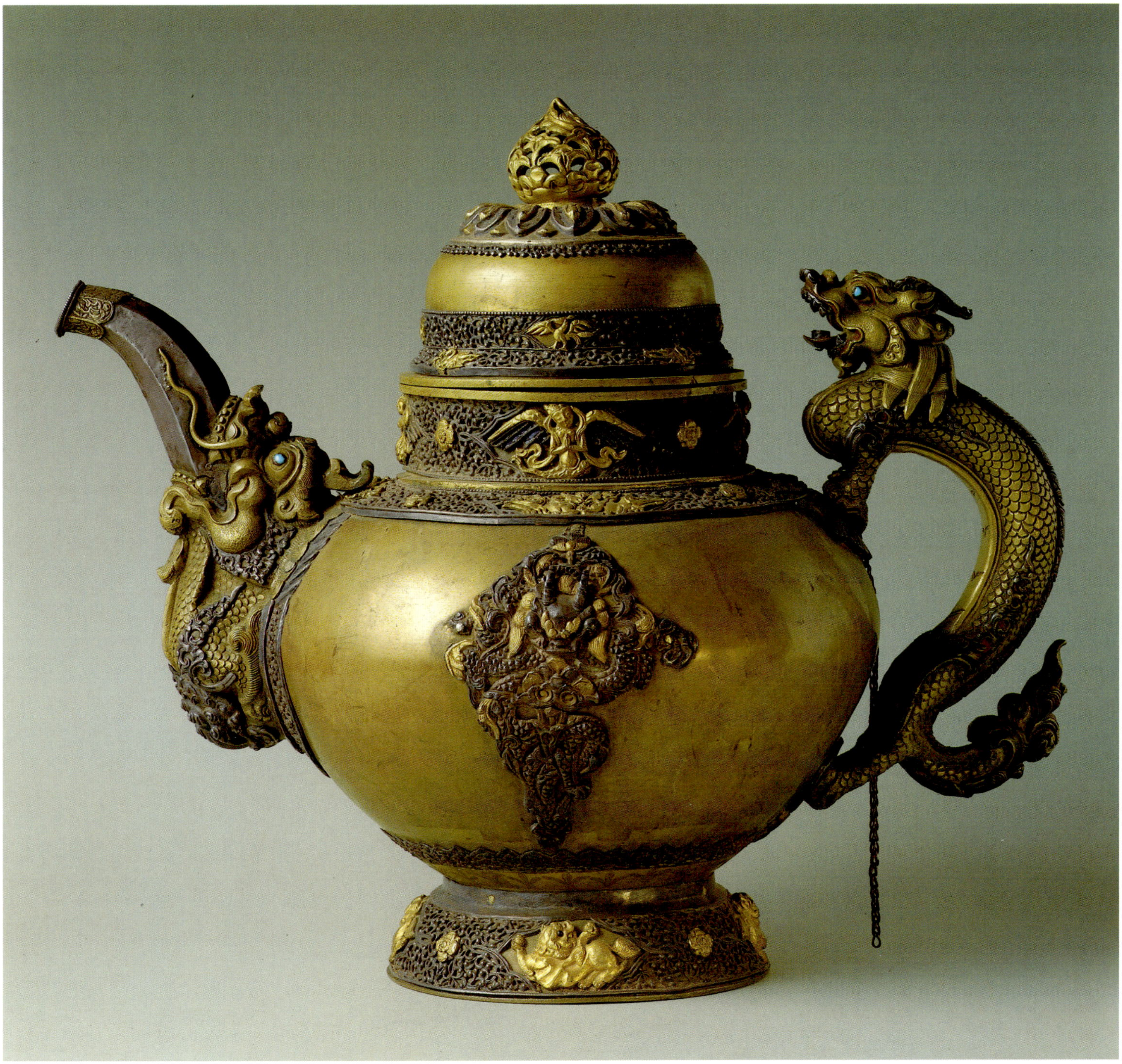

195

I-195 Teekanne

Söltib (gsol-tib)
Tibet; Höhe: 35,5 cm (→ II-**704**)

Große Teekannen wurden sowohl in den Klöstern wie in den Adelshäusern bei festlichen Anlässen verwendet. Hier handelt es sich um ein besonders prunkvolles Stück. Es ist mit silberner, teils vergoldeter Treibarbeit verziert. Den Griff bildet ein Drache. Die silberne Mündung tritt aus einem Makaramaul hervor. Der Fuß zeigt zwischen Rankenornamenten vier vergoldete Schneelöwen, die in ihren Vorderpranken Juwelen halten. Auf dem Bauch der Kanne erscheinen zwei aus dem Wasser aufsteigende Drachen, die Perlen halten. Rand und Deckel sind mit breiten Bändern von durchbrochenem Rankenwerk und goldenen Blüten sowie den Darstellungen fliegender mythischer Tiere geschmückt - Tsipata, Ziegen, musizierende geflügelte Kinnaras, Pferde und Phönixe. Die Deckelspitze bildet eine Lotosblüte.

196 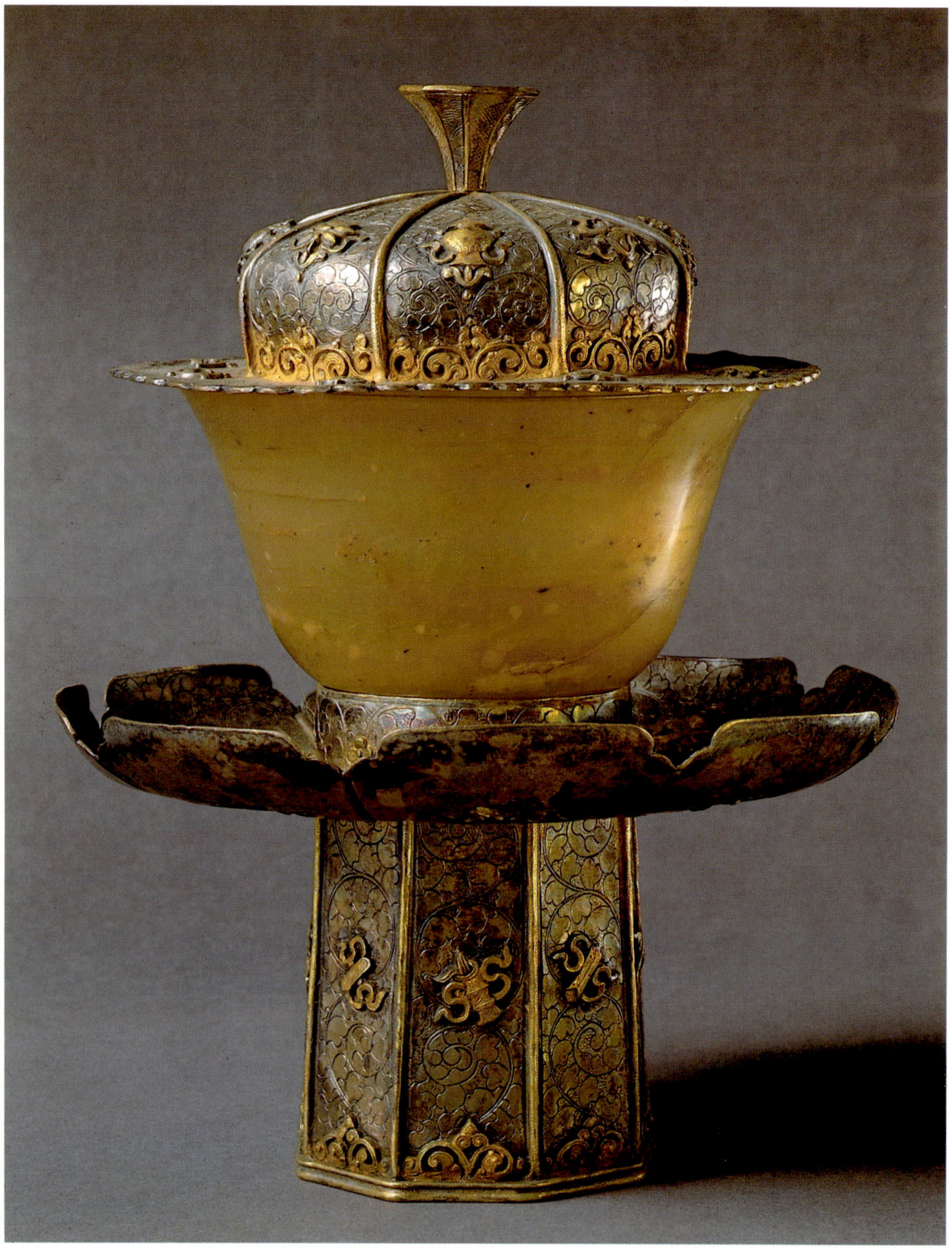

I-196 Teetasse mit Ständer und Deckel

Yangti Shälkar Chagkhebchen (gyaṅ-spri'i-shal-dkar-skyag-khebs-čan)
Tibet; Höhe: 18 cm (→ II-**706**)

Die aus einem Adelshaus stammende Teetasse besteht aus feingeschliffener Jade, einem halbdurchsichtigen Stein, der in China gefunden und bearbeitet wird. Solche Tassen erfreuten sich besonders in Tibet großer Beliebtheit, weil man glaubte, daß sie Gifte unschädlich machen könnten. Ständer und Deckel sind aus Silber getrieben und mit Rankenornamenten ziseliert. Einzelne Teile und die Stege sind durch Vergoldung hervorgehoben. Auf dem achteckigen Ständer sind die acht chinesischen Glückszeichen und auf dem lotosblattförmigen Rand die acht glückbringenden Substanzen (aṣṭamaṅgaladravya) dargestellt. Auf dem Deckelrand sieht man die achtfachen Juwelen, Norbu Chagyä (nor-bu-cha-brgyad), auf der Wölbung die acht buddhistischen Glückssymbole (aṣṭamaṅgala).

KAPITEL XXX

Schmuck

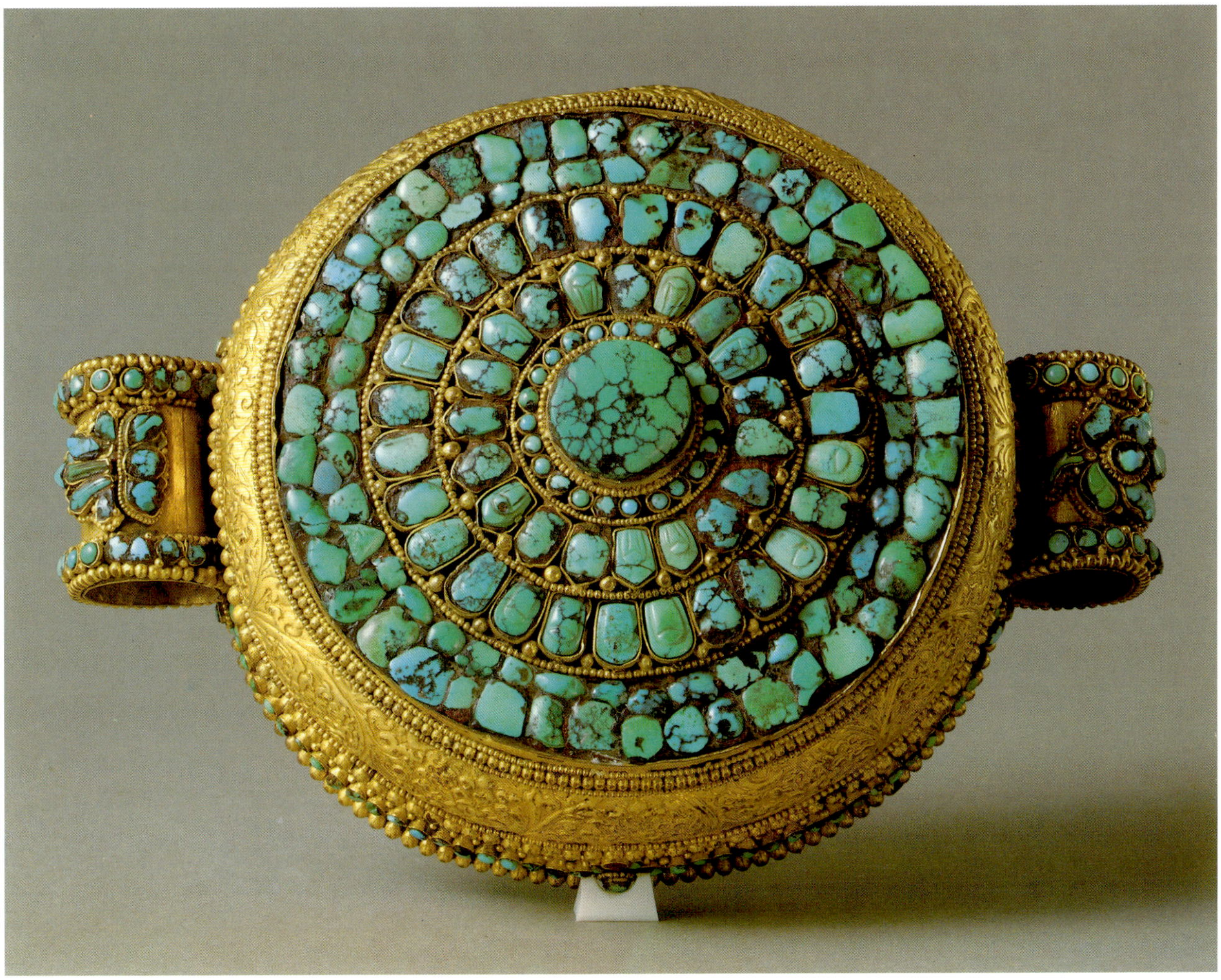

197

I-197 Brustschmuck

Sogyän (sog-rgyan)
Tibet; Ø 12,5 cm (→II-**719**)

Sogyän ist ein traditioneller, von Männern getragener ›Brustschmuck‹, der mit Seidenschals über der Brust befestigt wird. In alttibetischer Königszeit war er ein Schmuckstück der Adligen. In späterer Zeit wurde er nur noch bei offiziellen festlichen Anlässen, z.B. beim Neujahrsempfang des Dalai Lama, getragen, bei denen man sich in historische Kostüme kleidete.

Der Brustschmuck ist ein besonders schönes Beispiel für das in Tibet hochentwickelte Kunsthandwerk. Der auf der Rückseite offene, runde Schmuck ist aus getriebenem Kupferblech hergestellt und seitlich mit einem filigranhaften Rankenwerk und Metallkügelchen in mehreren Reihen verziert. Auf der Vorderseite bilden geschnittene Türkise (gyu), die nach der Feuervergoldung eingelegt wurden, ein reliefartiges, lotosblütenförmiges Muster. Auch die großen Ösen sind mit türkisbesetzten Blütenornamenten versehen.

KAPITEL XXXI

Teppiche

Die Teppichmanufaktur in Tibet

Der Tibeter-Teppich ist in Europa erst in neuerer Zeit ein Begriff geworden, seit die tibetischen Flüchtlinge in Nepal und Indien wieder Manufakturen betreiben, die sich der alten Vorbilder bedienen. Die alten Tibeter-Teppiche sind, bedingt durch die Größe der Knüpfstühle, meist kleinformatig, weil sie ursprünglich in den Familien in Heimarbeit für den eigenen Bedarf oder den eines Klosters gefertigt wurden. Für den privaten Gebrauch wurden vor allem Sitz- und Schlafteppiche, Khaden (kha-gdan), Türvorhänge, Goyö (sgo-yol), sowie Sattelteppiche, Makden (smag-gdan), Sattelunterlage, und Mashu (smag-shol), Sattelauflage, hergestellt. Für ein Kloster waren es Säulenteppiche, Kathum (ka-'thum), und für den Thronsitz eines Lamas kleinere Sitzteppiche, Khagangma (kha-gaṅ-ma), und Rückenteppiche, Thigyabyö (khri-rgyab-yol). Auch Läufer verschiedener Länge, Kyongden (rkyoṅ-gdan) und Kyongring (rkyoṅ-riṅ), kamen hier in Betracht. Der motivisch das Tigerfell nachahmende Tigerteppich war nicht für den kultischen Gebrauch bestimmt; er galt als Ersatz für das Fell des Tigers, ein im alttibetischen Bön-Glauben heiliges Tier.

Für die Herstellung der Teppiche wird die Wolle der einheimischen Schafe benutzt. Das kurzbeinige Hochlandschaf liefert eine kräftige, langhaarige und glänzende Wolle, die zum Knüpfen von Teppichen besonders geeignet ist. Die Schafschur erfolgt in den Sommermonaten, und im Herbst beginnt dann das Spinnen und Knüpfen. Als Kettmaterial wird Wolle, häufig auch aus Indien importierte Baumwolle benutzt. Zum Färben der Wolle verwendet man hauptsächlich heimische Pflanzenfarben. Rot und Gelb sind die bevorzugten Farben für Sitzteppiche von Lamas. Nach Fertigstellung werden die Teppiche zum Schutz vor Abnutzung rückseitig und am Rand vielfach mit einem Stoff abgefüttert.

Hauptgebiete der Teppichknüpferei waren die größeren Städte in Tibet wie Lhasa und in Südtibet Shigatse, Gyantse und Khampa-Dzong sowie deren Umgebung. Die in Gyantse hergestellten, besonders dicht geknüpften Teppiche waren berühmt. Die Teppichknüpfer genossen wie die anderen Kunsthandwerker ein hohes Ansehen. Wie Heinrich Harrer berichtet, waren sie in Innungen zusammengeschlossen, in denen das Wissen um die traditionellen Motive und die technischen Kenntnisse von Meistern an die in den Werkstätten tätigen Kunsthandwerker weitergegeben wurde. Leider ist über diese Werkstätten wie auch über die Malschulen bisher nur wenig bekannt. Die Forschung steht erst in den Anfängen. Vielleicht wird unsere Kenntnis über Entstehung und Entwicklung dieser Werkstätten immer lückenhaft bleiben im Vergleich zu unserem Wissen über die alten, immer noch lebendigen Zentren der Teppichherstellung im Orient und in China, deren Produktion nicht nur, wie in Tibet, für den heimischen Bedarf, sondern auch für den Export bestimmt war.

Die Eigenart des Tibeter-Teppichs ist unverkennbar. Er zeichnet sich durch seine spezifisch religiöse Symbolik aus, die man vielfach auch auf den für den Profangebrauch bestimmten Stücken findet. Auch zeichnet er sich aus durch seine kraftvolle Farbigkeit – sie mag ähnlich wie in der südtibetischen Malerei ein indisches Erbe sein – und die Lebendigkeit seiner Motive, die in der Naturliebe der Nomaden begründet ist. Das wird deutlich bei der Darstellung von Tigern oder mythischen Tieren, wie Schneelöwen, Drachen und Phönixen. Sie sind nicht realistisch gestaltet, haben aber immer einen Freiraum um sich herum. Auch die Menschen in diesem Bergland fühlten sich frei trotz der Unwirtlichkeit ihres Lebensraumes. So grenzt sich der Tibeter-Teppich stilistisch klar von der strengen Geometrie und der verschlungenen Ornamentik der orientalichen Teppiche ab, aber auch von der bildmäßig stilisierten Gestaltung chinesischer Teppiche, in denen sich die höfische Kultur Chinas spiegelt. Manche Symbole und Elemente aus dem religiös verwandten Kulturbereich Chinas haben auch in den Tibeter-Teppich Eingang gefunden, freilich meist nur als Randmotive. Die Auswahl der Motive und die Strenge der Gestaltung sind beim tibetischen Teppich durch den Zweck und nicht durch die Absicht zu gefallen bestimmt. So ist der alte Tibeter-Teppich durch seine bescheidenen Ausmaße und seine bewußte Schlichtheit dem Blick der Sammler lange entgangen, und auch in den Museen finden sich nur wenige Beispiele. Dank des Fleißes der tibetischen Flüchtlinge und der Treue zu ihrer Tradition werden heute wieder in zunehmendem Maße neue Tibeter-Teppiche aus tibetischer Schafwolle nach alten Mustern geknüpft und in alle Welt exportiert.

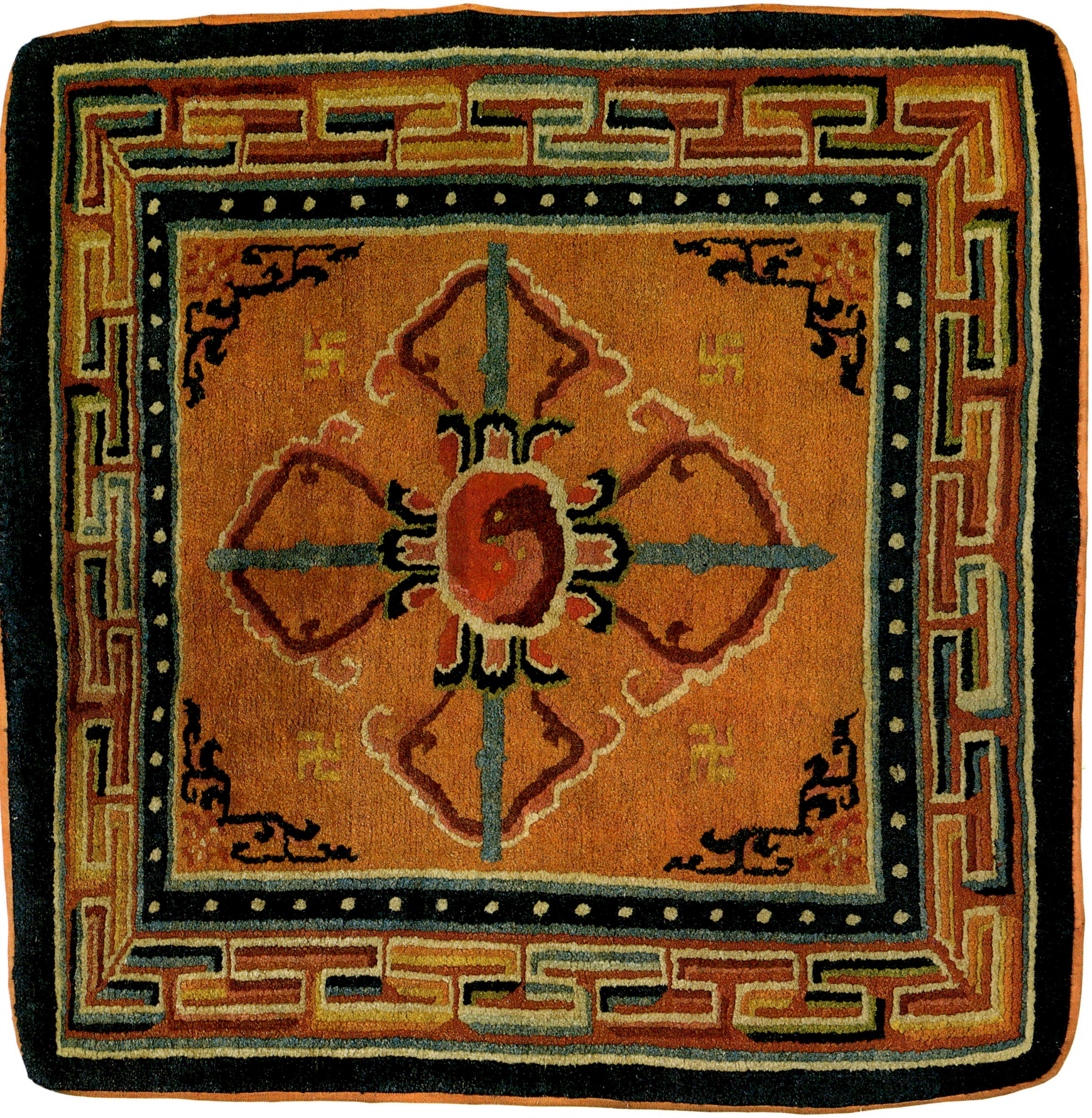

I-198 Thronsitzteppich mit Viśvavajra

Khagangma (kha-gaṅ-ma)
Tibet, 19. Jh.; 72 x 72 cm (→ II-**731**)

Der Sitzteppich ist für den Thronsitz eines Abtes oder eines hohen Lamas bestimmt. ›Khagangma‹ heißt ›der Quadratische‹ und ist von der indischen Maßeinheit – Bahnbreite mal Länge = 1 Kha – abgeleitet, die beim Messen von Stoffballen verwendet wird. Der Sitzteppich zeigt im Mittelfeld auf orangefarbigem Grund ein Viśvavajra (s. I-192) und in dessen Zentrum ein dreifarbiges drehendes Juwel. Es versinnbildlicht die aus der Dreizahl entstandene Vielfalt des Universums. Der Viśvavajra ist von vier Svastikas umgeben, dem alttibetischen Zeichen für Ewigkeit. Die Ecken des Innenfeldes sind jeweils mit einer Lotosblüte und Ranken gefüllt. Es ist von einer weißen und einer hellblauen Uniborte sowie von einer dunkelblauen Perlschnurborte eingerahmt. Die Hauptborte besteht aus einem vielfarbigen Doppel-T-Mäander, Chagri (lčags-ri). Dieses Muster symbolisiert die eisernen Ringberge, die den Kosmos umgrenzen (s. I-153). Die Umläufer sind hellblau, weiß und dunkelblau. Ein Stoffsaum dient als Schutz.

Durch die vielfältige Symbolik dieses Thronteppichs werden die Vorstellung und der Wunsch zum Ausdruck gebracht, daß derjenige, der darauf sitzt, sich im Zentrum des Kosmos befindet und daß er immer dort verweilen möge.

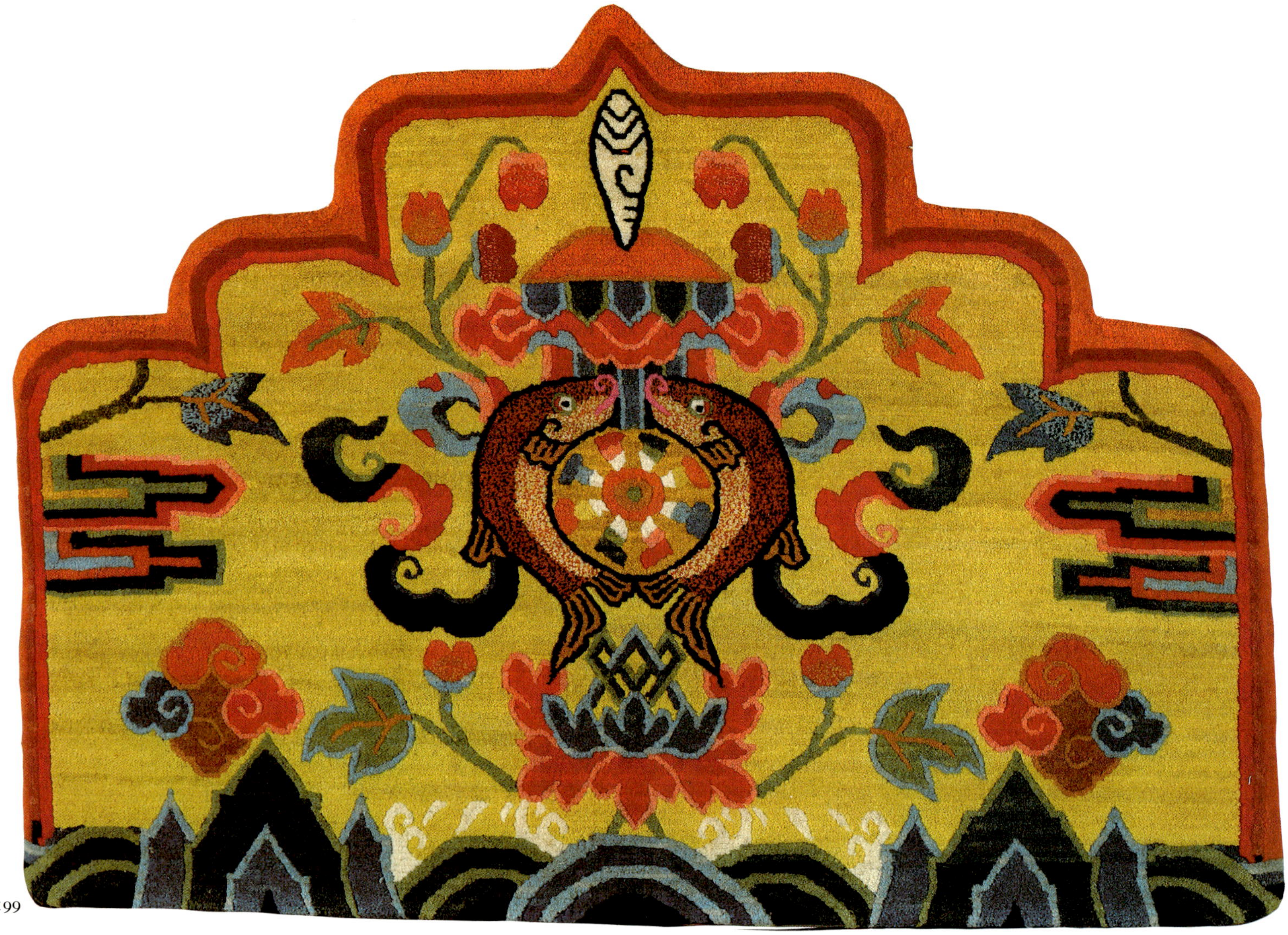

199

I-**199** Thronrückenteppich mit acht Glückssymbolen

Thigyabyöl (khri-rgyab-yol)
Kalimpong, spätes 19. Jh.; 87 x 63 cm (→II-**736**)

Der Thronrückenteppich zeigt vor gelblichem Hintergrund eine in Vasenform gestaltete Anordnung der acht buddhistischen Glückssymbole, die ›Tagye Bumzug‹ (rtag-brgyad-bum-gzugs) genannt wird. Die Vase ist von farbigen Glücksschleifen (kha-btags) umweht und von Lotosranken und -knospen eingerahmt. Den unteren Abschluß des Teppichs bilden stilisierte Felsen, ein Meer mit weißer Gischt und farbige Wolken. Diese stilisierten Elemente findet man auch auf dem Mantelsaum der chinesischen Kaiser, die als Himmelherrscher betrachtet werden.

I-**200** Sitzteppich mit Glückssymbolen

Khaden (kha-gdan)
Tibet, frühes 19. Jh.; 166 x 88 cm (→II-**740**)

Der als Sitz und Lager für einen Lama dienende rotgrundige Khaden zeigt in zwei Reihen übereinander die achtfachen (meist sind es sieben) glückbringenden Juwelen, Norbu Chagye (nor-bu-cha-brgyad), die einen Herrscher schmükken. Es handelt sich (v.o.n.u., jeweils links und rechts) um die Ohrringe des Königs und der Königin, das Horn eines Nashorns und eine Koralle, ein Schmuckornament und zwei gekreuzte Schwerter, das Triratna-Symbol und die Stoßzähne eines Elefanten. Die goldfarbenen Symbole, die über und zwischen den Wolken schweben, sind von Glücksschleifen umweht. In der Mitte sieht man als Wunschjuwel eine flammende Perle.

200